Knochendefekte und Pseudarthrosen

Peter Biberthaler
Martijn van Griensven
(Hrsg.)

Knochendefekte und Pseudarthrosen

Mit 405 Abbildungen
Mit einem Geleitwort von Volker Bühren

Springer

Herausgeber
Peter Biberthaler
Klinik und Poliklinik für Unfallchirurgie
TU München Klinikum rechts der Isar
München, Deutschland

Martijn van Griensven
Experimentelle Unfallchirurgie
TU München Klinikum rechts der Isar
München, Deutschland

ISBN 978-3-642-44990-1 ISBN 978-3-642-44991-8 (eBook)
DOI 10.1007/978-3-642-44991-8

Die Deutsche Nationalbibliothek verzeichnet diese Publikation in der Deutschen Nationalbibliografie; detaillierte bibliografische Daten sind im Internet über http://dnb.d-nb.de abrufbar.

Umschlaggestaltung: deblik Berlin
Zeichnungen: J. Kühn, Heuchelheim-Klingen

Gedruckt auf säurefreiem und chlorfrei gebleichtem Papier

Springer ist Teil von Springer Nature
Die eingetragene Gesellschaft ist Springer-Verlag GmbH Deutschland
Die Anschrift der Gesellschaft ist: Heidelberger Platz 3, 14197 Berlin, Germany

Geleitwort

Heilungsstörungen nach Knochenbruch lassen sich mit den drei großen Kapiteln Pseudarthrose, Fehlstellung und Infektion abhandeln. Über diese systematische Einteilung hinaus ist die Pseudarthrose vielfach mit der Fehlstellung oder der Infektion oder auch mit beidem vergesellschaftet. Insbesondere die Rolle einer niedriggradigen bakteriellen Besiedlung hat durch die neuen Nachweismethoden an Aktualität und Bedeutung gewonnen.

Für das Verständnis der Pseudarthrose haben die modernen diagnostischen bildgebenden Verfahren, wie die Dünnschichtcomputertomographie mit ihren Rekonstruktionsmöglichkeiten, wesentliche neue Erkenntnisse gebracht.

Dies hat zur Folge, dass die frühere Grobeinteilung nach hypertrophen und athrophen Heilungsstörungen einer deutlich differenzierteren Betrachtung gewichen ist. Auch die früher übliche zeitliche Fixierung einer Zeitgrenze von 6 Monaten ist Bezeichnungen wie verzögerter und ausbleibender Knochenheilungsstörung oder etablierter Pseudarthrose gewichen. Daneben finden sich zahlreiche alternative Bezeichnungen in der internationalen Literatur, mit der Folge einer erschwerten Vergleichbarkeit von Studienergebnissen.

Auch in Zeiten moderner Osteosyntheseverfahren ist die Rate gestörter Knochenheilungen und etablierter Pseudarthrosen weiterhin hoch, so wurden für Tibiaschaftfrakturen Pseudarthroseraten von 5 % bei einfachen bis zu 40 % bei komplexen Formen beschrieben. Neben der lokalen Verletzung spielen inzwischen gut dokumentiert systemische Einflüsse eine große Rolle, wobei die Art und Ausführung der Osteosynthesen nach wie vor den entscheidenden Faktor darstellt.

Durch ein systematisches Abarbeiten aller kritischen Faktoren lässt sich anhand einer strukturierten Ursachenanalyse in den meisten Fällen über geeignete Maßnahmen letztendlich doch noch eine Ausheilung erzielen. So zeigen beispielsweise die Wechselnagelungen bei Frakturen an Oberschenkel und Unterschenkel Erfolgsraten von über 90 %.

Eine umfassende und fokussierte Darstellung der Pseudarthroseproblematik liegt auf aktuellem Stand für den deutschen Sprachraum noch nicht vor. Den Herausgebern darf ich daher zu diesem Standardwerk gratulieren, das jedem Orthopäden und Unfallchirurgen wertvolle Hinweise geben kann, um Pseudarthrosen in der Entstehung zu verhindern und bei Etablierung zu behandeln.

Prof. Dr. Volker Bühren
Murnau, im Sommer 2016

Vorwort

Das Thema „Pseudarthrose" ist in der Welt der Orthopädie und Unfallchirurgie erstaunlich wenig diskutiert. Dies steht im erheblichen Gegensatz zur tatsächlichen täglichen Relevanz. Hier spielt die Pseudarthrose als einer der komplikativen Verläufe von ungenügender Knochenbruchheilung eine herausragende Rolle. Dies spiegelt sich nicht nur an den Häufigkeiten mit bis zu 40 % nach offenen Brüchen wider, sondern bedeutet für die Betroffenen oft eine viel längere Phase der eingeschränkten Funktion eines betroffenen Knochens mit Schmerzen, Re-Operationen, prolongierten Rehabilitationszeiten und erheblich verlängerten Phasen der Erwerbsunfähigkeit.

Gerade die Veröffentlichungen der jüngeren Vergangenheit haben gezeigt, dass die Ursache für Pseudarthrosen deutlich komplexer ist, als die bisherigen Annahmen suggerieren. Daher ist eine präzise und detaillierte Analyse der Ursache erforderlich, um aus der Situation des unerwünschten Ereignisses „Pseudarthrose" zu einer erfolgreichen Therapie für den Patienten zu kommen. Bislang gibt es in der deutschsprachigen Literatur hierzu keine aktuelle Zusammenfassung der teilweise revolutionären neuen Erkenntnisse auf dem Gebiet der Pseudarthrosen und der damit zusammenhängenden Knochendefektdeckung. Daher freuen wir uns sehr, dass es uns gemeinsam mit dem Springer-Verlag gelungen ist, namhafte Wissenschaftler und Kliniker gewinnen zu können, ihre neuesten Erfahrungen auf dem Gebiet der Knochendefektheilung und Pseudarthrosenbehandlung zusammenzufassen.

Zunächst wird im allgemeinen Teil anhand aktueller Arbeiten eine Hinführung zum Thema mit den Grundlagen der Knochenbiologie präsentiert. Im speziellen Teil wird dann die detaillierte Herangehensweise bei einem Problem komplikativer Knochenbruchheilung dargestellt, beginnend mit den essenziellen diagnostischen Schritten über eine präzise Planung der einzelnen Operationen. Da häufig nach Pseudarthrosen gewisse Knochendefekte verbleiben, erfolgt dann die Aufarbeitung der neuesten Techniken zur Knochendefektdeckung. Gerade auf diesem Gebiet haben sich in der jüngeren Vergangenheit einige bahnbrechende Entwicklungen ergeben, sodass dieses Buch auch eine schöne Zusammenfassung der neuesten Erkenntnisse zum Thema Defektfüllung beinhaltet.

„Last but not least" bestehen bei Pseudarthrosen oft gleichzeitige Achsfehlstellungen, die im Rahmen der Pseudarthrosenbehandlung mit adressiert werden müssen. Daher schließt sich ein Kapitel an mit den neuesten Erkenntnissen für die Behandlung von Achsdeviationen.

Somit präsentieren wir erstmalig in deutscher Sprache ein Werk, welches sowohl als Nachschlagewerk für den erfahrenen Chirurgen dienen kann als auch eine Anleitung für Operateure in Ausbildung sein wird.

Besonders gelungen sind die einheitliche Struktur, die sich durch alle Kapitel hindurchzieht, sowie die Querbezüge unter den einzelnen Teilbereichen. Wir hoffen, dass dieses Werk rasch den Weg in die Bücherregale aller operativ tätigen Orthopäden und Unfallchirurgen als deutschsprachiges Standardwerk finden wird.

Die oben genannte Dynamik der Entwicklung innovativer Therapien auf dem Gebiet der Pseudarthrosen führt zum wichtigsten Aspekt dieses Buches: Die beiden Herausgeber, Biberthaler und van Griensven, sind nicht nur langjährige Freunde, sondern stellen auch die Doppelspitze einer universitären Einrichtung für Unfallchirurgie, der eine als Leiter der klinischen und der andere als Leiter der experimentellen Einrichtung. Daraus resultieren auch deren Schwerpunkte, der eine hat einen klinischen Schwerpunkt mit einem starken wissenschaftlichen Interesse, und der andere hat einen wissenschaftlichen Schwerpunkt mit einem starken klinischen Interesse. Diese Kombination scheint eine perfekte Situation zu schaffen, um neueste wissenschaftliche Erkenntnisse zum Wohle der Patienten in die klinische Routine zu implementieren.

Dies ist ganz besonders wichtig auf einem Gebiet, das eine so dynamische Entwicklung erfährt wie die Behandlung von Pseudarthrosen, und macht den besonderen Reiz dieses Werkes aus, welches das Thema zum einen von der Seite der klinischen Routine und zum anderen von der Seite der aktuellen und neuesten wissenschaftlichen Erkenntnisse beleuchtet.

Wir wünschen Ihnen mit der Lektüre dieses Werkes viel Erfolg für die Behandlung Ihrer Patienten und hoffen, dass Sie es als guten Begleiter für den Alltag in der Behandlung von Knochendefekten und Pseudarthrosen einsetzen können.

Peter Biberthaler, Martijn van Griensven
München, im Sommer 2016

Die Herausgeber

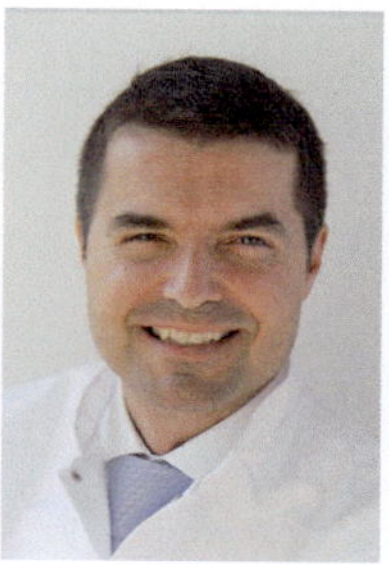

Prof. Dr. med. Peter Biberthaler

Prof. Peter Biberthaler ist Direktor der Klinik und Poliklinik für Unfallchirurgie am Klinikum rechts der Isar der Technischen Universität München. Seine klinischen Schwerpunkte sind die Polytraumaversorgung, komplexe Gelenkfrakturen sowie komplexe posttraumatische Situationen, wie Pseudarthrosen, Achsfehlstellungen etc. Dieser rekonstruktive Teil der Unfallchirurgie ist eines seiner ganz besonderen Interessensgebiete. Dies spiegelt sich in dem engen Brückenschlag zu seinen wissenschaftlichen Interessen wider, die auf dem Gebiet des Tissue Engineerings, insbesondere nach komplizierten Polytraumaverletzungen, liegen. Dabei hat er früh die Bedeutung der neuen Erkenntnisse auf dem Gebiet der Knochendefektchirurgie erfasst und legt größten Wert auf deren aktuelle Prinzipien, wie ein effektives Totraummanagement oder biologische Rekonstruktionen.

Er ist Mitglied in zahlreichen wissenschaftlichen Fachgesellschaften, wie der DGU, DGOU, AE, DGE, EFORT und ist Präsident der ARTOF, einer britischen Trauma Society. Neben der klinischen und wissenschaftlichen Tätigkeit verbringt er viel Zeit mit der Ausbildung nachfolgender Generationen und hat auch hierfür hoch innovative Konzepte, wie den ersten deutschsprachigen MOOCS (Massive Open Online Course) entwickelt.

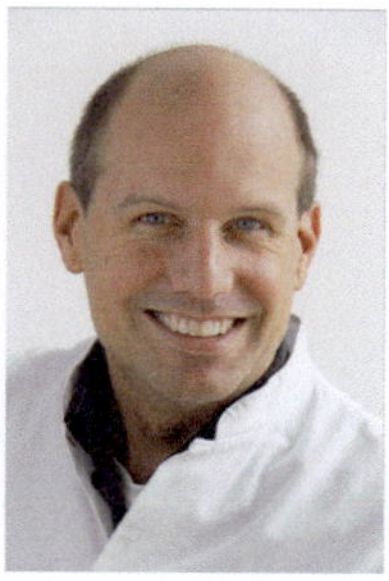

Prof. Dr. Dr. Martijn van Griensven

Prof. Martijn van Griensven ist Leiter der Experimentellen Unfallchirurgie am Klinikum rechts der Isar der Technischen Universität München. Er beschäftigt sich seit 20 Jahren mit Polytraumaforschung und der regenerativen Medizin von Bench-to-Bedside. Er entwickelt neue diagnostische Tests und therapeutische Maßnahmen. Ein wichtiger Schwerpunkt ist das Tissue Engineering, bei dem neues Gewebe unter zu Hilfenahme von Stammzellen, Biomaterialien und morphogenetischen Molekülen generiert wird. Neben in-vitro-Methoden mit humanen Zellen und neuartigen Materialien überführt er dies in einem frühen Stadium zu hochkomplizierten, kliniknahen in-vivo-Modellen. Diese Konzepte setzt er translationell in der Klinik um. Zudem adressiert er ebenfalls die rekonstruktive Chirurgie, aber auch Komorbiditäten wie Osteoporose und Diabetes mellitus. Hierbei werden molekulare Mechanismen untersucht, um die Pathogenese besser zu verstehen und daraus mögliche Therapien zu entwickeln.

Er ist Mitglied in vielen wissenschaftlichen Gesellschaften wie DGU, ÖGU, DGCH, TERMIS usw. Er ist Associate/Section Editor für das European Journal of Medical Research (Surgery and Orthopaedics), European Journal of Trauma and Emergency Surgery (Experimental Research), Shock, Frontiers in Bioengineering, Biotechnology, specialty section Tissue Engineering and Regenerative Medicine, PlosOne und Innovative Surgical Sciences. Des Weiteren ist er im Editorial Board von Archives of Orthopaedic and Trauma Surgery, Tissue Engineering, Journal of Orthopaedic Translation, European Surgical Research und Journal of 3D Printing in Medicine.

Inhaltsverzeichnis

Autorenverzeichnis

Andruszkow, Hagen , Dr. med.
Klinik für Unfall- und Wiederherstellungschirurgie
RWTH Aachen
Aachen

Beirer, Marc , PD Dr. med.
Klinik und Poliklinik für Unfallchirurgie
TU München Klinikum rechts der Isar
München

Biberthaler, Peter , Univ.-Prof. Dr. med.
Klinik und Poliklinik für Unfallchirurgie
TU München Klinikum rechts der Isar
München

Bühren, Volker , Prof. Dr. med.
Murnau

Hanschen, Marc , PD Dr. med.
Klinik und Poliklinik für Unfallchirurgie
TU München Klinikum rechts der Isar
München

Harrasser, Norbert , Dr. med.
Klinik und Poliklinik für Orthopädie und Sportorthopädie
Klinikum rechts der Isar
München

Hildebrand, Frank , Prof. Dr. med.
Klinik für Unfall- und Wiederherstellungschirurgie
RWTH Aachen
Aachen

Hungerer, Sven , PD Dr. med.
Unfallchirurgie
Berufsgenossenschaftliche Unfallklinik
Murnau

Kirchhoff, Chlodwig , PD Dr. med.
Klinik und Poliklinik für Unfallchirurgie
TU München Klinikum rechts der Isar
München

Lenze, Florian W. , Dr. med.
Klinik und Poliklinik für Orthopädie und Sportorthopädie
Klinikum rechts der Isar
München

Lenze, Ulrich , Dr. med.
Klinik und Poliklinik für Orthopädie und Sportorthopädie
Klinikum rechts der Isar
München

Militz, Matthias , Dr. med
Unfallchirurgie
Berufsgenossenschaftliche Unfallklinik
Murnau

Miska, Matthias , Dr. med.
Sektion Unfallchirurgie
Universitätsklinik Heidelberg
Heidelberg

Moghaddam-Alvandi, Arash , Prof. Dr. med.
Sektion Unfallchirurgie
Universitätsklinik Heidelberg
Heidelberg

Morgenstern, Mario , Dr. med.
Unfallchirurgie
Berufsgenossenschaftliche Unfallklinik
Murnau

Neumaier, Markus , PD Dr. med.
Orthopädie und Unfallchirurgie
Klinikum Freising GmbH
Freising

Pape, Hans-Christoph , Prof. Dr. med.
Klinik für Unfall- und Wiederherstellungschirurgie
RWTH Aachen
Aachen

Pfeifer, Roman , PD Dr. med.
Klinik für Unfall- und Wiederherstellungschirurgie
RWTH Aachen
Aachen

Pohlig, Florian , Dr. med.
Klinik und Poliklinik für Orthopädie und Sportorthopädie
Klinikum rechts der Isar
München

Rechl, Hans , Prof. Dr. Dr. med.
Klinik und Poliklinik für Orthopädie und Sportorthopädie
Klinikum rechts der Isar
München

Rosado Balmayor, Elizabeth , PD Dr., PhD
Experimentelle Unfallchirurgie
TU München Klinikum rechts der Isar
München

Schmidmaier, Gerhard , Prof. Dr. med.
Sektion Unfallchirurgie
Universitätsklinik Heidelberg
Heidelberg

Schubert, Elaine Catrin , Dr. med.
Klinik und Poliklinik für Unfallchirurgie
TU München Klinikum rechts der Isar
München

Seubert, Bastian , Dr. rer. nat.
Experimentelle Unfallchirurgie
TU München Klinikum rechts der Isar
München

Toepfer, Andreas , Dr. med.
Klinik und Poliklinik für Orthopädie und Sportorthopädie
Klinikum rechts der Isar
München

Zimmermann, Gerald , Prof. Dr. med.
Unfallchirurgie
Theresienkrankenhaus Mannheim und St. Hedwigs-Klinik GmbH
Mannheim

van Griensven, Martijn , Univ.-Prof. Dr. Dr.rer.biol. hum.
Experimentelle Unfallchirurgie
TU München Klinikum rechts der Isar
München

von Eisenhart-Rothe, Rüdiger , Prof. Dr. med.
Klinik und Poliklinik für Orthopädie und Sportorthopädie
Klinikum rechts der Isar
München

Allgemein

Das Organ Knochen – Histologie und Zellmechanismen

Dr. rer. nat. Bastian Seubert, Prof. Dr. Dr. rer. biol. hum. Martijn van Griensven, PD Dr. Elizabeth Rosado Balmayor, PhD

P. Biberthaler, M. van Griensven (Hrsg.), *Knochendefekte und Pseudarthrosen,* DOI 10.1007/978-3-642-44991-8_1

1.1 Aufgaben und Funktionen des Organs Knochen

Knochen ist ein hochspezialisiertes Organ, das dem menschlichen Körper als stützendes Gerüst dient und sich durch seine besonders hohe Festigkeit und Härte auszeichnet. Durch diese Strukturfestigkeit ist das Skelett in der Lage, die inneren Organe zu schützen. Darüber hinaus beinhaltet das Skelett das Knochenmark, welches für die Blutbildung verantwortlich ist und zusätzlich als Fettspeicher dienen kann. Gleichzeitig spielt das Skelett eine wichtige Rolle bei der Kalziumhomöostase sowie der Freisetzung bzw. Sequestrierung von Wachstumsfaktoren und Zytokinen [28].

Die wichtigsten Funktionen des Organs Knochen sind in ◘ Abb. 1.1 dargestellt.

Knochen ist ein Bindegewebe, das v. a. aus mineralisierter extrazellulärer Matrix (EZM) aufgebaut ist. Die EZM besteht aus einem organischen und einem anorganischen Teil [10]. Der organische Teil der Knochenmatrix bildet zusammen mit den verschiedenen Knochenzellen die organische Knochenmasse. Diese ist zu 90 % aus Kollagen Typ I aufgebaut.

Die restlichen 10 % können auf kleinere Proteine, wie z. B. Osteonektin und Osteokalzin, und die verschiedenen Knochenzelltypen zurückgeführt werden [16]. Die anorganische Knochenmasse, die 70 % der Knochentrockenmasse ausmacht, besteht zum Großteil aus kleinen Kristallen des alkalischen Minerals Hydroxylapatit (99 %, $Ca_{10}(PO_4)_6(OH)_2$). Kristalle dieses Minerals umschließen die Kollagenfibrillen und bilden gemeinsam ein Verbundmaterial, das die einzigartigen Eigenschaften des Skeletts, wie z. B. Festigkeit, Flexibilität und Stärke, ermöglicht [11, 21].

1.1.1 Knochengeweberemodellierung

Knochen befinden sich zeitlebens in einem ständigen Auf-, Ab- und Umbauprozess.

Die Knochengeweberemodellierung ermöglicht es dem Skelett, sich an unterschiedliche biomechanische Belastungen anzupassen [6]. So erhöht z. B. regelmäßige Bewegung, aufgrund der gesteigerten mechanischen Belastung der Knochen, die Strukturfestigkeit des Skeletts [12]. Diese regenerativen Eigenschaften von Knochen führen dazu, dass die Strukturfestigkeit über die gesamte Lebensspanne aufrechterhalten werden kann und sind gleichzeitig ein Kerncharakteristikum dieses Organs.

Zusätzlich versetzt die Knochengeweberemodellierung das Skelett in die Lage, etwaige Schäden an der Knochenmasse zu beheben. So werden auf diese Weise z. B. Frakturen oder Mikrorisse im Knochen repariert [5]. Obwohl die Knochenzellen für den Aufbau, Abbau und Umbau der Knochenmasse verantwortlich sind, machen diese Zellen nur etwa 2 % der gesamten Knochenmasse aus [16].

Die beiden Zelltypen (Osteoblasten und Osteoklasten), die für die Modellierung der Knochen verantwortlich sind, entstehen durch die Differenzierung von multipotenten Stammzellen, die im Stroma des Knochenmarks lokalisiert sind. Aus mesenchymalen Stammzellen (engl. „mesenchymal stem cells", MSC) entstehen im Knochenmark Vorläuferzellen, die sich nachfolgend u. a. in Osteoblasten differenzieren können [22]. Dieser Zelltyp ist für den Aufbau neuer Knochenmasse verantwortlich.

Die Gegenspieler der Osteoblasten sind die Osteoklasten. Dieser Zelltyp ist für den Abbau der Knochenmasse verantwortlich. Im Gegensatz zu den Osteoblasten stammt dieser Zelltyp nicht von MSC, sondern von hämatopoetischen Stammzellen (engl. hematopoietic stem cells, HSC) ab [3]. Im Folgenden werden die Zelltypen, die die Regeneration und Frakturheilung vermitteln, genauer vorgestellt.

1.2 Knochengeweberemodellierung

1.2.1 Beteiligte Zelltypen

Die Knochengeweberemodellierung läuft während der gesamten Lebensspanne ab, wobei die Balance zwischen Aufbau und Abbau während der ersten 30 Jahre positiv ist. Danach kann die Knochenmasse bis zum Alter von ca. 45 Jahren aufrechterhalten werden. Anschließend dominiert die Resorption, und die Knochenmasse nimmt langsam ab [24].

Unter physiologischen Bedingungen erneuert sich Knochen alle 2–8 Monate, wobei der Aufbau von neuem Knochengewebe den Großteil der Zeit in Anspruch nimmt.

Der koordinierte Ablauf von Knochenabbau und -aufbau ist dabei Grundvoraussetzung für eine normale Knochengeweberemodellierung. Dieser Prozess ist abhängig von der ordnungsgemäßen Entwicklung und Aktivierung der Osteoblasten und Osteoklasten [8]. Die Balance zwischen der Aktivität dieser beiden Zelltypen bestimmt die Gesamtknochenmasse und somit die Aufrechterhaltung der gesunden Knochenmasse unter physiologischen Bedingungen.

Osteoklasten

Osteoklasten stammen von mononukleären Vorläuferzellen im Knochenmark ab, weisen eine Größe von etwa

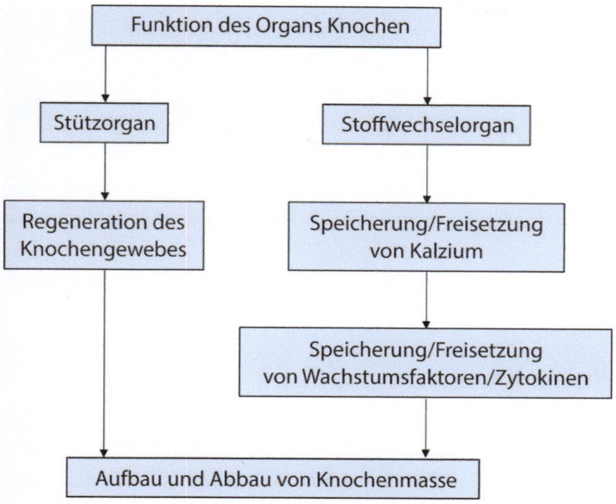

Abb. 1.1 Aufgaben und Funktion des Organs Knochen

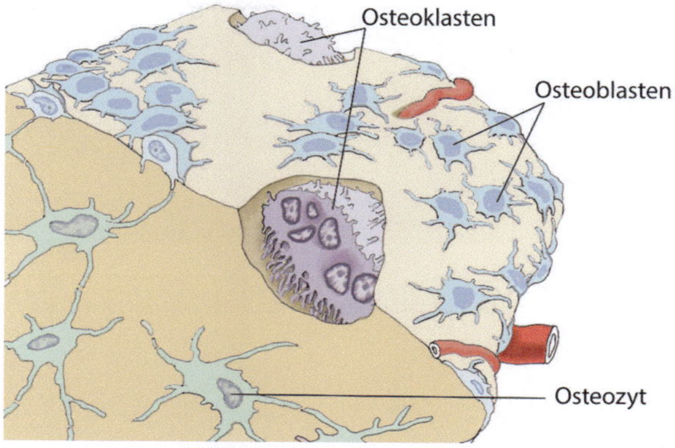

Abb. 1.2 Die Osteoklasten sind mehrkernige Zellen, die die Knochenmatrix verdauen. Dadurch entstehen Vertiefungen im Knochen, die sog. Howship-Lakunen

50–100 µm auf und sind meistens an der Oberfläche der Knochen lokalisiert ([3]; Abb. 1.2).

Osteoklasten sind polyploid und der einzige bekannte Zelltyp, der in der Lage ist, Knochen zu resorbieren. Die Polyploidie der Zellen ist auf die Fusion von mehreren mononukleären Osteoklastenvorläuferzellen zurückzuführen.

Die Eigenschaft dieser Zellen, die mineralisierte Knochenmatrix abzubauen, kann auf die hochaktiven Ionenkanäle (H^+-ATPase) in der Plasmamembran zurückgeführt werden. Mit Hilfe dieser Kanäle sind die Osteoklasten in der Lage, Protonen (H^+) in den extrazellulären Raum zu pumpen und somit den pH-Wert außerhalb der Zellen deutlich zu reduzieren [27]. Der niedrige pH-Wert ermöglicht nachfolgend den Abbau des mineralisierten Knochens. Zusätzlich sezernieren Osteoklasten über Vesikel, die eine sauren pH-Wert aufweisen, hydrolytische Enzyme und Prokollagenasen, die nachfolgend die organische Knochenmatrix im extrazellulären Raum abbauen [3].

Bei der Aktivierung von Osteoklasten spielen die beiden löslichen Faktoren RANKL (engl. „receptor activator of NF-κB ligand") und M-CSF (engl. „macrophage colony-stimulating factor") eine bedeutsame Rolle [29].

Die Interaktion zwischen Osteoklasten und der Oberfläche der Knochen wird v. a. durch Integrine, die sich auf der Oberfläche der Osteoklasten befinden, vermittelt. Der Kontakt mit der Knochenmatrix induziert in den Osteoklasten eine Reorganisation des Aktinzytoskeletts, die zur Ausbildung der sog. Sealing-Zone führt [30]. Dieser spezialisierte Bereich trennt das angesäuerte Kompartiment ab und ermöglicht somit eine lokale Resorption der Knochenmatrix. Die durch die Resorption des Knochens ausgebildeten Höhlen werden als Howship-Lakunen bezeichnet (Abb. 1.2; [15]).

Osteoblasten

Die Knochenbildungszellen, die sog. Osteoblasten, können auf mesenchymale Stammzellen zurückgeführt werden. Osteoprogenitorzellen, die durch die Differenzierung von MSC entstehen, sind die Vorläuferzellen von Osteoblasten und essenziell für die Aufrechterhaltung dieser Zellpopulation [9]. Bei der Differenzierung von Osteoprogenitorzellen zu Osteoblasten nimmt der Wnt/β-catenin-Signalweg eine Schlüsselrolle ein [19].

Während Osteoblastenvorläuferzellen eine spindelförmige Morphologie aufweisen, zeigen differenzierte Osteoblasten eine quaderförmige Morphologie. Ausdifferenzierte Osteoblasten sind etwa 20 µm große, mononukleäre Zellen und die einzige Zellpopulation innerhalb des menschlichen Körpers, die in der Lage ist, neue unmineralisierte Knochenmatrix zu synthetisieren [9].

Osteoblasten können diese Aufgabe nur im Verbund mit anderen Osteoblasten wahrnehmen. In der Tat sind Osteoblasten während der Synthese von neuer Knochenmatrix perlschnurartig an der Oberfläche der Knochen aufgereiht. Diese Strukturen werden als Osteoid bezeichnet (Abb. 1.3).

Zu Beginn des Knochenaufbaus sezernieren Osteoblasten unmineralisierte Knochenmatrix, die v. a. aus dichtem, quervernetztem Kollagen (etwa 90 %) und weiteren hochspezialisierten Proteinen (etwa 10 %), wie z. B. Osteokalzin und Osteopontin, besteht. Diese Proteine repräsentieren den organischen Teil der Knochenmatrix.

Osteoblasten weisen eine hohe Expression der alkalischen Phosphatase auf, welche die sezernierten Proteine auf die Mineralisierung vorbereitet [32]. Nachfolgend wird die Knochenmatrix durch die Einlagerung von Hydroxylapatit mineralisiert.

Durch die Mineralisierung der Knochenmatrix entsteht ein Verbundmaterial, das die für Knochen typische Strukturfestigkeit aufweist.

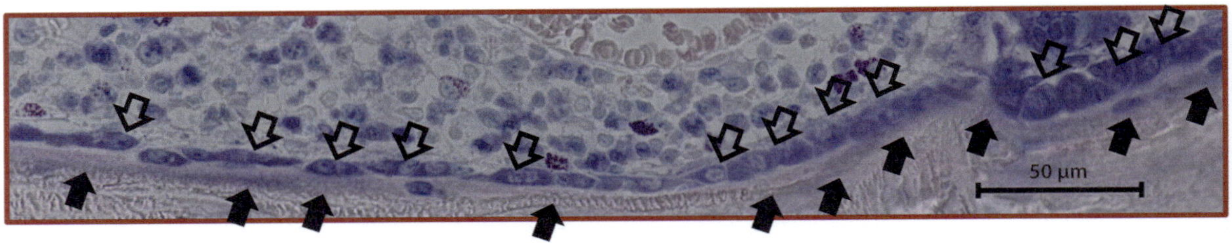

Abb. 1.3 Die Osteoblasten sind perlschnurartig an der Oberfläche des Knochens angeordnet und sezernieren aktiv neues Osteoid (unreife Knochenmasse)

- **Osteozyten**

Während der Synthese und der Mineralisierung der Knochenmatrix werden einzelne Osteoblasten von der mineralisierten Knochenmatrix eingeschlossen. Diese Zellen differenzieren zu Osteozyten, die keine Knochenmatrix mehr sezernieren. Dieser Zelltyp stellt den Großteil der Zellen innerhalb der mineralisierten Knochenmatrix dar. Osteozyten sind über Plasmamembranfortsätze miteinander verbunden und können so mit umliegenden Osteozyten und der umliegenden Mikroumgebung kommunizieren [1, 4]. Man geht davon aus, dass Osteozyten im Knochen als Mechanosensoren agieren und dass sie steuern, wann und wo die Resorption oder der Aufbau von neuer Knochenmasse initiiert wird [25].

- **Deckzellen**

Des Weiteren können Osteoblasten nach der Mineralisierung der Knochenmatrix zu sog. Deckzellen differenzieren, die die Oberfläche der Knochen bedecken.

> **Die Aktivität von Osteoblasten wird über verschiedene Hormone und Wachstumsfaktoren reguliert [9, 14]. Zusätzlich spielen die Osteoblasten bei der Aktivierung der Osteoklastenprogenitorzellen eine wichtige Rolle.**

1.2.2 Die einzelnen Schritte der Knochengeweberemodellierung

Die Knochengeweberemodellierung ermöglicht das Wachstum des Skeletts und gewährleistet gleichzeitig durch den kontinuierlichen Umbau der Knochenmasse seine biomechanische Strukturfestigkeit. Zusätzlich ermöglicht dieser Prozess die Heilung von etwaigen Schäden des Skeletts und die Anpassung des Skeletts an verschiedene biomechanische Belastungen.

Diese Knochengeweberemodellierung ist ein streng regulierter Prozess und kann in 6 Schritte unterteilt werden [23, 26]. Im Folgenden werden die einzelnen Schritte kurz dargestellt (Abb. 1.4).

Ruhephase

Die Knochenmasse wird nicht modelliert. Die Faktoren sowie die zugrunde liegenden Mechanismen für die Initiierung der Geweberemodellierung sind bisher noch unzureichend verstanden.

Aktivierungsphase

Das erste Anzeichen für die Aktivierung der Resorption ist das Zurückziehen der Deckzellen von der Knochenoberfläche. Gleichzeitig beginnt die Verdauung der endostealen Membran. Die Resorption der Knochenmasse wird durch die Rekrutierung von mononukleären Osteoklastenvorläuferzellen initiiert. Die Interaktion zwischen Osteoklastenvorläuferzellen und Osteoblastenvorläuferzellen führt zur Fusion der Osteoklastenvorläuferzellen und somit zur Ausbildung der polyploiden Osteoklasten. Durch die Adhäsion dieser polyploiden Zellen an die mineralisierte Knochenmatrix und die anschließende Sezernierung von Protonen (H^+) und Proteasen wird der Abbau der mineralisierten Knochenmatrix induziert.

Resorptionsphase

Die Resorptionsphase dauert zwischen etwa 2 bis ca. 4 Wochen. Während der Resorptionsphase wird die Knochenmatrix abgebaut (sowohl der anorganische und organische Teil der Knochenmasse), was wiederum zur Freisetzung von verschiedenen sequestrierten Wachstumsfaktoren (TGF-β, PDGF) führt [2, 18]. Zusätzlich spielen auch Makrophagen bei der Freisetzung dieser Faktoren eine wichtige Rolle.

Umkehrphase

In dieser Phase der Knochengeweberemodellierung findet der Übergang von der Resorption der Knochenmatrix hin zum Aufbau von neuer Knochenmasse statt. In dieser Phase spielen die während der Resorption freigesetzten, sequestrierten Wachstumsfaktoren eine wichtige Rolle. Allerdings sind auch bei diesem Prozess die zugrunde liegenden Mechanismen bisher noch unzureichend verstanden.

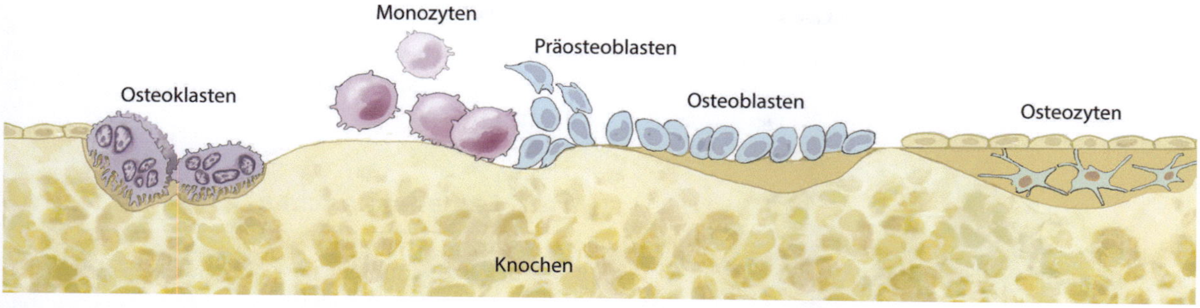

Abb. 1.4 Schematische Übersicht über die einzelnen Schritte der Knochengeweberemodellierung

Knochenbildungsphase

Die Resorption der Knochenmatrix durch die Osteoklasten führt zur Ausbildung der sog. Howship-Lakunen. Diese Strukturen sind Vertiefungen in der Knochenmatrix und führen zum Ablösen der Osteoklasten von der Knochenmatrix. Nachfolgend adhärieren Osteoblasten an diese Vertiefungen im Knochen und initiieren den Prozess der Knochenbildung.

Die Wachstumsfaktoren, die durch die Resorption freigesetzt werden, initiieren die Gruppierung der Osteoblasten und somit die Ausbildung eines Ossifikationszentrums. Zu Beginn des Knochenaufbaus wird eine weiche, nicht mineralisiertes Grundsubstanz der Knochenmatrix, das Osteoid, sezerniert. Nachdem die Howship-Lakunen innerhalb der Knochenmatrix durch die Sezernierung von Osteoid gefüllt sind, differenzieren die Osteoblasten zu Deckzellen oder Osteozyten.

Mineralisierungsphase

Die Mineralisation der Knochenmatrix beginnt etwa 30 Tage nach der Sezernierung des Osteoidgewebes. Je nachdem, welcher Knochentyp gebildet wird, ist die Mineralisierung nach 90 (trabekular) bis 180 (kortikal) Tagen abgeschlossen.

Anschließend befindet sich die neugebildete Knochenmatrix wieder in der Ruhephase.

1.3 Knochenmatrix

Die Knochenmatrix kann eingeteilt werden [16] in
- einen anorganischen Teil (etwa 65 % der Gesamtknochenmasse) und
- einen organischen Teil (etwa 35 % der Gesamtknochenmasse).

Der anorganische Teil der Knochenmatrix besteht zu 99 % aus Hydroxylapatit, während der organische Teil zu 90 % aus Kollagen aufgebaut ist. Neben den Kollagenen gehören zum organischen Teil der Knochenmasse weitere Strukturproteine wie Proteoglykane, Sialoproteine und Gla-Proteine (zeichnen sich durch einen hohen Gehalt an Glutamatresten aus).

Den funktionellen Teil der Knochenmatrix bilden verschiedene Zytokine und Wachstumsfaktoren.

Die Härte und Strukturfestigkeit der Knochenmatrix geht auf die Mineralisierung der Knochenmatrix zurück [17]. Die Mineralisierung besteht aus kleinsten kristallinen Komplexen, die aus Kalzium und Phosphat aufgebaut sind (Hydroxylapatit).

Kristallines Hydroxylapatit macht etwa 1/4 des Knochenvolumens und etwa 50 % der Knochenmasse aus. Transmissionselektronenmikroskopische Untersuchungen zeigen, dass die kristallinen Komplexe entlang und in unmittelbarer Nähe zu den Kollagenfibrillen in die Knochenmatrix eingebaut werden.

Die Hauptbestandteile dieser Komplexe, Kalzium und Phosphat, werden dem Blutplasma entzogen und stammen somit ursprünglich von der Nahrungsquelle ab.

Die Reifung des amorphen Kalziumphosphats zu Hydroxylapatit läuft über mehrere Intermediärprodukte.

> **Das Endresultat der Mineralisierung ist ein hoch organisiertes Verbundmaterial aus Proteinen (überwiegend Kollagen) und Hydroxylapatit, das in der Lage ist, die an das Skelett gestellten mechanischen Anforderungen zu erfüllen [11].**

Vitamin D und Parathormon (PTH) sind wichtige Faktoren für die Regulation der Kalziumhomöostase und bestimmen somit die Strukturfestigkeit des Knochens [13, 20].

1.4 Knochenarten

Basierend auf histologischen Analysen lassen sich zwei unterschiedliche Knochenarten unterscheiden:
- der Geflechtknochen und
- der Lamellenknochen ([10]; Abb. 1.5).

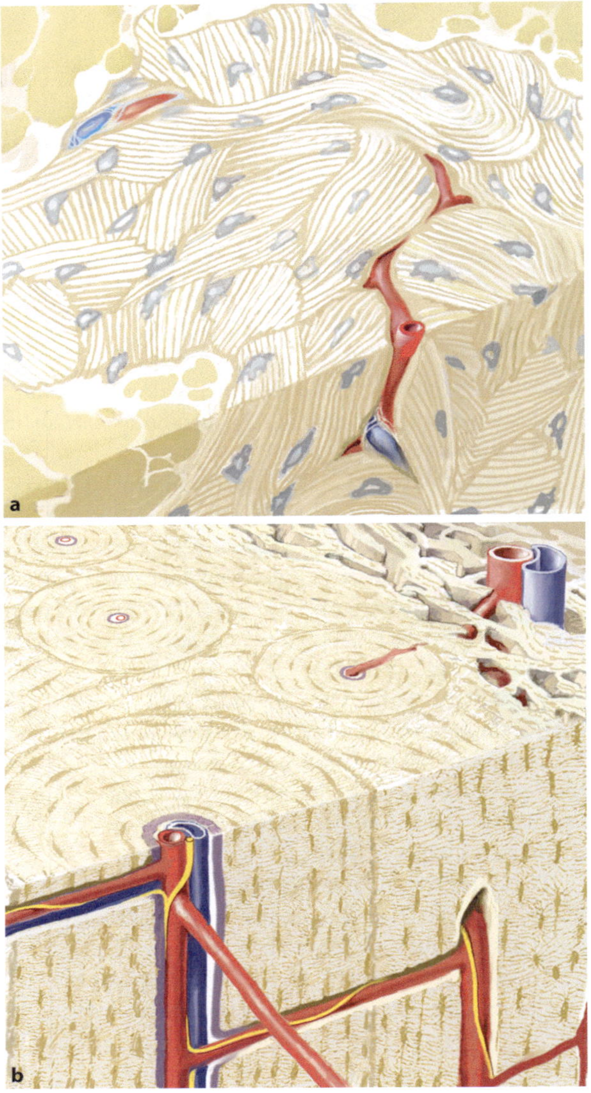

Abb. 1.5 Aufbau von Geflechtknochen (a) und Lamellenknochen (b). Der Geflechtknochen zeigt eine ungeordnete Anordnung der Kollagenfibrillen. Der Lamellenknochen zeigt die parallel angeordneten Kollagenfibrillen, die die Festigkeit des Knochens gewährleisten

1.4.1 Geflechtknochen

Der Geflechtknochen ist ein unreifer, ursprünglicher Knochentyp und wird v. a. dort gebildet, wo Knochengewebe schnell aufgebaut wird. Hierzu gehören

- die fetale Ossifikation,
- der Beginn der Knochenheilung und
- der Beginn der physiologischen Knochengeweberemodellierung.

Der Geflechtknochen zeichnet sich durch eine zufällige, unstrukturierte Anordnung der Kollagenfibrillen und Osteozyten aus und weist aus diesem Grund nur eine geringe Strukturfestigkeit auf [16]. Während der Mineralisierung dieser organischen Knochenmatrix entsteht ein Geflecht aus Knochenbälkchen, das diesem Knochentyp den Namen gibt.

1.4.2 Lamellenknochen

Dieser Umbau wird durch die Knochengeweberemodellierung ermöglicht. Im Vergleich zum Geflechtknochen weisen Lamellenknochen eine deutlich höhere mechanische Belastungsfähigkeit auf.

Der Lamellenknochen ist aus 2 unterschiedlichen Schichten aufgebaut [31]:

Kompakta

Die homogen erscheinende äußere Rindenschicht des Knochens (Kortikalis) wird als Kompakta bezeichnet und macht etwa 80 % der gesamten Knochenmasse aus. Diese Schicht verleiht dem Knochen seine biomechanische Stabilität, und die dafür benötigte Knochenmatrix wird von Osteoblasten, die die Markräume auskleiden, sezerniert. Die Knochenmatrix wird dabei von den Zellen in Form von Lamellen (Lamellenknochen) abgelagert. Im Gegensatz zum Geflechtknochen sind die Kollagenfibrillen innerhalb dieser Lamellen geordnet, d. h. die Fasern verlaufen parallel zueinander. Im Inneren bleiben Kanälchen bestehen, die einen Durchmesser von etwa 50 µm aufweisen und neben einer kleinen Arterie auch eine Venole und eine Nervenfaser enthalten [7].

Zusätzlich befinden sich perivaskuläre Zellen innerhalb dieser sog. Havers-Kanäle. Zusammen mit etwa 4–20 konzentrischen Lamellen (je 3–7 µm dick) bildet ein Havers-Kanal ein Sekundärosteon. Die verschiedenen Osteone sind durch die Havers-Kanäle miteinander verbunden und können über schräg verlaufende Volkmann-Kanäle mit den Blutgefäßen der zentralen Markhöhle sowie den periostalen Blutgefäßen kommunizieren [10].

Spongiosa

Im Inneren des Lamellenknochens bleibt die Struktur des Geflechtknochens erhalten (Abb. 1.6). Dieser Teil des Knochens wird als Spongiosa bezeichnet, die aus dünnen Knochenbälkchen aufgebaut ist. Diese Knochenbälkchen sind auch aus Lamellen gebildet. Allerdings sind die Lamellen in der Spongiosa, im Gegensatz zu den Lamellen der Kompakta, nicht in Osteons organisiert, sondern parallel zur Oberfläche angeordnet.

In den Hohlräumen der Spongiosa befindet sich das Knochenmark, das für die Hämatopoese zuständig ist [16].

Die Knochenoberfläche im Inneren des Knochens wird vom Endost, das aus unmineralisierten Kollagenfibrillen und den sog. Deckzellen (mesenchymale Stamm-

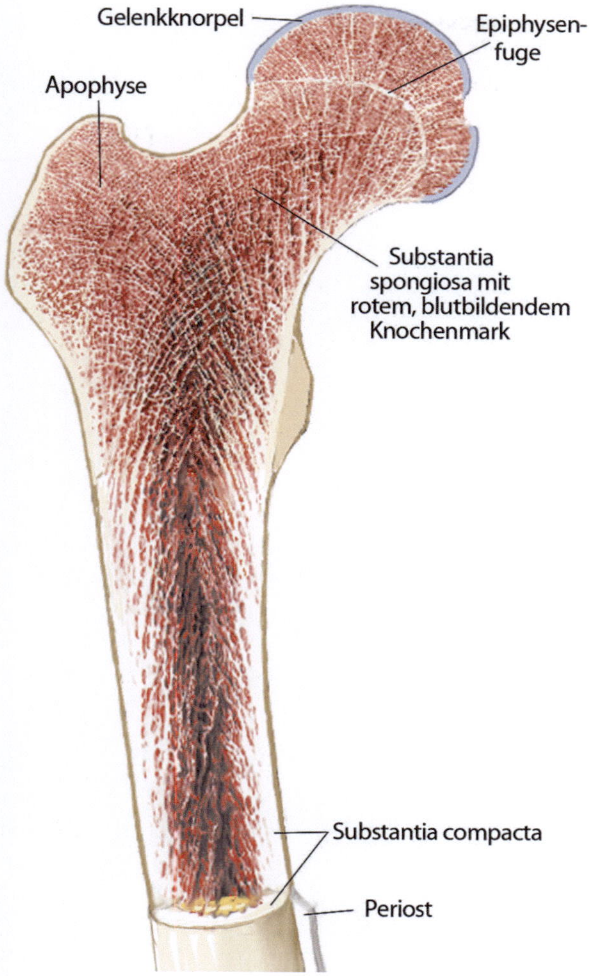

Abb. 1.6 Aufbau des Lamellenknochens

zellen, ruhende Osteoblasten und Osteoklasten) aufgebaut ist, bedeckt. Die äußere Knochenoberfläche wird vom Periost bedeckt, das aus straffem Bindegewebe und dem Stratum osteogenicum besteht (vergleichbar den Zelltypen des Endosts). Im Vergleich zum Endost ist das Periost stark vaskularisiert und weist zudem eine hohe Innervierung auf.

Literatur

1. Bonewald LF (1999) Establishment and characterization of an osteocyte-like cell line, MLO-Y4. J Bone Mineral Metab 17(1):61–65
2. Bonewald LF, Mundy GR (1990) Role of transforming growth factor-beta in bone remodeling. Clin Orthop Related Res 250:261–276
3. Boyle WJ, Simonet WS, Lacey DL (2003) Osteoclast differentiation and activation. Nature 423(6937):337–342
4. Burger EH, Klein-Nulend J, Smit TH (2003) Strain-derived canalicular fluid flow regulates osteoclast activity in a remodelling osteon – a proposal. J Biomech 36(10):1453–1459
5. Burr DB (2002) Targeted and nontargeted remodeling. Bone 30(1):2–4
6. Clarke B (2008) Normal bone anatomy and physiology. Clin J Am Soc Nephrol Cjasn 3(Suppl 3):S131–S139
7. Cooper DML et al. (2003) Quantitative 3D analysis of the canal network in cortical bone by micro-computed tomography. Anat Rec Pt B New Anat 274B(1):169–179
8. David R (2011) Development: Osteoblasts and osteoclasts keep in touch. Nat Rev Mol Cell Biol 12(12):767–767
9. Ducy P, Schinke T, Karsenty G (2000) The osteoblast: a sophisticated fibroblast under central surveillance. Science 289(5484):1501–1504
10. Eriksen E, Axelrod DW, Melsen F (1994) Bone histomorphometry. Lippincott Williams, Wilkins, Philadelphia
11. Fratzl P et al. (2004) Structure and mechanical quality of the collagen–mineral nano-composite in bone. J Mat Chem 14(14):2115–2123
12. Guadalupe-Grau A et al. (2009) Exercise and bone mass in adults. Sports Med (auckl Nz) 39(6):439–468
13. Holick MF (2007) Vitamin D deficiency. New Engl J Med 357(3):266–281
14. Jilka RL et al. (1998) Osteoblast programmed cell death (apoptosis): modulation by growth factors and cytokines. J Bone Mineral Res 13(5):793–802
15. Jones SJ, Boyde A (1993) Histomorphometry of Howship's lacunae formed in vivo and in vitro: Depths and volumes measured by scanning electron and confocal microscopy. Bone 14(3):455–460
16. Kini U, Nandeesh BN (2012) Physiology of Bone formation, remodeling, and metabolism. In: Fogelman I, Gnanasegaran G, Wall H van der (Hrsg) Radionuclide and hybrid bone imaging. Springer, Berlin Heidelberg New York, S 29–57
17. Landis WJ (1995) The strength of a calcified tissue depends in part on the molecular structure and organization of its constituent mineral crystals in their organic matrix. Bone 16(5):533–544
18. Locklin RM, Oreffo RO, Triffitt JT (1999) Effects of TGFbeta and bFGF on the differentiation of human bone marrow stromal fibroblasts. Cell Biol Int 23(3):185–194
19. Logan CY, Nusse R (2004) The Wnt signaling pathway in development and disease. Annu Rev Cell Dev Biol 20:781–810
20. Meunier PJ (1998) Calcium and vitamin D are effective in preventing fractures in elderly people by reversing senile secondary hyperparathyroidism. Osteoporos Int 8(Suppl 2):S1–S2
21. Piekarski K (1973) Analysis of bone as a composite material. Int J Eng Sci 11(6):557–565
22. Pittenger MF et al. (1999) Multilineage potential of adult human mesenchymal stem cells. Sci (new york) 284(5411):143–147
23. Raisz LG (1999) Physiology and pathophysiology of bone remodeling. Clin Chemy 45(8):1353–1358
24. Ralston SH (2006) Bone mass through the lifespan. Women's Health Med 3(4):145–148
25. Rubin CT, Lanyon LE (1987) Osteoregulatory nature of mechanical stimuli: Function as a determinant for adaptive remodeling in bone. J Orthop Res 5(2):300–310
26. Rucci N (2008) Molecular biology of bone remodelling. Clin Cases Mineral Bone Metab 5(1):49–56
27. Silver IA, Murrills RJ, Etherington DJ (1988) Microelectrode studies on the acid microenvironment beneath adherent macrophages and osteoclasts. Exp Cell Res 175(2):266–276
28. Taichman, Russell S (2005) Blood and bone: two tissues whose fates are intertwined to create the hematopoietic stem-cell niche. Blood 105(7):2631–2639
29. Teitelbaum SL, Ross FP (2003) Genetic regulation of osteoclast development and function. Nature Rev Genet 4(8):638–649
30. Väänänen HK et al. (2000) The cell biology of osteoclast function. J Cell Sci 113(Pt 3):377–381

31. Weiner S, Traub W, Wagner HD (1999) Lamellar bone: structure-function relations. J Struct Biol 126(3):241–255
32. Whyte MP (1994) Hypophosphatasia and the role of alkaline phosphatase in skeletal mineralization. Endocr Rev 15(4):439–461

Anatomie und Gelenkwinkel des Knochens

PD Dr. med. Marc Hanschen

P. Biberthaler, M. van Griensven (Hrsg.), *Knochendefekte und Pseudarthrosen,* DOI 10.1007/978-3-642-44991-8_2

2

2.1 Einleitung

Das menschliche Skelett besteht in der Regel aus über 200 Knochen, ausgenommen Sesamoidknochen und Ossikel. Eine Unterteilung des Skeletts kann vorgenommen werden in

- das **axiale Skelett**
  - Kranium,
  - Wirbelsäule,
  - Rippen,
  - Sternum,
- das **appendikuläre Skelett**
  - obere und untere Extremitäten,
  - Schultergürtel,
  - Becken.

Neben der Funktion, dem Körper die Gestalt und Stabilität zu verleihen, ist es für die Lokomotion über an den Knochen ansetzende Muskulatur unerlässlich. Die Knochen des Skeletts bieten inneren Organen und dem Gehirn Schutz. Ferner ist das Skelett mit der Beherbergung des Knochenmarks an der Blutbildung beteiligt, nimmt mit der Speicherung und Hämostase von Mineralien eine wichtige Stoffwechselfunktion ein und ist Stoffwechselorgan mit der Ausschüttung von zellulären Botenstoffen [9]. Auf den Stoffwechsel des Knochens wird in ► Kap. 3 im Detail eingegangen. Dieses Kapitel gibt einen Überblick über die Anatomie des Knochens sowie die Gelenkwinkel der lasttragenden unteren Extremität.

2.2 Knochentypen und funktionelle Knochenstruktur

Wir unterscheiden insgesamt 5 verschiedene Knochentypen (s. Übersicht).

Die 5 Knochentypen

- Die Länge der Knochen ist deutlich größer als der Durchmesser, in den mittleren Abschnitten befindet sich ein Hohlraum. Zu den **langen Knochen** gehören z. B. das Femur und die Tibia.
- Den **kurzen Knochen** fehlt im Gegensatz zu den langen Knochen der größere Hohlraum. Sie sind meist würfel- oder quaderförmig. Beispiele für kurze Knochen sind Hand- und Fußwurzelknochen.
- Durch ein besonders reiches Knochenmark sind **platte Knochen** gekennzeichnet, wie z. B. Schädel, Becken, Schulterblatt und Rippen.
- Zu den **unregelmäßigen Knochen**, die sich nach den oben genannten Strukturtypen nicht einordnen lassen, gehören die Wirbelkörper und Knochen des Gesichtsschädels.
- **Sesambeine** gehören schließlich zu den kleinsten Knochen des Körpers, sie sind in die Sehnen eingelagert und stellen ein Hypomochlion für die Kraftübertragung dar.

Knochen sind einem ständigen Umbau unterworfen. Dieser ständige Ab- und Aufbau sorgt für ein Remodelling, wobei insgesamt keine Knochensubstanz verloren geht. Details des Remodelling werden im folgenden ► Kap. 3 im Zusammenhang mit den Zellmechanismen des Knochens beschrieben.

Das menschliche Skelett besteht

- zu ca. 80 % aus kortikalem Knochen,
- zu ca. 20 % aus spongiösem Knochen.

Die Grundstruktur des kortikalen und spongiösen Knochens ist dabei mit den Lamellen gleich, jedoch liegen Unterschiede in der Dichte der Lamellen vor. Dichte Lamellen bilden die harte Kortikalis, aufgelockerte Lamellen die Spongiosa.

In Abhängigkeit des Knochentyps unterscheidet sich die Ratio zwischen Kortikalis und Spongiosa. Während bei Wirbelkörpern diese bei ca. 25:75 liegt, liegen bei langen Röhrenknochen, z. B. in der Diaphyse des Radius, Werte von 95:5 vor [1].

Das Remodelling des Knochens findet in den sog. „bone remodeling units" (BRU) statt, das morphologische Korrelat nach Abschluss des lokalen Remodelling stellen die „bone structural units" (BSU) dar. Bei der Spongiosa sprechen wir hier von „packets" (spongiöse Osteone), bei der Kortikalis von Havers-Systemen (kortikale Osteone) [3]. Die Spongiosa folgt einem trabekulären Aufbau, entsprechend der Hauptspannungslinien der Knochenbelastung.

2.2.1 Knochenstruktur der langen Röhrenknochen

Auf die Struktur der langen Röhrenknochen soll im Folgenden näher eingegangen werden.

Lange Röhrenknochen bestehen mittig aus einem Schaft, genannt **Diaphyse**. Die Diaphyse ist vergleichbar mit einem Rohr, die Wand besteht aus kompakten Knochen (Kortikalis) mit der im Inneren befindlichen Markhöhle (**Cavitas medullaris**).

Die verdickten Enden der langen Röhrenknochen sind die **Epiphysen**. Hier liegt eine ausgedünnte Kortikalis vor bei vermehrtem Vorliegen spongiösen Knochens (■ Abb. 2.1).

Mit Ausnahme der Gelenkanteile, wo der Knochen durch das Vorliegen von Knorpel abschließt, sind lange

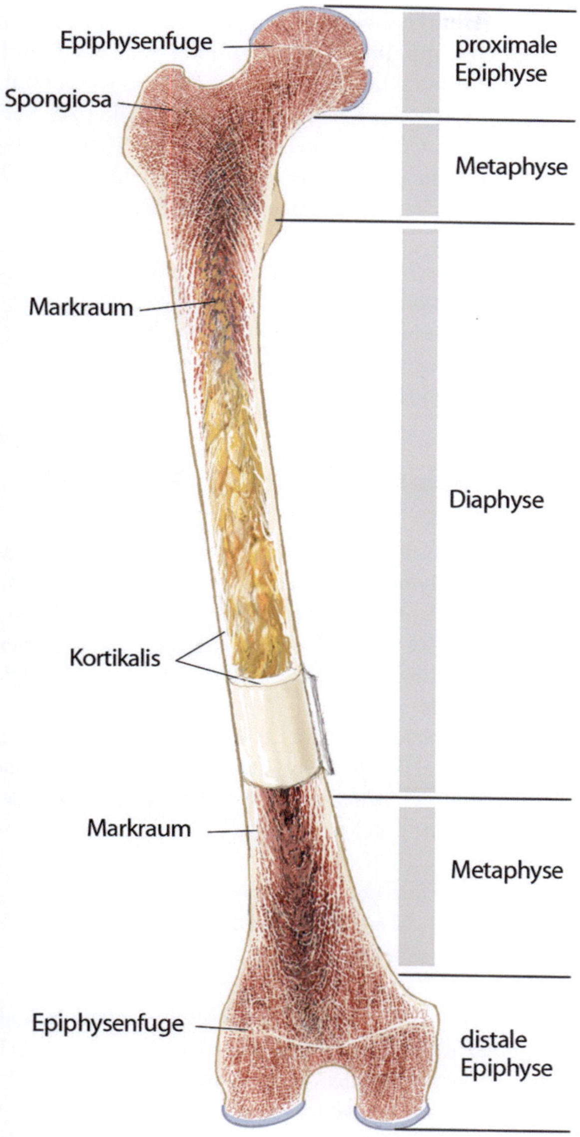

Abb. 2.1 Aufbau von Röhrenknochen. Der gelenknahe Anteil von Röhrenknochen wird als Epiphyse bezeichnet. Zwischen der Epiphyse und der Diaphyse, welche den Schaft des Röhrenknochens darstellt, befindet sich die Metaphyse. Im Wachstum ist die Metaphyse der Ort des Längenwachstums, hier befindet sich die Epiphysenfuge

Röhrenknochen von **Periost** umgeben. Das Periost stellt die Knochenhaut dar, bestehend aus 2 Schichten. Kräftige Kollagenfasern, sog. Sharpey-Fasern, stellen eine feste Verbindung zwischen dem Periost und der Kortikalis her. Das Periost enthält Blutgefäße und Nerven, mit dem Vorliegen von Osteoblasten und Osteoklasten ist das Periost an den Remodelling- und Wachstumsvorgängen des Knochens wesentlich beteiligt.

Während des Wachstums befindet sich zwischen der Diaphyse und der Epiphyse die **Metaphyse** mit der Epiphysenfuge. Die Metaphysen sind knorpelige Wachstumszonen. Hier wandeln sich Knorpelzellen in knochenbildende Osteoblasten um.

Bei der chondralen Ossifikation findet hier in den Metaphysen das Längenwachstum statt.

2.3 Knöcherne Anatomie der unteren Extremität

Die knöcherne untere Extremität setzt sich zusammen aus
- Oberschenkelknochen (Femur),
- Kniescheibe (Patella),
- Schienbein (Tibia),
- Wadenbein (Fibula),
- Fußgelenkknochen,
- Mittelfußknochen und
- Zehenknochen.

Im Folgenden wird, unter Berücksichtigung der Thematik dieses Buches, auf die Anatomie des Femur und der Tibia/Fibula im Näheren eingegangen.

2.3.1 Anatomie des Femur

Das Femur ist der längste Knochen des Körpers und artikuliert mit dem Beckenknochen im Hüftgelenk und mit der Tibia im Kniegelenk.

Die Länge des Femur bestimmt am meisten die Körperhöhe und kann entsprechend der Berechnungsformel nach Rother berechnet werden

Berechnungsformel für die Körperhöhe nach Rother

Männer:

Femurlänge × 2,3 + 56,6 cm

Frauen:

Femurlänge × 1,1 + 102,6 cm

Das Caput femoris bildet mit der kugelförmigen Gelenkfläche den femoralen Teil des Hüftgelenks. Die Fossa capitis ist zentral im Caput femoris gelegen und beherbergt das Lig. capitis femoris. Über das Collum femoris, den Schenkelhals, ist der Femurkopf mit dem -schaft verbunden.

Die Längsachse des Schenkelhalses beschreibt mit der Diaphysenachse den **Collum-Diaphysen-Winkel** (CCD = Centrum-Collum-Diaphysenwinkel). In Abhängigkeit vom Alter lassen sich unterschiedliche CCD-Winkel beobachten. Mit Beginn des Laufens kommt es durch die Belastung zu einer Reduktion des CCD-Winkels. Bei Geburt

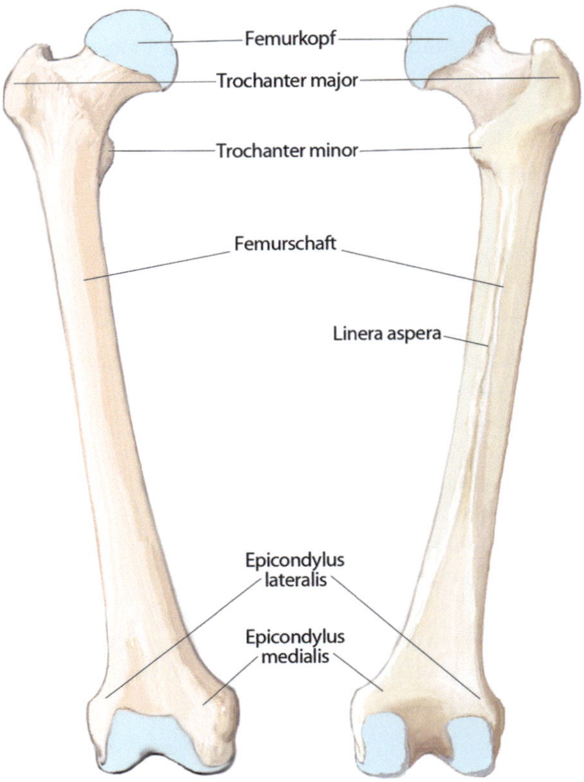

Abb. 2.2 Femur a.-p. und p.-a

werden CCD-Winkel von 150° beschrieben, beim Erwachsenen liegt der mittlere CCD-Winkel bei ca. 125°.

> **Bei CCD-Winkelwerten < 120° liegt eine Coxa vara vor, bei Werten > 130° eine Coxa valga.**

Der Übergang vom Femurhals zum Femurschaft ist charakterisiert durch die Apophysen **Trochanter major** und **Trochanter minor** (Abb. 2.2). Diese stellen die Ansatzstellen der hüftgelenksumgreifenden Muskulatur dar.

Entlang der dorsalen Femurdiaphyse verläuft längs die **Linea aspera**. Diese wirkt einerseits querschnittssparend, zu vergleichen mit den Leisten eines profilierten Trägers in der Technik, andererseits ist sie Ansatz der an die dorsale Diaphyse ansetzenden Muskulatur.

Die femurseitige Gelenkfläche des Kniegelenks wird durch die **Femurkondylen** gebildet (Abb. 2.2). Der Condyus medialis und der Condylus lateralis sind durch die Fossa intercondylaris voneinander getrennt. Die Kondylen sind von Gelenkknorpel überzogen, dieser setzt sich nach kranioventral in die Facies patellaris fort, der Kniescheibenrinne. Seitlich setzen sich die Kondylen in die Epikondylen fort und bilden Ansatzpunkt für Bänder und Muskulatur.

Die Femurkondylen sind nicht kreisförmig, sondern weisen eine spiralförmige Krümmung auf (Evolvente), dorsalseitig mit kleinerem Krümmungsradius, ventralseitig mit größerem Krümmungsradius. Analog zur Veränderung des CCD-Winkels kommt es im Rahmen der Entwicklung zu einer Torsion des Femurschaftes im Sinne einer Retrotorsion des distalen Femurendes.

> **Physiologisch ist eine Antetorsionsstellung des Schenkelhalses von ca. 10–15°. Dies führt beim Laufen zu einem Ausschlagen der Fersen nach kraniolateral und unterbindet eine gegenseitige Behinderung [2].**

2.3.2 Anatomie der Tibia und der Fibula

Über das Kniegelenk ist das Femur mit der Tibia verbunden. Die **Kondylen** der Tibia (Condyli medialis et lateralis) stellen die Gelenkverbindung zu den Femurkondylen her (Abb. 2.3). Zwischen den Gelenkflächen der Kondylen befindet sich die Area intercondylaris mit der Eminentia intercondylaris.

Das Tibiaplateau ist um ca. 3–7° rückwärts geneigt (Retroversio tibiae). Ventralseitig ist mit der Tuberositas tibiae die Insertion des **Streckapparates des Kniegelenks** über das Lig. patellae gegeben.

> **Das Körpergewicht wird vom Femur fast vollständig auf die Tibia übertragen, die Fibula artikuliert nicht mit dem Femur.**

In der Articulatio tibiofibularis, einem straffen Gelenk (Amphiarthrose) sind nur geringe Gleitbewegungen nach vorn und hinten möglich. Der **Tibiaschaft** ist bei Erwachsenen dreikantig, es liegen die anatomischen Strukturen Margo anterior, Margo interosseus und Margo medialis vor.

Mit dem Innenknöchel, dem **Malleolus medialis**, schließt die Tibia nach distal ab und bildet die kraniale und mediale Gelenkfläche des oberen Sprunggelenks (Abb. 2.3). Die laterale Gelenkfläche wird durch die Facie articulares malleoli der distalen Fibula gebildet. Diese ist über die Syndesmosis tibiofibularis straff mit der Tibia verbunden.

> **In der Entwicklung kommt es, analog zum Femur, zu einer Torsion der Tibia. Eine Torsion des distalen Endes der Tibia nach außen gleicht die Innenrotation des Femurs aus. Es resultieren parallele Längsachsen der Füße in Ruhe.**

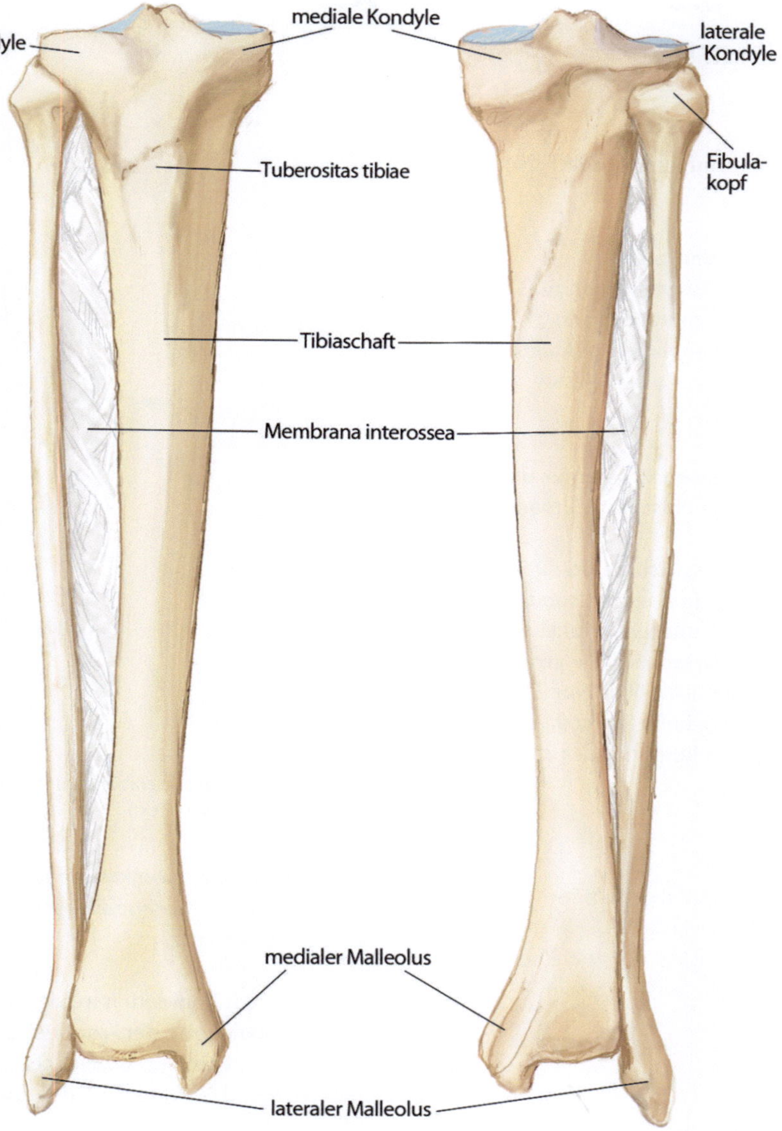

Abb. 2.3 Tibia und Fibula a.-p. und p.-a

2.3.3 Gelenkwinkel der unteren Extremität

Mit dem Ziel einer exakten Planung und der Durchführung einer erfolgreichen operativen Intervention ist nicht nur die Kenntnis der anatomischen Charakteristika der lasttragenden Knochens der unteren Extremität wichtig, sondern auch eine genaue Kenntnis der biomechanischen Achsen.

Komplexen Umstellungsosteotomien, insbesondere von kniegelenksnahen Fehlstellungen, sollte eine Analyse der folgenden 5 Parameter vorausgehen [4]:

- frontale Beinachsen,
- Gelenklinie,
- sagittales Alignment,
- patellofemorales Gelenk,
- Torsionsfehlstellung.

2.3.4 Frontale Beinachsen

Praxistipp

Goldstandard der Untersuchung der frontalen Beinachsen ist die Anfertigung einer Ganzbeinstandaufnahme unter Belastung [8]. Diese ist sowohl für die manuelle konventionell zeichnerische Analyse der Beinachsen als auch für die computerunterstützte Analyse der Beinachsen anzufertigen.

Die Anfertigung der Ganzbeinstandaufnahme bedarf einer Standardisierung.

Insbesondere ist die Zentrierung der Patella im Kniegelenk wichtig, um Rotationsfehlstellungen zu vermeiden. Eine Aufnahme in Innenrotation kann eine Valgusfehlstellung vortäuschen, vice versa kann eine Aufnahme in Außenrotation eine Varusfehlstellung vortäuschen.

Anhand der **mechanischen Beinachsen von Femur und Tibia** kann eine Varus- oder Valgusfehlstellung erkannt werden.

Obschon die Verbindung der Längsachsen des Ober- und Unterschenkels keine gerade Linie ergibt, sondern im Durchschnitt einen nach lateral offenen Winkel von 174° aufweist (Knieaußenwinkel), lassen sich die großen Gelenke der unteren Extremität dennoch über eine Linie verbinden. Mikulicz bezeichnete diese Linie als Direktionslinie, erst später erlangte diese Verbindungslinie des Beines den Eigenbegriff **Mikulicz-Linie** [6].

Mikulicz-Linie

Die Mikulicz-Linie ist die Verbindungslinie der Mitte des Femurkopfes und der Mitte der Knöchelachse.

Die auch als Traglinie bezeichnete Achse [10] passiert das Kniegelenk nicht mittig, sondern verläuft gering medial (8 ± 7 mm).

Der Durchtrittspunkt der Mikulicz-Linie am Tibiaplateau **(Fujisawa-Punkt)** ist kennzeichnend für den Tibiaplateaustress in Prozent des gesamten Körpergewichtes. Er wird in Prozent der Tibiaplateaubreite (% TPB) angegeben (medial 0 % und lateral 100 %) [4, 5]. Weiteres Maß des Tibiaplateaustresses ist der Abstand der Mikulicz-Linie zur mechanischen Femurachse in Höhe des Kniegelenkes, die sog. „mechanical axis deviation" (MAD).

Zur Bestimmung der Gelenkspaltweite werden die Kniegelenkslinien in der Frontalebene bestimmt. Die Kniegelenkslinie tibial wird in der Frontalebene den proximalsten Punkten des Tibiaplateaus angelegt, für das distale Femur wird sie tangential den beiden distalsten Punkten der Femurkondylen angelegt. Die Kniegelenkslinien bilden einen nach lateral offenen Winkel (1–2°), da die laterale Knorpelschicht geringgradig dicker ist als die mediale [7].

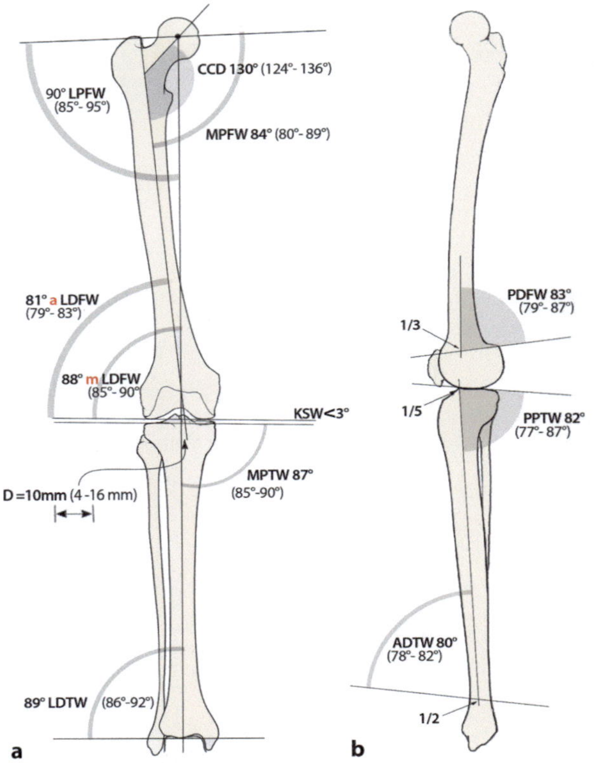

Abb. 2.4 a,b Bezeichnung der Gelenkwinkel und Normwerte für die frontale Ebene (Abkürzungen s. Text)

Ein vergrößerter Kniespaltwinkel ist entweder Zeichen eines medialen Knorpelschadens oder einer lateralen Bandinsuffizienz.

In Anlehnung und nach Konvention werden die **femoralen und tibialen Gelenkwinkel in der Frontalebene** bestimmt (Abb. 2.4; [7]). Das Präfix (a) bezeichnet den anatomischen Gelenkwinkel, das Präfix (m) den mechanischen Gelenkwinkel.

Der **mediale proximale Femurwinkel (MPFW)** beschreibt den Winkel zwischen der anatomischen Femurachse und der Gelenkstellung der Hüfte in frontaler Ebene (Normwert 83 ± 5°). Letztere wird durch eine Linie vom Hüftkopfzentrum zur Spitze des Trochanter major beschrieben.

Der **laterale proximale Femurwinkel (LPFW)** beschreibt den Winkel zwischen Gelenkstellung der Hüfte und mechanischer Femurachse, der Normwert ist 90 ± 5°. Während der **mechanische laterale distale Femurwinkel (mLDFW)** 88 ± 2° beträgt, beschreibt der **anatomische laterale distale Femurwinkel (aLDFW)** einen Winkel von 81 ± 2°. Mit dem mLDFW von 88 ± 2° steht die Kniegelenkslinie des distalen Femur in ca. 2° Valgus zur mechanischen Femurachse. Im Gegensatz dazu steht die Kniegelenkslinie der Tibia in ca. 3° Varus zur mechanischen Tibiaachse.

Der **mechanische mediale proximale Tibiawinkel (mMPTW)** beträgt 87 ± 3° (◻ Abb. 2.4a)

2.3.5 Gelenklinie

Die Gelenklinie ist mittig zwischen der Kniegelenkslinie des Femur und der Tibia zu definieren. Die Gelenklinie steht bei einem normalen Kniegelenk zur Mikulicz-Linie in einer 3°-Varusstellung. Biomechanisch ist dies sinnvoll, da es im Rahmen der Adduktion in der Standbeinphase zu einer Ausrichtung des Kniegelenks kommt, sodass die Gelenklinie parallel verläuft.

2.3.6 Sagittales Alignment

Bei Vorliegen kniegelenksfern vorliegender Deformitäten sollte neben der streng seitlichen Aufnahme des Kniegelenks auch eine sagittale Ganzbeinaufnahme angefertigt werden [8]. Es werden der **anatomische posteriore distale Femurwinkel (aPDFW)** (Normwert 83 ± 4°) sowie der **anatomische proximale posteriore Tibiawinkel (aPPTW)** (Normwert 81 ± 3°) ausgemessen. Ersterer gibt Auskunft über die Flexions-Extensions-Stellung des distalen Femur zur anatomischen Femurachse [7], Letzterer gibt Auskunft über den dorsalen Abfall des Tibiaplateaus („slope“).

Wertigkeit erhalten die gemessenen Winkel nur in Zusammenschau mit der klinischen Untersuchung. Um die Messung interpretieren zu können, muss anhand der klinischen Untersuchung entschieden werden, ob eine Beugekontraktur oder Überstreckung des Kniegelenks, weichteilig bedingt, vorliegt oder in der Tat eine knöcherne Deformität [4].

2.3.7 Patellofemorales Gelenk

Bei kniegelenksnahen Deformitäten und geplanten Osteotomien ist die Evaluation der Patella von Bedeutung. Biomechanisch wichtig sind die Analysen

- des Patellagleitverhaltens in der Trochlea,
- des Patellaanpressdrucks sowie
- der Kontaktfläche des Patellafemoralgelenks.

Praxistipp

Goldstandard ist die Anfertigung einer Patellatangentialaufnahme unter Belastung.

Eine bevorzugte Klassifikation oder Messmethode zur Beurteilung des patellofemoralen Gleitlagers liegt zum aktuellen Zeitpunkt nicht vor [8]. Optionen sind

- der Kondylentiefenindex nach Ficat u. Bizou,
- der Sulkuswinkel nach Brattström oder
- der Kongruenzwinkel nach Merchant.

Die Patellahöhe kann in der Seitaufnahme bei 30° Beugung z. B. durch den Blackburne-Peel-Index oder den Caton-Deschamps-Index bestimmt werden.

Cave

Zu beachten ist, dass es bei geplanten Osteotomien zu einer Veränderung der Patellahöhe kommen kann. So führt eine medial öffnende Tibiaosteotomie proximal der Tuberositas zu einem relativen Tiefertreten der Patella.

2.3.8 Torsionsfehlstellung

Der Verdacht einer Torsionsfehlstellung wird im Rahmen einer gründlichen klinischen Untersuchung gestellt und sollte Anlass für eine CT- oder MRT-Vermessung sein [8]. Im Rahmen der Vermessung werden die Winkel der Hüfte, des Kniegelenks und des Sprunggelenks im Sinne einer Etagendiagnostik beurteilt.

Die Ermittlung der femoralen Antetorsion wird über Vermessung des Winkels des Schenkelhalses zur Horizontalen und des Winkels der dorsalen Kondylenachse zur Horizontalen festgestellt. Die tibiale Torsion wird durch das Verhältnis der Tibiakopfquerachse zur Intermalleolarachse bestimmt [8].

Literatur

1. Clarke B (2008) Normal bone anatomy and physiology. Clin J Am Soc Nephrol 3(Suppl 3):S131–S139. doi:10.2215/CJN.04151206
2. Drenckhahn D (1994) Untere Extremität. In: Drenckhahn D, Zenker W (Hrsg) Benninghoff Anatomie, Bd. 15. Urban & Schwarenberg, München Wien Baltimore, S 325–404
3. Fleisch H (2000) Bone and mineral metabolism. Bisphosphonates in bone disease: from the laboratory to the patient, 4. Aufl. Academic Press, San Diego, S 1–26
4. Hofmann S, Lobenhoffer P, Staubli A, Van HR (2009) Osteotomies of the knee joint in patients with monocompartmental arthritis. Orthopade 38(8):755–769
5. Hsu RW, Himeno S, Coventry MB, Chao EY (1990) Normal axial alignment of the lower extremity and load-bearing distribution at the knee. Clin Orthop Relat Res 255:215–227
6. Mikulicz J (1878) Über individuelle Formdifferenzen am Femur und an der Tibia des Menschen. Arch Anat Physiol 1:351–404
7. Paley D, Pfeil J (2000) Principles of deformity correction around the knee. Orthopade 29(1):18–38

8. Pietsch M, Hofmann S (2006) Value of radiographic examination of the knee joint for the orthopedic surgeon. Radiologe 46(1):55–64
9. Taichman RS (2005) Blood and bone: two tissues whose fates are intertwined to create the hematopoietic stem-cell niche. Blood 105(7):2631–2639
10. Lanz T von, Wachsmuth W (1938) Bein und Statik. Praktische Anatomie. Ein Lehr- und Hilfsbuch der anatomischen Grundlagen ärztlichen Handelns, Bd. I/4. Springer, Berlin

Blutversorgung des Knochens

Dr. med. Elaine Catrin Schubert, Prof. Dr. Dr. rer. biol. hum. Martijn van Griensven

P. Biberthaler, M. van Griensven (Hrsg.), *Knochendefekte und Pseudarthrosen*, DOI 10.1007/978-3-642-44991-8_3

3.1 Einleitung

Knochen spielen eine multifunktionale Rolle im menschlichen Körper. Einerseits gewährleistet das Skelett mechanische Stabilität und schützt vor äußeren Einflüssen, andererseits nehmen Knochen eine wichtige Funktion in der Hämatopoese, Mineralhomöostase sowie endokrine Funktionen wahr.

Es handelt sich um ein lebendes Organ, welches sich ständig im Auf- und Umbau befindet, um sich den Erfordernissen anzupassen.

3.2 Knochenentwicklung und Umbauvorgänge

Der Röhrenknochen entsteht durch indirekte Knochenbildung über eine knorpelige Vorstufe. Die Mesenchymzellen differenzieren sich zu Chrondroblasten, welche zunächst ein Modell des zukünftigen Knochens aus hyalinem Knorpel bilden. Dieser Knochenvorläufer wird im Rahmen der chondralen Ossifikation in den reifen Knochen umgewandelt.

Teile des Knochens gehen direkt aus dem Mesenchym hervor, als Teil der desmalen Ossifikation. Im Verlauf der enchondralen Osteogenese dringen vom Periost aus erste Blutgefäße durch die Knochenmanschette hindurch in die Knorpelmatrix der Diaphyse ein und bilden einen primären Knochenkern.

Auch die Epihysen werden bereits im frühen knorpeligen Stadium der Knochenentwicklung durch eigene Gefäße mit Nährstoffen versorgt (◘ Abb. 3.1). Die enchondrale Ossifikation im Inneren des Knorpelmodells ist erst etwa im 20. Lebensjahr abgeschlossen. Bis dahin unterteilt für viele Jahre eine knorpelige Wachstumsplatte klar den epiphysären und diaphysären Knochenabschnitt, die Metaphyse [35].

Beim Erwachsenen werden durch Remodelling jährlich nahezu 10 % des gesamten Skeletts umgebaut. Mikroschäden können auf diese Weise repariert werden, Materialermüdung vorgebeugt und rasch verfügbares Kalzium bereitgestellt werden [43]. Eine reichhaltige Versorgung des Knochens mit Nährstoffen und Sauerstoff ist Grundlage dieser dynamischen Eigenschaften.

3.3 Blutversorgung

Der Knochen stellt ein reich vaskularisiertes Organ dar (◘ Abb. 3.2 und 3.3). Ein Austausch von Nährstoffen und Sauerstoff zwischen Blut und Knochengewebe wird dadurch sichergestellt, wie auch die systemische Verteilung von Blutzellen, die im Knochenmark produziert werden. Für die Durchblutung steht dem Kochen bis zu 10–20 % des Herzminutenvolumens zur Verfügung [1, 44].

Die unterschiedlichen Knochenarten werden je nach Anatomie und Funktion auf unterschiedliche Weise mit Blut versorgt. Eine besondere Vielzahl von Blutgefäßen ist in Bereichen mit rotem Knochenmark vorhanden (◘ Abb. 3.3; [31]).

Lange Röhrenknochen werden von außen durch mehrere Gefäßsysteme mit Blut versorgt.

> **Generell können als zwei große Säulen die intra- sowie extraossäre Blutversorgung durch das Periost unterschieden werden (◘ Abb. 3.4 und 3.5).**

Im Röhrenknochen fließt zumeist eine systemische Arterie parallel zur Längsachse des Knochens. Aus dieser entspringt eine Arterie, die in die Diaphyse eintritt. Myoperiostale Gefäße bilden transversale Anastomosen um den Knochenschaft und die Knochenenden herum, aus denen weitere Gefäße abzweigen, welche die Epiphyse und Metaphyse des Knochens mit Blut versorgen [5].

Durch die Blutgefäße entsteht im Knochen selbst eine netzartige Struktur. Zuführende Blutgefäße verlaufen im rechten Winkel zum Zentralkanal eines Osteons innerhalb der Versorgungskanäle für den Knochen, den Volkmann-Kanälen. Durch diese besteht eine Verbindung zum Gefäßnetz des Periosts.

> **Die Einteilung der Blutversorgung des Knochens kann beim Röhrenknochen analog zur anatomischen Einteilung in Diaphyse, Epiphyse und Metaphyse erfolgen.**

3.3.1 Blutversorgung der Diaphyse

Durch die Canales nutricii nutrientes dringen die Aa. nutriciae/nutrientes durch den Kortex zur Blutversorgung der Diaphyse. Es handelt sich hier um die stärksten Gefäße, welche den Knochen versorgen. Sie sind am mazerierten Knochen sichtbar (◘ Abb. 3.6).

Die meist paarig angelegten Gefäße verzweigen sich im Markraum weiter. Sie bilden auf- und absteigende Äste sowie im weiteren Verlauf ein feines Kapillarnetz. So wird ungefähr die Hälfte der Durchblutung langer Röhrenknochen gewährleistet [51].

> **Es können zwei oder mehrere solche diaphysärer Arterien vorhanden sein, die einen Knochen versorgen [11].**

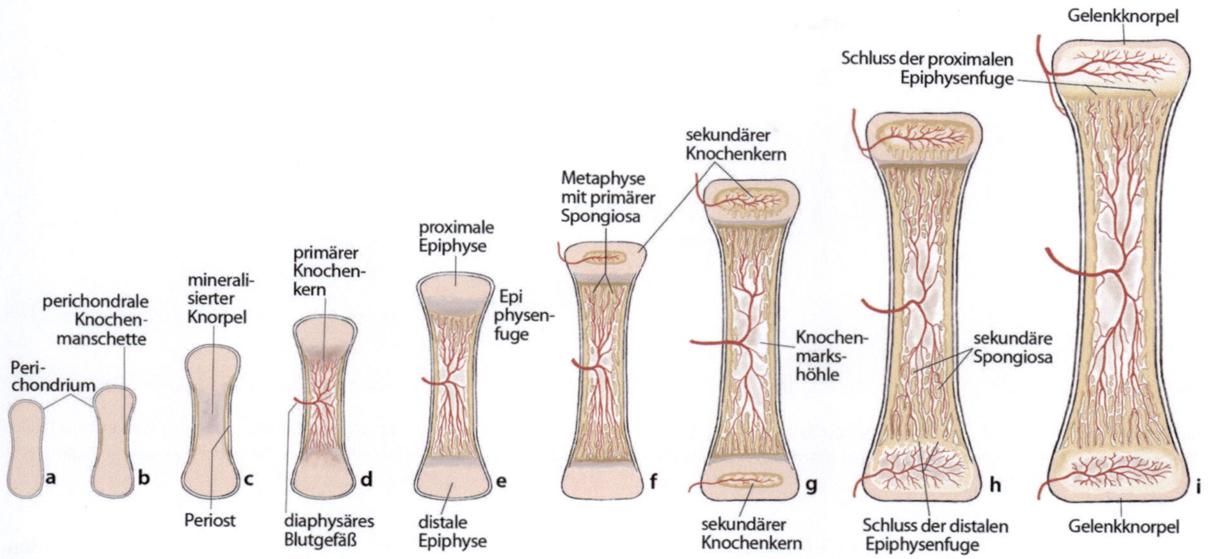

Abb. 3.1 **a–i** Knochenentwicklung

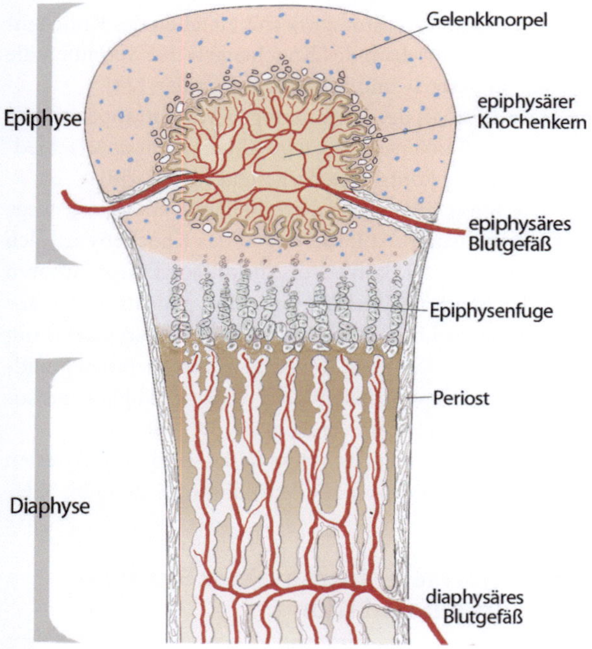

Abb. 3.2 Blutversorgung des Knochens

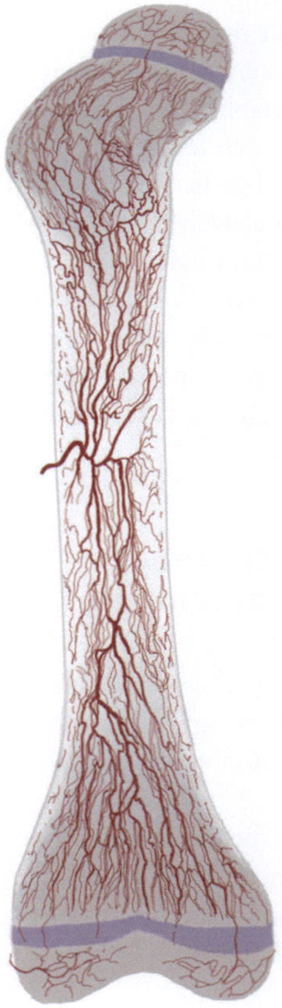

Abb. 3.3 Der Knochen als reich vaskularisiertes Organ

3.3.2 Epiphyseale und metaphyseale Arterien

1743 beschrieb William Hunter bereits die große Anzahl von Arterien und Venen der Knochenenden. Diese sind von großer Bedeutung für den Erhalt des Lebens des langen Röhrenknochens. Epiphyseale und metaphyseale Gefäße dringen durch zahlreiche Foramina in den Knochen ein.

Der metaphysäre Anteil der Knochen wird über zahlreiche kleine Arterien versorgt, die rund um den Knochen eintreten [41, 52]. Wenige stärkere Blutgefäße versorgen die Epiphyse mit Blut und Nährstoffen. Diese können teilweise sogar größer sein als das Foramen nutriens der Diaphyse.

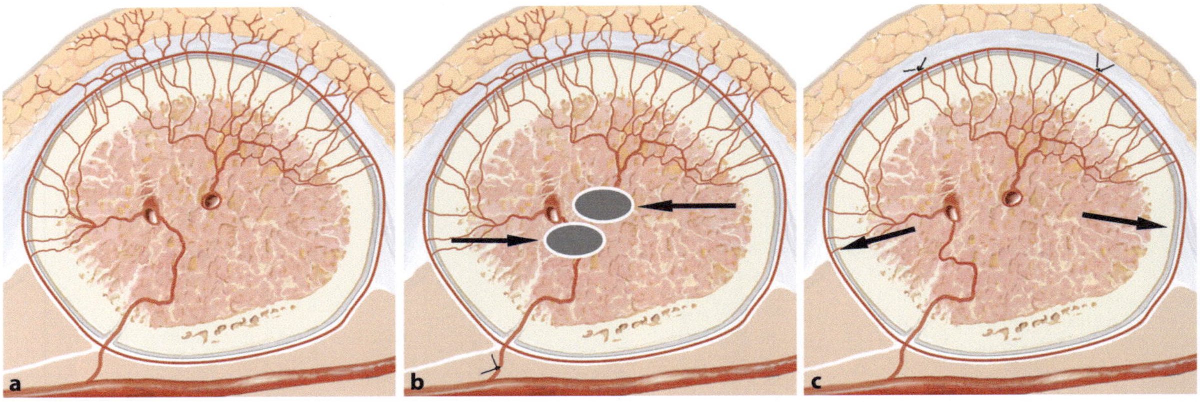

Abb. 3.4 Konzept der dualen Blutversorgung nach Berggren. **a** Diaphyse: Physiologische Blutversorgung. **b** Muskuloperiostale/zentripetale Blutversorgung bei Blockade des zentralen, medullären Gefäßsystems. **c** Medulläre/zentrifugale Blutversorgung bei Blockade des muskuloperiostalen peripheren Gefäßsystems

Sie versorgen die subchondrale Knochenplatte, subartikuläre Trabekel und die Spongiosa der Metaphyse [51, 52]. Sie tragen so etwas weniger als die Hälfte zur gesamten Knochendurchblutung bei. Dabei entspringen die Gefäße der Epiphyse aus vaskulären Arkaden, die denen des mesenterialen Blutversorgungssystems gleichen. Sie weisen einen niedrigeren Blutdruck auf als die metaphysären Arterien.

Die beiden Gefäßgruppen sind noch leicht abzugrenzen, solange der Wachstumsknorpel zwischen Epi- und Metaphyse besteht. Die Stammgefäße zweigen von einem Gefäßgeflecht am Übergang der beiden Regionen ab [11]. Beim ausgewachsenen Knochen bilden die Kapillarsysteme eine große Anzahl von gemeinsamen Gefäßanastomosen aus. Die versorgenden Gefäße der Metaphyse und Epiphyse stammen meist von Arterien ab, welche die benachbarten Gelenke versorgen [31].

3.3.3 Blutversorgung des Knochens bei Feten und Neugeborenen

Beim Fetus wird die gesamte Metaphyse bis zum 6. Monat von der A. nutriens der Diaphyse versorgt. Im 3. Trimenon bilden sich im Zuge des Knochenumbaus metaphysäre Gefäße aus.

In der postnatalen Phase werden die wachsenden Knochenenden von diaphysären und metaphysären Gefäßen versorgt, während die nicht wachsenden Enden ausschließlich über metaphysäre Gefäße Blut erhalten.

3.3.4 Periostale Blutversorgung

Von außen wird der Knochen nahezu vollständig von der Knochenhaut umhüllt. Davon ausgeschlossen sind lediglich die mit Gelenkknorpel überzogenen Flächen. Es besteht eine reiche Versorgung des Periosts mit Blutgefäßen und Nerven. Diese Gefäße versorgen den Knochen als zweite Quelle mit Blut. Durch Perfusion wird so hauptsächlich die außen liegende Kortikalis erreicht.

Es bestehen Anastomosen mit Gefäßen des Knochenmarks [51]. Innerhalb des Knochengewebes verlaufen die Gefäße in Havers- und Volkmann-Kanälen [24].

Das Ausmaß der Verbindungen von intraossärer und periostaler Blutversorgung wird anhand von unterschiedlichen Studien kontrovers dargestellt [10, 37, 50].

Die Frage, inwieweit diese beiden Versorgungswege die metabolischen Anforderungen des Knochens erfüllen können, wird z. T. kontrovers diskutiert. Einige Autoren sind der Meinung, dass die peri- und endostalen Gefäße die äußere und innere Hälfte des Kortex ausreichend mit Blut versorgen können [15]. Andere vertreten den Standpunkt, dass die periostale Blutversorgung lediglich das äußere Drittel des Kortex erreicht [31, 37, 52].

Mit den Arterien des Marks bilden einige der Arterien Anastomosen, die bis in die Markhöhle reichen [26, 37].

3.3.5 Normaler intraossärer Blutfluss und Regulation

Der Blutfluss innerhalb des Knochens findet unter einzigartigen Bedingungen statt, da es sich um ein geschlossenes Höhlensystem handelt, innerhalb welchem der Druck konstant bleiben muss. Dies kann entweder durch Veränderungen der Blutflussrate oder mittels Angiogenese und Neubildung von Gefäßen erreicht werden [34].

Es wurden normale intraossäre Blutflusswerte zwischen 5 und 15 ml/min/100 g Knochen beim Menschen und bei Tieren festgestellt. Nach einer Messung von Shim betrug der durchschnittliche Blutfluss ca. 10 ml/min/100 g Knochen [45]. Der mittlere Blutfluss im Humerus des Ka-

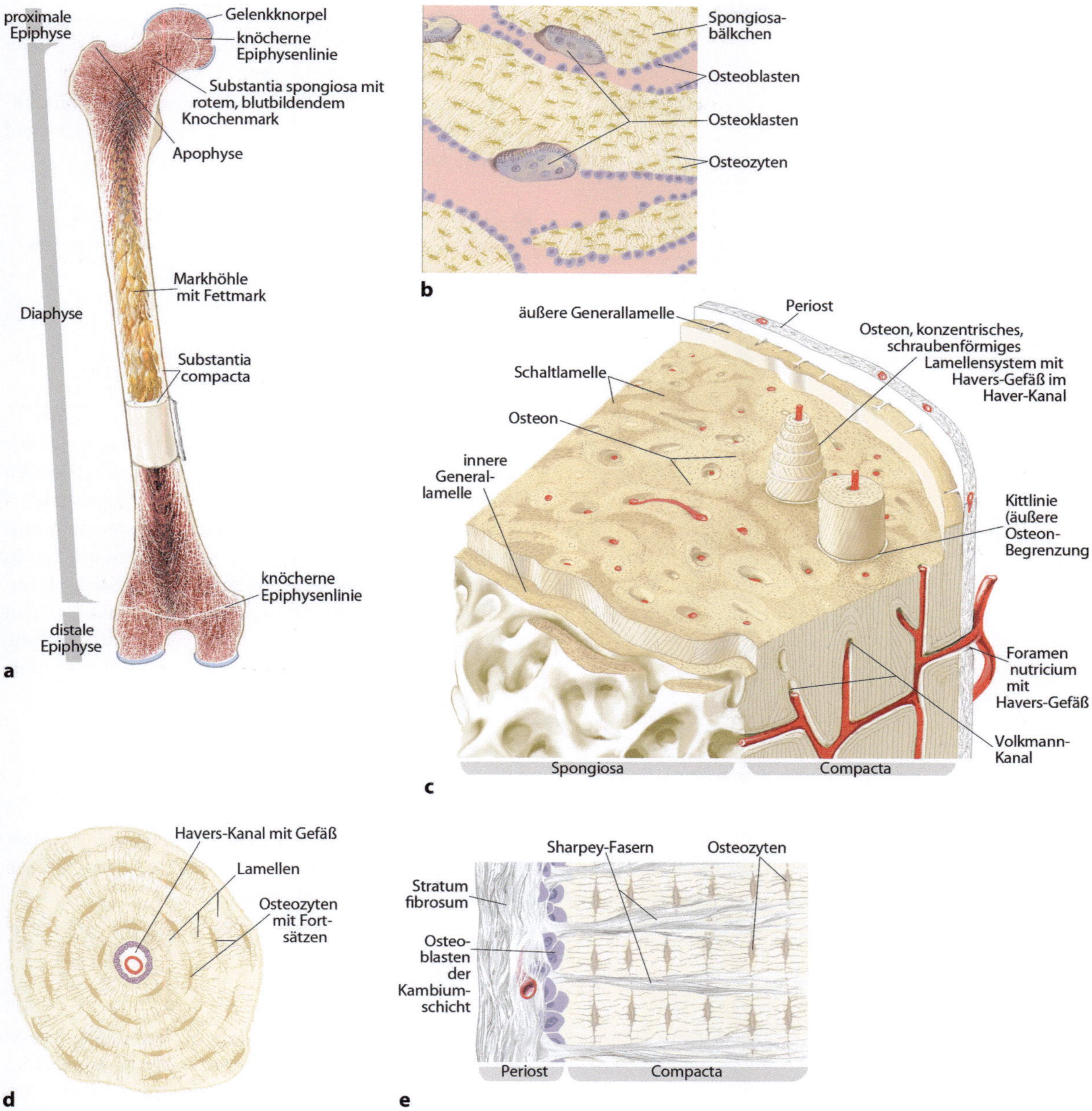

Abb. 3.5 Aufbau des Knochens und Verlauf der Blutgefäße: **a** Aufbau eines langen Röhrenknochens, **b** Epiphyse, **c** Diaphyse, **d** nähere Betrachtung der Diaphyse: Aufbau eines Osteons, **e** Diaphyse: Aufbau von Periost und Kompakta

ninchens beträgt etwa 14 ml/min/100 g. Im Femur sind es etwa 11 ml/min/100 g und die Tibia wird mit ungefähr 7 ml/min/100 g durchblutet [3].

Es wird davon ausgegangen, dass geringe Veränderungen des Blutdrucks im Organismus die Knochendurchblutung nicht beeinflussen, da der Knochen diese über einen relativ großen Bereich konstant halten kann. In der Niere besteht ein ähnlicher Autoregulationsmechanismus [2, 54].

Die glatten Muskelzellen der Gefäße des Knochens sind durch parasympathische und sympathische Nervenfasern innerviert. So wird der intraossäre Blutfluss durch Vasodilatation und Vasokonstriktion von Arteriolen und Kapillaren sowie Öffnung und Schließung von prekapillären Sphinktern reguliert [11, 48]. Zusätzlich kann eine Modulation der Durchblutung durch hormonelle und metabolische Einflüsse erfolgen [14, 17, 19, 27, 44].

Verschiedene Substanzen wie Stickstoffmonoxid (NO), Parathormon (PTH), Prostacycline (PGI 2) und IGF1 wir-

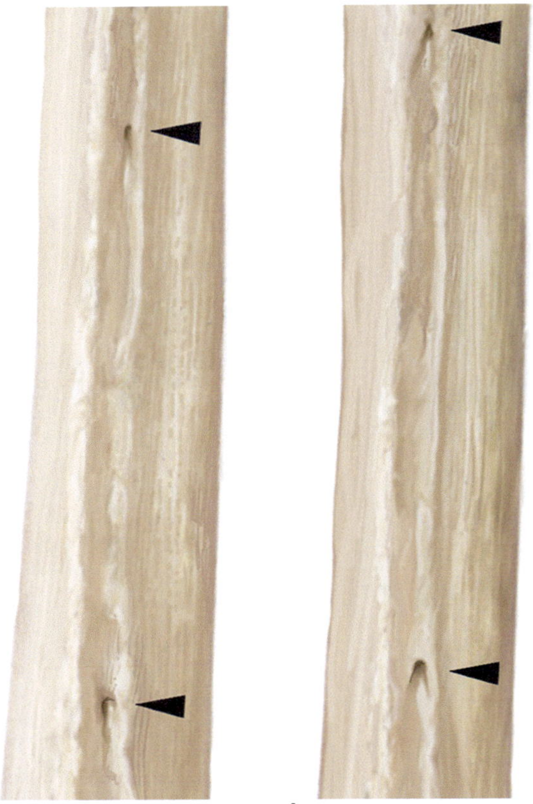

a b

Abb. 3.6 Femur. **a** Zwei Foramina nutrientes des Femur von ähnlicher Größe. **b** Zwei Foramina nutrientes des Femurs; das *obere* ist kleiner

ken beispielsweise vasodilatierend auf die Gefäßwände. Eine vasokonstriktive Wirkung wird durch Endothelin, Vasopressin und Kathecholamine verursacht [4, 6, 7, 34, 36].

Praxistipp

Veränderungen des intraossären Drucks können starke Schmerzen verursachen [23].

Im reifen Knochen erfolgt der Blutfluss zentrifugal, also vom Mark in Richtung Periost. Dies ist bedingt durch das Hochdruckblutsystem der Aa. nutrientes und das äußere periostale System, in dem ein niedriger Druck besteht [10, 12, 26].

3.3.6 Venöser Abfluss

Der venöse Abfluss der Knochen erfolgt an Epi- und Metaphyse lokal [11]. Ähnlich dem der Leber findet sich im Markraum des Knochens ein aus Sinusoiden aufgebautes Kapillarsystem. Diese münden in einen zentralen venösen Kanal. Eine Sammelvene drainiert in die V. emissaria. Im diaphysären Knochenabschnitt durchtritt sie zusammen mit der A. nutriens die Kortikalis [18].

Der Venenkomplex des Periosts hat sowohl Verbindungen mit der Sammelvene als auch mit intramuskulären und interfaszikulären Venen.

Der venöse Blutfluss erfolgt zentripetal, also von außen nach innen, meist im parallelen Verlauf zu den arteriellen Gefäßen des Knochens [9].

3.3.7 Blutversorgung irregulärer und flacher Knochen

Irreguläre Knochen werden meist durch mehrere kleine Gefäße mit Blut versorgt. Zu diesem Knochentyp zählen karpale und tarsale Knochen [29] und die Wirbelsäule.

Flache Knochen können aufgrund ihrer anatomischen Variabilität generell nicht wie Röhrenknochen in definierte Abschnitte eingeteilt werden. Die Schädelknochen beispielsweise werden aus den periostalen Gefäßen versorgt. Auch Kalotte, Skapula, Becken, Hüftknochen, Azetabulum und Rippen zeigen eine individuelle Blutversorgung.

3.4 Spezielle Regionen

Hier soll noch etwas genauer die Blutversorgung einiger Regionen beschrieben werden, an denen Pseudarthrosen vermehrt vorkommen können.

3.4.1 Femur

Die Blutversorgung der femoralen Diaphyse ist variabel. Es können bis zu 2 versorgende Gefäße beobachtet werden (Abb. 3.7). Ein Zusammenhang zwischen Geschlecht und Anzahl der Foramina kann nach Bridgeman u. Brookes [11] angenommen werden. Bei einer Untersuchung aus dem Jahre 1997 von 194 Oberschenkelknochen zeigten 2/3 der Männer rechts ein Foramen und nur 1/3 zwei Foramina. Bei Frauen kommen rechts und links indifferent ein oder zwei Foramina vor. 2/3 der Frauen wiesen im rechten Femur zwei Foramina auf, während 2/3 der Männer nur eines aufwiesen [11].

Die versorgenden Arterien der Epi- und Metaphyse treten meist an definierten Punkten in den Knochen ein. Im Femur sind beispielsweise das Lig. teres sowie das Retinaculum superior und inferior anatomische Leitstrukturen, die den Eintritt von Gefäßen in den Femurkopf und -hals führen. Diese Arterien sind die

- A. obturatoria,
- A. circumflexa femoris mediales und laterales und
- die A. glutea inferior.
- Aus der A. obturatoria entspringt außerdem die A. capitis femoris.

Metaphysäre Gefäße erreichen das Femur im Bereich der unteren Epiphyse über anteriore und posteriore Gruppen von suprakondylären Foramina. Über Foramina auf der kontralateralen nicht artikulierenden Seite der Kondylen treten die epiphysealen Gefäße ein. Der größte Anteil der Epiphyse wird durch mittlere Gefäßäste des Kniegelenks versorgt, welche sie über Durchtrittsstellen in der Fossa intercondylaris erreichen. Einige dieser Arterien sind genauso groß wie die A. nutriens.

Ein dichtes vaskuläres Netzwerk liegt in Form eines dünnen Bandes im Bereich der nicht artikulierenden Epiphyse. Diese Gefäße haben ihren Ursprung im Gefäßkreislauf proximal der Metaphyse und parallel zu einigen anderen vaskulären Ringen, die im Periost der Diaphyse liegen. Aus dem äußeren Gefäßkreis entspringen viele versorgende Gefäße der Epi- und Metaphyse [41]. Die Gefäße der Metaphyse können auch bei Fehlen der diaphysären A. nutriens den Knochen mit Blut versorgen.

3.4.2 Tibia

Die extraossäre Blutversorgung des proximalen Abschnitts der Tibiametaphyse ist besonders stark ausgeprägt. Dies wird hauptsächlich durch die A. poplitea gewährleistet (◘ Abb. 3.8). Lateral dringt die A. tibialis anterior und medial die A. tibialis posterior zur Tibia und versorgt sie mit Blut. Im Vergleich dazu zeigt der diaphysäre Abschnitt der Tibia relativ wenige extraossäre Gefäße und posterior eine eher hypovaskuläre Region.

Abzweigungen der A. tibialis anterior durchdringen die intraossäre Membran und versorgen den hinteren Anteil der Diaphyse. Die Diaphyse wird auch teilweise von der A. tibialis posterior versorgt. Lateral stellen ebenfalls Äste der A. tibialis anterior Quellen der Blutversorgung dar. Ein reichhaltiges extraossäres Gefäßnetz aus der anterioren und posterioren A. tibialis versorgt den distalen medialen Anteil der Tibia.

Dabei zeigte beispielsweise die operative Versorgung des medialen Anteils der distalen Tibia mittels Plattenosteosynthese eine signifikant erhöhte Unterbrechung des extraossären Blutflusses (◘ Abb. 3.11a). Dadurch kann die Heilung verlangsamt werden [8].

> **Cave**
> **Die Blutversorgung der Tibia wird bei Frakturen des Schafts regelhaft gestört.**

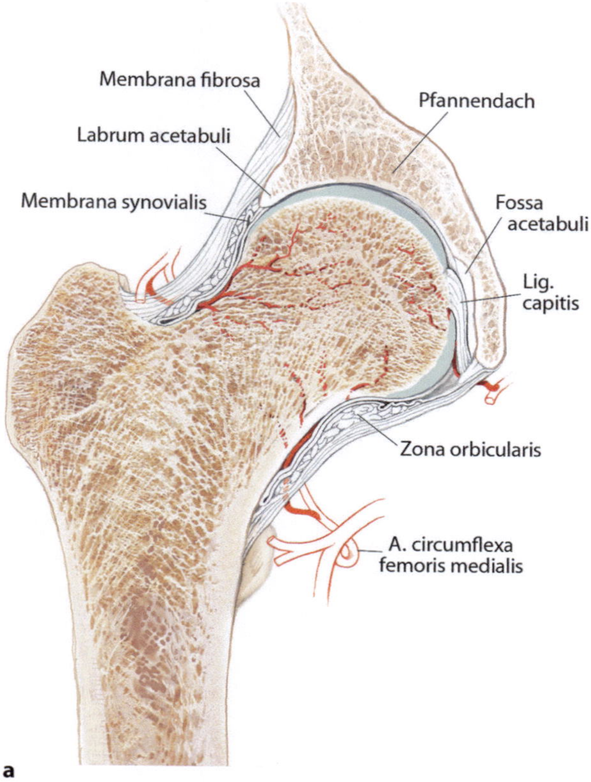

a

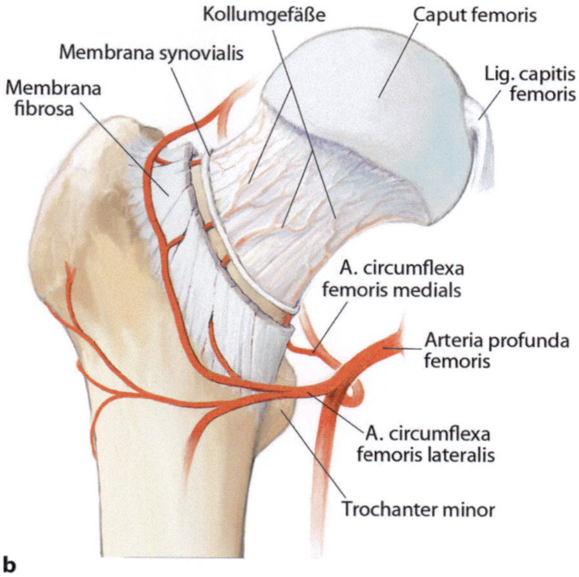

b

◘ **Abb. 3.7 a,b** Blutversorgung des Femur

So bleibt noch die periostale Gefäßversorgung, welche nur durch weichteilschonende Operationsverfahren aufrechterhalten werden kann. Hierbei ist insbesondere eine Ablösung des Periosts zu vermeiden [55].

3

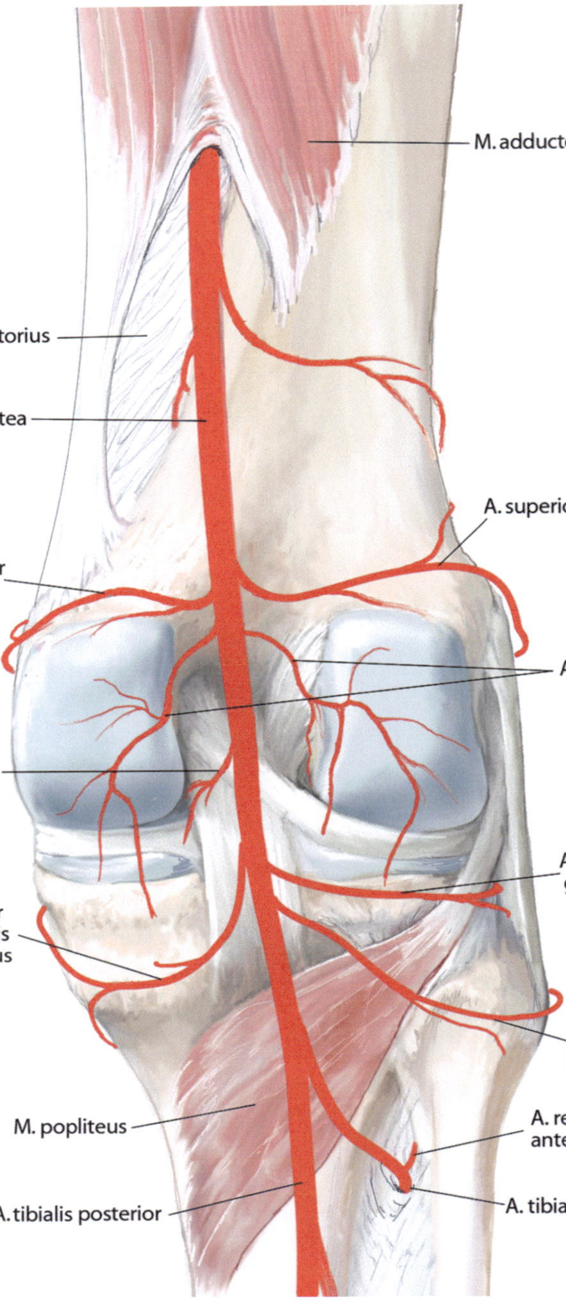

Abb. 3.8 Blutversorgung der Tibia

3.4.3 Skaphoid

Das Kahnbein wird hauptsächlich durch einen palmaren und einen dorsalen Ast der A. radialis versorgt (Abb. 3.9). Die Gefäße strahlen in das distale und mittlere Kahnbeindrittel über Bänder- und Kapselanteile ein. Ausschließlich endarteriell erfolgt die Versorgung des proximalen Kahnbeindrittels aufgrund seines vollständigen knorpeligen Überzugs.

Cave

Hieraus ergibt sich eine erhöhte Gefahr einer insuffizienten Durchblutung von Fragmenten, je weiter proximal eine Fraktur lokalisiert ist. Die Heilungsdauer kann sich so bei proximalen Frakturen des Kahnbeins um das Doppelte bis 3-Fache erhöhen mit stark erhöhter Gefahr einer Pseudarthrosenbildung.

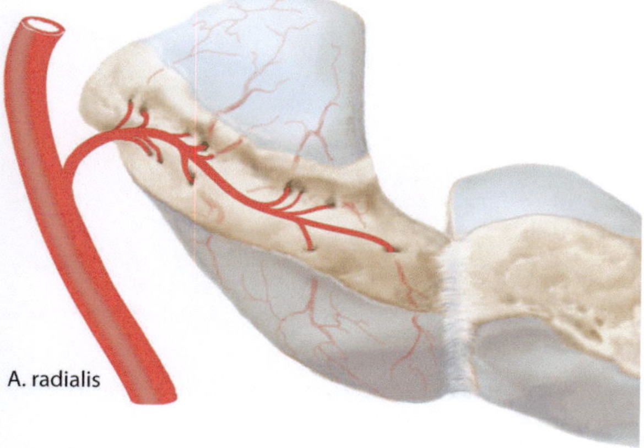

Abb. 3.9 Blutversorgung des Skaphoids

Die Gefahr einer Pseudarthrosenbildung wird wohl auch noch zusätzlich durch die ligamentäre Instabilität bei Begleitverletzungen verstärkt [49].

3.4.4 Humerus

Die arterielle Blutversorgung des Humeruskopfes erfolgt hauptsächlich durch den lateralen aufsteigenden Ast der A. circumflexa humeri anterior (Abb. 3.10; [25]). Dieser verläuft entlang des lateralen Randes des Sulcus intertubercularis. Anterolateral, über der häufigsten Stelle von Frakturen des chirurgischen Halses des Humeruskopfes, tritt das ihn hauptsächlich mit Blut versorgende Gefäß ein [33].

Die A. circumflexa humeri posterior darf jedoch nicht in ihrer Funktion der Knochendurchblutung unterschätzt werden. Es existieren zahlreiche Anastomosen mit der der A. circumflexa anterior. Vor allem bei der Vaskularisierung des subchondralen Knochens des Humeruskopfes um die Mitte des Humerus und bei Frakturen spielt sie eine wichtige Rolle [20].

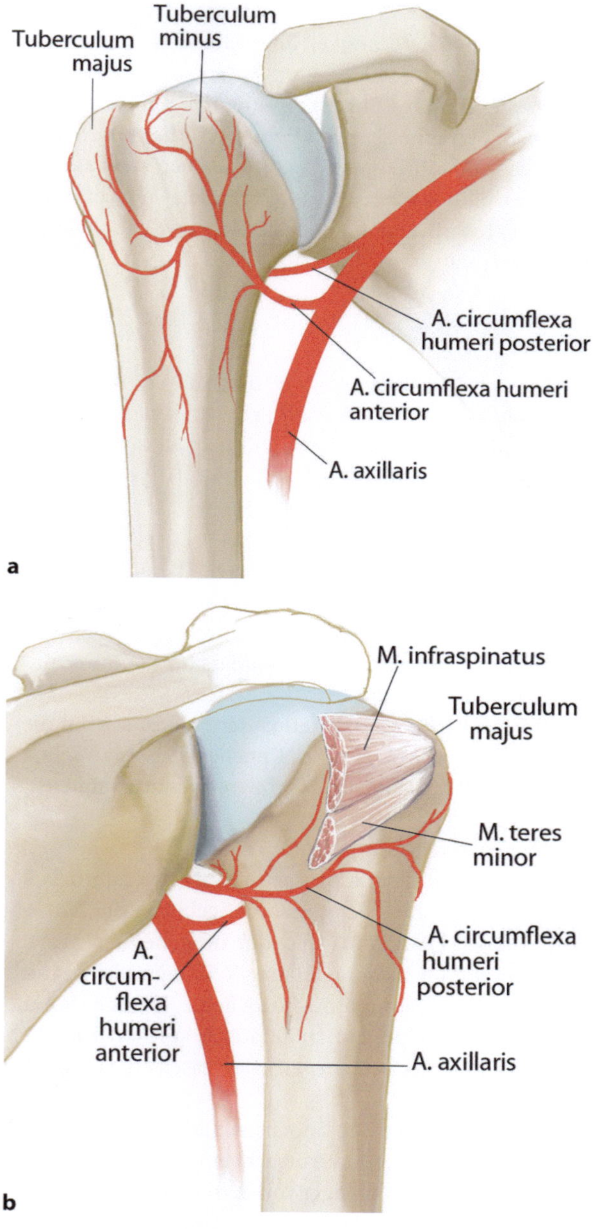

Abb. 3.10 a,b Blutversorgung des Humerus

3.5 Auswirkung von Traumata auf die Blutversorgung

Ein erhöhter intraartikulärer Druck reduziert die epiphyseale Knochendurchblutung. Dies ist besonders ausgeprägt bei jungen Patienten. Ein durch das intrakapsuläre Hämatom verursachter erhöhter hydraulischer Druck setzt den Blutfluss zur Epiphyse des Knochens herab, solange hier noch eine Wachstumsfuge vorhanden ist [42].

Nach einer Fraktur oder einer Osteotomie wurde eine sofortige Reduktion des kortikalen Blutflusses in den verletzten Knochenabschnitten von bis zu 50 % beobachtet [28].

Diese Verringerung der Durchblutung wird auf eine physiologische Vasokonstriktion der medullären und periostalen Gefäße als Reaktion auf das vorangegangene Trauma zurückgeführt [30]. Im Verlauf der Knochenreparatur wird jedoch eine reaktive erhöhte Hyperämie der angrenzenden intra- und extraossären Knochendurchblutung ausgebildet. Diese erreicht nach ca. 2 Wochen ein Maximum, wonach die Kallusdurchblutung wieder allmählich abnimmt. Auch der normalerweise zentripetale medulläre Blutfluss wird vorübergehend umgekehrt [42].

3

Die Durchblutung des sich neu formenden Knochens ist von großer Wichtigkeit für die Heilung.

Ein großer Teil der Blutversorgung des Kallus wird laut mikroangiographischer Studien durch die umgebenden Weichteile gewährleistet [11, 40]. Knochen kann sich nur dann neu bilden, wenn ein vaskuläres Netzwerk vorhanden ist. Auch Knorpel kann ohne ausreichende Durchblutung nicht bestehen.

Praxistipp

Die vaskuläre Versorgung wird durch die Behandlungsmethode bei einer Knochenfraktur entscheidend beeinflusst und sollte eine wichtige Rolle bei der Therapieplanung spielen.

Dabei sind folgende Aspekte der durch Therapie erzeugten mechanischen Voraussetzungen zu berücksichtigen:

- Eine starke Gewebebelastung durch Instabilität reduziert den Blutfluss, besonders im Frakturspalt [21].
- Bei einer flexibleren Fixation der Fraktur scheint die vaskuläre Versorgung des Knochens besser zu sein, eventuell aufgrund eines größeren Kallusvolumens.

Marknagelversorgung

Die spezifische Operationstechnik bei der internen Fixation des Bruches beeinflusst maßgebliche die Blutversorgung des Hämatoms und der umgebenden Weichteile. Bei starker intramedullärer Reibung reduziert sich der Blutfluss innerhalb des Knochens. Solange sich die Aufbohrung nicht allzu traumatisch auf den Knochen auswirkt, folgt der Minderperfusion rasch eine Phase der Hyperämie.

Die Aufbohrung des Knochens und Einbringung von intramedullären Nägeln verursacht eine verzögerte Reperfusion des Kortex, abhängig von dem Ausmaß der Beeinflussung des Knochens [16, 32, 46].

Die Durchblutung des Frakturkallus wird nicht durch Bohrungen beeinflusst, da dieser hauptsächlich vom umliegenden Gewebe mit Blut versorgt wird [39].

Sonstige Implantate

Eine größere Kontaktfläche von Implantat und Knochen reduziert die Durchblutung, da diese auf dem periostalen und endostalen Wege erfolgt (Abb. 3.11).

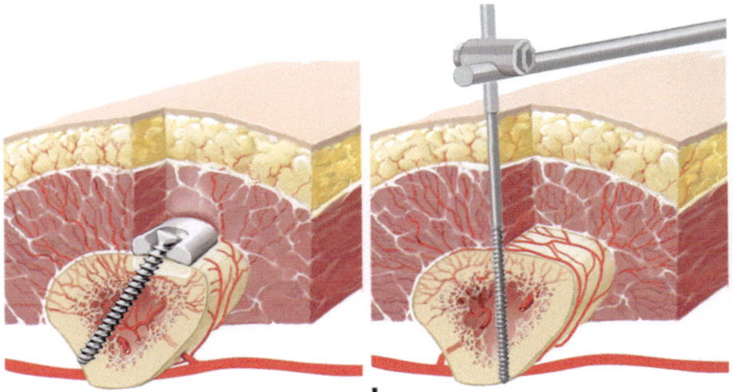

a b

Abb. 3.11 Einfluss des Osteosyntheseverfahrens auf die Durchblutung und die Stabilität im Frakturbereich. **a** Bei der Plattenosteosynthese kommt es durch den operativen Zugang und die Kompression unter der Platte zu einer größeren Beeinträchtigung der Vaskularisierung; die Stabilität allerdings ist gut. **b** Wegen der kleinen Kontaktfläche und des relativ geringen Operationstraumas kommt es beim Fixateur externe zu einer nur wenig ausgeprägten Beeinträchtigung der Vaskularisierung; die Frakturstabilität ist allerdings ebenfalls geringer

Praxistipp

Um die Blutversorgung des Knochens möglichst wenig zu reduzieren und damit die Heilung nur minimal negativ zu beeinflussen, sollte die direkte Manipulation der Fragmente möglichst gering gehalten werden. Außerdem sind die minimalinvasive Chirurgie und die Einbringung von externen oder internen Fixateuren vorteilhaft [13, 22, 38, 47].

Literatur

1. Aalto K, Slätis P (1984) Blood flow in rabbit osteotomies studied with radioactive microspheres. Acta Orthop 55:637–639
2. Anetzberger H, Thein E, Becker M, Walli A, Messmer K (2003) Validity of fluorescent microspheres method for bone blood flow measurement during intentional arterial hypotension. J Appl Physiol 95:1153–1158
3. Anetzberger H, Thein E, Becker M, Zwissler B, Messmer K (2004) Microspheres accurately predict regional bone blood flow. Clin Orthop Related Res 424:253–265
4. Arnal J, Berdeau A, Richard V, Adnot S (1997) Système endocrinien vasculaire. Cœur et vaisseaux. Hormones cœur et vaisseaux. Ed INSERM, Paris, S 231–269
5. Barkow J (1868) Comparative Morphologie des Menschen und der Thiere, Theil 6. Hirt, Breslau
6. Barou O (1998) Adaptation du système vasculaire intra-osseux. Mécanismes cellulaires d'adaptation du tissu osseux dans un modèle animal de perte osseuse liée à une immobilisation. Thèse de doctorat de biologie. Univ J. Monnet. St Etienne :34–45
7. Bauters C (1997) Van belle E, Meurice T, Six I. Facteurs de croissance vasculaire. Hormones cœur et vaisseaux. Ed Inserm, Paris, S 47–61
8. Borrelli J Jr, Prickett W, Song E, Becker D, Ricci W (2002) Extraosseous blood supply of the tibia and the effects of different plating techniques: a human cadaveric study. J Orthop Trauma 16:691–695

9. Brånemark P-I (1961) Experimental investigation of microcirculation in bone marrow. Angiology 12:293–305
10. Brookes M, Harrison R (1957) The vascularization of the rabbit femur and tibiofibula. J Anat 91:61
11. Brookes M, Revell WJ (1998) Blood supply of bone. Scientific aspects. Springer, London
12. Brookes M, Elkin A, Harrison R, Heald C (1961) A new concept of capillary circulation in bone cortex: some clinical applications. Lancet 277:1078–1081
13. Claes L, Heitemeyer U, Krischak G, Braun H, Hierholzer G (1999) Fixation technique influences osteogenesis of comminuted fractures. Clin Orthop Related Res 365:221–229
14. Cumming J (1962) A study of blood flow through bone marrow by a method of venous effluent collection. J Physiol 162:13–20
15. Danckwardt-Lillieström G (1969) Reaming of the medullary cavity and its effect on diaphyseal bone. A fluorochromic, microangiographic and histologic study on the rabbit tibia and dog femur. Acta Orthop Scand Suppl 128:1
16. Danckwardt-Lillieström G, Lorenzi GL, Olerud S (1970) Intramedullary nailing after reaming. An investigation on the healing process in osteotomized rabbit tibias. Acta Orthop Scand Suppl 134:1
17. Davis RF, Jones L, Hungerford D (1987) The effect of sympathectomy on blood flow in bone. J Bone Jt Surg A 69:1384–1390
18. Bruyn PP De, Breen PC, Thomas TB (1970) The microcirculation of the bone marrow. Anat Rec 168:55–68
19. Duncan C, Shim S (1977) J. Edouard Samson Address: the autonomic nerve supply of bone. An experimental study of the intraosseous adrenergic nervi vasorum in the rabbit. J Bone Joint Surg Br 59:323–330
20. Duparc F, Muller J-M, Frçger P (2001) Arterial blood supply of the proximal humeral epiphysis. Surg Radiol Anat 23:185–190
21. Eckert-Hübner K, Claes L (1999) Callus tissue differentiation and vascularization under different conditions. J Orthop Trauma 13:282–283
22. Farouk O, Krettek C, Miclau T, Schandelmaier P, Guy P, Tscherne H (1999) Minimally invasive plate osteosynthesis: does percutaneous plating disrupt femoral blood supply less than the traditional technique? J Orthop Trauma 13:401–406
23. Ficat P, Arlet J (1977) Ischémie et nécrose osseuses: l'exploration fonctionnelle de la circulation intra osseuse et ses applications. Masson, Paris
24. Frick H, Leonhardt H, Starck D (1992) Allgemeine und spezielle Anatomie. Taschenlehrbuch der gesamten Anatomie. Thieme, Stuttgart (Bd 1+2)
25. Gerber C, Schneeberger A, Vinh T (1990) The arterial vascularization of the humeral head. An anatomical study. J Bone Jt Surg 72:1486–1494
26. Gothman L (1960) Venous transport of Na22 from healing fractures in the rabbit tibia. Acta Radiol [old Ser] 54:469–482
27. Gross PM, Heistad DD, Marcus ML (1979) Neurohumoral regulation of blood flow to bones and marrow. Am J Physiol 237:H440–H8
28. Grundnes O, Reikerås O (1992) Blood flow and mechanical properties of healing bone: Femoral osteotomies studied in rats. Acta Orthop 63:487–491
29. Haliburton RA, Sullivan CR, Kelly PJ, Peterson LF (1958) The extraosseous and intra-osseous blood supply of the talus. J Bone Jt Surg 40:1115–1120
30. Kelly PJ, Montgomery RJ, Bronk JT (1990) Reaction of the circulatory system to injury and regeneration. Clin Orthop Related Res 254:275–288
31. Khurana JS (2009) Bone pathology. Humana Press/Springer Science+Business, Dordrecht Heidelberg London
32. Klein M, Rahn B, Frigg R, Kessler S, Perren S (1990) Reaming versus non-reaming in medullary nailing: interference with cortical circulation of the canine tibia. Arch Orthop Trauma Surg 109:314–316
33. Laing P (1956) The arterial supply of the adult humerus. J Bone Jt Surg 38:1105–1116
34. Laroche M (2002) Intraosseous circulation from physiology to disease. Joint Bone Spine 69:262–269
35. Lüllmann-Rauch R (2008) Histologie. De Boeck Supérieur. Thieme, Stuttgart
36. Manfelder T, Stewart A, Helwig H (1997) Hormone parathyroïdienne. Hormones cœur et vaisseaux, Ed. Cœur et vaisseaux. Inserm, Paris, S 67–75
37. Morgan J (1959) Blood supply of growing rabbit's tibia. J Bone Joint Surg Br 41:185–203
38. Perren SM, Buchanan JS (1995) Basic concepts relevant to the design and development of the point contact fixator (PC-Fix). Injury 26:B1–B4
39. Pfister U (1983) Biomechanical and histological studies following intramedullary nailing of the tibia. Fortschr Med 101:1652–1659
40. Rhinelander FW (1974) Tibial blood supply in relation to fracture healing. Clin Orthop Related Res 105:34–81
41. Rogers W, Gladstone H (1950) Vascular foramina and arterial supply of the distal end of the femur. J Bone Joint Surg Am 32:867
42. Ruedi TP, Murphy WM (2007) AO principles of fracture management. AO Publishing,
43. Schünke M, Schulte E, SchumacherU (2005) Prometheus, LernAtlas der Anatomie. Thieme, Stuttgart
44. Shim S (1967) Patterson. FP (2012) A Direct method ofqualitative study of bone blood circulation. Surg Gyn Obstet 125:261–268
45. Shim S (1968) Physiology of blood circulation of bone. J Bone Joint Surg Am 50:812–824
46. Smith SR, Bronk JT, Kelly PJ (1990) Effect of fracture fixation on cortical bone blood flow. J Orthop Res 8:471–478
47. Tepic S, Perren S (1995) The biomechanics of the PC-Fix internal fixator. Injury 26:B5–B10
48. Thurston T (1982) Distribution of nerves in long bones as shown by silver impregnation. J Anat 134:719
49. Towfigh H, Hierner R, Langer M, Friedel R (2014) Frakturen und Luxationen der Hand. Springer, Berlin Heidelberg New York
50. Trias AN, Fery A (1979) Cortical circulation of long bones. J Bone Jt Surg 61:1052–1059
51. Trueta J (1963) The role of the vessels in osteogenesis. J Bone Joint Surg Br 45:402–418
52. Trueta J, Harrison M (1953) The normal vascular anatomy of the femoral head in adult man. Ludgate House. J Bone Joint Surg Br 35:442–461
53. Trueta J, Cavadias A (1955) Vascular changes caused by the Küntscher type of nailing. J Bone Jt Surg 37B(3):492–505
54. Vogt S, Venjakob AJ, Stöckl K, Tischer T, Jost PJ et al. (2013) Evidence of an autoregulatory mechanism of regional bone blood flow at hypotension. Arch Orthop Trauma Surg 133:1233–1241
55. Wirth CW, Mutschler WE, Kohn D, Pohlemann T (2013) Praxis der Orthopädie und Unfallchirurgie. Thieme,, Stuttgart, S 1140

Knochenersatz

Prof. Dr. Dr. rer. biol. hum. Martijn van Griensven,
PD Dr. Elizabeth Rosado Balmayor, PhD

P. Biberthaler, M. van Griensven (Hrsg.), *Knochendefekte und Pseudarthrosen,* DOI 10.1007/978-3-642-44991-8_4

4.1 Einleitung

Knochengewebe hat eine gute Möglichkeit für eine natürliche Heilung. Tatsächlich wird die direkte Heilung eines kortikalen Knochendefekts spontan auftreten, wenn der Defekt < 2 mm groß ist. Außerdem muss eine absolute Stabilität gegeben sein, um die Heilung positiv abzuschließen [16].

Leider kann es sein, dass Umstände wie Arthritis und Tumoren oder sogar nach einem Trauma, zu größeren Knochendefekten führen, die eine komplizierte Ausheilung nach sich ziehen. 5–10 % aller Frakturen und 20 % von Frakturen nach einem Hochrasanztrauma führen zu einer verzögerten Heilung oder Non-Union [3]. In diesen Fällen ist die Regenerationskapazität des Körpers ausgereizt, und chirurgische Interventionen können zusätzlich zu Stabilisierung notwendig sein, um den Knochen zu ersetzen.

Heutzutage werden autologe und allogene Knochen sowie Knochenersatzmaterialien benutzt, um diese Knochendefekte aufzufüllen. Wachstumsfaktoren und stimulierende Faktoren, die natürlicherweise in diesem Prozess involviert sind, können außerdem zu diesen Ersatzmaterialien hinzugefügt werden, um eine bessere Knochenheilung zu bewirken. Mesenchymale Stammzellen, die z. B. von dem Knochenmark des Patienten isoliert werden, können ebenfalls eingesetzt werden, um eine verbesserte Heilung des Knochendefektes zu erzielen.

Wichtige Voraussetzungen für die Knochenheilung sind dementsprechend [17] in der Übersicht zusammengestellt.

Voraussetzungen für die Knochenheilung nach dem „diamond concept"
- Zellen mit osteogenem Potenzial
- Osteokonduktive Matrix
- Osteoinduktiver Stimulus
- Mechanisch stabile Umgebung

Diese Voraussetzungen sind vor einiger Zeit unter dem Namen „diamond concept" bekannt geworden. All diese Voraussetzungen müssen gegeben sein um eine erfolgreiche Knochenheilung zu gewährleisten.

> **Chirurgen und Wissenschaftler müssen außerdem die Funktion des Knochens, der einen Ersatz benötigt, in Betracht ziehen hinsichtlich der Selektion von bestehenden Knochenersatzmaßnahmen.**

4.2 Autologe Knochentransplantate

Weltweit werden etwa 4 Mio. Operationen mit Knochentransplantaten oder Knochenersatzmaterialien durchgeführt [3]. Die Knochentransplantate werden mit dem Ziel eingesetzt, verloren gegangenes Knochengewebe zu ersetzen. Sie müssen gute osteokonduktive, osteoinduktive und osteogene Eigenschaften besitzen [25].

Die **Wahl des Knochentransplantats** oder des Knochenersatzmaterials hängt von vielen Faktoren ab; einige der wichtigsten [3] sind:
- Defektgröße,
- die biomechanischen Eigenschaften,
- gewünschte Bioaktivität,
- Resorptionsrate.

> **Autologe Knochentransplantate sind immer noch der Goldstandard für die Knochenersatztherapie. Die osteogenen Eigenschaften sind assoziiert mit den osteogenen Vorläuferzellen und Osteoblasten, die im Transplantat zu finden sind.**

Entnahme

Die Transplantatentnahmetechniken und Transplantatpräparation können jedoch die osteogenen Eigenschaften beeinträchtigen. Dies ist hauptsächlich wegen der Gefahr einer auftretenden Osteonekrose problematisch. Deswegen ist es notwendig, die Transplantate vorsichtig zu entnehmen und die richtigen Implantationstechniken zu benutzen.

Wachstumsfaktoren

Des Weiteren sind die osteokonduktiven Eigenschaften assoziiert mit dem Vorkommen von Wachstumsfaktoren im Transplantat. Einige Wachstumsfaktoren existieren bekanntermaßen in frischen autologen Transplantaten [32]. Unter anderem zu finden sind
- „bone morphogenetic protein 2" und „-4" (BMP-2 und BMP-4),
- „fibroblast growth factor" (FGF),
- „vascular endothelial growth factor" (VEGF),
- „platelet-derived growth factor" (PDGF) und
- „insulin-like growth factor I" (IGF-I).

Außerdem sind die osteokonduktiven Eigenschaften abhängig von der 3D-Struktur des Transplantats. Diese bestimmen die Geschwindigkeit der Knochenintegration [25]. So werden Spongiosatransplantate wegen der porösen Struktur normalerweise viel schneller mit neuem Knochen inkorporiert als kortikale Transplantate [4].

Diese Kombination von biologischen und mechanischen Eigenschaften zeigt den Vorteil autologer Transplantate im Vergleich zu synthetischen Knochenersatzmaterialien.

■ **Limitationen**

Leider bestehen einige Probleme mit der Verfügbarkeit von autologen Transplantaten. Das Volumen an Knochenmaterial, das entnommen werden kann, ist limitiert. Somit lassen sich große Defekte nicht mit ausreichend Transplantat füllen. Außerdem ist die Entnahme der Knochentransplantate mit Schmerzen, einem Infektionsrisiko und einer erheblichen Entnahmestellemorbidität („donor site morbidity") assoziiert [25, 33]. Deswegen gibt es viele wissenschaftlichen Untersuchungen, die versuchen, neue synthetische Knochenersatzmaterialien zu entwickeln, die die positiven Eigenschaften von autologen Knochentransplantaten imitieren.

4.3 Allogene Transplantate

Allogene Knochenersatztransplantate können von einem Kadaver oder von einem lebenden Spender stammen.

4.3.1 Spendertransplantate

Femurkopf von Hüft-TEP-Patienten

Praxistipp

Zum Beispiel können Patienten, die eine totale Hüftendoprothese implantiert bekommen, eine gute Quelle für allogene Transplantate sein, da der Femurkopf reseziert und verworfen wird.

In diesem Fall werden die allogenen Transplantate prozessiert, um die lebenden zellulären Komponente zu entfernen, damit keine immunologische Reaktion im Empfänger auftreten kann. Daraus resultierte jedoch, dass allogene Transplantate keine osteogenen Eigenschaften mehr besitzen. Dies ist eine wichtige Limitation im Vergleich zu autologen Knochentransplantaten. Außerdem ist die Entnahme von Femurköpfen von Patienten mit Koxarthrose mit dem Risiko der reduzierten Knochenqualität verbunden, da der Knochen des erkrankten Gelenks nicht die gleiche Qualität haben wird wie ein gesunder Knochen.

Demineralisierte Knochenmatrix

Eine der bekanntesten allogenen Knochentransplantate ist die demineralisierte Knochenmatrix („demineralized bone matrix"; DBM). Diese ist kommerziell in vielen unterschiedlichen Präparationen verfügbar. Einige Beispiele sind Spongiosa-Chips, Gele, Putty oder Zement. Ein Problem mit der DBM ist die hohe Batch-to-batch-Variabilität. BMP-2-Konzentrationen beliefen sich von 22–110 pg/mg, wenn unterschiedliche Lots von DBM verglichen wurden [1]. Ähnliche Ergebnisse wurden für BMP-7-Konzentrationen ermittelt.

Cave

Ein generelles Problem mit allogenen Transplantaten ist das Risiko der Krankheitsübertragung und möglicher immunologischer Reaktionen.

4.3.2 Synthetische Knochenersatzmaterialen

Synthetische Knochenersatzmaterialien zielen darauf hin, eine Alternative für autologe und allogene Knochentransplantate zu sein, die man direkt beziehen kann („off the shelf"). Sie versuchen, alle Limitationen, die oben für autologen und allogenen Transplantate genannt wurden, zu beheben.

Synthetische Knochenmaterialien sind verfügbar als Chips, Granulat, Putty sowie pastenförmig. Einige können dem Patienten injiziert werden. Dies ist ein großer Vorteil, da es dann die Möglichkeit der minimalinvasiven Anwendung oder der einfachen Anpassung an irreguläre Knochendefekte gibt.

Unterschiedliche Materialien sind entwickelt worden und werden weiter modifiziert, um Struktur wie auch chemische Komposition von natürlichem Knochen zu imitieren. Die meist benutzten Materialien sind Hydroxylapatit (HA) und Trikalziumphosphat (TCP). Seit Kurzem werden ebenfalls biodegradierbare Polymere extensiv untersucht, die möglicherweise für den Knochenersatz benutzt werden können.

70 % des Trockengewichtes von natürlichem Knochen besteht aus HA [3]. Synthetisches HA ist viele Jahre lang als synthetisches Knochenersatzmaterial benutzt worden. Es ist charakterisiert durch eine sehr langsame Resorptionszeit. Deswegen kann es jahrelang in der Implantationsstelle nachgewiesen werden [20], was problematisch sein könnte.

TCP wird schneller als synthetisches HA resorbiert. Seine β-kristalline Form (d. h. β-Trikalziumphosphat; βTCP) wurde erfolgreich bei Wirbelkörperfusionen und dentalen Prozeduren eingesetzt [14, 24].

Mischungen von Hydroxylapatit (HA) und β-Trikalziumphosphat (βTCP) zielen darauf ab, die guten biomechanischen Eigenschaften und optimalen Resorptionsraten zu kombinieren. Diese Kombinationen sind sehr beliebt bei Chirurgen. Sie sind in unterschiedlichen Bereichen angewendet worden wie beispielsweise bei spinalen [22], dentalen [15] und Hüftoperationen [2].

Polymere wie Polylaktatsäure (PLA), Polyglykolsäure (PGA), Polycaprolakton (PCL) und deren Kopolymere sind ebenfalls als mögliche synthetische Knochenersatzmaterialen vorgestellt worden [26]. Polymere sind zumeist weich und nicht so starr wie Keramik. Zusätzlich weisen sie eine hohe Flexibilität auf. Außerdem können sie viel einfacher bearbeitet werden als keramische Materialen, da sie visköse Eigenschaften unter erhöhten Temperaturen aufweisen. Sie sind biodegradierbar und biokompatibel. Des Weiteren können diese Materialen mit unterschiedlichen Wachstumsfaktoren beladen werden, um ihnen zusätzliche osteokonduktive Eigenschaften zu verleihen.

Jedoch kann die Abwesenheit der mechanischen Eigenschaften ein Hindernis sein für den Einsatz in der Knochenersatztherapie. Deswegen kann es von Vorteil sein, diese Materialen in Kombination mit keramischen Materialien wie die oben genannten HA oder βTCP einzusetzen.

Eine Kombination aus PCL und TCP wurde benutzt, um eine große kraniofaziale Rekonstruktion durchzuführen, welche ein sehr zufriedenstellendes Ergebnis generierte [27]. Vor kurzem wurde eine Studie am National University Hospital in Singapur abgeschlossen, wobei 80 Patienten rekrutiert wurden, bei denen eine Rekonstruktion von orbitalen Frakturen, entweder mittels PCL/TCP-Matrizes oder Titannetzen vorgenommen wurde [23]. Es zeigten sich sehr gute Resultate für die PCL/TCP-Matrizes. Es existieren viele Beispiele von Polymeren und Polymer/Keramik-Kompositionen, die erfolgreich benutzt worden sind für Knochenrekonstruktionen.

Trotz vieler klinisch zufriedenstellender Ergebnisse kommen polymerbasierte, synthetische Knochenersatzmaterialien noch immer wenig in der klinischen Praxis für Knochenrekonstruktionen zum Einsatz. Es findet ebenfalls wenig Kommerzialisierung dieser Produkte statt. Der synthetische Knochenersatzmarkt wird noch immer von HA- und TCP-basierten Produkten dominiert.

4.4 Wachstumsfaktoren

Vielen Wachstumsfaktoren wird nachgesagt, eine stimulierende Wirkung auf die Knochenbildung zu haben. Außerdem gibt es Behauptungen, dass Kombinationen, wie BMP-2 mit VEGF, eine völlig vaskularisierte, neue Knochenbildung induzieren können [18]. Es ist bewiesen, dass BMP-2 und BMP-7 ausgezeichnete osteoinduktive Eigenschaften besitzen. Diese Proteine wirken als potenzielle Regulatoren während der Knochen- und Knorpelbildung sowie deren Reparation [5].

„Bone morphogenetic protein" (BMP)

Von allen bis jetzt identifizierten BMPs besitzen lediglich BMP-2, BMP-4 und BMP-7 echtes osteogenes Potenzial. Von diesen 3 Wachstumsfaktoren sind nur BMP-2 und BMP-7 für den klinischen Einsatz zugelassen. BMP-2 ist von der FDA für spinale Cages und akute offene Tibiafrakturen zugelassen. Auch für einige oromaxillofaziale Knochenrekonstruktionen besteht eine Zulassung. BMP-7 kann angewendet werden bei Non-union-Frakturen der Tibia und für posterolaterale lumbale spinale Fusionen.

Leider hat die Firma Olympus Biotech gerade den Verkauf des einzigen auf dem Markt befindlichen BMP-7-Produktes eingestellt. Die Gründe hierfür sind nicht bekannt.

Obwohl moderne genetische Techniken die Produktion von großen Mengen an rekombinantem BMP-2 und BMP-7 ermöglichen, sind die Produktionskosten noch immer sehr hoch. Außerdem haben sie eine sehr kurze Halbwertszeit, wenn sie mit Flüssigkeiten und Geweben im menschlichen Körper in Kontakt kommen. Deswegen werden sie relativ schnell abgebaut, nachdem sie in einem Knochendefekt eingebracht worden sind.

Demzufolge sind hohe supraphysiologische Dosen notwendig, um eine gute therapeutische Wirkung zu erzielen. Diese hohen Dosen (ungefähr 40 mg in einigen BMP-Produkten [5]) können unerwünschte Nebeneffekte hervorrufen.

Rezente Studien zeigen solche Nebeneffekte von BMPs auf wie z. B. Schwellungen und Seromabildung bei niedrigen Dosen [21] und dosisabhängige Krebsrisiken [5, 11]. Andere mögliche Nebenwirkungen sind Anaphylaxie und ein erhöhtes Infektionsrisiko sowie Osteolyse des Knochens, bevor der Knochen komplett ausgeheilt ist [34].

Eine Möglichkeit, um diese Probleme zu beheben, besteht in der Entwicklung von Drug-delivery-Systemen für BMPs. Es besteht eine rege Forschungsaktivität, um solche Systeme für BMPs zu entwickeln, damit sie kontrolliert abgegeben werden, wodurch ihre biologische Aktivität maximiert werden kann. Kollagen Typ I, Kalziumphosphatkeramiken und manche biodegradierbaren Polymere sind einige der Biomaterialen, die für diesen Zweck benutzt werden. Die vorhandenen Systeme sind jedoch immer noch ineffizient, und bessere Systeme befinden sich aktuell im Entwicklungsstadium.

Plättchenreiches Plasma (PRP)

Daher besteht ein wichtiger Fokus auf autologen Produkte, die inhärent Wachstumsfaktoren besitzen. Ein Beispiel dafür ist das sog. plättchenreiche Plasma (PRP). Dieses

Produkt wird von der Plasmafraktion des Blutes abgeleitet, welches eine vermehrte Plättchenkonzentration über die Basislinie hat. Es beinhaltet mehr als 30 Proteine, u. a. „platelet-derived growth factor“ (PDGF), „transforming growth factor” (TGF-β), „platelet-derived angiogenesis factor” (PDAF), „epidermal growth factor” (EGF), „platelet-derived endothelial growth factor” (PDEGF), „epithelial cell growth factor” (ECGF), „insulin-like growth factor” (IGF) und VEGF [12]. Diese Faktoren werden produziert und freigesetzt, nachdem die Plättchen aktiviert worden sind.

Die klinische Applikation von PRP kann nach der Plättchenaktivierung erfolgen oder mit einem nicht aktivierten Produkt. Während chirurgischer Eingriffe wird Kalziumchlorid häufig zu dem PRP hinzugefügt (plättchenaktivierender Schritt). Danach wird es oftmals auch mit Thrombin vermischt, um eine Koagulation zu induzieren. Dies führt zu der Bildung eines Gels, das sehr einfach während des chirurgischen Eingriffs appliziert werden kann. Damit ist klar, dass PRP-Produkte entweder flüssig (d. h. inaktiviert) oder in Gelform (z. B. Kalziumchlorid oder Thrombin aktiviert) vorhanden sind [30].

Zudem können sie in Materialen inkorporiert werden wie Gelatine oder Kollagen, um Hydrogele oder Schwämme zu bilden. Fortgeschrittene materialwissenschaftliche Erkenntnisse zeigen, dass es sogar möglich ist, selbstaggregierende Systeme für PRP-Nanofaserprodukte zu entwickeln [30, 36]. Ebenso werden Mischungen von PRP mit Keramiken und polymeren Materialen für eine Matrixentwicklung untersucht [6, 28].

Flüssige PRP-Produkte werden selten klinisch angewendet im Bereich der Knochenheilung [30]. Hingegen sind die PRP-Gele sehr attraktiv für die Anwendung im Bereich der muskuloskelettalen Chirurgie. Sie besitzen antibakterielle Eigenschaften und können mit Zellen (mesenchymale Stammzellen; MSC) beladen werden, um deren therapeutische Wirkung zu verstärken [30].

Praxistipp

PRP-Produkte werden heutzutage angewendet, um Zustände zu behandeln [35] wie

- laterale epikondyläre Tendinopathie
- Rotatorenmanschettenrupturen
- patellare Tendinosis
- Osteoarthritis des Knies
- Achillessehnenrupturen
- Non-Union von Knochen

4.5 Zellen

Ein erhöhtes Interesse besteht in der Applikation von Zellen als Schlüsselfaktoren für Knochenheilungsstrategien. Zellen organisieren sich natürlicherweise selbst, um Gewebe zu bilden. Deswegen kann davon ausgegangen werden, dass sie diese Eigenschaft auch besitzen, um verletztes Gewebe zu regenerieren, wenn der richtige biologische Stimulus vorhanden ist. Daher kann es v. a. für Knochengewebe sehr wichtig sein, knochenbildende Zellen zu einem Knochendefekt zu transferieren, um den Heilungsprozess zu beschleunigen.

Tatsächlich schlagen viele Wissenschaftler und Chirurgen vor, Progenitorzellen, Wachstumsfaktoren und Matrizes als Knochentransplantat oder Knochenersatz zu benutzen. Die zu benutzende Zellart können Osteoblasten oder Osteoprogenitorzellen sein [31]. Einige empfehlen jedoch auch die Benutzung von MSC aus unterschiedlichen Quellen.

Mesenchymale Stammzellen können sich auch in adulte Zellen differenzieren, die die unterschiedlichen Gewebe produzieren. Außerdem besitzen sie einen immunprivilegierten Status. Der letztgenannte Punkt macht sie sehr attraktiv für Zelltransplantationen.

> **Heutzutage werden hauptsächlich mesenchymale Stammzellen aus Knochenmark oder Fettgewebe im klinischen Alltag benutzt.**

Dies beruht auf der initialen Wachstumsgeschwindigkeit dieser MSC, welche viel höher ist als die aus anderen Quellen wie z. B. Nabelschnurblut [29]. Zudem ist es sehr wichtig für den klinischen Einsatz, dass sowohl Fett-MSC (AdMSC) und Knochenmark-MSC (BMSC) direkt im Operationssaal „geerntet“ werden können ohne externe Manipulation (d. h. Manipulation außerhalb des Operationssaals). Dies sind Voraussetzungen, die von der EU-Gesetzgebung auferlegt worden sind.

BMSC werden aus einem Knochenmarkaspirat konzentriert mittels einer Zentrifuge und einem speziellen Einsatz (HARVEST- oder ANGEL-Maschine), die direkt im Operationssaal platziert werden kann. Dieser Ansatz wurde bereits erfolgreich angewendet in der Behandlung von Non-Unions und Knochenzysten [13, 19]. Die Firma Cytori hat eine automatische und standardisierte Maschine (Cellution) entwickelt, um AdMSC unmittelbar von dem patienteneigenen Fettgewebe zu isolieren.

Die Benutzung dieser Technologie ist Teil von verschiedenen klinischen Studien, nicht nur für orthopädische Anwendungen [10], sondern auch für Weichteilregeneration (z. B. Brustrekonstruktionen bei partiellen Mastektomiepatientinnen) [7] und kardiovaskuläre Anwendungen (z. B. Herzversagen, akuter Herzinfarkt und chronische myokardiale Ischämie) [8, 9].

Sicherlich ist das Fettgewebe eine der attraktivsten Quellen, um MSC zu isolieren für klinische Applikationen.

Die Möglichkeit, Zellen direkt zu isolieren mit einer standardisierten Maschine von demselben Patienten innerhalb des Operationssaals, ist ein wichtiger Schritt in Richtung klinischer Anwendbarkeit von MSC. Auf diese Art und Weise sind regulatorische Aspekte der Zellexpansion und Ex-vivo-Manipulation kein Thema.

Schlussfolgerung

Aus dem oben Genannten wird deutlich, dass es viele Möglichkeiten für Knochenersatzmaterialien gibt. Auch Kombinationen aus verschiedenen Verfahren sind möglich, die je nach Schweregrad des Defektes Anwendung finden können.

Es ist individuell vom einzelnen Patienten abhängig, welche Strategie gewählt wird und welche sich als erfolgreich erweist.

Literatur

1. Bae H, Zhao L, Zhu D, Kanim LE, Wang JC, Delamarter RB (2010) Variability across ten production lots of a single demineralized bone matrix product. J Bone Joint Surg Am 92:427–435
2. Blom AW, Wylde V, Livesey C, Whitehouse MR, Eastaugh-Waring S et al. (2009) Impaction bone grafting of the acetabulum at hip revision using a mix of bone chips and a biphasic porous ceramic bone graft substitute. Acta Orthop 80:150–154
3. Brydone AS, Meek D, Maclaine S (2010) Bone grafting, orthopaedic biomaterials, and the clinical need for bone engineering. Proceedings of the Institution of Mechanical Engineers. Part H. J Med Eng 224:1329–1343
4. Burchardt H (1987) Biology of bone transplantation. Orthop Clin North Am 18:187–196
5. Carreira AC, Lojudice FH, Halcsik E, Navarro RD, Sogayar MC, Granjeiro JM (2014) Bone morphogenetic proteins: facts, challenges, and future perspectives. J Dental Res 93:335–345
6. Chen JC, Ko CL, Shih CJ, Tien YC, Chen WC (2012) Calcium phosphate bone cement with 10 wt% platelet-rich plasma in vitro and in vivo. J Dent 40:114–122
7. Cytori Therapeutics (2008) Study of Autologous Fat Enhanced w/ Regenerative Cells Transplanted to Reconstruct Breast Deformities After Lumpectomy (RESTORE-2). ClinicalTrial.gov Identifier: NCT00616135
8. Cytori Therapeutics (2010) Safety and Efficacy of Adipose Derived Regenerative Cells (ADRCs) Delivered Via the Intracoronary Route in the Treatment of Patients With ST-elevation Acute Myocardial Infarction (AMI) (ADVANCE). ClinicalTrial.gov Identifier: NCT01216995
9. Cytori Therapeutics (2012) Safety and Feasibility Trial of Adipose-Derived Regenerative Cells in the Treatment of Chronic Myocardial Ischemia (ATHENA). ClinicalTrial.gov Identifier: NCT01556022
10. Cytori Therapeutics (2014) Safety and Feasibility of ADRCs (Adipose Derived Regenerative Cells) in Patients With Grade II Hamstring Tears (RECOVER). ClinicalTrial.gov Identifier: NCT02045888
11. Devine JG, Dettori JR, France JC, Brodt E, McGuire RA (2012) The use of rhBMP in spine surgery: is there a cancer risk? Evidence-based Spine-care J 3:35–41
12. Dhillon MS, Behera P, Patel S, Shetty V (2014) Orthobiologics and platelet rich plasma. Indian J Orthop 48:1–9
13. Docquier PL, Delloye C (2003) Treatment of simple bone cysts with aspiration and a single bone marrow injection. J Pediat Orthop 23:766–773
14. Epstein NE (2009) Beta tricalcium phosphate: observation of use in 100 posterolateral lumbar instrumented fusions. Spine J 9:630–638
15. Friedmann A, Dard M, Kleber BM, Bernimoulin JP, Bosshardt DD (2009) Ridge augmentation and maxillary sinus grafting with a biphasic calcium phosphate: histologic and histomorphometric observations. Clin Oral Implants Res 20:708–714
16. Gaston MS, Simpson AH (2007) Inhibition of fracture healing. J Bone Joint Surg Br 89:1553–1560
17. Giannoudis PV, Einhorn TA, Marsh D (2007) Fracture healing: the diamond concept. Injury 38(Suppl 4):3–6
18. Hernandez A, Reyes R, Sanchez E, Rodriguez-Evora M, Delgado A, Evora C (2012) In vivo osteogenic response to different ratios of BMP-2 and VEGF released from a biodegradable porous system. J Biomed Mat Res Part A 100:2382–2391
19. Hernigou P, Poignard A, Manicom O, Mathieu G, Rouard H (2005) The use of percutaneous autologous bone marrow transplantation in nonunion and avascular necrosis of bone. J Bone Joint Surg Br 87:896–902
20. Khan SN, Tomin E, Lane JM (2000) Clinical applications of bone graft substitutes. Orthop Clin North Am 31:389–398
21. Leknes KN, Yang J, Qahash M, Polimeni G, Susin C, Wikesjo UM (2008) Alveolar ridge augmentation using implants coated with recombinant human bone morphogenetic protein-2: radiographic observations. Clin Oral Implants Res 19:1027–1033
22. Moro-Barrero L, Acebal-Cortina G, Suarez-Suarez M, Perez-Redondo J, Murcia-Mazon A, Lopez-Muniz A (2007) Radiographic analysis of fusion mass using fresh autologous bone marrow with ceramic composites as an alternative to autologous bone graft. J Spinal Disord Tech 20:409–415
23. National University Hospital Singapore (2014) Polycaprolactone / Tricalcium Phosphate (PCL/TCP) v Titanium Orbital Implant: Randomised Trial. ClinicalTrial.gov Identifier: NCT01119144
24. Ogose A, Hotta T, Kawashima H, Kondo N, Gu W et al. (2005) Comparison of hydroxyapatite and beta tricalcium phosphate as bone substitutes after excision of bone tumors. J Biomed Mat Res Part B Appl Biomat 72:94–101
25. Pape HC, Evans A, Kobbe P (2010) Autologous bone graft: properties and techniques. J Orthop Trauma 24(Suppl 1):S36–S40
26. Polo-Corrales L, Latorre-Esteves M, Ramirez-Vick JE (2014) Scaffold design for bone regeneration. J Nanosci Nanotechnol 14:15–56
27. Probst FA, Hutmacher DW, Muller DF, Machens HG, Schantz JT (2010) Calvarial reconstruction by customized bioactive implant. Handchirurgie Mikrochirurgie Plast Chir 42:369–373
28. Rai B, Oest ME, Dupont KM, Ho KH, Teoh SH, Guldberg RE (2007) Combination of platelet-rich plasma with polycaprolactone-tricalcium phosphate scaffolds for segmental bone defect repair. J Biomedl Mat Res Part A 81:888–899
29. Rebelatto CK, Aguiar AM, Moretao MP, Senegaglia AC, Hansen P et al. (2008) Dissimilar differentiation of mesenchymal stem cells from bone marrow, umbilical cord blood, and adipose tissue. Exp Biol Med 233:901–913
30. Rodriguez IA, Growney Kalaf EA, Bowlin GL, Sell SA (2014) Platelet-Rich Plasma in Bone Regeneration: Engineering the Delivery for Improved Clinical Efficacy. Biomed Res Int 2014:392–398

31. Rupani A, Balint R, Cartmell SH (2012) Osteoblasts and their applications in bone tissue engineering. Cell Health Cytoskelet 4:49–61
32. Schmidmaier G, Herrmann S, Green J, Weber T, Scharfenberger A et al. (2006) Quantitative assessment of growth factors in reaming aspirate, iliac crest, and platelet preparation. Bone 39:1156–1163
33. Seiler JG 3rd, Johnson J (2000) Iliac crest autogenous bone grafting: donor site complications. J South Orthop Assoc 9:91–97
34. Sonnet C, Simpson CL, Olabisi RM, Sullivan K, Lazard Z et al. (2013) Rapid healing of femoral defects in rats with low dose sustained BMP2 expression from PEGDA hydrogel microspheres. J Orthop Research 31:1597–1604
35. Taylor DW, Petrera M, Hendry M, Theodoropoulos JS (2011) A systematic review of the use of platelet-rich plasma in sports medicine as a new treatment for tendon and ligament injuries. Clin J Sport Med 21:344–352
36. Yoshimi R, Yamada Y, Ito K, Nakamura S, Abe A et al. (2009) Self-assembling peptide nanofiber scaffolds, platelet-rich plasma, and mesenchymal stem cells for injectable bone regeneration with tissue engineering. J Craniofac Surg 20:1523–1530

Speziell

Akuter traumatischer Knochendefekt

PD Dr. med. Roman Pfeifer, Dr. med. Hagen Andruszkow,
Prof. Dr. med. Hans-Christoph Pape, Prof. Dr. med. Frank Hildebrand

P. Biberthaler, M. van Griensven (Hrsg.), *Knochendefekte und Pseudarthrosen*, DOI 10.1007/978-3-642-44991-8_5

5

5.1 Einleitung

Epidemiologisch wird bei Knochendefekten grundsätzlich unterschieden [1] zwischen
- primären Ursachen,
- sekundären Ursachen sowie
- strukturellen (Osteopenie, Osteoporose) Ursachen.

Während der primäre Knochendefekt traumatisch durch offene Frakturen, Schussverletzungen oder nicht traumatisch durch maligne Knochentumoren verursacht werden kann, basiert der sekundäre Knochendefekt auf infektiologischen Knochenprozessen, Pseudarthrosen und Defekten nach operativen Tumorresektionen.

Die Behandlung der posttraumatischen Knochendefekte stellt weiterhin eine große Herausforderung im klinischen Alltag dar.

> **Offene Frakturen stellen dabei die wesentliche Ursache von posttraumatischen Knochendefekten dar.**

Zurzeit werden verschiedene Algorithmen zur Behandlung von Knochendefekten mit unterschiedlichen Techniken zur Osteosynthese und Weichteilrekonstruktion verwendet, um das Therapieziel einer schmerzfreien, belastbaren und funktionsfähigen Extremität zu gewährleisten [1]. Dabei ist die Behandlung von Knochendefekten mit hohen Komplikationsraten, einer längeren Liegedauer im Krankenhaus und signifikanten Behandlungskosten assoziiert [2].

Eine Vielzahl klinischer Faktoren kann die Versorgungsstrategie der posttraumatischen Knochendefekte beeinflussen. Dabei spielen die lokale Durchblutungssituation, die Schwere der Weichteilverletzung und der infektiologische Status eine entscheidende Rolle. Auch die Lokalisation des Defekts (obere vs. untere Extremität, Verletzung der Meta- oder Diaphyse usw.) ist von wesentlicher Bedeutung.

In diesem Kapitel werden die initiale Diagnostik und die nachfolgenden Strategien und Verfahren in der Therapie von posttraumatischen Knochendefekten dargestellt und diskutiert. Darüber hinaus werden neue chirurgische Techniken und Behandlungsansätze erläutert. Aufgrund der zentralen Rolle der offenen Frakturen und der Schussverletzungen bei der Entstehung akuter posttraumatischer Knochendefekte wird im Folgenden insbesondere auf diese Entitäten fokussiert.

5.2 Problem

5.2.1 Initiale Diagnostik

In der Initialphase der klinischen Behandlung stellt eine sorgfältige Diagnosestellung die Grundlage für die Erstellung eines adäquaten Therapiekonzeptes dar.

> **Die subtile klinische Untersuchung bei Aufnahme des Patienten ist von erheblicher Bedeutung. Wesentliche Beachtung sollte hierbei die Überprüfung des Weichteilmantels und des neurovaskulären Status (ggf. mit Dopplersonographie) finden.**

Alle erhobenen Befunde müssen schriftlich dokumentiert werden (ggf. Fotodokumentation).

Die apparative Diagnostik beinhaltet die nativradiologische Abbildung der betroffenen Region in 2 Ebenen (inklusive der angrenzenden Gelenke) und im Bedarfsfall eine weiterführende Bildgebung mittels Computertomographie (CT).

> **Cave**
> **Die Diagnose einer Gefäßläsion im Rahmen von Extremitätenverletzungen kann nicht allein durch die klinische Untersuchung gestellt werden, da arterielle Gefäßspasmen das Vorliegen einer Gefäßläsion vortäuschen können.**

Daher ist bei einem fehlenden peripheren Puls gemäß der S3-Leitlinie „Polytrauma/Schwerverletzten-Behandlung" eine weiterführende apparative Diagnostik mittels CT-Angiographie oder digitaler Subtraktionsangiographie durchzuführen. Zusätzlich ist zu beachten, dass eine offene Fraktur das Vorliegen oder die Entwicklung eines Kompartmentsyndroms nicht ausschließt. Somit ist auch bei diesen Patienten hierauf mit großer Sorgfalt zu achten.

In diesem Zusammenhang ist hervorzuheben, dass offene Frakturen sehr häufig im Rahmen eines Hochrasanztraumas auftreten und sich die initialen diagnostischen Maßnahmen (z. B. Ganzkörper-CT, Sonographie) daher grundsätzlich orientieren müssen [3] an Faktoren wie
- dem Zustand des Patienten,
- dem vermuteten Verletzungsmuster oder
- dem Unfallmechanismus.

5.2.2 Klassifikation offener Frakturen

Zur Beurteilung von offenen Frakturen hat die Klassifikation nach Gustilo und Anderson die breiteste Anwendung gefunden. In diesem Zusammenhang konnte eine Kor-

■ **Tab. 5.1** Klassifikation offener Frakturen nach Gustilo und Anderson [4, 5]

Klassifikation		Kennzeichen
I		Hautlazeration < 1 cm Keine Kontamination („low-energy trauma")
II		Hautlazeration > 1 cm Minimale bis moderate Kontamination Intaktes Periost
III	A	Offene Frakturen nach Hochrasanztrauma mit ausgeprägter Weichteilschädigung und moderater Kontamination Keine Lappenplastik benötigt
	B	Bedarf einer Lappenplastik zur Weichteildeckung
	C	Offene Frakturen mit vaskulärer Begleitverletzung und Interventionsbedarf

relation zwischen einem zunehmenden Schweregrad der offenen Fraktur und einer erhöhten Inzidenz von Komplikationen (Infektionen, Störung der Frakturheilung) nachgewiesen werden [4].

Praxistipp

Die Einteilung nach Gustilo und Anderson stellt somit einen wesentlichen Bestandteil bei der Entwicklung der Therapiestrategie dar (■ Tab. 5.1).

Die Schweregrade I und II unterscheiden sich im Wesentlichen aufgrund der Wundgröße. Der Schweregrad III kann anhand der Beteiligung des Periosts, des Ausmaßes der Weichteilläsion, des Vorliegens von vaskulären Verletzungen oder Schussverletzungen in 3 Subgruppen unterteilt werden:

- Der Schweregrad IIIA beinhaltet offene Frakturen nach Hochrasanztrauma, bei denen das Periost ohne weitreichende Lazerationen am Knochen anliegt und nur eine geringe Kontamination vorliegt. Zur Weichteildeckung der Knochenoberfläche wird bei diesen Frakturen in der Regel keine Lappenplastik benötigt.
- Der Schweregrad IIIB wird durch einen Weichteildefekt mit freiliegendem Knochen und periostalem Stripping charakterisiert. Häufig ist hier eine Deckung der Weichteilschädigung mittels Lappenplastik nötig.
- Der Schweregrad IIIC vereint letztlich alle offenen Frakturen mit einer vaskulären Verletzung oder landwirtschaftliche Verletzungen.

> **Abschließend bleibt festzuhalten, dass die initiale Klassifikation einer offenen Fraktur häufig schwierig sein kann und oft erst im Rahmen der operativen Versorgung getroffen werden kann.**

5.2.3 Entscheidungsfindung für bzw. gegen eine Amputation

Die Klassifikation der offenen Fraktur sowie potenzielle Gefäß- oder Nervenverletzungen stellen eine wesentliche Grundlage für die Entwicklung von Therapiestrategien bezüglich rekonstruktiver Verfahren, aber auch einer möglichen Amputation dar [5]. Neben lokalen Faktoren wird die Entscheidung zur Amputation auch wesentlich von Begleitverletzungen und dem Gesamtzustand des Patienten beeinflusst, sodass die Amputation für jeden Fall individuell getroffen werden muss.

Als eine Hilfe im Rahmen der Entscheidungsfindung für eine Amputation sind verschiedene Klassifikationen entwickelt worden. Eines der bekanntesten Klassifikationssysteme stellt der „Mangled Extremity Severity Score" (MESS) dar [6]. Dieser Score berücksichtigt zur Therapieentscheidung

- das Ausmaß der Weichteilschädigung,
- die Dauer des hämodynamischen Schocks,
- das Alter des Patienten und
- die Schwere der Ischämie bei vaskulärer Verletzung (■ Tab. 5.2).

Die Validität des MESS, aber auch anderer Scores (z. B. NISSA-Score) als Therapiehilfe ist in der Literatur allerdings unterschiedlich bewertet worden und scheint auch von der anatomischen Region (obere vs. untere Extremität) abhängig zu sein [7].

Zusätzlich zu den verletzungsassoziierten Aspekten müssen die Compliance und die psychische Situation des Patienten berücksichtigt werden, da der rekonstruktive Prozess nach der Erstversorgung aufgrund der multiplen operativen Eingriffe, physiotherapeutischen Maßnahmen und Rehabilitation sehr belastend sein kann und eine gute Mitarbeit des Patienten erfordert.

Zusammenfassend lässt sich feststellen, dass aufgrund einer zunehmenden Anzahl an Therapieoptionen zur Behandlung von offenen Frakturen und traumatischen Knochendefekten derzeit eine zunehmende Tendenz zum Erhalt der betroffenen Extremität besteht [1].

5.2.4 Besonderheit Schussverletzungen

Die Inzidenz von Schussverletzungen steigt in Europa stetig an. Etwa 50 % der Schussverletzungen betreffen die Extremitäten [8]. Das Verletzungsausmaß ist vom Energietransfer des Projektils auf den Körper abhängig. Neben

5

Tab. 5.2 „Mangled Extremity Severity Score" (MESS) als Hilfestellung zur Therapieentscheidung einer Amputation [6]

Art der Schädigung		Punktwert
Knöcherne Verletzung und Weichteilschädigung		
Niedrigenergietrauma	Stichverletzung Einfache geschlossene Frakturen Schussverletzung mit kleinkalibrigem Projektil	1
„middle-energy trauma"	Offene oder Mehretagenfraktur Dislokation Moderate Weichteilläsion	2
Hochrasanztrauma	Großkaliber-Schussverletzung	3
Crush-Verletzung	Überrolltrauma Zug-/Straßenbahnunfälle etc.	4
Schock/Hämodynamik		
Normotension	Normotension im präklinischen und klinischen Setting	0
Transiente Hypotension	Präklinische Hypotension, im klinischen Setting Normotension	1
Prolongierte Hypotension	Systolischer Blutdruck < 90 mm Hg	2
Ischämie		
Keine Ischämie	Palpable Pulse	0
Milde Ischämie	Verringerte Pulsstärke ohne Ischämiezeichen	1
Moderate Ischämie	Fehlender Puls in der Dopplersonographie Verlangsamte kapilläre Revaskularisierung Parästhesie Abgeschwächte motorische Reaktion	2
Schwere Ischämie	Pulslosigkeit Fehlende kapilläre Revaskularisierung Kälte der Extremität Paralyse	3
Alter		
< 30 Jahre		0
30–50 Jahre		1
> 50 Jahre		2
Bei prolongierter Ischämiezeit von mehr als 6 h sind 2 Punkte zu addieren		

der Mündungsgeschwindigkeit spielen der Eintrittswinkel des Projektils, das Kaliber sowie die Beschaffenheit des Geschosses und das durchwanderte Körpergewebe eine Rolle.

Nach wie vor werden die erlittenen Verletzungen in Niedriggeschwindigkeits- und Hochgeschwindigkeitsverletzungen unterteilt. Niedriggeschwindigkeitsverletzungen umfassen Projektile mit einer Mündungsgeschwindigkeit < 600 m/s, Hochgeschwindigkeitsverletzungen solche mit einer Mündungsgeschwindigkeit > 600 m/s. Durch Niedrigenergiegeschosse verursachte Frakturen resultieren i. Allg. einer Typ-I- oder Typ-II-Verletzung nach Gustilo und Anderson. Ausgeprägte Weichteilschäden werden in der Regel durch Hochenergiegeschosse verursacht. Frakturen sind dann entsprechend als Typ-III-Verletzungen nach Gustilo und Anderson zu klassifizieren.

Schussverletzungen der Extremitäten sind in bis zu 25 % der Fälle mit Nervenverletzungen assoziiert. Neben der Beurteilung des muskuloskelettalen Status setzt die klinische Untersuchung und Diagnostik daher auch bei Schussverletzungen eine ausführliche neurovaskuläre Untersuchung voraus, weil neurovaskuläre Begleitverletzungen einen entscheidenden Faktor hinsichtlich der weiteren Prognose darstellen. So führen kombinierte Gefäß- und Skelettläsionen nach Schussverletzungen zu einer Amputationsrate von bis zu 70 %, während isolierte Gefäß- oder Skelettverletzungen nur in 5 % der Fälle in einer Amputation resultieren.

Das Weichteil- und Frakturmanagement folgt den nachfolgend dargestellten Prinzipien der Weichteil- sowie Frakturversorgung offener Frakturen.

Praxistipp

Hervorzuheben ist, dass neurologische Läsionen bei Schussverletzungen in ca. 68 % der Fälle eine spontane Erholung innerhalb von 9 Monaten zeigen [8]. Deshalb wird bei nervalen Verletzungen eine abwartende Therapie empfohlen [8].

Falls nach 4 Monaten keine Regredienz zu beobachten ist, sollte eine Exploration des Nervs diskutiert werden. Jedoch zeigen nur 25 % der Patienten anschließend eine Regredienz der Symptomatik [9].

5.3 Lösung und Umsetzung

Die Ziele der operativen Maßnahmen im Rahmen des Ersteingriffes sind in der Übersicht zusammengefasst.

Ziele der operativen Maßnahmen bei Ersteingriff
- Sorgfältiges chirurgisches Debridement mit Entfernung des avitalen Gewebes
- Spülung des Wundbereiches
- Stabilisierung der Fraktur
- Wundverschluss

Hierbei muss abhängig von Faktoren wie dem Ausmaß der Knochen- und Weichteilschädigung, dem Kontaminationsgrad, dem Frakturtyp sowie dem Gesamtzustand des Patienten entschieden werden, ob eine temporäre Stabilisierung der Fraktur mittels Fixateur externe oder eine definitive Osteosynthese erfolgen sollte. Ebenso kann der Weichteilverschluss temporär (z. B. mittels Vakuumtherapie) oder definitiv erfolgen [10].

Neben der chirurgischen Versorgung sind weitere Faktoren bei der Behandlung offener Frakturen von wesentlicher Bedeutung. Hierzu gehören die Applikation einer adäquaten Antibiotikaprophylaxe sowie im Bedarfsfall eine Tetanusimpfung.

5.3.1 Chirurgisches Debridement

Das chirurgische Debridement offener Frakturen sollte unabhängig der Schwere der Fraktur und des Ausmaßes der Weichteilläsion zwingend unter sterilen Bedingungen eines Operationssaals erfolgen.

Zeitrahmen

In der klinischen Routine wird eine chirurgische Versorgung der offenen Fraktur möglichst frühzeitig angestrebt. In der Literatur wird die maximale Zeitspanne bis zur Operation jedoch unterschiedlich bewertet. Während Gustilo und Anderson diesen Eingriff als Notfalloperation beschreiben [10], zeigt sich anhand der aktuellen Literatur eher ein Trend zur dringlichen operativen Versorgung [11]. So wurde überwiegend eine Versorgung innerhalb der ersten 6 h nach stationärer Aufnahme präferiert [12]. Allerdings konnten verschiedene Studien den Einfluss auch dieses Zeitfensters hinsichtlich der Inzidenz infektiöser Komplikationen nicht belegen [13], sodass in einer aktuellen Analyse eine chirurgische Versorgung innerhalb der ersten 24 h diskutiert wurde [11].

Ausmaß

Im Rahmen des initialen Debridements muss das Ausmaß der gesamten Knochen- und Weichteilschädigung adäquat erfasst werden.

Daher ist die suffiziente chirurgische Exploration als ein zentraler Aspekt des Debridements zu erachten.

Avitales Gewebe muss vollständig entfernt werden, da nekrotisches Gewebe die Entwicklung posttraumatischer Infektionen wesentlich begünstigt.

Die Beurteilung der ossären Vitalität entscheidet, welche Knochenfragmente belassen oder reseziert werden sollten.

Praxistipp

Extraartikuläre Knochenfragmente ohne Weichteilverbindung sollten grundsätzlich reseziert werden.

Revisionseingriff

Als Zeitfenster für Revisionseingriffe („second look") sind in der Regel 48 h vorgesehen, wobei diese in Abhängigkeit des Verschmutzungsgrades, des Ausmaßes der Weichteilschädigung oder der lokalen Deckungstechnik (Vakuumtherapie, synthetische Verbandtechniken) leicht variieren können [14].

Polytrauma

Bei mehrfachverletzten Patienten ist generell ein höheres Risiko ausgedehnter Weichteilnekrosen basierend auf der gestörten lokalen Perfusion (erhöhte kapilläre Permeabilität) beschrieben. Dies muss bei der Planung von Revisionseingriffen, beachtet werden.

5.3.2 Antibiotische Therapie

Bei Vorliegen einer offenen Fraktur besteht eine starke Empfehlung (Empfehlungsgrad A) einer frühzeitigen, systemischen antibiotischen Therapie [15], da 70 % der Frakturen bereits durch das Traumaereignis eine bakterielle Kontamination aufweisen [11].

Die systemische Antibiotikagabe bei offenen Frakturen Grad I und Grad II nach Gustilo sollte sich gegen ein grampositives Keimspektrum (z. B. mit Cephalosporin der 2. Generation, Ausweichpräparat Clindamycin) richten (Empfehlungsgrad A).

Es konnte aber auch gezeigt werden, dass gramnegative Organismen (v. a. Escherichia coli und Pseudomonas aeruginosa) insbesondere bei höhergradigen offenen Frakturen (Grad III nach Gustilo) zunehmend in den Fokus rücken [15]. Dabei kann die hochdosierte Einmalgabe eines Aminoglykosids nach den Ergebnissen mehrerer Studien mit einem Empfehlungsgrad B durchgeführt werden [15, 16], wobei diese in einer aktuellen Untersuchung eher kritisch betrachtet wird [11]. Alternativen zur generellen Anwendung von Aminoglykosiden können Penicilline und Cephalosporine der 3. Generation darstellen [16].

Zunehmende Bedeutung findet jedoch die insgesamt zunehmende Inzidenz antibiotikaresistenter Keime, wie Methicillin-resistente Staphylokokken oder Vancomycin-resistente Enterokokken, welche entscheidende Herausforderungen an die antibiotischen Therapiemöglichkeiten in der nahen Zukunft stellen werden.

Zeitrahmen

Praxistipp

Bezüglich des Beginns der systemischen Antibiotikaapplikation wird eine möglichst frühzeitige Gabe nach stationärer Aufnahme empfohlen [15].

Der genaue Zeitraum, innerhalb dessen die antibiotische Therapie begonnen werden sollte, ist jedoch nicht exakt definiert. So konnte eine Reduktion der Infektionsrate von 7,4 % auf 4,7 % bei Gabe des Antibiotikums innerhalb der ersten 3 h nach stationärer Aufnahme erreicht werden [17]. Allerdings wurden in einer anderen Studie für verschiedene Zeitpunkte der Antibiotikagabe innerhalb der ersten 24 h nach Trauma keine signifikanten Unterschiede bezüglich der Häufigkeit von Infektionen im weiteren Verlauf nachgewiesen [18]. Diese Ergebnisse können damit erklärt werden, dass neben der Applikation eines Antibiotikums weitere wesentliche Faktoren (Schweregrad der Fraktur und der begleitenden Weichteilschädigung, Ausmaß der Kontamination) die Inzidenz einer Infektion erheblich beeinflussen [11].

Bezüglich der Dauer der antibiotischen Therapie kann ausschließlich festgestellt werden, dass die Schwere der Verletzung und das Ausmaß der Kontamination signifikanten Einfluss auf die Dauer der Therapie nehmen [19]. So kann der Empfehlungsgrad B für das Absetzen der Antibiotika bei offenen Frakturen Grad I und II nach Gustilo 24 h nach Wundverschluss gegeben werden, wohingegen bei offenen Frakturen Grad III eine Applikation mindestens 72 h nach Verschluss der Weichteile empfohlen wird (Empfehlungsgrad B).

Letztlich zeigt sich im klinischen Alltag ein sehr divergentes Vorgehen [26].

5.3.3 Stabilisierung der Fraktur

Die Stabilisierung der Fraktur stellt einen entscheidenden Therapieschritt in der Behandlung offener Frakturen dar.

> **Eine adäquate Frakturstabilität verringert weitere Weichteilläsionen und steigert die Möglichkeiten der Wundversorgung sowie Mobilisierung des Patienten [20].**

Die optimale biomechanische Behandlungsstrategie mit Wiederherstellung des Alignements und der Rotation sowie die Anwendung minimalinvasiver Verfahren senken die Inzidenz von Deformitäten, Knochendefekten, Frakturheilungsstörungen sowie von Infektionen. Bei Frakturen im Schaftbereich wird hierzu die intramedulläre Osteosynthese als Goldstandard angesehen, wohingegen bei periartikulären Frakturen häufig die Plattenosteosynthese das Verfahren der Wahl darstellt.

Neben der Osteosynthesetechnik sind weiterhin diverse Behandlungsstrategien bezüglich des Zeitpunkts der definitiven Versorgung offener Frakturen möglich.

Primär definitive Frakturversorgung

Im Allgemeinen scheinen auch offene Frakturen von einer primären definitiven Osteosynthese zu profitieren. Studien haben in diesem Zusammenhang insbesondere die osteosynthetische Versorgung von Schaftfrakturen langer Röhrenknochen im Bereich der unteren Extremität untersucht [21]. Hier bietet die intramedulläre Stabilisierung den Vorteil einer sicheren Frakturfixation und frühzeitigen Mobilisierung. Ebenso ermöglicht diese den Zugang zum betroffenen Weichteilgewebe mit der Option einer adäquaten Weichteildeckung.

> **Verglichen mit der externen Stabilisierung ist eine signifikant geringere Fehlheilungsrate bei intramedullärer Osteosynthese nachgewiesen [22].**

Gleichzeitig liegt bei primär definitiver Osteosynthese jedoch auch ein potenziell erhöhtes Infektionsrisiko vor. In diesem Zusammenhang konnte bei initialer Marknagelosteosynthese offener Femurschaftfrakturen (Grad I, II, und IIIA nach Gustilo) allerdings keine erhöhte Inzidenz tiefer Infektion nach primär definitiver Osteosynthese festgestellt werden [23]. Bei Anwendung des Verfahrens bei offenen Frakturen Grad IIIB nach Gustilo fand sich jedoch eine deutlich erhöhte Infektionsrate [24]. Das Risiko einer Infektion bei offenen Tibiaschaftfrakturen scheint im Vergleich zur Femurschaftfraktur grundsätzlich erhöht.

Unabhängig von der Frakturlokalisation wird weiterhin diskutiert, ob sich die Infektionsrate durch das Aufbohren des Markraums verringern lässt [25]. Grundsätzlich scheint jedoch kein signifikanter Einfluss des Aufbohrens des Markraums auf die Inzidenz einer tiefen Infektion vorzuliegen [26].

Tab. 5.3 Graduierung des traumatisierten Patienten hinsichtlich der Therapieentscheidung zur primären oder sekundären Osteosynthese [38]

	Parameter	Stabil	Borderline	Instabil	In extremis
Schock	Blutdruck	≥ 100 mm Hg	80–100 mm Hg	60–90 mm Hg	< 50–60 mm Hg
	Bluttransfusion innerhalb 2 h	0–2	2–8	5–15	> 15
	Laktat	Normwert	2,5	> 2,5	Schwere Azidose
	Base Exzess	Normwert	–	–	6–8 mmol/l
	ATLS-Klassifikation	I	II–III	III–IV	IV
Gerinnung	Thrombozyten	> 110.000 μg/ml	90.000–110.000 μg/ml	70.000–90.000 μg/ml	< 70.000 μg/ml
	Faktor II und V	90–100	70–80	50–70	< 50
	Fibrinogen	> 1 g/dl	ca. 1 g/dl	< 1 g/dl	DIC
	D-Dimere	Normwert	Abnormal	Abnormal	DIC
Körpertemperatur		33–35 °C	< 33 °C	30–32 °C	< 30 °C
Additive Verletzungen	Lungenfunktion p_aO_2/F_iO_2	350–400	300–350	200–300	< 200
	AIS Thorax	AIS 1–2	AIS ≥ 2	AIS ≥ 3	AIS ≥ 3
	TTS-Score	0	I–II	II–III	IV
	Abdominaltrauma (Moore)	≤ II	≤ III	III	≥ III
	Beckentrauma (AO)	A	B oder C	C	C
	AIS Weichteil	AIS 1–2	AIS 2–3	AIS 3–4	AIS > 4

Abkürzungen:
AIS = Abbreviated Injury Scale,
AO = Arbeitsgemeinschaft für Osteosynthesefragen,
ATLS = Advanced Trauma Life Support,
DIC = Disseminierte Intravasale Koagulopathie,
TTS = Thoracic Trauma Severity score

Sekundär definitive Frakturversorgung

Die Durchführung einer primär definitiven Frakturversorgung muss sich an systemischen (z. B. hämodynamische Situation, Begleitverletzungen) und lokalen Faktoren (z. B. Kontamination, Weichteilschädigung) orientieren [27]. Im Hinblick auf die systemischen Faktoren kann die Graduierung des Patienten in 4 Schweregrade erfolgen (Tab. 5.3).

Praxistipp

Während der „stabile" Patient von einer frühzeitig definitiven Frakturversorgung profitiert, so sollten prolongierte Operationsverfahren bei „Borderline-" und „instabilen" Patienten (Einteilung s. . Tab. 5.3) vermieden werden.

Damage Control Orthopedics (DCO)

In diesem Zusammenhang ist das Konzept des Damage Control Orthopedics (DCO) etabliert worden, das eine temporäre Stabilisierung der Fraktur mittels Fixateur externe und eine sekundär definitive Versorgung im klinischen Verlauf vorsieht. Es bleibt aber weiterhin zu diskutieren, welche Patienten von dem DCO-Konzept profitieren und zu welchem Zeitpunkt idealerweise die sekundär definitive Osteosynthese durchgeführt werden sollte [14].

Weiterhin kann auch aufgrund lokaler Faktoren (starke Kontamination, erhebliche Weichteilschädigung) eine temporäre Frakturstabilisierung mittels Fixateur externe sinnvoll sein. Allerdings wird auch bei Anlage eines Fixateur externe eine Inzidenz oberflächlicher Infektionen von bis zu

19 % beschrieben, während die Inzidenz tiefer Infektionen mit knöcherner Beteiligung mit 1,5 % angegeben wird [28].

Zeitrahmen

Der Zeitpunkt der sekundär definitiven Osteosynthese hängt insbesondere von dem Keimstatus und der Weichteilsituation ab. Insgesamt muss allerdings festgestellt werden, dass die stark verzögerte Durchführung einer sekundär definitiven Osteosynthese mit einer vermehrten Infektionsrate und einer erhöhten Inzidenz einer verzögerten Frakturheilung assoziiert ist. Im Bedarfsfall (z. B. nicht sicher beherrschte Infektsituation) kann auch eine Konversion zu einem anderen externen Verfahren (z. B. Ilizarov-Fixateur) vorgenommen werden [29].

5.3.4 Zeitpunkt des Wundverschlusses

Entsprechend dem Vorgehen im klinischen Alltag wird in der Literatur eine generelle Empfehlung zur Deckung der Weichteilläsion bei offenen Frakturen zum schnellstmöglichen Zeitpunkt ausgesprochen.

Der optimale Zeitpunkt zum definitiven Wundverschluss bleibt jedoch diskutiert und steht in signifikantem Zusammenhang mit dem Schweregrad der offenen Fraktur:

- **Grad I und II:** Offene Frakturen Grad I und II nach Gustilo können nach adäquatem Debridement und Ausschluss von Muskelnekrosen primär verschlossen werden [11].
- **Grad III:** Der Zeitpunkt der Weichteildeckung bei III.-gradig offenen Frakturen nach Gustilo ist umstritten. Insgesamt scheint eine verzögerte Weichteildeckung aber mit einer steigenden Infekt- sowie Komplikationsrate assoziiert zu sein [11].

Daher wird bei ausgeprägtem Weichteilschaden und offenen Frakturen Grad IIIA und IIIB nach Gustilo ein Weichteilverschluss innerhalb der ersten 7 Tage empfohlen [11, 21].

Hinsichtlich offener Frakturen Grad IIIC nach Gustilo liegen keine eindeutigen Daten vor. Allerdings wird auch hier ein früher Weichteilverschluss mit ggf. nötiger Lappenplastik vorgeschlagen [30].

5.3.5 Therapieoptionen bei primären Knochendefekten

Essenzielle Voraussetzungen für die Therapie von traumatischen Knochendefekten sind eine sichere und adäquate Weichteildeckung sowie eine sanierte Infektionssituation. Weiterhin muss eine stabile Knochensituation proximal und distal der Defektzone vorliegen.

Unabhängig vom Therapieverfahren sind als Risikofaktoren für eine nicht erfolgreiche Behandlung bei primären Knochendefekten die in der Übersicht zusammengefassten Punkte identifiziert worden.

Patientenbezogene Risikofaktoren für eine nicht erfolgreiche Behandlung primärer Knochendefekten

- Nikotinabusus
- Diabetes mellitus
- periphere arterielle Verschlusskrankheit (pAVK)
- Osteoporose
- Metabolische Knochenkrankheiten

Zur Versorgung von primären Knochendefekten stehen verschiedene Optionen zur Verfügung. Im Allgemeinen bestehen folgende Möglichkeiten:

- das Defektareal durch eine Verkürzungsosteosynthese zu beheben,
- eine autologe Knochentransplantation durchzuführen,
- einen Platzhalter zu verwenden und den Defekt sekundär mit autologem Knochenmaterial aufzufüllen (Masquelet-Technik),
- ein Distraktionsverfahren (Segmenttransport, Kallusdistraktion) anzuwenden oder
- eine vaskularisierte Knochentransplantation durchzuführen.

Welches der genannten Verfahren zur Rekonstruktion des Knochendefekts herangezogen wird, ist abhängig von

- der Defektgröße,
- der Defektlokalisation (Metaphyse/Diaphyse, obere/untere Extremität),
- dem Defekttyp (partiell oder zirkulär) und
- der Ursache des Knochendefekts (Trauma/Osteomyelitis).

Primäre Verkürzung des knöchernen Defektareals

Dieses Verfahren stellt eine Alternative zu den rekonstruktiven Verfahren von Knochendefekten dar [1]. Zudem handelt es sich operativ um ein vergleichsweise einfaches Verfahren. Der direkte Kontakt von vitalem Knochengewebe ermöglicht hierbei eine primäre Knochenheilung. Bei gleichzeitig bestehendem Weichteildefekt kann durch eine Verkürzungsosteosynthese die Weichteildeckung signifikant vereinfacht werden, indem z. B. die Notwendigkeit einer aufwendigen Lappenrekonstruktion vermieden wird. Allerdings sind Verkürzungsosteotomien nicht für jede Defektstrecke funktionell und kosmetisch sinnvoll und müssen an die spezifischen Ansprüche des Patienten angepasst werden. So wurde für den Oberarm in einer Publikation aus den 1980-er Jahren beschrieben, dass sich eine Verkürzung bis 3 cm funktionell nicht negativ auswirken soll [31]. In einer aktuelleren biomechanischen Studie hingegen zeigte sich, dass die endgradige Streckkraft des Trizeps bei einer Verkürzung des distalen Humerusschaftes um 1 cm zu 17 % reduziert wird, bei 2 cm um 40 % und bei 3 cm um 63 % [32]. Hieraus wurde die Schlussfolgerung gezogen, dass nach Möglichkeit nicht um deutlich mehr als 1 cm der Schaftlänge verkürzt werden sollte. An der unteren Extremität können Beinlängenunterschiede bis 2 cm im Allgemeinen konservativ gut ausgeglichen werden. Allerdings muss ein möglichst exakter Ausgleich mittels einer Schuherhöhung erfolgen, um die mit einer Verkürzung der unteren Extremität assoziierten Gangstörungen und Veränderungen der Statik auszugleichen. Ein fehlender Ausgleich kann zu einer Fehlhaltung, Veränderungen des Achsskeletts sowie der Ausbildung fehlhaltungsbedingter, chronischer Schmerzsyndrome führen. Bei Verkürzungsosteosynthesen von mehr als 2 cm finden sekundäre Distraktionsverfahren (z. B. Kallusdistraktion mittels verlängernden Marknageltechniken oder mittels externer Verfahren) zum Beinlängenausgleich Anwendung. Diese werden oftmals auch auf expliziten Patientenwunsch durchgeführt. Distraktionsverfahren können auch primär ohne eine vorherige Verkürzungsosteosynthese im Sinne eines Segmenttransports in einen Defekt hinein angewendet werden.

Als eine verhältnismäßig einfache und effiziente Maßnahme zur Auffüllung von Knochendefekten ist die Verwendung von autologem Knochenmaterial (Spongiosa, kortikospongiöser Span) anzuwenden. Als limitierende Faktoren sind bei diesem Verfahren die Defektgröße zu nennen. So wird bei zirkulären Defekten im Allgemeinen eine Größe < 5 cm gefordert, um eine Spongiosaplastik durchführen zu können [33]. Mit dem Ziel einer späteren Anlagerung von autologen Knochenmaterial kann initial auch eine temporäre Überbrückung des Knochendefekts durch Einsetzen eines knochenzementbasierten Platzhalters geschaffen werden [34]. Dieser in der Regel aus Polymethylmethacrylat (PMMA) bestehende Platzhalter wird im Verlauf von einer biologisch aktiven Membran umgeben, die nach Entfernung des Platzhalters eine wesentliche Funktion bei der Knochenheilung übernehmen kann. In diesem Zusammenhang konnten histologische, immunhistochemische und biologische Untersuchungen zeigen, dass sich nach 4 bis 6 Wochen eine fibröse, stark vaskularisierte Membran um den Platzhalter bildet und in diesem Bereich erhöhte Konzentrationen verschiedener Wachstumsfaktoren vorliegen [35]. Die Verwendung eines Platzhalters aus Knochenzement ermöglicht zudem eine lokale Antibiotikaapplikation [36]. Letztlich kann bei Keimfreiheit autologes Knochenmaterial in die ausgebildete Membran eingebracht werden (Masquelet-Technik).

Eine vaskularisierte Knochentransplantation wird an den Extremitäten insbesondere bei größeren Knochendefekten angewendet. Ein wesentlicher Vorteil dieses Verfahrens ist, dass ein mit eigenständiger Blutversorgung ausgestattetes Knochensegment verwendet wird, welches auf biologische Belastung wie ein normaler Knochen reagiert. Auch dieses Verfahren setzt eine stabile Osteosynthese voraus. Eine weitere wesentliche Voraussetzung für die Anwendung dieses Verfahrens ist eine adäquate Gefäßsituation im Bereich der Empfängerstelle [37].

Bezüglich des Zeitpunkts der definitiven Therapie eines Knochendefekts lässt sich feststellen, dass dieser in der Regel sekundär im klinischen Verlauf nach primärem Debridement und Weichteilkonsolidierung durchgeführt wird. Sollte ein prolongiertes Operationsverfahren angesichts der Gesamtsituation und der lokalen Wund- und Weichteilverhältnisse des Patienten bereits initial möglich sein, ist in verschiedenen Studien aber auch die Möglichkeit einer frühzeitigen autologen Knochentransplantation diskutiert worden [38]. So konnte gezeigt werden, dass nach einem radikalen, ossären Debridement und bei der Möglichkeit einer primären Deckung des Weichteildefektes mit einer insgesamt niedrigen Inzidenz einer Osteomyelitis (max. 5 %) zu rechnen ist. Bei einer zusätzlich niedrigen Inzidenz von Frakturheilungsstörungen wird insgesamt von einem sicheren Verfahren ausgegangen [39]. Andere Studien hingegen empfahlen die autologe Knochentransplantation erst zwischen der 2. und 6. Woche nach definitivem Wundverschluss [40]. Eine generelle Empfehlung zur primären autologen Knochentransplantation bei offenen Frakturen kann daher nicht ausgesprochen werden.

5.3.6 Autologe Knochentransplantation („bone grafting")

Die Therapie von posttraumatischen Knochendefekten mittels autologer Knochentransplantation ist in der klinischen Routine weit verbreitet und gilt als ein verhältnismäßig einfaches und effizientes Standardverfahren, da es meist eine gute Revaskularisation mit schneller Konsolidierung des Defekts zeigt. In aller Regel ist aus biomechanischer Sicht eine zusätzliche Osteosynthese zur Stabilisierung des Defektbereichs nötig.

Schon im alten Ägypten wurde über die Transplantation von autologen Knochenfragmenten berichtet [41]. Die wissenschaftliche Aufarbeitung dieses Verfahrens begann im 19. Jahrhundert. Im Laufe der folgenden Jahrzehnte konnten neue Indikationen, Methoden und Behandlungsstrategien entwickelt und in die klinische Anwendung integriert werden.

Bei der autologen Knochentransplantation spielen die im Knochenmaterial befindlichen Vorläuferzellen sowie verschiedene Wachstumsfaktoren und inflammatorische Parameter eine wesentliche Rolle, um die für eine erfolgreiche Therapie von Knochendefekten nötigen Prozesse der Knochenheilung und des Remodeling zu initiieren [42]. Im Rahmen dieser Vorgänge sind die in der Übersicht zusammengestellten Begrifflichkeiten von Bedeutung.

Definition

Osteoinduktivität

Dieser Begriff beschreibt einen Prozess, der in der Lage ist, Signalkaskaden zur Knochenneubildung zu stimulieren. Einige Substanzen, wie das „bone morphogenetic protein" (BMP) oder „transforming growth factor" (TGF) führen zu einer Anregung der Knochenneubildung (Osteogenese). Neben diesen Wachstumsfaktoren ist eine Vielzahl weiterer Moleküle und Proteine in diesen Prozess involviert.

Osteokonduktion

Der Begriff Osteokonduktion beschreibt die Eigenschaften (Porosität, Porengröße) eines Materials, das als Leitstruktur für die Neubildung von Knochen dient. Die Osteokonduktion gilt auch als ein wichtiges Kriterium zur Beurteilung von Knochenersatzmaterialien.

Osteogenität

Dieser Begriff beschreibt die Fähigkeit des Transplantats, Knochensubstanz mit Hilfe von zellulären Bestandteilen zu bilden. Dies geschieht entweder durch die Rekrutierung und Aktivierung von Osteoblasten und Osteoklasten oder die Differenzierung von mesenchymalen Stammzellen.

Spongiöser Knochen besitzt osteoinduktive, osteokonduktive und osteogenetische Eigenschaften (s. Übersicht). Aufgrund der osteokonduktiven Eigenschaften dieses Materials können Blutgefäße und Osteoprogenitorzellen gut einwachsen [43]. Weiterhin können im Spongiosatransplantat verschiedene osteoinduktive Substanzen (z. B. BMP) nachgewiesen werden [44]).

Die autologe Knochentranslantation als Verfahren der Wahl hängt entscheidend von der Defektgröße ab. So wird bei zirkulären Knochendefekten eine zu überbrückende Größe von < 5 cm als eine Voraussetzung für die Anwendung dieses Verfahrens angesehen. Sollte der Defekt nicht zirkulär sein, kann auch eine längere Strecke mittels autologer Knochentransplantation therapiert werden.

Neben einer reinen Spongiosatransplantation kann auch ein kortikospongiöser Span verwendet werden, was mit einer erhöhten Stabilität assoziiert zu sein scheint.

Es wird davon ausgegangen, dass ca. 15 % der Osteoblasten und Osteozyten die Transplantation überstehen und zur frühen Knochenneubildung beitragen [45].

Voraussetzungen für die Transplantation von autologem Knochenmaterial

Die Behandlung mittels autologer Knochentransplantation erfordert verschiedene Voraussetzungen an die lokale Weichteil- und Knochensituation. Diese Eigenschaften der Defektzone sind wesentliche Faktoren für den Therapieerfolg. Eine gute Durchblutung und Vaskularisation, eine adäquate mechanische Stabilität und eine Infektionsfreiheit sind dabei von grundlegender Wichtigkeit.

Durchblutung

Drei verschiedene Gefäßäste sind für die Durchblutung des Knochens verantwortlich [46]. In diesem Zusammenhang gelangen die metaphysären Gefäße an der proximalen oder distalen Metaphyse in den Knochen. Die A. nutricia gelangt auf Höhe der Diaphyse in den intramedullären Raum und teilt sich in den aufsteigenden und absteigenden Ast. Diese Gefäße versorgen die inneren 2/3 des Knochens, wohingegen die Periostgefäße das äußere 1/3 der Diaphyse mit Blut versorgen. Die Periostgefäße haben ihren Ursprung in den benachbarten Weichteilen (z. B. Muskulatur und Faszien).

Diese Blutversorgung des Knochens kann im Rahmen von Frakturen und Weichteilverletzungen durch Gefäßzerreißungen signifikant beeinträchtigt werden, wodurch erhebliche Durchblutungsstörungen verursacht werden können.

In der Regel sind die Schweregrade von Fraktur und Weichteilverletzung mit dem Ausmaß der Störung der Blutversorgung assoziiert.

Anatomische Lokalisation

Auch die anatomische Lokalisation hat für die erfolgreiche Behandlung von Knochendefekten mittels autologer Knochentransplantation eine wesentliche Bedeutung. Während beispielsweise Oberschenkelfrakturen aufgrund eines gut ausgebildeten und vaskularisierten Weichteilmantels eine gute Heilungstendenz aufweisen, treten an der Tibia hingegen häufiger Komplikationen bei der Heilung auf.

Zusätzlich bestehen Unterschiede in den Heilungsraten zwischen Metaphyse und Diaphyse [41]. Aufgrund einer besseren Durchblutungssituation an der Metaphyse und der hier vorliegenden größeren Menge an spongiösem Knochen ist eine bessere Konsolidierung des autologen Knochentransplantats und eine vermehrte Rekrutierung von Zellen aus dem benachbarten Gewebe möglich. Im Gegensatz ist der diaphysäre Bereich schlechter durchblutet und bietet weniger Fläche zur Rekrutierung von osteogenen Zellen.

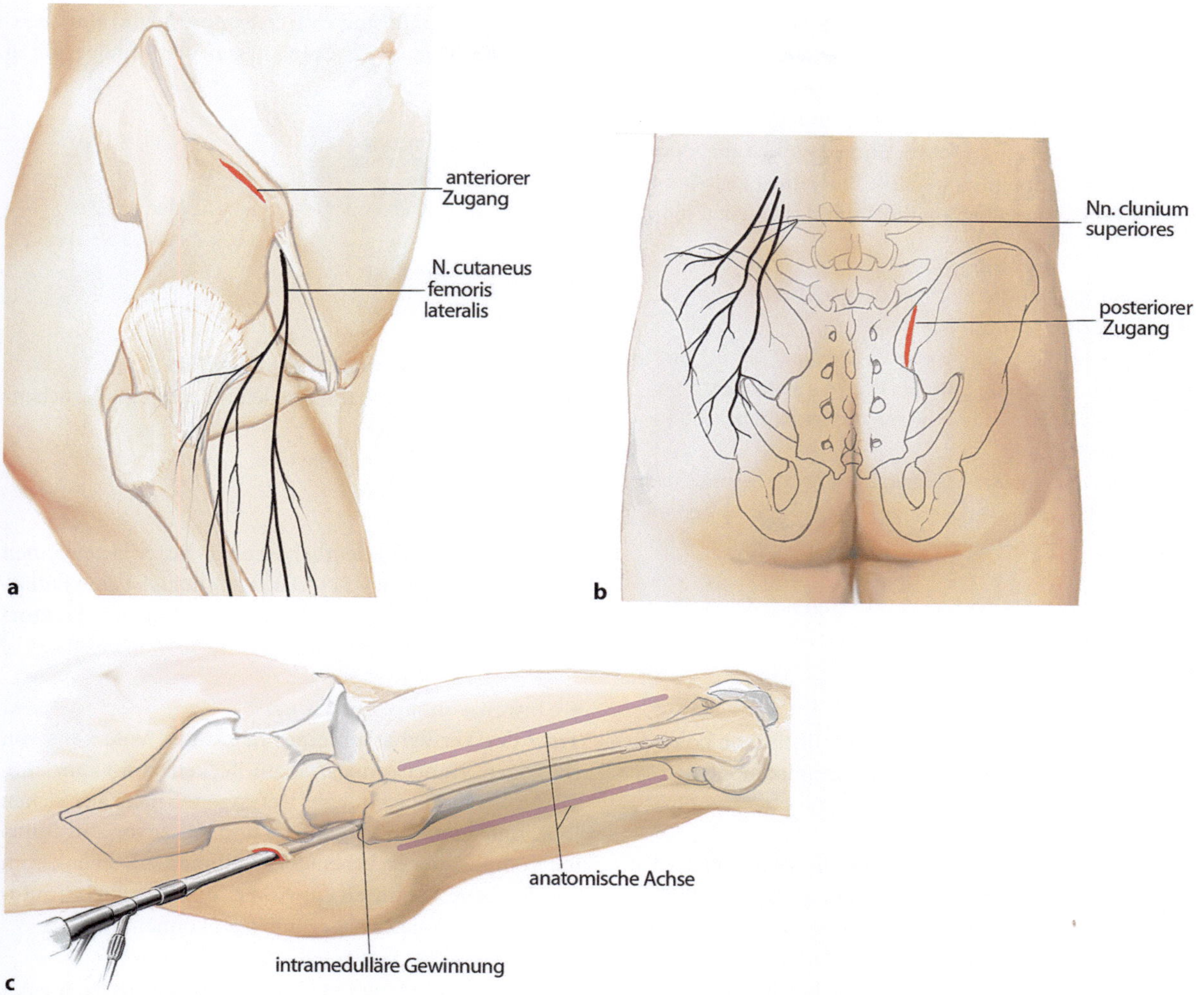

Abb. 5.1 Operative Möglichkeiten zur Gewinnung der autologen Spongiosa. **a** Zugang über dem vorderen Abschnitt des Beckenkamms. **b** Über den posterioren Zugang können größere Mengen der Spongiosa gewonnen werden. **c** Intramedullär lassen sich die größten Volumina von Spongiosa gewinnen. Eine sorgfältige Planung dieses Eingriffs ist von hoher Bedeutung, um die postoperativen Komplikationen zu vermeiden [50]!

Mechanische Stabilität

Die mechanische Stabilität der Osteosynthese hat einen wesentlichen Einfluss auf die Heilung des autologen Knochentransplantats. Die mechanische Stabilität beeinflusst dabei insbesondere die Differenzierung von mesenchymalen Zellen [47].

Cave

Eine ausgeprägte mechanische Instabilität kann das Einheilen der autologen Knochentransplantats erheblich verlangsamen oder sogar verhindern.

Patientenspezifische Faktoren

Weitere wesentliche Risikofaktoren für das verzögerte Einheilen eines autologen Knochentransplantats stellen ein Nikotinabusus mit reduzierter Durchblutungssituation [44, 48], die Einnahme von nichtsteroidalen Antiphlogistika (NSAID) [44, 49] sowie das Vorliegen eines Diabetes mellitus oder einer peripheren arteriellen Verschlusskrankheit (pAVK) dar.

Entnahmestellen des autologen Knochenmaterials

Beckenkamm

Entnahme Der Beckenkamm (Crista Iliaca) ist die häufigste Lokalisation zur Gewinnung der Spongiosa. Die Gründe dafür sind

- der einfache Zugangsweg sowie
- die Menge und die Qualität des Transplantats.

Je nach der intraoperativen Lagerung des Patienten kann der vordere und/oder der hintere Abschnitt des Beckenkamms verwendet werden (■ Abb. 5.1; s. auch Übersicht). In einer vergleichenden Studien konnte gezeigt werden, dass die am hinteren Beckenkamm gewonnenen Knochenvolumina mit 25–88 cm^3 durchschnittlich größer sind als die am vorderen Beckenkamm (5–75 cm^3), ohne dass sich die Operationsdauer oder der intraoperative Blutverlust zwischen den beiden Entnahmestellen signifikant unterschieden [50].

Operative Möglichkeiten zur Gewinnung der autologen Spongiosa

- Zugang über dem vorderen Abschnitt des Beckenkamms (■ Abb. 5.1a). Hier sollte insbesondere der Verlauf des N. cutaneus femoris lateralis beachtet werden.
- Über den posterioren Zugang (■ Abb. 5.1b) können größere Mengen der Spongiosa gewonnen werden. Hier sind ebenfalls die nervalen Strukturen zu schonen.
- Intramedullär (■ Abb. 5.1c) lassen sich die größten Volumina von Spongiosa gewinnen.

Eine sorgfältige Planung dieses Eingriffs ist von hoher Bedeutung, um die postoperativen Komplikationen zu vermeiden [50]!

Komplikationen Postoperativ klagt die Mehrzahl der Patienten (> 80 %) über Schmerzen im Bereich der Entnahmestelle am Beckenkamm, wobei die Entnahme am vorderen Beckenkamm mit einem höheren Schmerzniveau assoziiert zu sein scheint. In aller Regel sind die Beschwerden innerhalb von 4 Wochen rückläufig, allerdings wird auch über eine chronische Schmerzsymptomatik (> 3 Monate) bei bis zu 11 % der Patienten berichtet [50].

Praxistipp

Diese Beschwerden scheinen reduziert werden zu können, indem ein Knochendeckel angehoben wird und nach Knochenentnahme sorgfältig verschlossen wird. Auch die Durchführung einer Plattenosteosynthese zur Wiederherstellung der Oberflächenkontinuität insbesondere bei größeren Defekten kann die Häufigkeit postoperativer Beschwerden reduzieren.

Die Entwicklung eines Hämatoms oder einer Infektion mit der Notwendigkeit einer Revision wurde bei ca. 10 % der Patienten beobachtet [51].

Weitere relevante Risiken stellen Nervenverletzungen (N. cutaneus femoris lateralis und Nn. superiores clunii) und Frakturen des Beckenkamms dar [50]. Als Risikofaktoren für Frakturen sind eine Osteoporose und Knochenentnahmen nahe an der Spina iliaca anterior superior zu betrachten.

Praxistipp

Daher wird aus biomechanischen Gründen ein Mindestabstand von ca. 3 cm von der Spina iliaca anrerior superior empfohlen.

▪ Weitere mögliche Entnahmestellen

Weitere mögliche Entnahmestellen für autologes Knochenmaterial befinden sich

- an der proximalen Tibia und
- am distalen Femur.

Allerdings kann hier deutlich weniger Material gewonnen werden (bis zu 30 ml) [52]. Darüber hinaus ist eine Entlastung der betroffenen Extremität notwendig, um Frakturkomplikationen zu vermeiden.

▪ Intramedulläre Entnahme

Trotz der Verfügbarkeit eines relevanten Volumens von autologem Knochenmaterial am Beckenkamm kann dieses zur Versorgung größerer Defektzonen nicht ausreichen [50]. Aufgrund dieser Tatsache und der zuvor aufgeführten Komplikationen bei einer Entnahme am Beckenkamm wurden neue Verfahren entwickelt, um zusätzliches autologes Knochenmaterial gewinnen zu können.

Reamer-Irrigator-Aspirator (RIA) Das Reamer-Irrigator-Aspirator-System (RIA-System) wurde initial zur Reduktion systemischer Komplikationen im Rahmen der intramedullären Aufbohrung von langen Röhrenknochen entwickelt (■ Abb. 5.2). Die kontinuierliche Spülung und das Absaugen des viskösen Markrauminhalts verringern den Druckanstieg beim Aufbohren des Markraums [53]. Nachweislich verursacht das RIA-System einen geringeren intramedullären Druck im Vergleich zu der herkömmlichen Aufbohrung [54]. Darüber hinaus führen die synchrone Kühlung von Markraum/Kortikalis und scharfe Einwegbohrer zu einer Reduktion von Temperaturspitzen und hiermit assoziierten thermischen Schäden [55].

Das RIA-System ermöglicht die Entnahme größerer Mengen spongiösen Materials (25–90 cm^3) aus dem intramedullären Kanal und der femoralen Kondylenregion ([50]; ■ Abb. 5.3). Auch die mittels dieser Technik gewonnene Spongiosa besitzt osteoinduktive, osteokonduktive und osteogenetische Eigenschaften [56]. So wurde in diesem Material eine hohe Konzentration pluripotenter Vorläuferzellen mit osteogenetischen Eigenschaften nachgewiesen [57, 58].

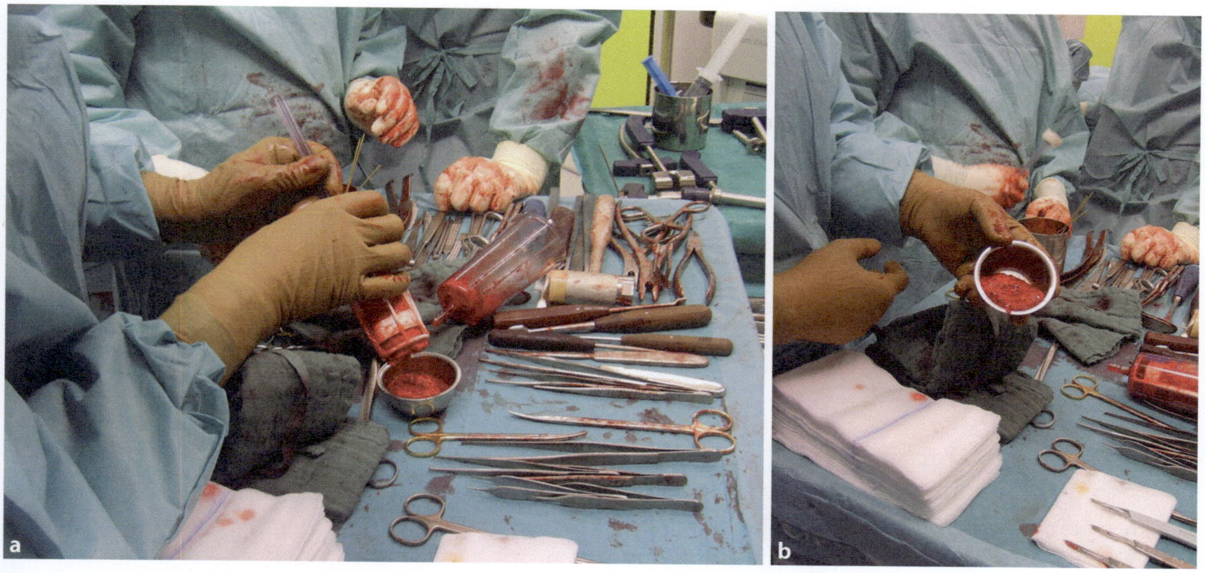

Abb. 5.2 a,b Gewinnung der autologen Spongiosa mittels intramedullärer Aufbohrung mit dem Reamer-Irrigator-Aspirator-System (RIA-System)

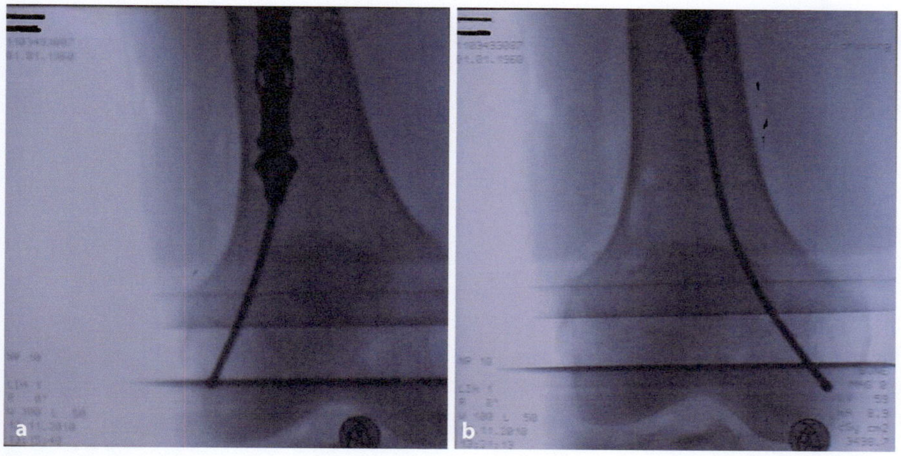

Abb. 5.3 a,b Gewinnung der autologen Spongiosa mittels intramedullärer Aufbohrung mit dem RIA-System

Weiterhin zeigten sich im Vergleich zum am Beckenkamm gewonnen Material vergleichbare Konzentrationen von Wachstumsfaktoren (z. B. BMP-2) [57, 58, 59, 60], sodass eine intramedulläre Materialgewinnung als eine gute Alternative zur Entnahme am Beckenkamm gelten kann.

Allerdings besitzt auch dieses Verfahren spezifische Risiken und Komplikationen. So konnte gezeigt werden, dass bei der Aufbohrung der inneren Kortikalis von mehr als 2 mm oder mehr als 50 % des äußeren Durchmessers die Torsionsstabilität des Knochens reduziert wird und somit ein erhöhtes Frakturrisiko besteht [61]. Mittels einer adäquaten präoperativen Planung (Ausmessen des inneren und des äußeren Durchmessers zur optimalen Wahl des Bohrkopfes) und der kontinuierlichen radiologischen Kontrolle während der Prozedur können Frakturkomplikationen jedoch signifikant reduziert werden [62]. Zusätzlich sollte im Bedarfsfall eine intramedulläre Stabilisierung bzw. eine postoperative Entlastung der betroffenen Extremität erwogen werden.

Der mit dem Aufbohrvorgang assoziierte und durch eine Schädigung der endostalen Gefäßstruktur verursachte Blutverlust muss ebenso beachtet werden [63]. In einer klinischen Untersuchung wurde ein mittlerer Hämoglobinabfall von 4,3 g/dl (2,3–8 g/dl) und eine hiermit assoziierte mittlere Reduktion des Hämatokrit um 11 % (6–22 %) beschrieben. Allerdings wurde in dieser Studie nicht differenziert, welchen Effekt der perioperative Verdünnungseffekt durch die Infusionstherapie für den beobachteten Hämoglobinabfall hatte [64]. Ein erhöhtes Infektionsrisiko durch die RIA-Bohrung konnte in den Studien nicht nachgewiesen werden [65].

Zusammenfassend führt eine geringe Entnahmemorbidität bei niedriger Inzidenz von systemischen und lokalen Komplikationen dazu, dass die Anwendung der RIA-Methode zur Gewinnung von autologem Knochenmaterial ein sinnvolles Verfahren darstellt [50, 66].

So klagen die Patienten im Vergleich zur Situation nach Beckenkammentnahme seltener über postoperative Schmerzen und sind dadurch schneller mobilisierbar. Dies kann zu einer Reduktion des postoperativen Analgetikabedarfs sowie einer Verringerung der Liegedauer beitragen [66, 67].

5.3.7 Masquelet-Technik

Die Therapie von Knochendefekten mit autologer Spongiosa wird für Defekte mit einer Größe von 4–5 cm empfohlen [34]. Bei größeren Defekten stellen die Behandlung mit vaskularisierten Transplantaten (Fibulatransplantat, Beckenkammspan) oder Distraktionsverfahren die Therapien der Wahl dar. Als eine weitere Option wurde im Jahre 1986 von Alain Masquelet die Technik der induzierten Membran vorgestellt [34]. Diese Technik erlaubt eine Therapie von großen traumatischen Knochendefekten mittels autologer Spongiosa. So wurde dieses Verfahren in der Literatur auch für Defekte von > 20 cm erfolgreich angewendet [68].

In der Behandlung werden zwei verschiedene Phasen unterschieden (Abb. 5.4).

1. Phase

Diese Phase umfasst ein radikales, ggf. wiederholtes Debridement, um eine vitale Weichteilsituation und die Sanierung einer ggf. vorliegenden Infektion zu erreichen. Weiterhin erfolgt die externe Stabilisierung (z. B. durch Fixateur externe) der Fraktur unter Beachtung der Rotation, Achse und Länge. Nach erfolgtem Debridement wird ein Zementspacer (Polymethylmethacrylat; PMMA) in die Defektzone eingebettet. Dabei ist zu beachten, dass der Zement vollständig von Weichteilen umhüllt wird und die Knochenenden (proximal und distal) vom Zement eingeschlossen sind.

Wenn notwendig, ist eine Weichteildeckung mittels Lappenplastik durchzuführen, um eine optimale Ausgangssituation mit ausreichender Durchblutung zur Durchführung der Masquelet-Technik sicherzustellen. Darüber hinaus ist eine ausreichende Stabilisierung des Defekts, in der Regel mittels eines externen Verfahrens (z. B. Ilizarov-Fixateur), von wesentlicher Bedeutung, um die Ausbildung einer Membran um den Zementspacer zu gewährleisten. Diese gut vaskularisierte Membran entwickelt sich in der Regel innerhalb einer Zeitspanne von 6–8 Wochen und

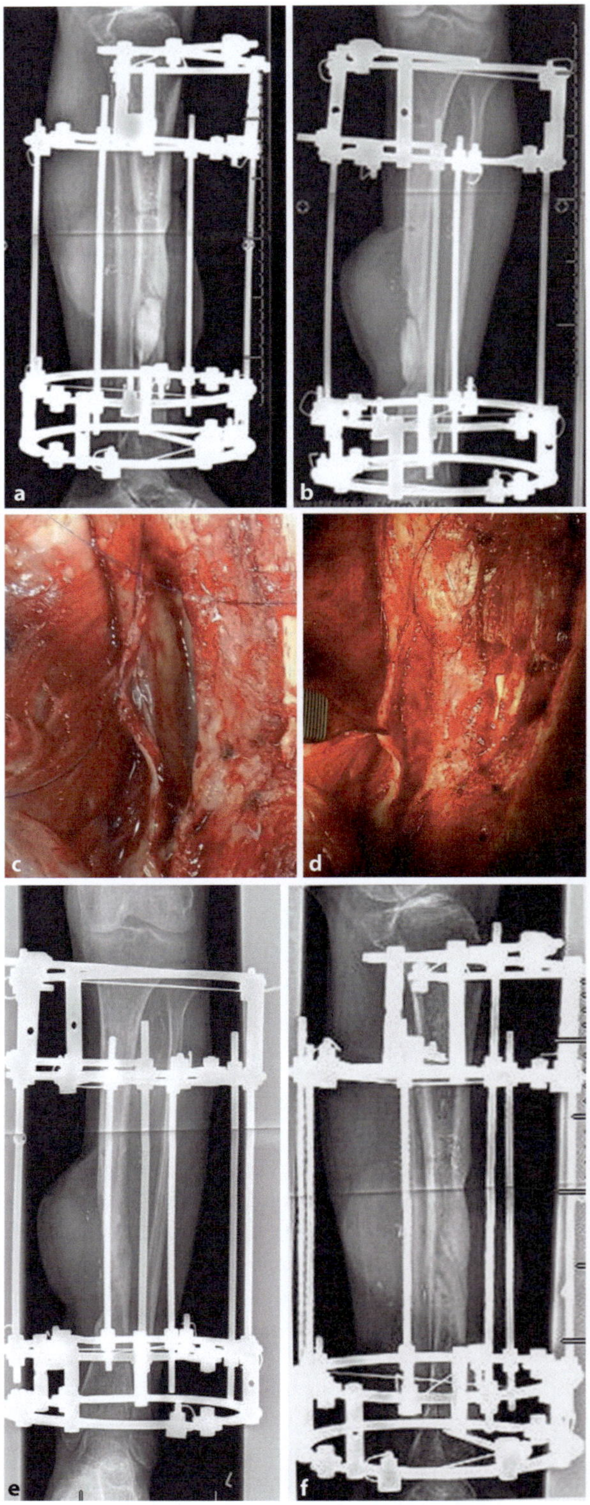

Abb. 5.4 Masquelet-Technik. **a, b** Implantation eines Zementkörpers in die Defektzone und Stabilisierung mit einem Ringfixateur. **c,d** Darstellung der Pseudomembran nach der Entfernung des Zements und nachfolgende Auffüllung mit Spongiosatransplantat. **e, f** Konsolidierung der Fraktur nach 9 Monaten

weist verschiedene biologische Eigenschaften auf. Hierzu gehört die Sekretion von angiogenetischen Faktoren und Substanzen mit osteoinduktiven und osteogenetischen Eigenschaften (z. B. TGF-β1 und BMP-2) [35].

2. Phase

In der nächsten Phase wird der Zementspacer unter Schonung der induzierten Membran vollständig entfernt. Die geschaffene Höhle wird mit autologer Spongiosa gefüllt. Wenn die Menge des Transplantats nicht ausreicht, können auch Knochenersatzmaterialien nach den entsprechenden Empfehlungen der Hersteller verwendet werden.

Durch den schichtweisen Verschluss der Membran und der Weichteile wird eine biologische Kammer geschaffen. Dabei verhindert die geschlossene Höhle mit einer synoviaähnlichen Epithelschicht die Resorption der Spongiosa [69]. Darüber hinaus fördert die Membran durch die Expression und Sekretion unterschiedlicher Wachstumsfaktoren die Gefäßbildung und die Verknöcherung [70].

Nachbehandlung

Eine Vollbelastung wird erst nach 5–6 Monaten in Abhängigkeit der radiologischen und klinischen Verlaufskontrollen empfohlen. Auch nach Konsolidierung der Defektzone sollte der Patient regelmäßig klinisch und radiologisch kontrolliert werden, da es Hinweise darauf gibt, dass sich eine progressive Deformität des rekonstruierten Segments entwickeln kann. Eine solche wurde in einer klinisch-prospektiven Studie in ca. 27 % der Fälle beschrieben [34].

5.3.8 Knochenersatzmaterialien und Wachstumsfaktoren

Der teilweise erhebliche Bedarf an autologem Knochenmaterial sowie die beschriebenen Komplikationen bei der Generierung haben zur Entwicklung von Knochenersatzmaterialen mit osteoinduktiven und osteokonduktiven Eigenschaften geführt. Vorteile dieser Substanzen sind die einfache Handhabung und der Wegfall der Zugangsmorbidität zur Gewinnung des autologen Knochenmaterials. Als einer der wesentlichen Nachteile sind sicherlich die hohen Kosten zu nennen [71]. Darüber hinaus sind Wachstumsfaktoren erhältlich, die im Rahmen der Therapie von Knochendefekten Anwendung finden, um die Knochenheilung zu begünstigen.

Wachstumsfaktoren

Unter den Wachstumsfaktoren sind insbesondere die Familie der BMP und deren osteoinduktive Eigenschaften in experimentellen und klinischen Studien intensiv untersucht worden [72]. Im Allgemeinen scheinen die BMP sowohl zu einer Chemotaxis als auch Aktivierung zahlreicher Zellreihen zu führen [73], wobei eine zellspezifische Proliferation von nicht differenzierten humanen mesenchymalen Stammzellen stattfindet [73]. Diese entwickeln sich nachfolgend zu knochenbildenden Osteoblasten.

Es werden 14 Typen von BMP unterschieden, wobei BMP-2 und BMP-7 den am weitesten verbreiteten Einsatz in der Klinik gefunden haben. In diesem Zusammenhang konnten verschiedene Studien einen günstigen Effekt dieser Substanzen bei der Behandlung von Pseudarthrosen an unterschiedlicher Lokalisation nachweisen, ohne dass signifikante Nebenwirkungen zu beobachten waren [74].

Als spezifische Indikationen für die Anwendung dieser Substanzen wurden angegeben [75]:

- substanzielle Knochendefekte > 2 cm,
- Therapieversagen einer Transplantation von autologem Knochenmaterial und
- schwere Weichteilschädigung.

Allerdings erscheinen verschiedene Aspekte einer Therapie mit Wachstumsfaktoren noch nicht eindeutig geklärt.

> **So bleibt unklar, welche Substanz in welchen Konzentrationen im Rahmen der Therapie von Knochendefekten appliziert werden sollen, da zu hohe Konzentrationen mit negativen Effekten auf die Knochenheilung assoziiert sein [76].**

Knochenersatzstoffe

Bei ausgeprägten Knochendefekten können zum Auffüllen der Defektzone Knochenersatzstoffe verwendet werden. Dies gilt insbesondere dann, wenn autologes Knochenmaterial nicht in ausreichender Menge zur Verfügung steht. Daher können synthetische Knochenersatzstoffe eine Ergänzung bzw. Alternative zu den oben beschriebenen Spongiosaplastiken darstellen. Ein wesentlicher Vorteil dieser Knochenersatzstoffe ist, dass kein zusätzlicher operativer Zugang geschaffen werden muss und somit Komplikationen an der Entnahmestelle und die hiermit assoziierte Morbidität vermieden werden können. Darüber hinaus können bei Bedarf auch relativ große Mengen verwendet werden.

> **Synthetisch hergestellte Ersatzstoffe sollen den Knochendefekt nicht permanent ersetzen, sondern die Knochenneubildung und Einwanderung von knochenbildenden Zellen stimulieren [77]. Im Idealfall stellen diese Knochenersatzstoffe eine Leitmatrix für die Knochenregeneration dar.**

Es werden organische und anorganische Knochenersatzstoffe unterschieden.

- Keramische Knochenersatzstoffe (aus Kalziumphosphat) werden unter den anorganischen Substanzen

am häufigsten verwendet. Diese haben eine gute Biokompatibilität und Bioaktivität, sodass sie am Knochen gebunden werden und die Gewebsformation verstärken [77]. Die Porengröße ist eine der wichtigsten Eigenschaften für keramische Scaffolds. Eine Porengröße von 300–500 µm scheint laut den Studien ideal für knöchernes Wachstum zu sein [78]. Die wesentlichen Nachteile der keramischen Knochenersatzstoffe sind die reduzierte mechanische Festigkeit und Brüchigkeit.
- Organische Materialien – häufig sind es Polymere – demonstrieren eine gute Biokompatibilität und Verarbeitbarkeit. Die höhere Elastizität ist jedoch ein Nachteil der organischen Substanzen.

Knochenersatzstoffe können mit Wachstumsfaktoren (BMP, PDGF, IGF, TGF, etc.) und Makromolekülen beschichtet werden, um die osteogenen Eigenschaften zu verbessern [79].

> **Zusammenfassend lässt sich feststellen, dass trotz der Fortschritte in der Entwicklung der Knochenersatzstoffe die Spongiosaplastik immer noch den Goldstandard in der Therapie des Knochendefekts darstellt.**

In klinischen Studien und Fallberichten wurden allerdings auch vielversprechende Ergebnisse mit Knochenersatzstoffen nachgewiesen. Weiterhin zeigten verschiedene experimentelle Untersuchungen gute osteoinduktive und osteogene Eigenschaften dieser Substanzen.

5.3.9 Distraktionsverfahren zur sekundären Verlängerung nach Verkürzungsosteosynthese

Grundlage dieses Verfahrens ist das von Ilizarov beschriebene Prinzip einer kontinuierlichen Distraktion des Knochens mit Kallusneubildung, wodurch eine Verlängerung des Knochens möglich wird [80]. Nachfolgend wurden weitere Verfahren und Techniken entwickelt:
- externe Verfahren,
- intramedulläre Techniken und
- Kombinationen aus temporärer externer Fixation und Marknagelung.

Das Ziel aller Distraktionsverfahren ist der Ausgleich des Beinlängenunterschieds unter Berücksichtigung der physiologischen Achsenverhältnisse.

Bei den Distraktionsverfahren können zwei Prinzipien zur Anwendung kommen.
- So kann nach Konsolidierung einer primären Verkürzungsosteosynthese des Röhrenknochens eine sekundäre Verlängerung durchgeführt werden. Ein Vorteil dieses Verfahrens ist, dass ein frühzeitiger Wundverschluss ohne aufwendige Rekonstruktionen vereinfacht ist.
- Als eine weitere Option besteht bei erhaltener Beinlänge die Möglichkeit des Transports in einen Defekt hinein.

Beide Prinzipien können aber auch miteinander kombiniert werden.

Die bei Distraktionsverfahren nötige Kortikotomie wird in Abhängigkeit vom Lokalbefund in der Regel frakturfern im nicht vorgeschädigten Gewebe bevorzugt. Abhängig von den spezifischen Pathologien und den verwendeten Verfahren können sich zusätzliche Aspekte ergeben, die beachtet werden sollten. So wird bei kombinierter Knochenverlängerung und Achskorrektur nach Möglichkeit im Zentrum der Fehlstellung osteotomiert. Verlängerungen über intramedulläre Implantate erfordern Osteotomien im Schaftbereich, um eine ausreichende Stabilisierung der Fragmente zu gewährleisten. Bei langstreckigen Knochendefekten können bifokale Kortikotomien (> 8 cm) den Segmenttransport beschleunigen, wobei dieses Verfahren mit einer signifikant erhöhten Komplikationsrate assoziiert ist [80].

> **Distraktionsverfahren bieten die Möglichkeit, dass auch langstreckige Defekte mit einem biologisch hochwertigen, stabilen Knochen gedeckt werden können.**

Die Distraktion ist im Prinzip nicht limitiert, jedoch können die Weichteile, hauptsächlich Nerven und Gefäße, die Verlängerung einschränken. Eine eindeutige Empfehlung, ab welcher Defektgröße anstatt einer autologen Knochentransplantation ein Distraktionsverfahren angewendet werden sollte, findet sich in der Literatur aber nicht. Von einigen Autoren wird allerdings bereits ab Verkürzungen von 2–3 cm eine Indikation für ein Distraktionsverfahren gesehen [80].

Vor- und Nachteile

Distraktionsverfahren haben den Vorteil, dass sie zu einem Knochenregenerat führen, welches einen Markraum und einen Querschnitt des Knochens aufweist, die der Kortikotomiestelle entsprechen. Im Gegensatz hierzu führt die Transplantation von autologem Knochenmaterial oder von Knochenersatzstoffen zu einem eher unregelmäßig geformten, rigiden Knochenstab ohne zentralen Hohlraum. Weiterhin entfällt bei den Distraktionsverfahren im Vergleich zur autologen oder zur vaskularisierten Knochentransplantation die Entnahmemorbidität. Potenzielle Nachteile sind insbesondere bei externen Verfahren ein geringer Patientenkomfort sowie die mögliche Entwicklung von Pin-Infekten.

Alle im Rahmen der Distraktionsverfahren verwendeten Methoden beinhalten spezifische Vor- und Nachteile und sollten individuell im Hinblick auf die Lokalisation und das Therapieziel ausgewählt werden.

Externe Verfahren

Zur externen Kallusdistraktion stehen verschiedene externe Fixateursysteme zur Verfügung. Zu den Vorteilen dieses Verfahrens gehören die Minimalinvasivität, die vergleichsweise geringen Anschaffungskosten und die Möglichkeit von Korrekturen bei ausgeprägten Fehlstellungen und Deformitäten. Weiterhin kann durch eine externe Fixation eine Kompression an der Dockingstelle erreicht werden.

Die wesentlichen Nachteile sind ein reduzierter Tragekomfort mit eingeschränkter Beweglichkeit des Patienten insbesondere bei gelenknaher Fixation. Weiterhin erscheint das Risiko von sekundären Achsabweichungen und Re-Frakturen im Vergleich zu Kombinationsverfahren mit einem intramedullären Nagel erhöht. Die Transfixation der Weichteile kann kosmetische Beeinträchtigungen und Narben verursachen. Weiterhin ist die Entwicklung von oberflächlichen und in seltenen Fällen tiefen Infektionen zu berücksichtigen.

> **Insgesamt wird beim Erwachsenen in der Regel eine externe Fixation angewendet, wenn ein hohes Infektionsrisiko besteht oder eine simultane, kontinuierliche Korrektur angestrebt wird [80].**

Ringfixateure Unter den externen Fixationsverfahren erlauben Ringfixateure eine sehr variable Fixateurkonfiguration, deren Stabilität von der Anzahl, dem Durchmesser, dem Winkel und der Spannung der verwendeten Fixationsdrähte und Ringe abhängt. Weitere Vorteile dieses Systems sind Kontroll- und Korrekturmöglichkeiten während des Transports und der Konsolidierung. Nachteilig ist, dass Ringfixateure eher voluminös sind und den Patientenkomfort einschränken können.

Hexapod-Fixateure Zur Verlängerung und Korrektur in verschiedenen Ebenen wird aufgrund der einfacheren Montage häufig auch der Hexapod-Fixateur verwendet.

> **Monolaterale Fixateure sind im Vergleich zu Ringfixateuren weniger voluminös. Modellabhängig kann auch mit monolateralen Fixateuren eine kontinuierliche Achskorrektur erfolgen. Hybridfixateure sind im Vergleich zu Ringfixateuren ebenso weniger sperrig, da teilweise Ringe durch Schanz-Schrauben ersetzt werden.**

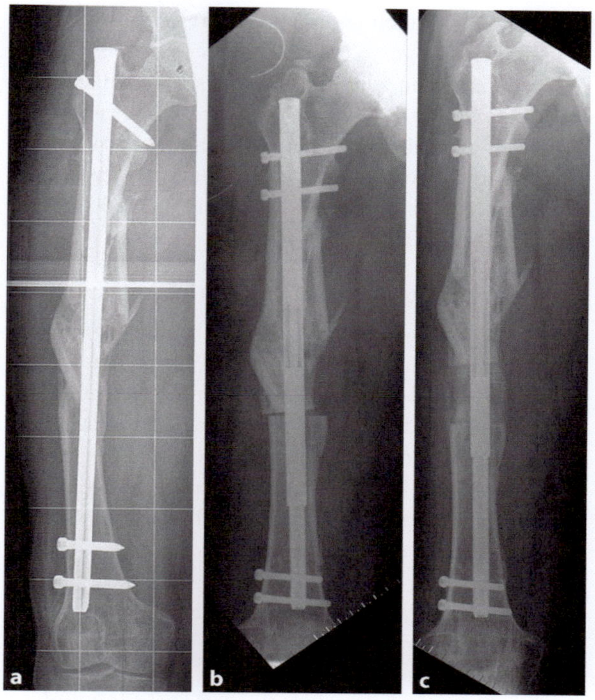

Abb. 5.5 **a** 27-jähriger Patient mit fehlverheilter Femurfraktur nach Marknagelosteosynthese (Verkürzung: 63 mm, Außenrotation: 45°, Varus: 12°). **b** Postoperatives Röntgenbild nach Korrekturosteotomie und Implantation eines intramedullären Verlängerungsnagels. **c** Radiologische Verlaufskontrolle nach 5 Monaten

Intramedulläre Verfahren

Ein wesentlicher Vorteil der intramedullären Distraktion ist die hohe Stabilität und das Fehlen der Fixateur-assoziierten Komplikationen (z. B. Infektion). Die Marknägel können durch magnetische Verfahren oder durch Drehbewegungen angetrieben werden. Neben den hohen Kosten für die Marknägel können spezifische Situationen in einer eingeschränkten Verwendbarkeit der Implantate resultieren. So können Achsdeviationen, ein sehr kleiner Durchmesser des Markraums und die Größe des Defekts Limitationen für dieses Verfahren darstellen. Außerdem sollte dieses Verfahren bei Infektionen ebenfalls nicht verwendet werden (Abb. 5.5).

Kombinationstechniken

Das Monorail-Verfahren kombiniert das intramedulläre Verfahren und die externe Fixation zur Knochendistraktion. Der Marknagel sichert die Achse sowie die Rotation und ermöglicht damit die achsengerechte Verlängerung. Die Distraktion erfolgt durch einen Fixateur externe. Der Fixateur wird nur für die Dauer der Verlängerung belassen, wodurch die Tragedauer der externen Fixation erheblich reduziert wird. Darüber hinaus wird die Gelenkbeweglichkeit durch die Kombinationstechnik im Vergleich zur isolierten externen Fixation früher wiederhergestellt, das

Risiko einer erneuten Fraktur reduziert und die Rehabilitation beschleunigt.

Eine mögliche Komplikation dieser Technik ist die Entwicklung von Pin-Infektionen, die zu intramedullären Infektionen (über den Nagel) bis hin zur Markraumphlegmone führen können. Unabhängig vom verwendeten Verfahren ist bei zu schnellem Transport auch mit Nervenschädigungen zu rechnen.

Durchführung der Distraktion

Etwa 7 Tagen nach Kortikotomie kann die Distraktion beginnen. Eine nachfolgende engmaschige Anbindung des Patienten ist unbedingt erforderlich. Regelmäßige klinische und radiologische Kontrollen ermöglichen die frühe Identifikation entweder einer zu schnellen Distraktion (Abriss des knöchernen Regenerats) oder eines zu langsamen Transportes (frühzeitige knöcherne Durchbauung).

Die Transportgeschwindigkeit wird beim Erwachsenen mit ca. 1 mm/Tag geplant.

Während des Anfangsstadiums der Distraktionsphase kann die Darstellung der Distraktionsstrecke und des Kallusregenerates sonographisch durchgeführt werden (Kontrollen etwa alle 2 Wochen). Die Implantatlage und die Achskontrollen müssen radiologisch erfolgen. In der Konsolidierungsphase können die Kontrollen auf einen Zeitraum zwischen 4 und 8 Wochen verlängert werden.

Praxistipp

Nach Abschluss des Transports kann im Bedarfsfall an der Dockingstelle zur Stimulation der Heilung eine additive Osteosynthese mit Anfrischung der Knochenenden und Spongiosaplastik durchgeführt werden [80].

5.3.10 Vaskularisierte Knochentransplantation

Unter diesen Knochentransplantaten stellt die vaskularisierte Fibula eines der am häufigsten verwendeten Transplantate dar, welches für Knochendefekte an den Extremitäten verwendet wird. Im Bedarfsfall kann es mit mobilisierter Muskulatur, Faszie und Haut an die Empfängerstelle eingesetzt werden [81]. Zusätzlich kann ein vaskularisiertes Transplantat vom vorderen und hinteren Beckenkamm genutzt werden, um ein vaskularisiertes kortikospongiöses Knochentransplantat zu gewinnen.

Vorteile

Vaskularisierte Knochentransplantate werden an den Extremitäten insbesondere bei größeren Knochendefekten verwendet. So wird in der Literatur angegeben, dass auch Defektstrecken von über 20 cm mit diesem Verfahren überbrückt werden können.

Ein wesentlicher Vorteil dieses Verfahrens ist, dass ein mit eigenständiger, endostaler und periostaler Blutversorgung ausgestattetes Knochensegment vom Spender- zum Empfängerort verlagert wird. In der Literatur wird neben einer möglichen Defektdeckung von bis zu 20 cm als ein weiterer günstiger Aspekt dieses Verfahrens angeführt, dass das Knochentransplantat als vitaler, kortikaler Knochen auf biologische Belastung wie ein normaler Knochen reagiert.

Voraussetzungen

Auch dieses Verfahren setzt eine stabile Osteosynthese voraus, um das Einheilen des Knochentransplantats zu gewährleisten. Eine weitere wesentliche Voraussetzung für die Anwendung dieser Technik ist eine adäquate Gefäßsituation im Bereich der Empfängerstelle. Die Vorzüge einer vaskularisierten Knochentransplantation scheinen dazu zu führen, dass insbesondere langstreckige Knochendefekte mit diesem Verfahren deutlich schneller überbrückt werden als mit anderen Methoden (z. B. autologe, avaskuläre Spongiosaplastik) [37].

Komplikationen, Risiken

Als Komplikationen sind die Entwicklung von Pseudarthrosen am Übergangsbereich zum Empfängerknochen sowie Frakturen und Nekrosen des Transplantats zu berücksichtigen. Weiterhin ist die Entnahmemorbidität zu beachten. Im Rahmen eines Fibulatransplantates sind eine Läsion des N. peronaeus communis, eine Schwäche des M. extensor hallucis longus sowie eine Einschränkung der Dorsalextension oder der Plantarflexion im oberen Sprunggelenk beschrieben worden. Im Bereich des Beckenkamms sind Läsionen des N. cutaneus femoris lateralis, Konturverluste und Bauchwandhernien beschrieben [82].

5.4 Zusammenfassung

Die Therapie von primären Knochendefekten sollte erfolgen in Abhängigkeit von

- der Defektstrecke,
- der Defektlokalisation (Metaphyse/Diaphyse, obere/untere Extremität),
- dem Defekttyp (partiell oder zirkulär) und
- der Ursache des Knochendefekts (Trauma/Osteomyelitis).

Die Empfehlungen für das jeweilig beste Verfahren werden in der Literatur insbesondere für die langstreckigen Defekte teilweise kontrovers diskutiert. So wird die Indikation zur Rekonstruktion von Knochendefekten mittels vaskularisiertem Knochentransplantat in einigen Arbeiten von 6–20 cm gestellt, wohingegen andere Empfehlungen bei Defekten unter 10 cm die Interposition eines Knochenspans oder ein Distraktionsverfahren bevorzugen [33].

Unter Berücksichtigung dieser Aspekte lassen sich folgende Vorschläge zur Orientierung für die Auswahl eines geeigneten Verfahrens formulieren:

- Bei einem zirkulären Defekt < 4–5 cm können eine Füllung des Defekts mittels Spongiosaplastik oder eine Kallusdistraktion durchgeführt werden.
- Defekte > 5–6 cm können durch einen Segmenttransport therapiert werden.
- Defekte > 10 cm können mit einem vaskularisierten Knochentransplantat überbrückt werden.
- Für die Masquelet-Technik sind in der Literatur Therapieerfolge bei einer Defektstrecke > 20 cm beschrieben.

Neben der Defektgröße stellt auch die Lokalisation einen wesentlichen Faktor für die Therapieentscheidung dar. So wird für die obere Extremität bei Defekten > 4–5 cm in der Literatur eher ein mikrovaskulärer Knochentransfer empfohlen. Eine Kallusdistraktion sollte hier nur dann Anwendung finden, wenn ein vaskularisierter Knochentransfer nicht möglich oder kontraindiziert ist. An der unteren Extremität sind Distraktionsverfahren > 4–5 cm besser möglich und werden vom Patienten deutlich besser toleriert. Daher stellen diese Verfahren bei segmentalen Knochendefekten an der unteren Extremität das Verfahren der Wahl dar [82].

Generell sollten die verschiedenen Techniken aber nicht als konkurrierende, sondern als sich ergänzende Verfahren betrachtet werden, um das für jeden Patienten individuell zu bestimmende optimale Therapieverfahren zu identifizieren. Optimal bedeutet in diesem Zusammenhang, den Defekt mit der einfachsten Therapieform schnell und sicher zu überbrücken.

Unabhängig vom Verfahren stellt die Therapie primärer Knochendefekte eine große Herausforderung an das gesamte Behandlungsteam dar. Engmaschige Wundkontrollen zur frühzeitigen Identifizierung einer Infektion sind dabei ebenso essenziell wie eine befundadaptierte Belastung der Extremität.

Tab. 5.4 Mögliche Komplikationen bei der Verwendung der verschiedenen Therapiemöglichkeiten zur Überbrückung primärer Knochendefekte

Autologe Knochentransplantation, Knochenersatzstoffe	Kallusdistraktion und Segmenttransport	Vaskularisierte Knochentransplantate
Entnahmestelle:	*Knochenregenerat:*	*Entnahmestelle:*
Oberflächliche und tiefe Infektionen	Wund- und Pin-Infektion	Gefäß-/Nervenläsion (z. B. N. peronaeus)
Nachblutung, Hämatome	Osteomyelitis	Wundheilungsstörung/Infektion/Hämatom
Gefäß- und Nervenschäden	Versagen des Verlängerungssystems	Instabilität/Fraktur (oberes Sprunggelenk, Beckenkamm)
Hernien	Abriss des Knochenregenerats	Chronische Schmerzen
Schmerzen	Frühzeitiger knöcherne Durchbauung des Regenerats	*Empfängerstelle:*
Knochentransplantat:	Fehlende Durchbauung an Docking-Stelle	Wundheilungsstörung, Infektion, Hämatom
Fehlende Einheilung	Dehnungsschäden der Weichteile	Verschluss der Gefäßanastomose
Transplantatdislokation	Achs- und Rotationsfehlstellungen	Gefäß-/Nervenläsion
Ermüdungsbrüche	Beinlängendifferenz	Fehlende knöcherne Einheilung
		Ermüdungsbrüche

Cave

Da eine zu aggressive Nachbehandlung mit zu starker Belastung im Defektbereich den Therapieerfolg gefährden kann, sind nativradiologische und computertomographische Kontrollen unerlässlich, um eine adäquate Belastung freigeben zu können.

Die Komplexität der Behandlung dieser Patienten wird auch an der verhältnismäßig hohen Anzahl von Komplikationen (Tab. 5.4) und Folgeeingriffen deutlich, die unabhängig vom Verfahren nötig werden können [33].

Literatur

1. Wiese A, Pape HC (2010) Bone Defects Caused by High-energy Injuries, Bone Loss, Infected Nonunions, and Nonunions. Orthop Clin N Am 41:1–4
2. Abdel-Aal AM (2006) Ilizarov bone transport for massive tibial bone defects. Orthopedics 29(1):70–74
3. Ruchholtz S, Zintl B, Nast-Kolb D et al. (1997) Quality management in early clinical polytrauma management. II. Optimizing therapy by treatment guidelines. Unfallchirurg 100(11):859–866
4. Gustilo RB, Mendoza RM, Williams DN (1984) Problems in the management of type III (severe) open fractures: A new classification of Type III open fractures. J Trauma 24(742):746
5. Pape HC, Probst C, Lohse R et al. (2010) Predictors of Late Clinical Outcome Following Orthopedic Injuries After Multiple Trauma. J Trauma:1243–1251
6. Helfet DL, Howey T, Sanders R, Johansen K (1990) Limb salvage versus amputation. Preliminary results of the Mangled Extremity Severity Score. Clin Orthop Relat Res (256):80–86
7. Fochtmann A, Mittlbock M, Binder H, Kottstorfer J, Hajdu S (2014) Potential prognostic factors predicting secondary amputation in third-degree open lower limb fractures. J Trauma Acute Care Surg 76(4):1076–1081
8. Kobbe P, Frink M, Oberbeck R et al. (2008) Treatment strategies for gunshot wounds of the extremities. Unfallchirurg 111(4):247–254
9. Omer GE Jr. (1974) Injuries to nerves of the upper extremity. J Bone Joint Surg Am 56(8):1615–1624
10. Gustilo RB, Anderson JT (1976) Prevention of infection in the treatment of one thousand and twenty-five open fractures of long bones: retrospective and prospective analyses. J Bone Joint Surg Am 58(4):453–458
11. Ryan SP, Pugliano V (2014) Controversies in Initial Management of Open Fractures. Scand J Surg 103(2):132–137
12. Khatod M, Botte MJ, Hoyt DB, Meyer RS, Smith JM, Akeson WH (2003) Outcomes in open tibia fractures: relationship between delay in treatment and infection. J Trauma 55(5):949–954
13. Schenker ML, Yannascoli S, Baldwin KD, Ahn J, Mehta S (2012) Does timing to operative debridement affect infectious complications in open long-bone fractures? A systematic review. J Bone Joint Surg Am 94(12):1057–1064
14. Pape HC, Tornetta P 3rd, Tarkin I, Tzioupis C, Sabeson V, Olson SA (2009) Timing of Fracture Fixation in Multitrauma Patients: The Role of Early Total Care and Damage Control Surgery. J Am Acad Orthop Surg 17:541–549
15. Grote S, Polzer H, Prall WC et al. (2012) Prevention of infection in the current treatment of open fractures: an evidence-based systematic analysis. Orthopäde 41(1):32–42
16. Hoff WS, Bonadies JA, Cachecho R, Dorlac WC, Work Group (2011) update to practice management guidelines for prophylactic antibiotic use in open fractures. J Trauma 70(3):751–754
17. Zalavras CG, Patzakis MJ, Holtom P (2004) Local antibiotic therapy in the treatment of open fractures and osteomyelitis. Clin Orthop Relat Res (427):86–93
18. Dellinger EP, Miller SD, Wertz MJ, Grypma M, Droppert B, Anderson PA (1988) Risk of infection after open fracture of the arm or leg. Arch Surg 123(11):1320–1327
19. Merritt K (1988) Factors increasing the risk of infection in patients with open fractures. J Trauma 28(6):823–827
20. Zalavras CG, Marcus RE, Levin LS, Patzakis MJ (2008) Management of Open fractures and Subsequent Complications. Instr Course Lect 57:51–63
21. Ryan ER, Boulton C, O'toole RV (2013) Open diaphyseal tibial fractures. Orthop Traumatol :303–319
22. Tornetta P 3rd, Bergman M, Watnik N, Berkowitz G, Steuer J (1994) Treatment of grade-IIIb open tibial fractures. A prospective randomised comparison of external fixation and non-reamed locked nailing. J Bone Joint Surg Br 76(1):13–19
23. Brumback RJ, Ellison PS Jr., Poka A, Lakatos R, Bathon GH, Burgess AR (1989) Intramedullary nailing of open fractures of the femoral shaft. J Bone Joint Surg Am 71(9):1324–1331
24. Brumback RJ, Ellison TS, Poka A, Bathon GH, Burgess AR (1992) Intramedullary nailing of femoral shaft fractures. Part III: Long-term effects of static interlocking fixation. J Bone Joint Surg Am 74(1):106–112
25. Bhandari M, Guyatt GH, Swiontkowski MF, Schemitsch EH (2001) Treatment of open fractures of the shaft of the tibia. J Bone Joint Surg Br 83(1):62–68
26. Bhandari M, Guyatt G, Tornetta P 3rd et al. (2008) Study to prospectively evaluate reamed intramedually nails in patients with tibial fractures (S.P.R.I.N.T.): study rationale and design. Bmc Musculoskelet Disord 9:91
27. Hildebrand F, Giannoudis P, Kretteck C, Pape HC (2004) Damage control: extremities. Injury 35(7):678–689
28. Harwood PJ, Giannoudis PV, Probst C, Krettek C, Pape HC (2006) The risk of local infective complications after damage control procedures for femoral shaft fracture. J Orthop Trauma 20(3):181–189
29. Marsh JL, Nepola JV, Wuest TK, Osteen D, Cox K, Oppenheim W (1991) Unilateral external fixation until healing with the dynamic axial fixator for severe open tibial fractures. J Orthop Trauma 5(3):341–348
30. Gopal S, Majumder S, Batchelor AG, Knight SL, De BP, Smith RM (2000) Fix and flap: the radical orthopaedic and plastic treatment of severe open fractures of the tibia. J Bone Joint Surg Br 82(7):959–966
31. Bongers KJ, Muhr G (1984) Primary surgical treatment of humeral shaft fractures. Neth J Surg 36(6):163–167
32. Hughes RE, Schneeberger AG, An KN, Morrey BF, O'Driscoll SW (1997) Reduction of triceps muscle force after shortening of the distal humerus: a computational model. J Shoulder Elbow Surg 6(5):444–448
33. Platz A, Werner CM, Kunzi W, Trentz O, Meyer VE (2004) Reconstruction of posttraumatic bony defects of the lower extremity: callotaxis or free vascularized fibula graft? Handchir Mikrochir Plast Chir 36(6):397–404
34. Masquelet AC, Begue T (2010) The concept of induced membrane for reconstruction of long bone defects. Orthop Clin North Am 41(1):27–37
35. Viateau V, Bensidhoum M, Guillemin G et al. (2010) Use of the induced membrane technique for bone tissue engineering purposes: animal studies. Orthop Clin North Am 41(1):49–56
36. Ristiniemi J, Lakovaara M, Flinkkila T, Jalovaara P (2007) Staged method using antibiotic beads and subsequent autografting for large traumatic tibial bone loss: 22 of 23 fractures healed after 5-20 months. Acta Orthop 78(4):520–527
37. Weiland AJ, Moore JR, Daniel RK (1983) Vascularized bone autografts. Experience with 41 cases. Clin Orthop Relat Res (174):87–95
38. Kobbe P, Frink M, Oberbeck R et al. (2008) Treatment strategies for gunshot wounds of the extremities. Unfallchirurg 111(4):247–254
39. Kesemenli CC, Kapukaya A, Subasi M, Arslan H, Necmioglu S, Kayikci C (2004) Early prophylactic autogenous bone grafting in type III open tibial fractures. Acta Orthop Belg 70(4):327–331
40. Edwards CC, Simmons SC, Browner BD, Weigel MC (1988) Severe open tibial fractures. Results treating 202 injuries with external fixation. Clin Orthop Relat Res (230):98–115
41. Marino JT, Ziran BH (2010) Use of solid and cancellous autologous bone graft for fractures and nonunions. Orthop Clin North Am 41(1):15–26

42. Giannoudis PV, Einhorn TA, Marsh D (2007) Fracture healing: the diamond concept. Injury 38(Suppl 4):S3–S6
43. Einhorn TA, Majeska RJ, Rush EB, Levine PM, Horowitz MC (1995) The expression of cytokine activity by fracture callus. J Bone Miner Res 10(8):1272–1281
44. Brown CR, Boden SD (2008) Fracture repair and bone grafting. Orthopaedic knowledge update, 9. Aufl. AAOS, Rosemont
45. Finkemeier CG (2002) Bone-grafting and bone-graft substitutes. J Bone Joint Surg Am 84-A(3):454–464
46. Trueta J (1974) Blood supply and the rate of healing of tibial fractures. Clin Orthop Relat Res (105):11–26
47. Le AX, Miclau T, Hu D, Helms JA (2001) Molecular aspects of healing in stabilized and non-stabilized fractures. J Orthop Res 19(1):78–84
48. De LW Jr., Einhorn TA, Koval K et al. (2007) Bone grafts and bone graft substitutes in orthopaedic trauma surgery. A critical analysis. J Bone Joint Surg Am 89(3):649–658
49. Cannada LK, Anglen JO, Archdeacon MT, Herscovici D Jr., Ostrum RF (2008) Avoiding complications in the care of fractures of the tibia. J Bone Joint Surg Am 90(8):1760–1768
50. Conway JD (2010) Autograft and nonunions: morbidity with intramedullary bone graft versus iliac crest bone graft. Orthop Clin North Am 41(1):75–84
51. Belthur M, Conway JD, Jindal G, Ranade A, Herzenberg J (2008) Bone graft harvest using a new intramedullary system. Clin Orthop Relat Res 466(12):2973–2980
52. O'Keeffe RM Jr., Riemer BL, Butterfield SL (1991) Harvesting of autogenous cancellous bone graft from the proximal tibial metaphysis. A review of 230 cases. J Orthop Trauma 5(4):469–474
53. Husebye EE, Lyberg T, Opdahl H, Laurvik H, Roise O (2010) Cardiopulmonary Response to Reamed Intramedullary Nailing of the Femur Comparing Traditional Reaming With a One-Step Reamer-Irrigator-Aspirator Reaming System: An Experimental Study in Pigs. J Trauma :
54. Mueller CA, Rahn BA (2003) Intramedullary pressure increase and increase in cortical temperature during reaming of the femoral medullary cavity: the effect of draining the medullary contents before reaming. J Trauma 55(3):495–503
55. Higgins T, Casey V, Bachus K (2007) Cortical heat generation using an irrigating/aspirating single pass reaming vs. conventional stepwise reaming. J Orth Trauma 21:192–197
56. Giannoudis P, Tzioupis C, Green J (2009) Surgical techniques: how I do it? The Reamer / Irrigator / Aspirator (RIA) system. Injury 40(11):1231–1236
57. Frolke JP, Nulend JK, Semeins CM, Bakker FC, Patka P, Haarman HJ (2004) Viable osteoblastic potential of cortical reamings from intramedullary nailing. J Orthop Res 22(6):1271–1275
58. Schmidmaier G, Herrmann S, Green J et al. (2006) Quantitative assessment of growth factors in reaming aspirate, iliac crest, and platelet preparation. Bone 39(5):1156–1163
59. Frolke JP, Bakker FC, Patka P, Haarman HJ (2001) Reaming debris in osteotomized sheep tibiae. J Trauma 50(1):65–69
60. Wenisch S, Trinkaus K, Hild A et al. (2005) Human reaming debris: a source of multipotent stem cells. Bone 36(1):74–83
61. Pratt DJ, Papagiannopoulos G, Rees PH, Quinnell R (1987) The effects of medullary reaming on the torsional strength of the femur. Injury 18(3):177–179
62. Lowe JA, la Rocca GJ, Murtha Y et al. (2010) Complications associated with negative pressure reaming for harvesting autologous bone graft: a case series. J Orthop Trauma 24(1):46–52
63. Krettek C, Schandelmaier P, Tscherne H (1995) Nonreamed interlocking nailing of closed tibial fractures with severe soft tissue injury. Clin Orthop Relat Res (315):34–47
64. Scharfenberger A, Weber T (2005) Reamer irrigator aspirator (RIA) for bone graft harvest: applications for grafting large segmental defects in the tibia and femur. Orthopaedic Trauma Association Annual Meating, October 20-22.
65. Malik MH, Harwood P, Diggle P, Khan SA (2004) Factors affecting rates of infection and nonunion in intramedullary nailing. J Bone Joint Surg Br 86(4):556–560
66. Finkemeier CG, Neiman R, Hallare D (2010) RIA: one community's experience. Orthop Clin North Am 41(1):99–103
67. Belthur M, Conway JD, Ranade A (2007) Use of the RIA to harvest bone graft for limb resonstruction surgery: technique, early experience, and outcome. The Limb Lengthening and Reconstruction Society 17th Annuam Meating, Chicago.
68. Taylor BC, French BG, Fowler TT, Russell J, Poka A (2012) Induced membrane technique for reconstruction to manage bone loss. J Am Acad Orthop Surg 20(3):142–150
69. Hertel R, Gerber A, Schlegel U, Cordey J, Ruegsegger P, Rahn BA (1994) Cancellous bone graft for skeletal reconstruction. Muscular versus periosteal bed--preliminary report. Injury 25(Suppl 1):A59–A70
70. Gugal Z, Gogolewski S (2002) Healing of critical size segmental bone defects in the sheep librae using bio resorbable polyactide membranes. Injury 33(Suppl 2):71–76
71. Giannoudis PV, Dinopoulos HT (2010) Autologous bone graft: when shall we add growth factors? Orthop Clin North Am 41(1):85–94
72. Dinopoulos H, Dimitriou R, Giannoudis PV (2012) Bone graft substitutes: What are the options? Surgeon 10(4):230–239
73. Giannoudis PV, Dinopoulos HT (2010) BMPs: Options, indications, and effectiveness. J Orthop Trauma 24(Suppl 1):S9–16
74. Kanakaris NK, Calori GM, Verdonk R et al. (2008) Application of BMP-7 to tibial non-unions: a 3-year multicenter experience. Injury 39(Suppl 2):S83–S90
75. Giannoudis PV, Dinopoulos HT (2010) Autologous bone graft: when shall we add growth factors? Foot Ankle Clin 15(4):597–609
76. Spinella-Jaegle S, Roman S, Faucheu C (1998) Opposite effects of bone morphogenic protein 2 and transforming growth factor beta 1 on osteoblast diffirentation. Bone 29:323–330
77. Lichte P, Pape HC, Pufe T, Kobbe P, Fischer H (2011) Scaffolds for bone healing: concepts, materials and evidence. Injury 42(6):569–573
78. Kuhne JH, Bartl R, Frisch B, Hammer C, Jansson V, Zimmer M (1994) Bone formation in coralline hydroxyapatite. Effects of pore size studied in rabbits. Acta Orthop Scand 65(3):246–252
79. Thibault RA, Scott BL, Mikos AG, Kasper FK (2010) Osteogenic differentiation of mesenchymal stem cells on pregenerated extracellular matrix scaffolds in the absence of osteogenic cell culture supplements. Tissue Eng Part A 16(2):431–440
80. Hankemeier S, Pape HC, Jagodzinski M, Krettek C (2004) Surgical technique for callus distraction. Unfallchirurg 107(10):961–964
81. Wood MB, Bishop AT (2007) Massive bone defects of the upper limb: reconstruction by vascularized bone transfer. Hand Clin 23(1):49–56
82. Hierner R, Tager G, Nast-Kolb D (2009) Vascularized bone transfer. Unfallchirurg 112(4):405–416

Verzögerte Knochenheilung

Prof. Dr. med. Gerald Zimmermann

P. Biberthaler, M. van Griensven (Hrsg.), *Knochendefekte und Pseudarthrosen*, DOI 10.1007/978-3-642-44991-8_6

Gegenüber der Heilung anderer Gewebe des Körpers stellt die Frakturheilung einen deutlich längeren Prozess dar. Sind oberflächliche Wunden der Haut nach 10 Tagen bereits weitgehend vernarbt, so beträgt die Dauer bis zur Heilung des Knochens beim Erwachsenen mindestens 6 Wochen. Der Grund hierfür ist, dass bei den meisten anderen Geweben nach einer Verletzung eine bindegewebige Narbe entsteht, also hoch spezialisiertes Gewebe durch minderwertiges ersetzt wird.

Im Gegensatz hierzu findet bei der Frakturheilung der Wiederaufbau des Originalgewebes mit den gleichen biochemischen und biomechanischen Qualitäten statt [17, 29].

Somit stellt die Frakturheilung einen außergewöhnlichen Prozess dar, den nur wenige Gewebe des Körpers durchlaufen können – nämlich eine Heilung ohne die Ausbildung einer fibrösen Narbe.

Außergewöhnlich ist auch, dass die zellulären und molekularen Vorgänge, welche an der Knochenheilung beteiligt sind, viele Gemeinsamkeiten mit denen aufweisen, die während der embryonalen und postnatalen Skelettentwicklung ablaufen [1, 19, 21, 38, 50, 56].

Von einer verzögerten Heilung hingegen spricht man, wenn

- die Durchbauung des Knochens in der erwarteten Zeit noch nicht erfolgt ist,
- der weitere Heilungsverlauf nicht absehbar erscheint,
- eine erfolgreiche Heilung jedoch nicht ausgeschlossen ist.

Da allerdings keine streng zugeordnete Zeit für die knöcherne Konsolidierung existiert, wird eine Fraktur dann als geheilt beschrieben, wenn sie einer normalen funktionellen Belastung durch den Verletzten Stand hält. Dieser Zeitraum ist zusätzlich abhängig von der Frakturlokalisation und vom Frakturtyp.

Radiologisch zeigt sich in den ersten Wochen nach dem Frakturereignis Frakturkallus, der als erstes Zeichen einer knöchernen Konsolidierung der Fraktur gilt. Dagegen weisen Belastungsschmerzen, Überwärmung und Empfindlichkeit der Haut auf Frakturhöhe, eingeschränkte Funktionstüchtigkeit und röntgenologisch kaum sichtbarer Kallus auf eine mögliche verzögerte Frakturheilung hin.

6.1 Problem

Der Zeitpunkt, zu welchem nach einer Fraktur von einer verzögerten Frakturheilung gesprochen wird, ist bisher nicht einheitlich definiert.

Im klinischen Alltag wurde häufig nur zwischen Frakturen bei Kindern Erwachsenen und deren Heilungszeit differenziert.

Je jünger das Kind, desto schneller die Heilung.

Bei Erwachsenen wurde und wird dies wesentlich undifferenzierter gesehen. Gegenüber der allgemeinen Ansicht, dass Frakturen immer innerhalb von 6 Wochen heilen, ist inzwischen eine etwas differenziertere Ansicht getreten. Die verschiedenen durchschnittlichen Konsolidierungszeiten der verschieden Frakturlokalisationen ist in Tab. 6.1 dargestellt.

6.1.1 Die Tibiafraktur als Modell

Wie man aus Tab. 6.1 erkennt, ist die Tibiafraktur eine Fraktur mit der längsten Heilungszeit – aus verschieden Gründen, auf die in den folgenden Abschnitten noch näher eingegangen wird. Sie ist wissenschaftlich am besten untersucht und dient auch bei dem Thema der verzögerten Frakturheilung als Beispiel. Hier existieren viele Studien mit EBM-Level 1.

Definition

Fast man die Ergebnisse zusammen, ergibt sich ein Zeitraum von 3–4 Monaten für eine zeitgerechte Frakturheilung, ein Zeitraum vom 4–8 Monat für eine verzögerte Heilung, und von einer ausbleibenden Frakturheilung spricht man nach 9 Monaten.

6.1.2 Individuelle Heilungszeit

Als Illustration der Problematik der individuellen Heilungszeit soll der Vergleich von zwei unterschiedlichen Patienten dienen.

Bei einem 25-jährigen gesunden Patienten, der keinerlei Risikofaktoren hat und auch compliant ist, wird eine Tibiafraktur voraussichtlich in weniger als 3 Monaten konsolidieren. Es ist zu erwarten, dass bereits in einer Röntgenkontrolle nach 6 Wochen Kallus im Standardröntgenbild zu erkennen ist.

Allerdings ist dieser Patient eher die Seltenheit, und die überwiegende Mehrheit unserer Patienten im klinischen Alltag präsentiert sich anders. Der polymorbide geriatrische Patient mit durchschnittlich 5–10 verschiedenen Medikationen spiegelt die Realität in Europa wider. Da viele Medikamente auf die Frakturheilung Einfluss nehmen und auch das zunehmende Lebensalter offensichtlich die Frakturheilung behindern, wobei der letztendliche Beweis

Tab. 6.1 Heilungszeiten der unterschiedlichen Knochen

Frakturierter Knochen	Heilungszeit (Wochen)
Klavikula	3–8
Skapula	6
Rippen	4
Humerus	4–10
Radius, Ulna	6
Handgelenk	4–12
Finger	4–6
Pelvis	4–6
Femur	12
Patella	4–6
Tibia, Fibula	10–24
Sprunggelenk	6
Fuß	3–12
Zehe	3

hierfür noch fehlt, ist die Dauer der Frakturheilung zeitlich nicht pauschalisierbar.

Die Dauer der Frakturheilung ist individuell verschieden und hängt von oben genannten Faktoren ab. Eine strikte Definition von verzögerter und ausbleibender Frakturheilung ist nicht möglich.

Praxistipp

Somit ist die Definition „verzögerte Frakturheilung" eine höchst individuelle und normalerweise dem erfahrenen Kollegen zu überlassen.

6.1.3 Grundlagen der Knochenheilung

Die physiologische Knochenbruchheilung ist ein komplexer Vorgang, bei dem verschiedene biomechanische und biologische Faktoren zusammenwirken. In einer regelrechten Kaskade müssen bestimmte Phasen durchlaufen werden, um ein stabiles Regenerat zu erhalten. Das Zusammenspiel mechanischer und biologischer Komponenten ist die Voraussetzung. Allerdings ist dieser Prozess aufgrund dieser Komplexität auch besonders störanfällig.

Bei ca. 10 % aller Frakturen kommt es zu einer verzögerten Heilung – bei Patienten, die spezielle Risikofaktoren aufweisen, sogar bei über 30 % [54, 55].

Primäre und sekundäre Frakturheilung

Prinzipiell ist die Frakturheilung immer ein „Wettlauf" zwischen dem Ausmaß der Bewegung der Frakturenden und der biologischen Potenz der Heilung. Grundsätzlich gilt:

Je höher die osteogene Potenz, desto mehr Bewegung ist erlaubt.

Im Zuge der Knochenheilung müssen die ursprüngliche Geometrie und Funktionalität wiederhergestellt werden. Dies kann prinzipiell auf zwei Wegen geschehen.

Bei **direkter** Adaptation der Frakturenden und absoluter mechanischer Stabilität kommt es zur primären oder auch direkten Frakturheilung, bei der sich die Kortikalis ohne Kallusbildung erneuern kann [17, 29]. Dies lässt sich operativ nur selten verwirklichen, sodass meist die sog. **sekundäre** oder **indirekte** Frakturheilung zum Tragen kommt.

Bei der indirekten/sekundären Frakturheilung werden verschiedene Stadien durchlaufen:

Direkt im Anschluss an das Bruchereignis kommt es zur Bildung des Frakturhämatoms [5, 7, 21]. Durch die Gewebsverletzung wird eine Entzündungsreaktion ausgelöst, welche durch das Einwandern von Leukozyten, Granulozyten, Monozyten und Makrophagen begleitet wird. Diese Zellen setzten verschiedene Interleukine, Tumornekrosefaktoren und Wachstumsfaktoren frei [1, 5, 7, 21, 35, 49].

In den folgenden Tagen wird das Hämatom organisiert und Granulationsgewebe gebildet, welches die Grundlage für den anschließenden Heilungsprozess bildet. Aktiviert durch die ausgeschütteten Zytokine wandern mesenchymale Vorläuferzellen aus dem umgebenden Gewebe in den Frakturspalt ein und differenzieren zu Chondroblasten, Osteoblasten, Fibroblasten und Endothelzellen [50]. Gleichzeitig differenzieren Stammzellen im Bereich des Periosts um den Frakturspalt direkt zu Osteoblasten und beginnen, Knochenmatrix zu produzieren.

Chondroblasten im Granulationsgewebe entwickeln sich weiter zu Chondrozyten und beginnen etwa ab dem 3. Tag nach Fraktur große Mengen kollagener Matrix zu produzieren, den sog. „weichen" Kallus [17].

Für die Kallusbildung sind v. a. verschiedene Wachstumsfaktoren von essenzieller Bedeutung [1, 5, 7, 21, 35, 49, 54, 56] wie

- „platelet derived growth factor" (PDGF),
- „insulin-like growth factor" (IGF) und
- Vertreter der Transforming-growth-factor-β (TGF-β) -Superfamilie.

Im weiteren Verlauf des Heilungsprozesses hypertrophieren die Chondrozyten im knorpeligen Kallus und gehen schließlich zugrunde. Die extrazelluläre Matrix wird enzymatisch umgebaut, gleichzeitig kommt es zum Einsprossen von Blutgefäßen in den Kallus. Die proteolytische Degradation der Matrix wird hauptsächlich von Matrixmetalloproteinasen (MMP) getragen. Für die korrekte Ausbildung neuer Blutgefäßverzweigungen sind angiogenetische Faktoren wie „vascular endothelial growth factor" (VEGF) und Angiopoetin verantwortlich [5, 21, 29, 48, 49, 52].

Schließlich mineralisiert die Matrix durch Einlagerung von Hydroxylapatitkristallen, was als sog. „harter" Kallus bezeichnet wird [9, 17, 21, 31]. Osteoblasten wandern ein und beginnen, Knochenmatrix zu produzieren.

Der so gebildete Geflechtknochen ist zahlreichen Umbauvorgängen unterworfen, bis er schließlich die typische lamelläre Knochenstruktur gewinnt, die für die mechanische Belastung notwendig ist.

Mechanische Einflussfaktoren

Wichtig für den Heilungserfolg ist zunächst die Optimierung der mechanischen Verhältnisse. Diese werden bestimmt [3, 6, 34] durch

- Frakturlokalisation,
- Frakturtyp,
- Weite des Frakturspalts [10],
- Wahl des verwendeten Osteosyntheseverfahrens,
- Stabilisierung,
- Adaptation der Fragmentenden,
- Etappenlavage [27] und
- mechanische Belastung.

Bis vor 10 Jahren wurde hauptsächlich durch Verbesserung der Metallimplantate und Verfahrensoptimierung versucht, die Heilungsrate zu verbessern.

Allerdings wird die Tatsache, dass nicht nur die Art der Frakturversorgung für den Heilungserfolg verantwortlich sein kann, durch die Beobachtung gestützt, dass es bei Kindern fast immer zu einer zeitgerechten Knochendurchbauung kommt, obwohl hier die Osteosynthesen mit Implantaten und Techniken durchgeführt werden, die bei einem Erwachsenen mit hoher Wahrscheinlichkeit keine korrekte Heilung erwarten lassen würden.

Biologische Einflussfaktoren

Nachgewiesene und epidemiologisch wahrscheinliche biologische Ursachen [26, 38] einer verzögerten Knochenbruchheilung sind:

- systemische Defizite, z. B.
  - fortgeschrittenes Alter des Patienten [25],
  - Mangel- und Fehlernährung [16],
  - Anämie [42],
  - Diabetes mellitus [37],
  - Hormonmangel [51],
  - an der Extremität lokal vorbestehende Schädigungen (chronische Schädigung des Weichteilmantels oder der Zirkulation [45], lokale Adipositas [28] und verminderte Sauerstoffsättigung [27])
- als auch pharmakologische Faktoren wie
  - Kortikosteroide [12],
  - Antikoagulanzien [46],
  - nichtsteroidale Antiphlogistika [2],
  - Ciprofloxacin [27] und
  - Nikotinabusus [33].

Ursachen der verzögerten Knochenheilung

Wie bereits im vorherigen Abschnitt ausgeführt, gibt es sehr viele Faktoren, die die Frakturheilung verzögern. Im Folgenden sind ausgewählte, aktuelle Fragestellungen bezüglich dieser Problematik präzisiert.

Nikotin

Nikotin ist bekannt als Vasokonstriktor und führt somit zu einer reduzierten Durchblutung des muskuloskelettalen Systems mit der Folge einer chronischen Hypoxämie, was zu einer Verschlechterung der Heilung führen kann. Raucher haben bekanntermaßen häufiger Wundnekrosen, Infektionen und Wundheilungsstörungen. Tierexperimentelle Studien konnten zeigen, dass 2 Wochen Nikotinabstinenz zu einer Normalisierung der peripheren Sauerstoffsättigung und Hämodynamik führen [20].

> **In einem systematischen Review von Scolaro et al. 2014 konnte gezeigt werden, dass Raucher eine signifikant verlängerte Frakturheilungszeit aufwiesen [43].**

Der Unterschied betrug hier für alle Frakturen unabhängig von der Lokalisation 6 Wochen. Außerdem lag eine hochsignifikante Erhöhung der Pseudarthroserate bei Tibiafrakturen vor [41].

Alter und Osteoporose

Experimentell konnte eine verminderte osteogene Regeneration altersabhängig gezeigt werden. Zusätzlich war die Kallusreifung und Stabilität bei älteren Versuchstieren gestört und vermindert. Allerdings gibt es keinen ausreichenden wissenschaftlichen Beweis, dass die Frakturheilung durch das physiologische Altern gestört ist. Ein wesentlicher Faktor könnte die erheblich verminderte Anzahl von osteogenen Zellen im Periost sein, was bekannt ist [18, 25, 36, 44].

Bisphosphonate

Bisphosphonate werden weltweit zur Behandlung der Osteoporose verordnet. Bis zu 25 % der Bevölkerung der USA nehmen dieses Medikament ein. Zum einen wird die Aktivität der Osteoklasten gehemmt, zum anderen aber auch die Mineralisierung der Knochensubstanz. Obwohl hüftgelenksnahe Frakturen durch die Gabe bis um 30 % reduziert sind, kommt es zu atypischen Femurfrakturen mit schlechter Heilungstendenz. Insgesamt gibt es aber bei Risiko-Nutzen-Abwägung eine Empfehlung zur der

Therapie mit Bisphosphonaten [15]. Wichtig ist jedoch die Patienten über die gravierendste Komplikation, die Unterkiefernekrose aufzuklären bzw. bei Risikopatienten mit hohem Nikotinabusus usw. eher zurückhaltend zu sein.

Eine aktuelle Metaanalyse untersucht den möglichen Einfluss von Bisphosphonaten auf die Knochenheilung und speziell auf die Frakturheilung. In der Studie konnte kein Hinweis auf eine verzögerte Frakturheilung bei der gleichzeitigen Gabe von Bisphosphonaten gesehen werden [53].

▪ Nichtsteroidale Antiphlogistika

Nichtsteroidale Antiphlogistika (NSAP) werden regelmäßig bei muskuloskelettalen Verletzungen verordnet. NSAP hemmen die Cyclooxygenaseaktivität und damit die Prostaglandinsynthese. Schmerz- und Entzündungsreaktion werden dadurch bei Patienten vermindert. Eine wichtige Frage ist: Aber wie ist der Effekt auf die Gewebeheilung? Es liegen viele Zell- und Tierversuche vor, welche eindeutig zeigen, dass NSAP diese behindern. Jedoch gibt es kaum humane Studien. Unterschiedliche Dosis, Dauer und Art der Medikation sowie verschieden Studienprotokolle und Endpunkte verhindern eine gute Vergleichbarkeit [47].

Praxistipp

Nichtsteroidale Antiphlogistika sollten, wenn erforderlich, nur kurzzeitig gegeben werden. NSAP stellen in jedem Fall einen potenziellen Risikofaktor für die Entwicklung einer verzögerten Frakturheilung dar [22].

Allerdings erhalten nahezu alle Patienten nach einer Osteosynthese NSAP zur Schmerztherapie, ohne dass es hierbei zu substanziellen Knochenbruchheilungsstörungen kommt. Möglicherweise liegen der experimentell nachgewiesenen Störung der Knochenbruchheilung zusätzliche Faktoren zugrunde, die noch einer weiteren Aufarbeitung bedürfen.

▪ Kortikosteroide

Patienten, die für unterschiedliche Pathologien mit Kortikosteroiden behandelt werden, haben eine erhöhte Chance auf eine verzögerte Frakturheilung [30, 32]. Dies hängt z. T. zusammen mit der auftretenden Osteoporose, die durch chronische Kortikosteroidtherapie induziert werden kann. Andererseits ist aus dem Labor bekannt, dass Dexamethason die Differenzierung von Osteoblasten aus mesenchymalen Stammzellen induzieren kann. Dieses Kortikosteroid könnte demnach als Therapeutikum eingesetzt werden [39].

6.1.4 Diagnostik

Die frühzeitige Diagnose einer verzögerten Frakturheilung ermöglicht dem behandelnden Arzt, Komplikationen und langandauernde Immobilität zu vermeiden. Allerdings zeigen sich erhebliche Schwierigkeiten, diese rechtzeitig zu erkennen. Prinzipiell stehen uns 3 Bereiche zur Verfügung, aus denen Informationen über den Heilungsfortschritt gewonnen werden können.

- Die **Anamnese** und das **klinische Bild** weisen bei noch nicht erfolgter Heilung bestimmte Charakteristika auf. Eine schmerzfreie Vollbelastung kann ein sicheres Zeichen von Heilung sein. Aber ist eine nur teilweise konsolidierte Fraktur des distalen Radius bei einer 80-Jährigen mit geringem Funktionsanspruch und allgemeiner Indolenz auch wirklich verheilt? Ein 20-jähriger körperlich arbeitender Mensch ist mit der gleichen Konsolidierungsrate subjektiv noch nicht ausgeheilt.
- **Radiologisch** sind Röntgenaufnahmen momentan immer noch der Standard zur ersten Beurteilung einer knöchernen Konsolidierung. In den letzten Jahren hat aufgrund der immer besseren Qualität das Computertomogramm (CT) an Bedeutung gewonnen.

Allerdings sind alle radiologischen Methoden erst spät im Prozess der Frakturheilung aussagekräftig und meist zu einem Zeitpunkt, bei dem der klinische Verdacht schon besteht.

- **Biomarker** könnten möglicherweise eine verzögerte Frakturheilung sehr frühzeitig identifizieren, jedoch gibt es nur wenige klinische Studien hierzu.

Letztendlich gibt es bis heute keine sichere Methode, mit der in der klinischen Routine eine verzögerte Frakturheilung in den ersten Wochen antizipiert werden kann.

Bildgebende Verfahren

▪ Röntgen

Als bildgebende Verfahren kommen Standardröntgenaufnahmen in Betracht. Hierbei werden zur Objektivierung der Heilung normalerweise mehrere erfahrene Radiologen und Chirurgen herangezogen.

Praxistipp

Eine Konsolidierung der Fraktur wird angenommen, wenn 3 von 4 Kortices sicher knöchern überbrückt sind. Hier zeigt sich schon die Limitierung der Methode, denn bei vielen Frakturen lässt sich dies ra-

Tab. 6.2 Biologische Marker [57]

Studie	Jahr	Untersuchung	Biologischer Marker	Ergebnis
Klein et al.	2004	Schaf	PICP, ALP, PIIINP	Keine Korrelation
Bauer et al.	2006	Patienten	„β cross laps"	Osteoanabolische und -katabolische Marker bei verzögerter Heilung reduziert
Komnenoul et al.	2002	79 Kannichen	ALP	Nicht signifikater Unterschied vom 20. Tag an bei verzögerter Frakturheilung
Herrmann et al.	2002	44 Patienten	OC, ALP, „β cross laps"	Fehlender Anstieg von OC und ggf. ALP bei Patienten mit verzögerter Frakturheilung
Enami et al.	1999	Patienten	OC, ALP	Anstieg von OC und APLP
Brownlow et al.	2001	Tiermodell	TGF-β, PDGF, FGFb, BMP 2/4	Eine Verminderung dieser Faktoren bedingt keine Entstehung einer verzögerten Frakturheilung
Kurdy	2000	20 Patienten	PIIINP, PICP, and ALP.	Signifikant niedrigeres PICP, grenzwertig weniger ALP in der 20. Woche. Signifikant höheres PIIINP nach 10 Wochen
Zimmermann et al.	2006	30 Patienten	TGF-β1	Signifikanter Unterschied der Konzentrationen in den Serumplasma β1 als möglicher prädiktiver Faktor einer verzögerten Frakturheilung
Henle et al.	2005	137 Patienten	MMP und TIMPs	Signifikant höhere Konzentrationen von proMMP1, MMP1/2, MMP8, signifikant geringere TIMP1 im Falle einer verzögerten Frakturheilung

diologisch nicht sicher abbilden. Des Weiteren zeigte sich in einer Studie, dass von 5 erfahrenen Chirurgen lediglich in 70 % der Fälle bezüglich dieser Kriterien übereinstimmten [13].

Computertomographie

Abhilfe kann hier das CT bringen. In der Computertomographie die Abgrenzung von verheilten zu nicht verheilten Abschnitten deutlich präziser, sagt aber leider nichts über die Stabilität und Belastungsfähigkeit aus. In Studien zeigte sich, dass die letztendliche Sicherheit, eine verzögerte oder ausbleibende Frakturheilung zu erkennen, nicht steigt [24].

Die Spezifität von Standardröntgenbildern beträgt nach Studienlage bezüglich der Heilung einer Fraktur nur 63 % und die Sensitivität nur 54 %. Mit dem CT kann die Sensitivität auf 100 % gesteigert werden, jedoch beträgt die Spezifität weiterhin nur 62 %.

Sonographie

Ultraschalluntersuchungen bieten den Vorteil der fehlenden Strahlenexposition, der schnellen und kostengünstigen Durchführung. Die Sicherheit der Untersuchung ist jedoch erheblich von der Erfahrung des Untersuchers abhängig und nur bei dem Ultraschall zugänglichen Knochen möglich. Hier kann frühzeitig eine Kallusbildung detektiert werden, wenn keine Osteosynthese den Blick verhindert. Die Spezifität betrug in einer Studie von Moed et al. 97 % [40].

Sonstige Verfahren

Mehr experimentell als in der täglichen Routine sind die Dual-Energy-Absorptiometrie (DEXA), MicroCT und Einzelphotonen-Emissionscomputertomographie („single photon emission computed tomography"; SPECT). DEXA zeigt eine höhere Sensitivität als die Standardröntgenaufnahme und das CT und sollte weiter untersucht werden. Das MicroCT ist bisher beim Menschen nicht anwendbar, zeigt aber eine hohe Korrelation zur mechanischen Festigkeit der Fraktur. SPECT kann prinzipiell die Gewebeaktivität darstellen und somit wichtige Beiträge zum Heilungsverlauf darstellen, ist aber bisher nicht Routine.

Proteine

Im Rahmen der Frakturheilung spielen verschieden Proteine eine wichtige Rolle.

Zytokine und Wachstumsfaktoren, Glykoproteine wie Osteocalcin (OC), Enzyme wie die „bone-specific alkaline phosphatase" (ALP) oder Matrixmetalloproteinasen (MMP) oder deren Inhibitoren (TIMP) beeinflussen die Proliferation und Differenzierung der osteogenen Zellen und damit die Frakturheilung.

Das Carboxy-terminal-Propeptid von Procollagen-Type I (PICP), Amino-terminal-Propeptid von Type-III-Procollagen (PIIINP) and C-terminal Type-1-collagen-Telopeptide („β-cross laps") wurden untersucht. Diese biologischen Marker reagieren im Schnitt wesentlich

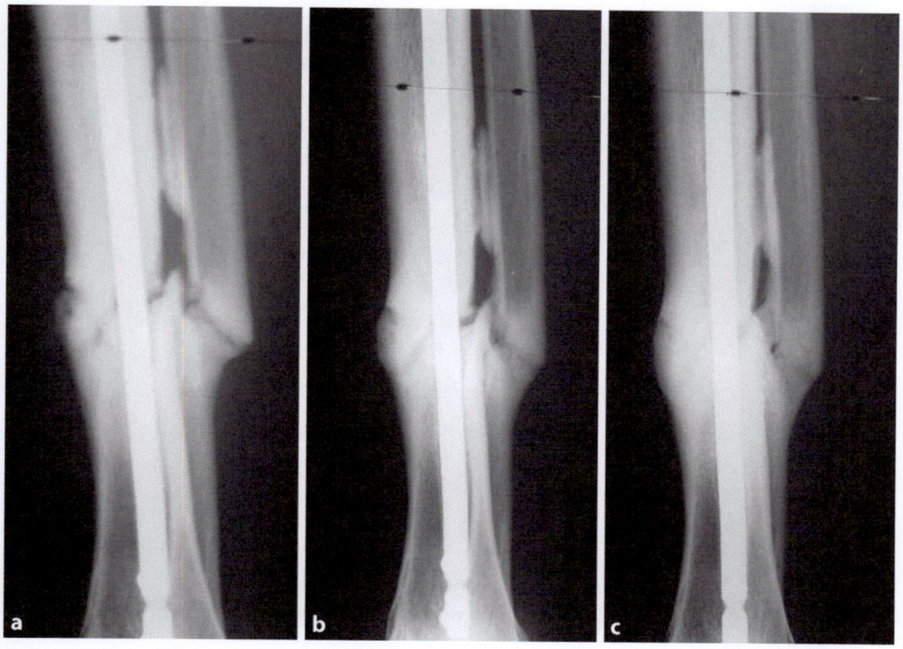

■ **Abb. 6.1** Nicht konsolidierte Tibiafraktur nach 9 Monaten (**a**). Ohne Verfahrenswechsel zeigte sich nach weiteren 3 (**b**) und 6 Monaten (**c**) eine Konsolidierung der Fraktur. Dies verdeutlicht die Schwierigkeiten der Diagnostik

schneller als radiologische Untersuchungen und haben daher auch eine prädiktive Wertigkeit (■ Tab. 6.2; [57]).

Neuere relevante Studien sind im Moment nicht publiziert.

Praxistipp

Letztendlich muss die Diagnose der verzögerten Frakturheilung aus einer Kombination der Röntgenverlaufskontrollen der Fraktur und dem klinischen Bild erfolgen. Weitere Hilfsmittel wie das CT oder serologische Parameter können herangezogen werden, um die Diagnose zu untermauern.

Es ist zu hoffen, dass das Forschungsinteresse an den Diagnostika zunimmt [4, 11].

6.2 Lösung

6.2.1 Maximale Heilungszeit abwarten

Die Konsolidierungszeit einer Fraktur kann wie bereits oben dargestellt sehr unterschiedlich sein. Unter bestimmten Umständen kann das Abwarten der maximalen Heilungszeit sinnvoll sein.

Ist die Osteosynthese lockerungsfrei und liegen z. B. Nebenerkrankungen vor, welche ein erhebliches Risiko für eine Revisionsoperation bedeuten, kann selbstverständlich zugewartet werden.

Entscheidend für eine Heilung ist neben der Stabilisierung auch die biologische Potenz. Je höher diese ist, desto länger kann der klinische Verlauf beobachtet werden, ohne dass eine Intervention erwägt werden muss.

In Beispiel von ■ Abb. 6.1 war die Fraktur nach 9 Monaten (■ Abb. 6.1a) nicht konsolidiert. Zum damaligen Zeitpunkt war dem Patienten der Wechsel des Nagels auf einen aufgebohrten Nagel empfohlen worden, was der Patient jedoch ablehnte. Nach weiteren 3 Monaten zeigte sich eine Teil- und nach weiteren 6 Monaten eine komplette Konsolidierung (■ Abb. 6.1b, c).

Dies macht klar, dass die Diagnostik schwierig ist und die zeitliche Verzögerung nicht richtig abgebildet wird.

Praxistipp

Wenn Lockerungszeichen und signifikante Symptome vorliegen, sollte nach 9 Monaten eine Revisionsoperation erwogen werden. Dies ist wichtig, um das Risiko auf sekundäre, hämatogen gestreute Infekte zu verringern.

6.2.2 Biologische Stimulation

Eine isolierte biologische Stimulation muss erwogen werden, wenn der Heilungsprozess bei korrekter mechanischer Stabilisierung offensichtlich stagniert. Dies wird in den meisten Fällen anhand der Röntgenverlaufskontrollen und des klinischen Verlaufes offensichtlich. Welche

Tab. 6.3 Dargestellt sind relevante Studien zur Anwendung von ossären Stammzellen bei Knochenheilungsstörungen seit 1991. Alle Studien verwenden prozessiertes Knochenmark [56]

Autor	Jahr	Studie	Patienten (n)	Ergebnis
Connoly et al.	1991	Pseudarthrose Tibia	20	BMC versus Spongiosaplastik Kein Unterschied
Hernigou et al.	2002	Femurkopfnekrose	116	Dekompression + BMC Stadium 1 + 2: 6 % Erfolglosigkeit Stadium 3 + 4: 55 % Erfolglosigkeit
Ganji et al.	2004	Femurkopfnekrose	13	Dekompression + BMC versus Dekompression Signifikante Schmerzreduktion und geringerer Progress
Hernigou et al.	2005	Tibiapseudarthrose	60	89 % Heilungsrate abhängig von der Zellkonzentration
Dallari et al.	2007	Tibia Osteotomie	33	Prospektive randomiserte Studie Allograft + BMC oder nur Allograft Mehr Kallus bei zusätzlicher BMC-Gabe
Wright et al.	2008	Knochenzysten	77	Prospektiv randomisiert BMC (23 % Rezidivrate) versus Kortison (42 %)
Park et al.	2008	Knochenzysten Kalkaneus	20	Allograft + BMC versus DBM + BMC 80 % versus 50 % Heilungsrate
Zamzam et al.	2008	Knochenzysten	28	Injektion einmalig 82 % Erfolgsrate
Jäger et al.	2009	Knochendefekte	10	Signifikant vermehrte Knochenbildung mit BMC
Giannini et al.	2009	OD Talus	48	Injektion von BMC Verbesserung der klinischen Scores
Kitoh et al.	2009	Tibial versus femoral Verlängerung	51	Retrospektive Studie Kallusdistraktion mit Ex vivo MSC + PRP versus ohne Kein Unterschied
Hernigou et al.	2009	Femurkopfosteone-krosen	342	Arco-Stadium 1 + 2 mit Dekompressison + BMC 30 % Hüft-TEP nach 18 Jahren

Abkürzungen: OD = Osteochondrosis dissecans, BMC = „bone marrow concentrate", DBM = demineralisierte Knochenmatrix, MSC = mesenchymale Stammzellen, PRP = „platelet rich plasma", TEP = Totalendoprothese

Art der Stimulation angewendet werden kann und sollte, hängt von vielen Bedingungen ab und kann nicht pauschal empfohlen werden.

- Als **nichtinvasive Maßnahmen** kommen die Ultraschallbehandlung [14], die Stoßwellenbehandlung [23] und die Magnetfeldbehandlung in Betracht.
- Als **minimalinvasive Maßnahmen** kann die Behandlung mit konzentriertem Knochenmark angesehen werden. Diese Methode steht seit Anfang der 1990er-Jahre zur Verfügung. Einige klinische und wenige prospektive Studien zeigen eine gute Erfolgsrate [24, 40]. Eine Übersicht gibt Tab. 6.3 [56].
- **Mini-open** können Stimulationsverfahren wie die Implantation von Spongiosa, Wachstumsfaktoren wie BMP 2 oder demineralisierte Knochenmatrix durchgeführt werden. Die Ergebnisse dieser Verfahren werden an anderer Stelle dieses Buches diskutiert.

Die Behandlung der verzögerten Frakturheilung mit „platelet rich plasma" kann anhand der Studienlage nicht empfohlen werden [8].

Auch bei der verzögerten Frakturheilung kann eine frühzeitige invasive Intervention erforderlich sein. Sollten z. B. Defizite in der Reposition und Retention in einem hohen Prozentsatz vermuten lassen, dass eine reguläre zeitgerechte Heilung nicht eintreten wird, sollte die operative Verbesserung erfolgen. Dies könnte sich z. B. durch folgende Befunde zeigen:

- eine relevante Devastierung der Fragmente (weit abgesprengter Biegungskeil),
- eine 3° offene Fraktur mit langstreckigem Periostverlust,
- eine Spaltbildung > 5 mm,
- eine unzureichende Weichteildeckung und
- insbesondere die Lokalisation der Fraktur.

Als operative Maßnahmen stehen natürlich alle oben genannten biologischen Stimulationen zusätzlich zu den etablierten mechanischen Maßnahmen wie Dynamisierung und Verfahrenswechsel zur Verfügung.

6.3 Umsetzung

6.3.1 Fallbeispiele

Im Folgenden werden Fallbeispiele vorgestellt, bei denen eine Intervention bei erwarteter verzögerter Frakturheilung erfolgt ist.

Fall 1 und 2

In ◻ Abb. 6.2 ist eine gleichartige Tibiafraktur bei zwei verschieden Patienten dargestellt, welche nahezu gleich alt sind und in ähnlicher Weise versorgt wurden. Die operative Versorgung liegt 6 Monate zurück. Die Fraktur in ◻ Abb. 6.2b zeigt keine Kallusüberbrückung, einen ca. 5 mm großen Spalt zwischen den Fragmenten, aber auch keinerlei Lockerung des Osteosynthesematerials. Eine spontane Heilung ist mit hoher Wahrscheinlichkeit nicht mehr zu erwarten. Von der Magnetfeldtherapie bis zum Verfahrenswechsel mit Spongiosaplastik und Anlagerung eines Wachstumsfaktors sind alle Therapien denkbar. In der behandelnden Klinik war das Osteosynthesematerial belassen worden und miniopen der Spalt debridiert und angefrischt worden, darüber hinaus wurde BMP 7 implantiert. Die Fraktur kam nach 4 Monaten ohne weitere Maßnahme zur Ausheilung.

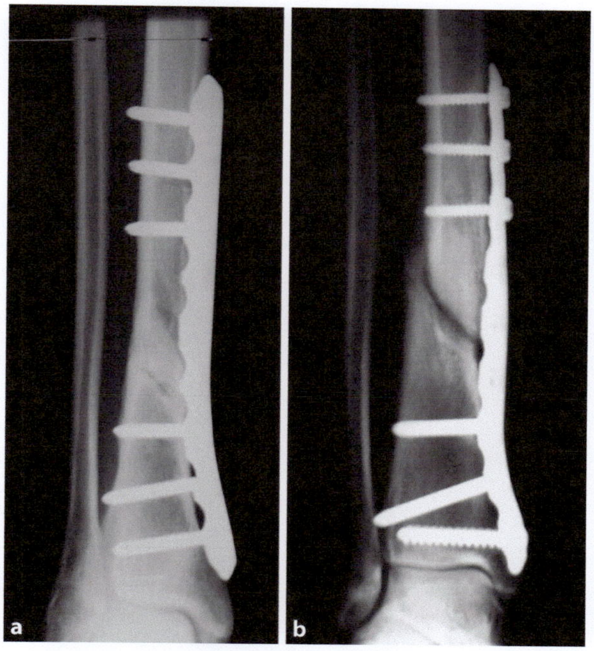

◻ **Abb. 6.2** Fall 1 und 2: Zwei ähnliche Tibiafrakturen, wobei der Patient in **a** eine Heilung verzeichnet und der Patient in **b** keine

Fall 3

Bei der in ◻ Abb. 6.3 dargestellten 30-jährigen Patientin war zum Zeitpunkt der Aufnahmen ◻ Abb. 6.3a, b und c eine Spongiosaplastik der Tibia bereits 5 Monate zuvor erfolgt. Die Frau war nicht in der Lage, voll zu belasten, lehnte aber einen Verfahrenswechsel und erneute Spongiosaplastik ab. Die Therapie erfolgte mit einer Injektion von konzentriertem Knochenmark (◻ Abb. 6.3d) mit minimalinvasivem Debridement. Eine Ausheilung war 4 Monate nach der Maßnahme radiologisch nachweisbar (◻ Abb. 6.3e).

Fall 4

In Fall 4 ist der Fall eines 46-jährigen, ansonsten gesunden Mannes dargestellt, der einen Motorradunfall erlitten hatte (◻ Abb. 6.4). Die Behandlung ab Fraktur dauerte 5 Jahre.

6.3.2 Zusammenfassung

Die verzögerte Frakturheilung ist eine schwierige Diagnose und sollte von klinisch erfahrenen Personen gestellt werden. Eine apparative Diagnostik zur Diagnosesicherung steht zurzeit nicht zur Verfügung. Laborparameter sind verheißungsvoll, jedoch in der klinischen Routine noch nicht etabliert.

Die gesellschaftliche und volkswirtschaftliche Relevanz ist jedoch enorm. So stellten z. B. um 16 Wochen verzögerte Frakturheilungen im Jahr 1990 einen volkswirtschaftlichen Schaden von 82.000 € dar. Bei verzögerter Frakturheilung, die zwar im Moment nicht sicher in Studien im Prozentsatz beziffert werden können, aber sicherlich über 5 % aller Frakturen betragen, ist dies eine Relevanz, die derjenigen von Herz-Kreislauf-Erkrankungen nahe kommt.

Zur Therapie steht im Moment ein reichhaltiges „Waffenarsenal" zur Verfügung. Je nach Erfahrung und notwendiger Invasivität kann von der Ultraschalltherapie über die Stammzellstimulation bis zum frühzeitigen Verfahrenswechsel therapiert werden.

In der Zukunft wird die verzögerte Frakturheilung frühzeitig über serologische Parameter antizipiert werden und bei mechanisch korrekter Versorgung biologisch stimuliert werden.

Inwieweit sich eine zeitgerechte Frakturheilung durch diese Methoden beschleunigen lässt, ist noch nicht klar, wäre aber von erheblicher volkswirtschaftlicher Relevanz.

Die Therapie der verzögerten Frakturheilung ist ein neues Gebiet. Sie ist als semielektive Behandlung zu ver-

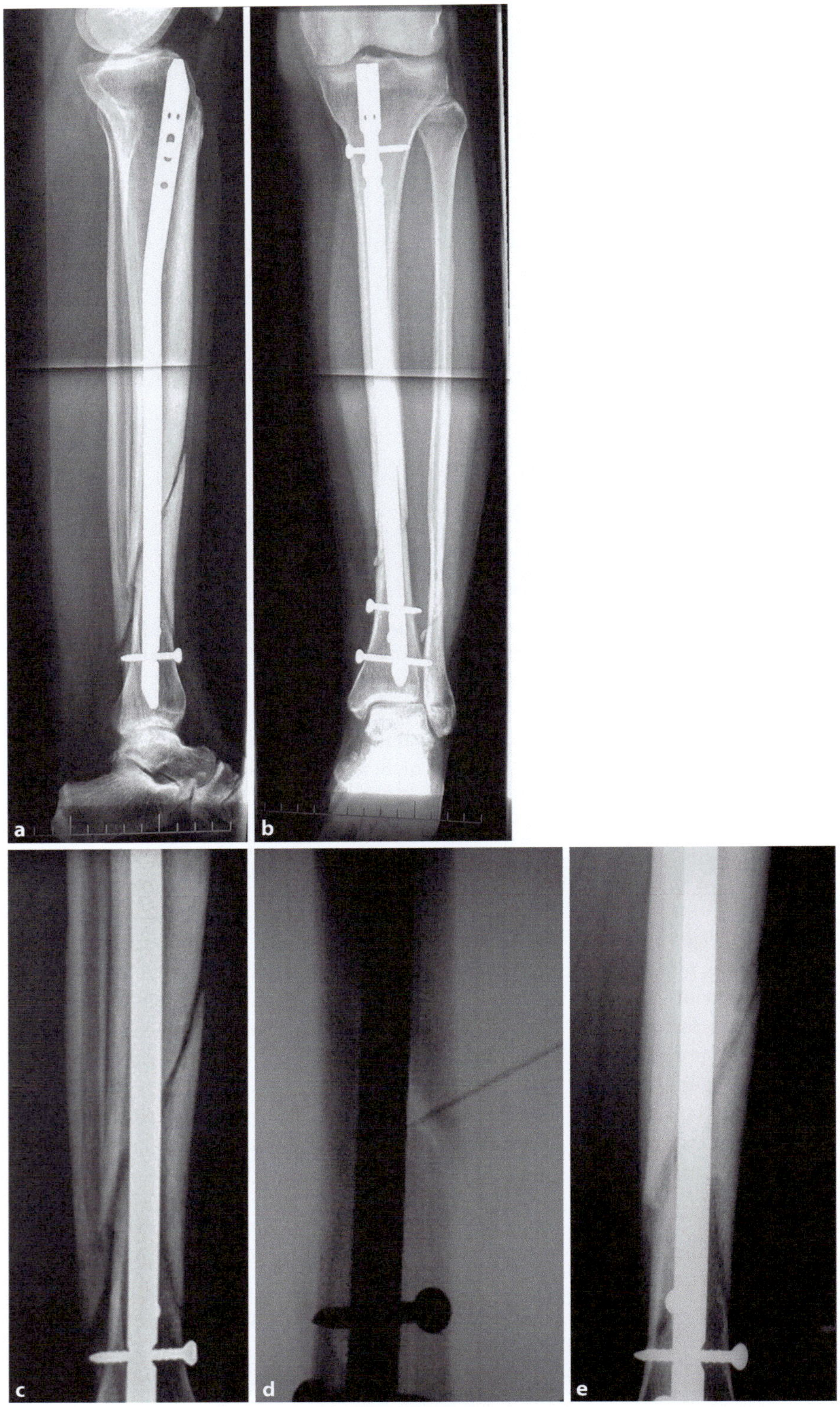

Abb. 6.3 Fall 3: Tibiafraktur 5 Monate vorher mit Spongiosaplastik versorgt (**a–c**). Injektion von konzentriertem Knochenmark (**d**). 4 Monate nach Injektion von konzentriertem Knochenmark (**e**)

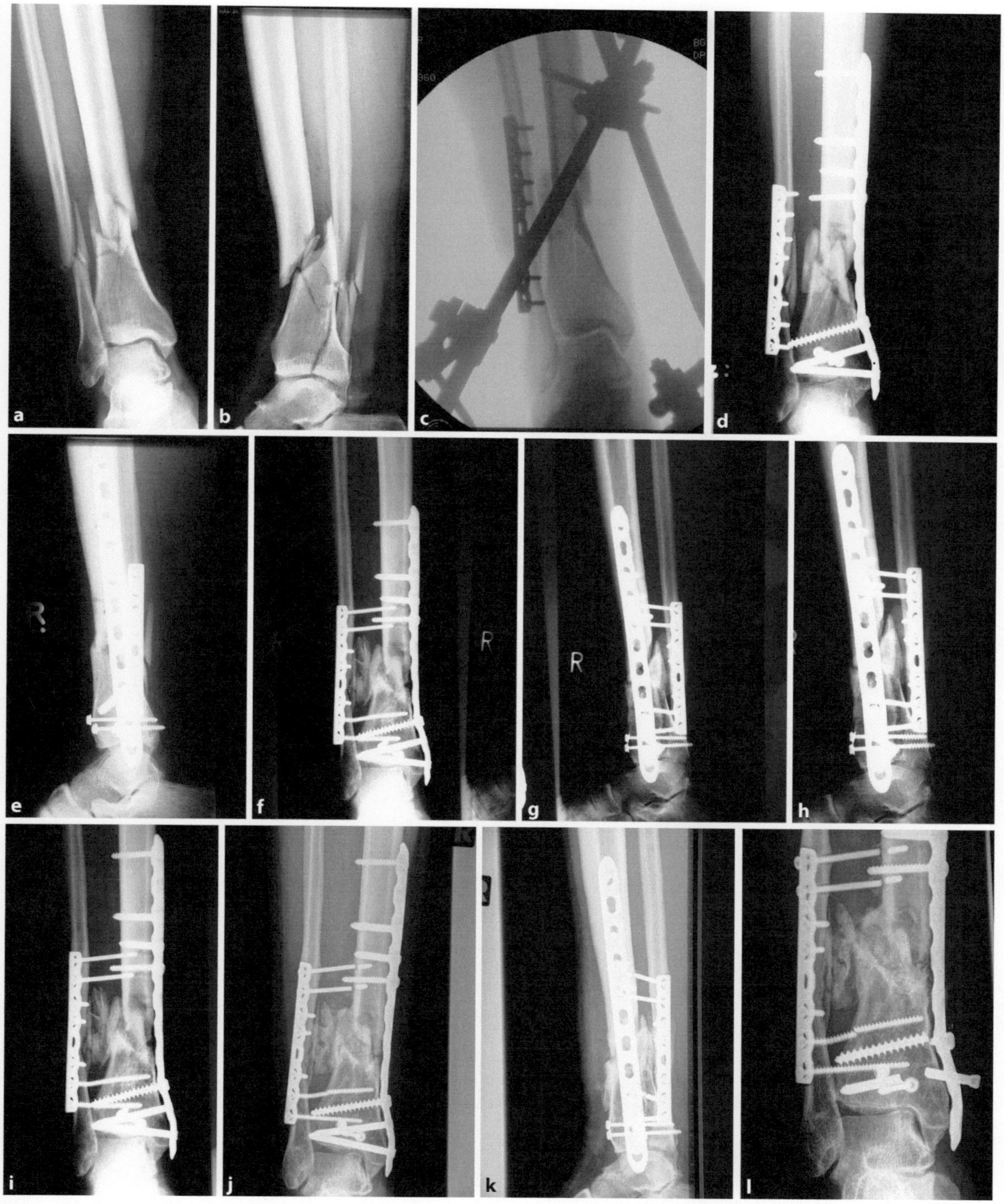

Abb. 6.4 Fall 4: 46-jähriger Patient ohne wesentliche Risikofaktoren nach erlittenem Motorradunfall. **a, b** Initialbefund nach Motorradunfall (18.2.2006): 2.-gradig offene Fraktur. **c** Initiale Versorgung mit Debridement der Komplikationswunde und temporärer Stabilisierung (18.2.2006). **d, e** Verfahrenswechsel (27.2.2006). **f, g** 7 Monate später, bereits nach erfolgloser Spongiosaplastik (25.9.2006). **h, i** Fibula-pro-Tibia-Versuch mit erneuter autologer Spongiosaplastik (18.1.2007). **j, k** Schraubenbruch und ausbleibende Heilung nach 10 Monaten (28.11.2007). **l** Nach mehr als einem weiteren Jahr Bruch der Tibiaschrauben und damit klares Zeichen der Pseudarthrose (12.3.2009). **m** Das CT zeigt das Ausmaß der atrophen Pseudarthrose und die Nekrosezone. Eine Resektionstrecke von 4 cm war erforderlich. **n** Operationssitus: Segmentresektion von 4 cm. **o** Kompression mit LCP Platte und Verkürzung. **q, r** Gleichzeitig zur Verkürzung und Nekrosenresektion erfolgte die Verlängerung mit einem ISKD-Nagel (ISKD = intramedullärer skelettaler kinetischer Distraktor) mit proximaler Osteotomie. **s, t** Ausheilungsergebnis in vom Patienten tolerierter Varusstehllung 5 Jahre nach Fraktur

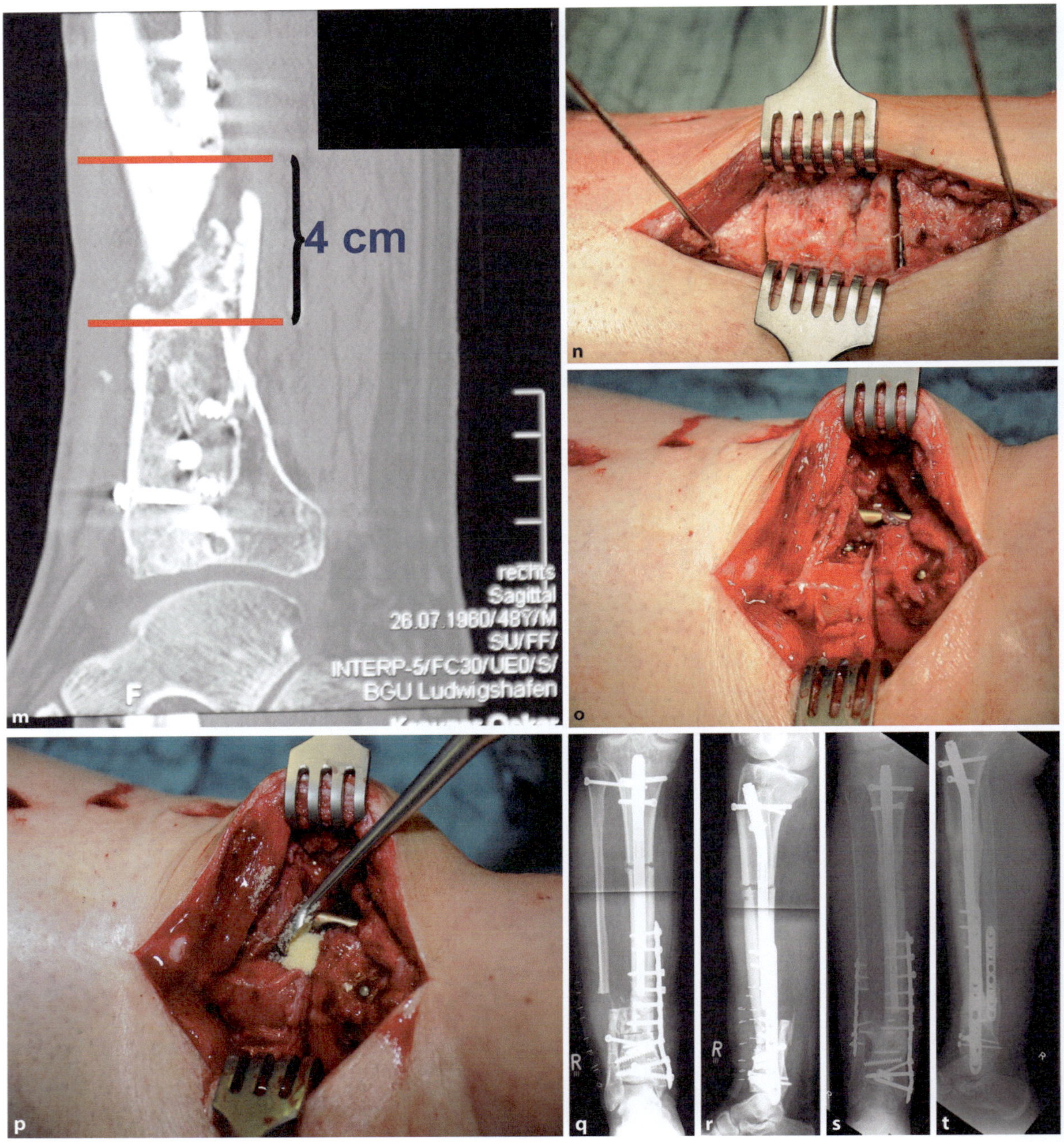

Abb. 6.4 (*Fortsetzung*)

stehen und muss sich an diesen Grundsätzen messen lassen. Nach genauer Analyse der Ursache – mechanisch oder biologisch – muss ein möglichst genauer Therapieansatz bestimmt werden. Dieser kann nach einer Nutzen-Risiko-Analyse und Zustimmung des Patienten zu einem deutlichen Lebensqualitätsgewinn des Verletzten führen.

Somit muss es Ziel der Gesellschaft und des Arztes sein, eine Frakturheilung als betreuender Arzt nicht „auf sich zukommen zu lassen", sondern aktiv zu antizipieren und bei Problemen frühzeitig zu intervenieren.

Literatur

1. Ai-Aql ZS, Alagl AS, Graves DT, Gerstenfeld LC, Einhorn TA (2008) Molecular mechanisms controlling bone formation during fracture healing and distraction osteogenesis. J Dental Res 87:107–118
2. Allen HL, Wase A, Bear WT (1980) Indomethacin and aspirin: effect of nonsteroidal anti-inflammatory agents on the rate of fracture repair in the rat. Acta Orthopaed Scand 51:595–600
3. Aro HT, Markel MD, Chao EY (1993) Cortical bone reactions at the interface of external fixation half-pins under different loading conditions. J Trauma 35:776–785
4. Axelrad TW, Einhorn TA (2011) Use of clinical assessment tools in the evaluation of fracture healing. Injury 42:301–305
5. Bailon-Plaza A, van der Meulen MC (2001) A mathematical framework to study the effects of growth factor influences on fracture healing. J Theor Biol 212:191–209
6. Bailon-Plaza A, van der Meulen MC (2003) Beneficial effects of moderate, early loading and adverse effects of delayed or excessive loading on bone healing. J Biomech 36:1069–1077
7. Barnes GL, Kostenuik PJ, Gerstenfeld LC, Einhorn TA (1999) Growth factor regulation of fracture repair. J Bone Mineral Res 14:1805–1815
8. Calori G, Tagliabue L, Gala L, d'Imporzano M, Peretti G, Albisetti W (2008) Application of rhBMP-7 and platelet-rich plasma in the treatment of long bone non-unions: a prospective randomised clinical study on 120 patients. Injury 39:1391–1402
9. Chai B, Tang X, Li H (1997) Ultrastructural investigation of calcification and ossification in experimental fracture healing with special reference to osteogenic role of fibroblasts. Chin Med J 110:274–278
10. Claes L, Augat P, Suger G, Wilke HJ (1997) Influence of size and stability of the osteotomy gap on the success of fracture healing. J Orthop Res 15:577–584
11. Cox G, Einhorn TA, Tzioupis C, Giannoudis PV (2010) Bone-turnover markers in fracture healing. J Bone Joint Surg Br 92:329–334
12. Cruess RL, Sakai T (1972) Effect of cortisone upon synthesis rates of some components of rat bone matrix. Clin Orthop Related Res 86:253–259
13. Davis BJ, Roberts PJ, Moorcroft CI, Brown MF, Thomas PB, Wade RH (2004) Reliability of radiographs in defining union of internally fixed fractures. Injury 35:557–561
14. Ebrahim S, Mollon B, Bance S, Busse JW, Bhandari M (2014) Low-intensity pulsed ultrasonography versus electrical stimulation for fracture healing: a systematic review and network meta-analysis. Can J Surg J Can Chir 57:E105–E118
15. Edwards BJ, Bunta AD, Lane J, Odvina C, Rao DS et al. (2013) Bisphosphonates and nonhealing femoral fractures: analysis of the FDA Adverse Event Reporting System (FAERS) and international safety efforts: a systematic review from the Research on Adverse Drug Events And Reports (RADAR) project. J Bone Joint Surg Am 95:297–307
16. Einhorn TA, Bonnarens F, Burstein AH (1986) The contributions of dietary protein and mineral to the healing of experimental fractures. A biomechanical study. J Bone Joint Surg Am 68:1389–1395
17. Einhorn TA, Lee CA (2001) Bone regeneration: new findings and potential clinical applications. J Am Acad Orthop Surg 9:157–165
18. Ekeland A, Engesoeter LB, Langeland N (1982) Influence of age on mechanical properties of healing fractures and intact bones in rats. Acta Orthop Scand 53:527–534
19. Ferguson C, Alpern E, Miclau T, Helms JA (1999) Does adult fracture repair recapitulate embryonic skeletal formation? Mech Dev 87:57–66
20. Forrest CR, Pang CY, Lindsay WK (1991) Pathogenesis of ischemic necrosis in random-pattern skin flaps induced by long-term low-dose nicotine treatment in the rat. Plast Reconstr Surg 87:518–528
21. Gerstenfeld LC, Cullinane DM, Barnes GL, Graves DT, Einhorn TA (2003) Fracture healing as a post-natal developmental process: molecular, spatial, and temporal aspects of its regulation. J Cell Biochem 88:873–884
22. Geusens P, Emans PJ, de Jong JJ, van den Bergh J (2013) NSAIDs and fracture healing. Curr Opin Rheumat 25:524–531
23. Griffin XL, Smith N, Parsons N, Costa ML (2012) Ultrasound and shockwave therapy for acute fractures in adults. Cochrane Database Syst Rev 2:Cd008579
24. Grigoryan M, Lynch JA, Fierlinger AL, Guermazi A, Fan B et al. (2003) Quantitative and qualitative assessment of closed fracture healing using computed tomography and conventional radiography. Acad Radiol 10:1267–1273
25. Gruber R, Koch H, Doll BA, Tegtmeier F, Einhorn TA, Hollinger JO (2006) Fracture healing in the elderly patient. Exp Gerontol 41:1080–1093
26. Hankenson KD, Zimmerman G, Marcucio R (2014) Biological perspectives of delayed fracture healing. Injury 45(Suppl 2):S8–S15
27. Hayda RA, Brighton CT, Esterhai JL Jr (1998) Pathophysiology of delayed healing. Clin Orthop Related Res :S31–S40
28. Healy WL, White GM, Mick CA, Brooker AF Jr., Weiland AJ (1987) Nonunion of the humeral shaft. Clin Orthop Related Res :206–213
29. Henle P, Zimmermann G, Weiss S (2005) Matrix metalloproteinases and failed fracture healing. Bone 37:791–798
30. Hernigou P, Beaujean F (1997) Abnormalities in the bone marrow of the iliac crest in patients who have osteonecrosis secondary to corticosteroid therapy or alcohol abuse. J Bone Joint Surg Am 79:1047–1053
31. Hunter GK, Goldberg HA (1993) Nucleation of hydroxyapatite by bone sialoprotein. Proc Natl Sci Usa 90:8562–8565
32. Kovarsky J, Bishop JO (1982) Delayed fracture union associated with dexamethasone nasal spray. Arthrit Rheum 25:599–600
33. Kwiatkowski TC, Hanley EN Jr., Ramp WK (1996) Cigarette smoking and its orthopedic consequences. Am J Orthop (belle Mead Nj) 25:590–597
34. Lacroix D, Prendergast PJ (2002) A mechano-regulation model for tissue differentiation during fracture healing: analysis of gap size and loading. J Biomech 35:1163–1171
35. Lieberman JR, Daluiski A, Einhorn TA (2002) The role of growth factors in the repair of bone. Biology and clinical applications. J Bone Joint Surg Am 84-A:1032–1044
36. Lill CA, Fluegel AK, Schneider E (2000) Sheep model for fracture treatment in osteoporotic bone: a pilot study about different induction regimens. J Orthop Trauma 14:559–565 (discussion 65–6)
37. Macey LR, Kana SM, Jingushi S, Terek RM, Borretos J, Bolander ME (1989) Defects of early fracture-healing in experimental diabetes. J Bone Joint Surg Am 71:722–733
38. Marsell R, Einhorn TA (2011) The biology of fracture healing. Injury 42:551–555
39. Miller MA, Ivkovic A, Porter R, Harris MB, Estok DM 2nd et al. (2011) Autologous bone grafting on steroids: preliminary clinical results. A novel treatment for nonunions and segmental bone defects. Int Orthop 35:599–605
40. Moed BR, Watson JT, Goldschmidt P, van Holsbeeck M (1995) Ultrasound for the early diagnosis of fracture healing after interlocking nailing of the tibia without reaming. Clin Orthop Related Res :137–144
41. Moghaddam-Alvandi A, Zimmermann G, Hammer K, Bruckner T, Grutzner PA, von Recum J (2013) Cigarette smoking influences the

clinical and occupational outcome of patients with tibial shaft fractures. Injury 44:1670–1671

42. Rothman RH, Klemek JS, Toton JJ (1971) The effect of iron deficiency anemia on fracture healing. Clin Orthop Related Res 77:276–283
43. Scolaro JA, Schenker ML, Yannascoli S, Baldwin K, Mehta S, Ahn J (2014) Cigarette smoking increases complications following fracture: a systematic review. J Bone Joint Surg Am 96:674–681
44. Silver JJ, Einhorn TA (1995) Osteoporosis and aging. Current update. Clin Orthop Related Res :10–20
45. Spector JA, Mehrara BJ, Greenwald JA, Saadeh PB, Steinbrech DS et al. (2001) Osteoblast expression of vascular endothelial growth factor is modulated by the extracellular microenvironment. Am J Physiol Cell Physiol 280:C72–C80
46. Stinchfield FE, Sankaran B, Samilson R (1956) The effect of anticoagulant therapy on bone repair. J Bone Jt Surg 38A:270–282
47. Su B, O'Connor JP (2013) NSAID therapy effects on healing of bone, tendon, and the enthesis. J Appl Physiol 115:892–899
48. Visse R, Nagase H (2003) Matrix metalloproteinases and tissue inhibitors of metalloproteinases: structure, function, and biochemistry. Circ Res 92:827–839
49. Vladimirov BS, Dimitrov SA (2004) Growth factors--importance and possibilities for enhancement of the healing process in bone fractures. Folia Med 46:11–17
50. Vortkamp A, Pathi S, Peretti GM, Caruso EM, Zaleske DJ, Tabin CJ (1998) Recapitulation of signals regulating embryonic bone formation during postnatal growth and in fracture repair. Mech Dev 71:65–76
51. Walsh WR, Sherman P, Howlett CR, Sonnabend DH, Ehrlich MG (1997) Fracture healing in a rat osteopenia model. Clin Orthop Related Res :218–227
52. Weiss S, Zimmermann G, Baumgart R, Kasten P, Bidlingmaier M, Henle P (2005) Systemic regulation of angiogenesis and matrix degradation in bone regeneration--distraction osteogenesis compared to rigid fracture healing. Bone 37:781–790
53. Xue D, Li F, Chen G, Yan S, Pan Z (2014) Do bisphosphonates affect bone healing? A meta-analysis of randomized controlled trials. J Orthop Surg Res 9:45
54. Zimmermann G, Moghaddam A, Reumann M, Wangler B, Breier L et al. (2007) TGF-β1 als pathophysiologischer Faktor bei der Frakturheilung. Unfallchirurg 110:130–136
55. Zimmermann G, Moghaddam A, Wagner C, Vock B, Wentzensen A (2006) Klinische Erfahrungen mit Bone Morphogenetic Protein 7 (BMP 7) bei Pseudarthrosen langer Röhrenknochen. Unfallchirurg 109:528–537
56. Zimmermann G, Müller U, Löffler C, Wentzensen A, Moghaddam A (2007) Therapieerfolg bei atrophen Tibiaschaftpseudarthrosen. Unfallchirurg 110:931–938
57. Zimmermann G, Muller U, Wentzensen A (2007) The value of laboratory and imaging studies in the evaluation of long-bone nonunions. Injury 38(Suppl 2):S33–S37

6

Hypertrophe Pseudarthrose

PD Dr. med. Markus Neumaier, Prof. Dr. med. Peter Biberthaler

P. Biberthaler, M. van Griensven (Hrsg.), *Knochendefekte und Pseudarthrosen*, DOI 10.1007/978-3-642-44991-8_7

7

7.1 Problem

7.1.1 Grundlagen

Begriffsbestimmung

Hypertrophe Pseudarthrose bezeichnet eine ausbleibende Frakturheilung bei vitalen Knochenfragmenten.

Hypertrophe Pseudarthrosen treten sowohl bei der konservativen als auch bei der operativen Frakturbehandlung auf. Definitionsgemäß spricht man von einer Pseudarthrose bei ausbleibender knöcherner Heilung ab einem Zeitintervall von 6 Monaten nach Fraktur. Zuvor bzw. zwischen 4 und 6 Monate nach Fraktur ohne knöcherne Konsolidierung ist die Situation als verzögerte Frakturheilung oder im englischen Sprachgebrauch als „delayed union" zu bezeichnen (► Kap. 6). In diesem Zeitintervall von bis zu 6 Monaten nach der Fraktur ist ggf. noch mit einer spontanen Heilung zu rechnen, wenn lokale (z. B. hohes Weichteiltrauma mit offener Fraktur) und/oder systemische Ursachen (Störung des Knochenstoffwechsels oder Nikotinabusus) für eine verzögerte Frakturheilung zugrunde liegen.

Erst wenn im weiteren Verlauf nicht mehr mit einer spontanen Heilung gerechnet werden kann und es zum Erliegen der Reparaturmechanismen kommt, ist der Begriff der Pseudarthrose anzuwenden. Daher spricht man bei ausbleibender Frakturheilung nach 6 Monaten unabhängig von der Therapieform (konservativ oder operativ) von einer Pseudarthrose, welche im deutschsprachigen Raum auch mit Falschgelenk bezeichnet wird. Im englischen wird der Begriff „non-union" verwendet.

Das englische Wort „pseudarthrosis" wird eigentlich nur für die Form der angeborenen Pseudarthrosen (nicht frakturbedingt, kongenitale Pseudarthrose) verwendet.

Klassifikation

Eine nützliche und geläufige Klassifikation wurde von Weber und Czech 1973 erstellt [20]. Sie unterteilt die Pseudarthrosen grundlegend nach ihrem biologischen Verhalten in vitale und avitale Typen. Dies ist grundsätzlich gleichbedeutend mit der geläufigeren Bezeichnung der hypertrophen und atrophen Form der Pseudarthrose (■ Abb. 7.1).

Die atrophen bzw. avitalen Pseudarthrosen werden in 4 weitere Typen unterteilt (■ Abb. 7.2):
- Drehkeilpseudarthrose,
- Trümmerpseudarthrose,
- Defektpseudarthrose und
- atrophische reaktionslose Pseudarthrose.

Ihnen liegt eine fehlende Biologie zugrunde, sodass es sich hier um nicht reaktionsfähige Typen der Pseudarthrose handelt. Anders bei den vitalen Typen, hier herrscht biologisches reaktionsfähiges Knochenmaterial vor. Man spricht daher von der hypertrophen Pseudarthrose, da sich mehr oder minder neues Knochengewebe gebildet hat. Das heißt, der Versuch der biologischen Heilung durch Knochenneubildung findet statt, kann aber durch eine zu hohe Instabilität oder durch fehlenden Kontakt der Fragmente nicht vollendet werden. Eine knöcherne Kallusüberbrückung wird nicht ausgebildet.

Die vitalen Pseudarthrosen werden in 3 Untergruppen eingeteilt, je nachdem wie viel Kallus gebildet wurde (■ Abb. 7.3).
- Zeigt sich eine überschießende pilzförmige Kallusbildung der Hauptfragmente, spricht man auch von der „Elephantenfußpseudarthrose" (Typ 1a).
- Bei dezenterer Ausbildung des Kallus spricht man von der „Pferdefußpseudarthrose" (Typ 1b).

Diese Formen bezeichnen die klassische hypertrophe Pseudarthrose.
- Die oligotrophe kalluslose Form wird bei bestehenden vitalen Frakturenden auch ohne sichtbare Kallusbildung ebenso zu den vitalen Pseudarthrosen gezählt (Typ 1c) (■ Abb. 7.4).

Hier fällt die Unterscheidung zu den atrophen Formen (v. a. zu Typ 2a oder 2b) anhand der Röntgenbilder teils schwer, sodass erst weitere technische Untersuchungen (MRT, Szintigraphie) oder die intraoperative Darstellung Aufschluss über die Vitalität der Knochenenden geben kann.

Vitale Pseudarthrosen vom Typ 1c treten meist nach operativen Therapieversuchen auf, oder sie entwickeln sich als Endstadium der vitalen Pseudarthrose nach mehreren Jahren. So kommt es nach einigen Jahren zur Rückbildung des primär ausgebildeten Kallus mit Abkapselung der ehemaligen Frakturenden.

Es können hier je nach verbleibender Beweglichkeit der Pseudarthrose im Spätstadium verschiedene Typen unterschieden werden.
- Bei nur geringer Beweglichkeit mit starker Vernarbung im Pseudarthrosespalt spricht man von einer „straffen" Pseudarthrose.
- Bei großer Beweglichkeit ist es zur Ausbildung eines richtigen „Falschgelenkes" gekommen.
- Die Zwischenform mit etwas Beweglichkeit bei straffer Führung wird oftmals als „wackelsteif" bezeichnet.

Abzugrenzen von der hypertrophen Pseudarthrose ist auch die Infektpseudarthrose, welche eine eigene Entität

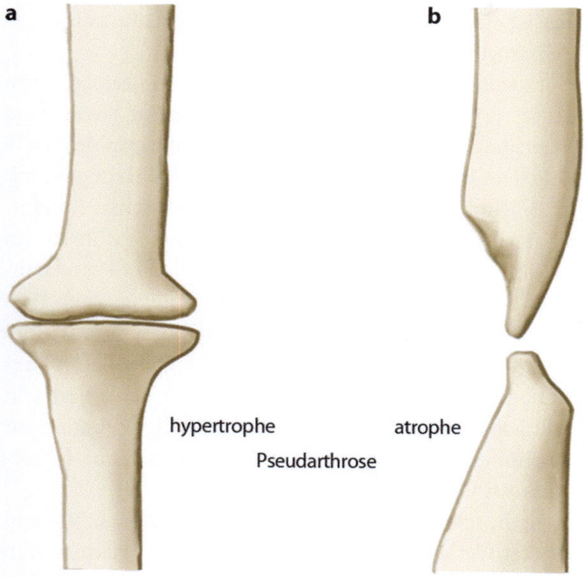

Abb. 7.1 a,b Einteilung der Pseudarthrosen nach dem biologischen Verhalten

darstellt aufgrund der Besonderheiten der Infektsituation (▶ Kap. 8). Infektpseudarthrosen können sowohl mit einer überschießenden Kallusbildung als auch mit einer athrophen Knochenreaktion einhergehen. Gerade bei jungen Patienten mit langem Verlauf zeigt sich häufig eine überschießende Knochenreaktion („Infektkallus"), der mit einer hypertrophen Pseudarthrose verwechselt werden kann. Es ist besonders wichtig, klar zwischen diesen zu unterscheiden, was oft eine große diagnostische Herausforderung darstellt.

Gerade langsam schleichende Infektionen, sog. Low-grade-Infektionen, zeigen sich im klinischen und radiologischen Bild oft ähnlich zu der hypertrophen Pseudarthrose.

Eine genaue Analyse ist essenziell, um einen Infekt auszuschließen, da sich hieraus ein unterschiedliches Therapieregime ergeben würde.

Praxistipp

Jüngste Veröffentlichungen weisen darauf hin, dass weitaus mehr Pseudarthrosen auf Low-grade-Infektionen beruhen, als bisher angenommen. Daher sollte man bei einer operativen Therapie immer alles vorhalten, um bei verdächtigen intraoperativen Befunden in der Therapie umsteigen zu können.

7.1.2 Diagnostik

Anamnese und klinische Untersuchung

Oftmals ergibt sich bereits durch Anamnese und Untersuchung der Patienten ein erster Hinweis auf das Vorliegen einer hypertrophen Pseudarthrose. Hauptsymptom ist der mehr oder minder ausgeprägte Schmerz im ehemaligen Frakturbereich, der sich durch Belastung verstärkt.

Der seit Fraktur bestehende Schmerz als wegweisendes Leitsymptom ist regelhaft bei Belastung vorhanden, bei einigen Patienten tritt er jedoch bereits in Ruhe auf.

Des Weiteren wird manchmal über das Gefühl einer Instabilität bis hin zum „Wackeln" der betroffenen Extremität berichtet. Die Schmerzsymptomatik ist bei Pseudarthrosen der oberen Extremität milder ausgeprägt, im Gegensatz zur unteren Extremität, welche stärker mit Gewicht belastet wird.

Bei der körperlichen Untersuchung lässt sich beim Vorliegen einer klassischen hypertrophen Pseudarthrose

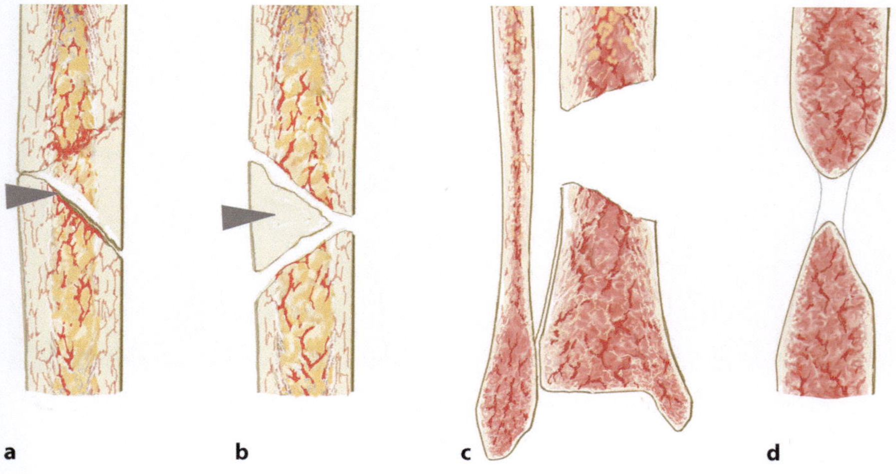

Abb. 7.2 Avitale Pseudarthrosen: **a** Drehkeilpseudarthrose: Teilnekrose des Drehkeils (Typ 2a), **b** Trümmerzonenpseudarthrose: Totalnekrose des Zwischenfragmentes (Typ 2b), **c** Defektpseudarthrose (Typ 3), **d** atrophische reaktionslose Pseudarthrose (Typ 4)

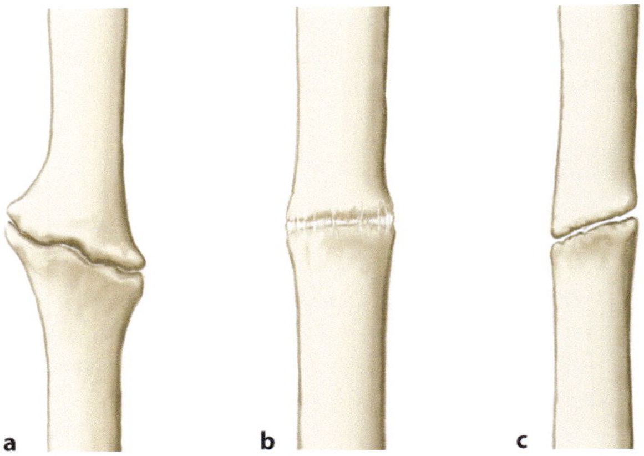

Abb. 7.3 Vitale Pseudarthrosen: **a** kallusreich, hypertroph (Elephantenfußpseudarthrose, Typ 1a), **b** kallusarm (Pferdefußpseudarthrose, Typ 1b), **c** oligotroph, kalluslos (Typ 1c)

der Kallus palpieren. Gegebenenfalls zeigt sich zudem eine Druckschmerzhaftigkeit. Ebenso kann je nach Instabilität eine abnorme Beweglichkeit festgestellt werden. Bei ausgeprägter Instabilität zeigen sich oft klassische klinische Zeichen der Gewebeirritation in Form von Schwellung, Rötung sowie Überwärmung.

Diese Symptome – Schwellung, Rötung sowie Überwärmung – können ein infektiöses Geschehen vortäuschen.

Hier ist eine weitere Abklärung zum Ausschluss eines Infektes angezeigt.

Es sollte eine genauere lokale Inspektion erfolgen, um Fisteln, Verhalte und Abszesse auszuschließen. Hierzu sind ggf. weiteren apparative Maßnahmen (Sonographie, MRT) nötig. Des Weiteren ist eine systemische Abklärung mittels der Bestimmung von gängigen laborchemischen Entzündungsparametern (Leukozyten, CRP) durchzuführen. Im Zweifel ist die Punktion eines Verhaltes in der Pseudarthrosenregion zur Gewinnung von mikrobiologischen Probematerial indiziert, um hier eine Infektion auszuschließen. Das Vorliegen einer Infektion würde ein völlig anderes Therapieregime erforderlich machen. Hier ist bei Verdacht auf Infekt auch ein zweizeitiges Vorgehen (1. Operation zur Gewinnung von mikrobiologischen Probematerial; 2. Operation zur Osteosynthese) gerechtfertigt.

Nicht selten zeigt sich bei ausgeprägter Instabilität und längeren Verläufen ein Serom zwischen den Frakturenden (Falschgelenk, z. B. bei Abb. 7.4d ersichtlich), das sich nach längerer Zeit hämatogen infizieren kann.

Die Differenzialdiagnose der infizierten Pseudarthrose sollte bedacht und ausgeschlossen werden.

Röntgen und CT

Bei der konventionellen Röntgendiagnostik zeigt sich je nach Typ der hypertrophen Pseudarthrose mehr oder weniger Kallus. Der Frakturspalt ist in vielen Fällen noch gut abgrenzbar, sodass in Zusammenschau mit den klinischen

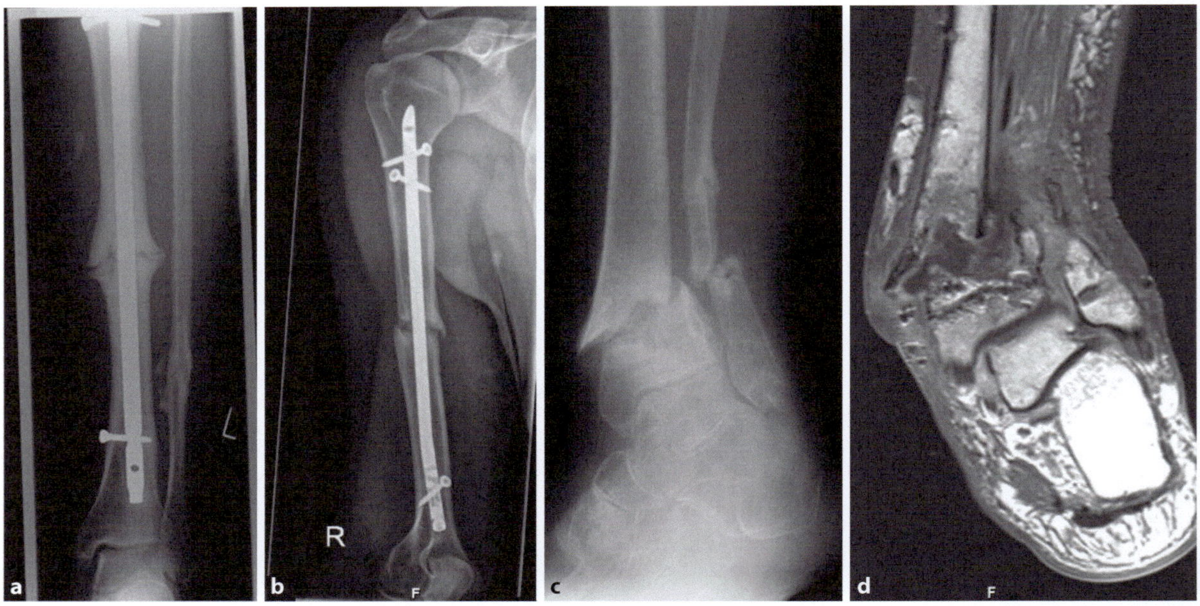

Abb. 7.4 Bildbeispiele der 3 Typen hypertropher Pseudarthrosen nach Weber und Cech [20]: **a** Elefantenfußpseudarthrose am Tibiaschaft (Typ 1a), **b** Pferdefußpseudarthrose am Humerusschaft (Typ 1b), **c, d** oligotrophe, kalluslose Pseudarthrose an der distalen Tibia (Typ 1c) bei vitalen Frakturenden im MRT (mit hypertropher Pseudarthrose [Typ 1b] an der Fibula)

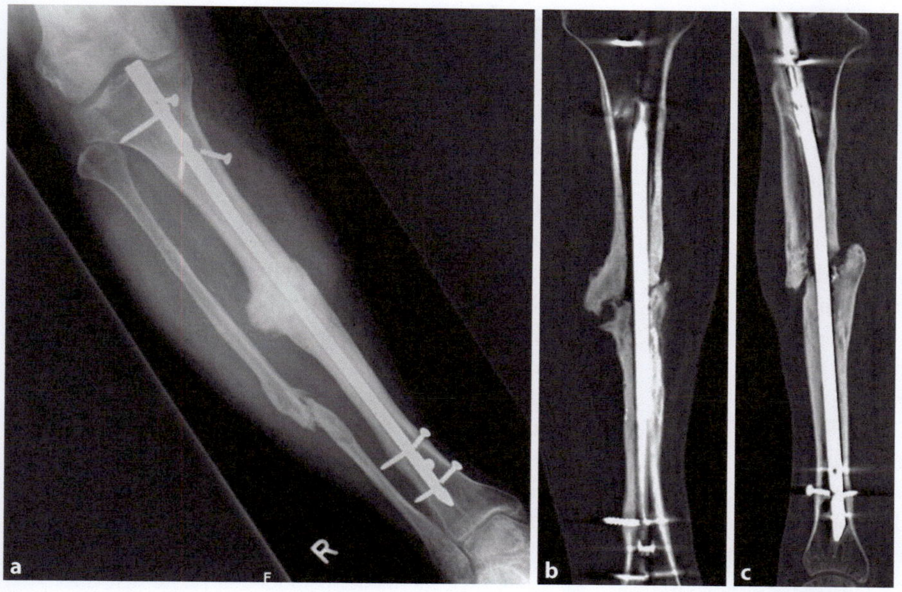

Abb. 7.5 Hypertrophe Pseudarthrose im Unterschenkel im konventionellen Röntgenbild a.–p. (**a**), CT koronar (**b**) und CT sagittal (**c**). Instabilitätskriterien mit Eigendynamisierung (Schraubenbrüche) und Lockerungssaum um den Nagel sind sichtbar

Befunden oft eine konventionelle Röntgendiagnostik ausreichend ist für die Diagnosestellung (Abb. 7.4a). In einigen Fällen ist jedoch der noch offene Frakturspalt durch die überschießende Kallusbildung verdeckt, sodass hier zur weiteren Abklärung eine Bildgebung mittels CT durchgeführt werden muss (Abb. 7.5).

Gerade bei persistierenden Schmerzen, partiell einsehbarem Frakturspalt und verdächtig überschießendem Kallus ist im CT oftmals erst die Pseudarthrose sichtbar. Mit modernen hochauflösenden Computertomographen lassen sich Metallartefakte bei Zustand nach Osteosynthese reduzieren und aussagekräftige Bilder erzeugen (Abb. 7.5).

Ein weiteres Augenmerk sollte im Rahmen der Bildgebung auf Lockerungszeichen und Materialbruch liegen. Diese Instabilitätskriterien sind oft entscheidend für die Entwicklung einer hypertrophen Pseudarthrose. So zeigen Säume um Marknägel mit ausgewanderten und/oder gebrochenen Verriegelungsschrauben eine Instabilität an (Abb. 7.6). Außerdem sind nach Plattenosteosynthesen Schraubenlockerungen oder ein Plattenbruch Zeichen für eine Materialermüdung bei nicht verheilter Fraktur. Beides lässt sich im konventionellen Röntgenbild oder im CT gut darstellen und zeugt von der Instabilität, welche einer hypertrophen Pseudarthrose zugrunde liegt.

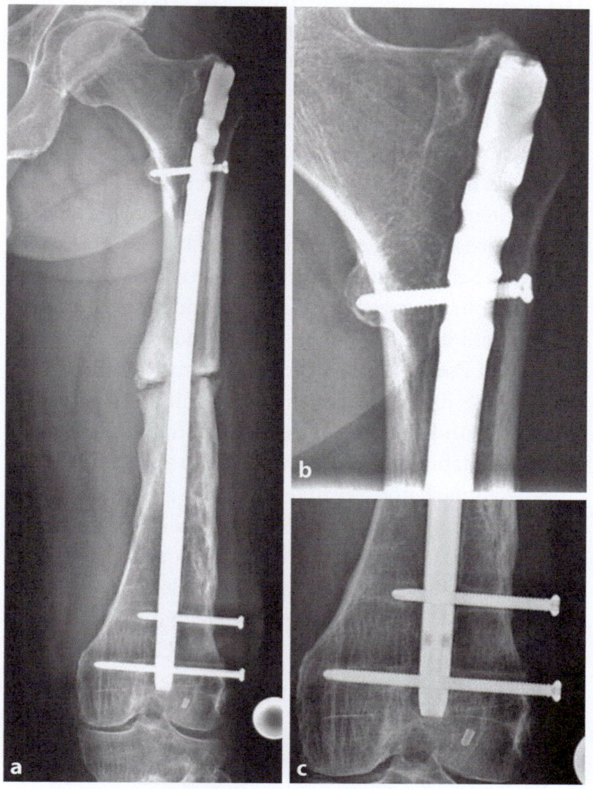

Abb. 7.6 Hypertrophe Femurpseudarthrose Typ 1b mit radiologischen Instabilitätskriterien: Saum um proximales Nagelende bei proximaler dynamischer Verriegelung (**b**), Säume um die distalen Verriegelungsbolzen mit Auswanderung (**c**)

Weitere bildgebende Verfahren

MRT

Zur Differenzierung zwischen Infekt- und hypertropher Pseudarthrose ist das MRT geeignet. Hier können frühe Stadien der Osteitis und Osteomyelitis erkannt werden. Mit Hilfe der MRT-Bildgebung lassen sich zudem genauere Information über die Vitalität des Knochens erhalten, um eine Abgrenzung zu den avitalen Pseudarthrosen machen zu können, was aber nur bedingt eine therapeutische Konsequenz nach sich zieht.

Neue Protokolle erlauben durch implantatunterdrückte Sequenzen auch eine Darstellung des Knochens bei innenliegenden Implantaten.

- **Szintigraphie und PET**

Auch die Bildgebung mittels Szintigraphie und PET lässt eine qualitative Aussage über die Vitalität und ein Infektgeschehen zu. Diese Verfahren sind allerdings aufgrund geringerer Spezifität dem MRT unterlegen [13]. Daher ist die Szintigraphie weitgehend auf dem Rückzug.

7.1.3 Ursachenanalyse

Für die klassische hypertrophe Pseudarthrose mit Kallusbildung (Typ 1a) ist die **Instabilität** das entscheidende Kriterium. Bei vitalen Frakturenden kommt es zum physiologischen Beginn der Frakturheilung. Durch einwandernde Fibrozyten wird versucht, eine elastische bindegewebige Verbindung – den sog. Soft-Kallus – zu erzeugen, als Leitstruktur und Mediatoren für die folgenden Osteozyten [5]. Danach setzt die knöcherne Kallusbildung durch die Osteoblasten von beiden Seiten/Frakturenden ein. Durch die Instabilität mit ständigen Biege- und Scherbewegungen im Frakturbereich kommt es jedoch nicht zur knöchernen Überbrückung. Durch ständiges Brechen der beginnenden knöchernen Überbrückung resultiert bei der hypertrophen Pseudarthrose eine überschießende Ausbildung von Kallus auf beiden Seiten ohne eine echte knöcherne Durchbauung.

Die Auftreibungen der Knochenenden zeigt sich im Röntgenbild ähnlich wie ein Pferde- oder Elefantenfuß, was diesen Pseudarthrosetypen zu ihrem Namen verhalf. Die Impulse für die Knochenheilung mit aktivierten Osteoblasten sind vorhanden, jedoch gelingt aufgrund der fehlenden Stabilität keine knöcherne Fusion.

Sowohl nach konservativer Therapie als auch bei operativer Frakturversorgung bildet sich dieser Typ der Pseudarthrose aus. Ursächlich für die Entstehung der hypertrophen Pseudarthrose ist eine mangelnde Stabilisierung der Fraktur im Gipsverband oder oftmals eine insuffiziente Osteosynthese. Ebenso ist die Compliance des Patienten gefragt, wenn es um eine effektive Ruhigstellung oder Teilbelastung geht.

> **Vor allem bei den konservativ versorgten Frakturen zeigt sich eine höhere Pseudarthrosenrate bei oft mangelnder Ruhigstellung (angrenzende Gelenke nicht ruhiggestellt, z. B. bei Unterarmfrakturen) oder fehlender Möglichkeit der adäquaten Ruhigstellung (z. B. Klavikulafrakturen).**

Eine weitere entscheidende Ursache der fehlenden Durchbauung bei vitalen Knochenenden liegt sicherlich in der **Frakturspaltbreite**. So kommt es bei weit auseinander liegenden Fragmenten nicht zur Kallusüberbrückung. Hier wird ursächlich auch bei konservativer Therapie die Ätiologie der eingeschlagenen Weichteile diskutiert. Aufgrund von in den Frakturspalt eingeschlagenen Weichteilen besteht kein Knochenkontakt, was zu einer verzögerten oder ausbleibenden knöchernen Durchbauung führt. Vor allem eingeschlagene Muskelanteile sowie Sehnen können so ggf. – neben der bestehenden Instabilität – zur Verhinderung der Kallusbildung und -überbrückung mit beitragen.

Ein entscheidender Faktor ist die Distanz zwischen den Knochenfragmenten. Untersuchungen am Tiermodell haben gezeigt, dass mit zunehmender Strecke zwischen den Frakturenden der Anteil an Pseudarthrosen exponentiell steigt [4, 8]. So ist ab einer Distanz von über 5 mm im Knochenheilungsmodell kaum noch mit einer Konsolidierung zu rechnen.

> **In den Knochenheilungsmodellen zeigte sich, dass Instabilität und Breite des Frakturspaltes die zwei entscheidenden Kriterien für die Entstehung einer hypertrophen Pseudarthrose darstellen.**

Beide Faktoren korrelieren miteinander. So zeigt sich bei größeren Frakturspalten eine Ausheilung bei stabiler Situation, während sich bei gleicher Frakturspaltbreite und vorherrschender Instabilität eine Pseudarthrose ausbildet. Ebenso bildet sich bei hoher Instabilität bereits bei minimaler Frakturspaltbreite eine hypertrophe Pseudarthrose aus.

Daher ist bei der operativen Versorgung von Frakturen nach den vorherrschenden biomechanischen Prinzipien zu verfahren, um eine knöcherne Heilung zu gewährleisten.

Lässt sich aufgrund der Frakturmorphologie und des Weichteilschadens eine fugenfreie Reposition erzielen, ist das Ziel die Kompressionsosteosynthese unter absoluter Stabilität. Dies gilt insbesondere bei Gelenkfrakturen, bei denen versucht werden muss, die Knorpelschicht möglichst gegenüber Synovialisflüssigkeit abzudichten.

Prinzipien der Osteosynthese

Folgende Prinzipien der Osteosynthese sollten beachtet werden, um **primär** eine Pseudarthrose zu vermeiden:

- **Interfragmentäre Kompression** oder zumindest Annäherung der Fragmente. Da es oft zur Resorption der knöchernen Frakturränder kommt, entsteht eine größere Strecke zwischen den einzelnen Fragmenten, und es kann keine Überbrückung erreicht werden.
- **Erzielung von Stabilität.** Wenn möglich, sollte eine absolute Stabilität durch die interne Osteosynthese gewährleistet sein.

- **Vermeidung von Weichteilschäden** mit Beeinträchtigung der Blutversorgung.

Oftmals liegt die Ursache der Pseudarthrose in einer Kombination aus verschiedenen Faktoren. Neben lokalen Ursachen, wie ausbleibender Kontakt der Knochenfragmente und fehlende mechanische Stabilität, spielen auch systemische Ursachen, wie Mangelernährung, Systemerkrankungen und Störung des Knochenstoffwechsels eine entscheidende Rolle beim Ausbleiben der knöchernen Heilung.

Ebenso wird bei den oligotrophen, kalluslosen Pseudarthrosen (Typ 1c) eine multifaktorielle Genese als ursächlich gesehen. Bei noch vitalen Fragmenten wird hier kein sichtbarer Kallus ausgebildet. Es kann angenommen werden, dass eine verminderte Blutversorgung bei Weichteilschädigung durch Unfall- und/oder Operationstrauma für die ausbleibende Knochenheilung mitverantwortlich ist. Eine Kombination aus Durchblutungsstörung und Instabilität als Mischform der Pseudarthrose wird diskutiert. Hier ist eine Abgrenzung zur atrophen Pseudarthrose vom Typ 2a oft schwierig.

Ebenso kann eine Störung des Stoffwechsels zur ausbleibenden Kallusbildung führen. Dies wird im Zusammenhang mit Osteoporose angenommen. Auch ist eine erhöhte Rate von Pseudarthrosen bei Patienten mit Diabetes mellitus oder starkem Übergewicht nachgewiesen [16, 17, 18]. Es gibt zudem angeborene Störungen des Knochenstoffwechsels („BMP inhibitory molecules", spezifische PDGF-Haplotypen), welche mit einem verstärktem Pseudarthroserisiko einhergehen [6, 23]. Übermäßiger Alkoholkonsum, Rauchen und bestimmte Medikamente sind nachgewiesenermaßen ebenso für ein erhöhtes Vorkommen von Pseudarthrosen verantwortlich [7, 11]. Diese patientenabhängigen Faktoren beeinflussen die Knochenbruchheilung und sollten neben den fraktur- und operationsspezifischen Aspekten berücksichtigt werden.

Eine spezielle Form der vitalen Pseudarthrose hat sich in den letzten Jahren durch die Einführung von winkelstabilen Implantaten ergeben. So ist es gehäuft zu verzögerten Frakturheilungen und Pseudarthrosen mit verbleibendem Frakturspalt bei starrer winkelstabiler Fixierung gekommen.

> **Bedingt durch einen fehlenden Anreiz von Mikrobewegungen kam es vor allem an der plattennahen Kortikalis zur verminderten Kallusbildung und Überbrückung (Abb. 7.7). Dies ist auf die Rigidität der winkelstabilen Implantate mit fehlender mechanischer Reizung auf die Knochenenden zurückzuführen.**

Mit Hilfe von dynamischen Mechanismen wurde erfolgreich versucht, eine Stimulation und Aktivierung der knöchernen Heilung zu erzeugen. Eine geringe Beweglichkeit der Frakturenden im Mikrometerbereich fördert die Stimulation der Osteoblasten. Ebenso kann man eine Aktivierung der Knochenbruchheilung durch andere technische Maßnahmen erreichen, welche die Osteoblasten in Schwingung versetzen. Hier zu nennen sind u. a.

- die gepulste Magnetfeldtherapie [1, 2, 10],
- die Stoßwelle [3, 24] und
- der niederenergetisch gepulste Ultraschall [9, 14, 15].

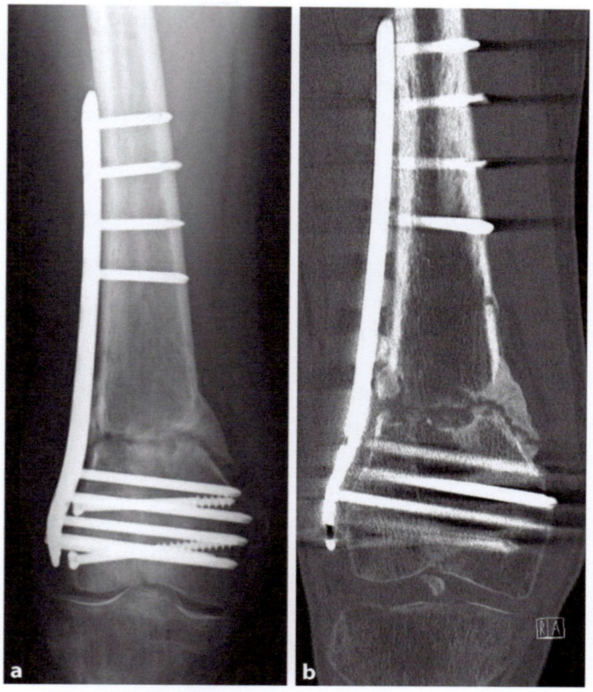

Abb. 7.7 Hypertrophe Pseudarthrose (Typ 1b) distales Femur 1 Jahr postoperativ bei einem 63-jährigen Patienten nach winkelstabiler Plattenosteosynthese im Röntgenbild a.-p. (**a**) und CT (**b**). Deutlich abgrenzbarer Pseudarthrosenspalt mit Kallusbildung plattenfern und fehlender Kallus plattennah aufgrund der fehlenden Mikrobewegung unter dem rigiden winkelstabilen Plattensystem

Diese Verfahren zeigen in klinischen Studien eine Beschleunigung der Frakturheilung durch Stimulierung der Zellen zur Regulierung der Genexpression und der Produktion von Wachstumsfaktoren. Dies unterstützt die Wichtigkeit von mechanischen Reizen für die Frakturheilung und wird durch die erfolgreich eingesetzten dynamischen Osteosyntheseverfahren seit Jahrzehnten bestätigt.

> **Entscheidend für die Frakturheilung ist demnach eine ausreichende Stabilität, die dennoch Mikrobewegungen zulässt. Solch interfragmentäre Mikrobewegungen begünstigen die Kallusbildung.**

Ist die Beweglichkeit jedoch zu stark ausgeprägt, kommt es zur Instabilität mit hypertropher Kallusbildung ohne

Überbrückung, und es resultiert eine hypertrophe Pseudarthrose Typ 1a. Andererseits kommt es ohne jegliche interfragmentäre Bewegung zu keiner Kallusbildung, und ein offener Frakturspalt wird nicht überbrückt (vitale Pseudarthrose Typ 1c).

Praxistipp

Für eine optimale Osteosynthese benötigen wir eine Stabilität, die jedoch interfragmentäre Bewegung im Bereich von 1/10 mm zulässt. Diese Mikrobewegungen im Frakturspaltbereich fördern die Kallusbildung, und eine gewisse Stabilität führt dann zur angestrebten Überbrückung mit letztendlich knöcherner Konsolidierung.

So ist beispielsweise das Prinzip der stufenweisen Aufbelastung sehr wichtig für die interfragmentäre Bewegung und Ausbildung der Kallusüberbrückung. Bei fehlender Belastung nach Femurfrakturen kann eine verzögerte Heilung mit erhöhten Pseudarthroserisiko beobachtet werden [19].

Die wesentlichen Faktoren für die hyperthrophe Pseudarthrose sind in der Übersicht zusammengefasst.

Wesentliche Faktoren für die hyperthrophe Pseudarthrose

- **Instabilität**
  - Klassische hypertrophe Pseudarthrose (Typ 1a)
- **Weiter Frakturspalt** (> 3–5 mm)
  Hypertrophe Pseudarthrose
  - Typ 1a/b bei Instabilität
  - Typ 1c bei zu rigider winkelstabiler Fixierung
- **Fehlende interfragmentäre Bewegung** durch rigide winkelstabile Fixierung bei offenem Frakturspalt
  - Typ 1c: Geringe bis ausbleibende Kallusbildung bzw. kalluslose Pseudarthrose

Körperregion

Je nach Körperregion zeigt sich ein erhöhtes Pseudarthroserisiko. Dies hängt von den regionalen Gegebenheiten ab. Bei schlechter Durchblutungssituation kommen atrophe Pseudarthrosen vermehrt vor (Paradebeispiel: Skaphoidfraktur oder Talusfraktur), während mechanisch beanspruchte Regionen ein erhöhtes Risiko für die Ausbildung hypertropher Pseudarthrosen aufweisen. Als klassisches Beispiel ist hier die Fraktur der Schaftbasis an Metatarsale V (Jones-Fracture) zu nennen (Abb. 7.8).

Es herrscht eine große Belastung am schmalen Fußaußenrand vor, welche eine erhöhte mechanische Beanspruchung mit resultierender Instabilität bedingt. Außerdem kann eine suffiziente Ruhigstellung und Entlastung in vielen Fällen nicht in die Praxis umgesetzt werden. Zudem zeigt sich der Bruch diagnostisch oft nicht weit disloziert, was zur Entscheidung führt, eine konservative Therapie einzuleiten. Diese Faktoren begünstigen die mögliche Ausbildung einer hypertrophen Pseudarthrose.

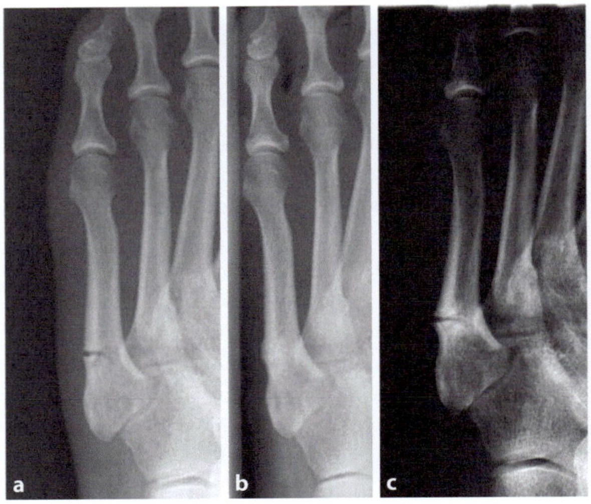

Abb. 7.8 Ausbildung einer Pseudarthrose bei Metatarsale-V-Basisfraktur (Jones-Fracture) unter konservativer Therapie: **a** frische Fraktur; **b** nach 10 Monaten; **c** nach 2 Jahren

Sehnenzug Auch bei Sehnenzug am Fragment wie bei Olekranon- oder Patellafrakturen resultiert eine relative Instabilität, sodass hier die operative Versorgung eher empfohlen wird, um einer sekundären Dislokation mit resultierender Pseudarthrose vorzubeugen.

Ermüdungsfraktur Ermüdungsbrüche stellen eine weitere besondere Entität von überlasteten Körperregionen dar, welche zu hypertrophen Pseudarthrosen neigen. Auch unter konsequenter Ruhigstellung und Entlastung kommt es meist zu einer verzögerten Frakturheilung. Auch hier wird daher eher die initiale operative Stabilisierung empfohlen.

Eingeschränkte Ruhigstellung Bei den Körperregionen mit starker mechanischer Beanspruchung und mangelnder oder schlechter Möglichkeit der Ruhigstellung führt eine konservative Therapie zu einer verzögerten oder schlechtestenfalls zu gar keiner Heilung. Dies wird relativ klar am Beispiel von Oberschenkelfrakturen, bei denen die konservative Therapie mit einem sehr hohen Pseudarthroserisiko verbunden ist (Abb. 7.9). Eigentlich sollte dies der medizinischen Vergangenheit angehören. Hier sollte heute auch aus anderen Gründen (Schmerzen, Immobilität) keine konservative Therapie (Beckenbeingips oder Extensionsbehandlung über Monate) mehr durchgeführt werden.

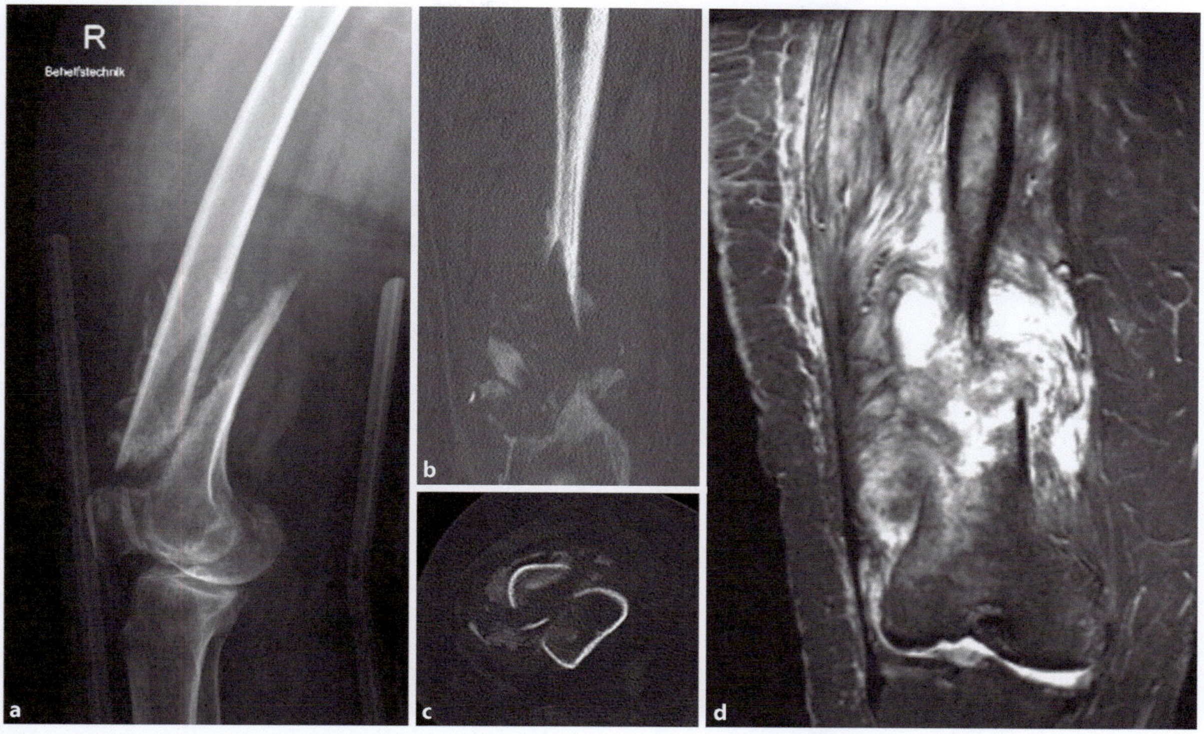

Abb. 7.9 Hypertrophe Pseudarthrose nach 6 Monate konservativer Therapie einer distalen Femurschaftfraktur im konventionellen Röntgenbild seitlich (**a**), CT sagittal (**b**) und axial (**c**) mit Kallusbildung; MRT mit Serom bei Falschgelenkbildung zum Ausschluss einer pathologischen Fraktur (**d**)

Bei starker mechanischer Beanspruchung (wie z. B. an der lasttragenden unteren Extremität) sowie bei schlechter Möglichkeit der Ruhigstellung sollte daher eine operative Stabilisierung in der Therapieentscheidung favorisiert werden. Allerdings kann sich auch aus einer insuffizienten/instabilen Osteosynthese eine hypertrophe Pseudarthrose entwickeln. Daher sollten zur primären Vermeidung dieser Problematik immer die Kriterien einer stabilen Osteosynthese beachtet werden.

7.2 Lösung

Ist eine hypertrophe Pseudarthrose aufgetreten, so bedarf es – neben der ausführlichen Anamnese und Untersuchung – v. a. einer präzisen bildgebenden Diagnostik, um die vorherrschende Problematik zu erkennen und individuell das bestmögliche Behandlungskonzept einzuleiten.

Konservative Therapien erweisen sich bei der klassischen hypertrophen Pseudarthrose Typ 1a und 1b als nicht zielführend, da es sich um ein mechanisch bedingtes Problem handelt. Die vitalen Frakturenden produzieren Kallus, der jedoch keinen Anschluss findet. Es kommt in der Folge nicht zur Überbrückung des Kallus. Dies kann einerseits an der vorherrschenden Instabilität liegen oder auch an einem zu großen, unüberbrückbaren Frakturspalt. Meist ist sogar eine Kombination aus beiden Faktoren vorhanden. In solchen Situationen kann durch weitere äußere Ruhigstellung, beispielsweise mit redressierenden Gipsverbänden, keine Stabilität erreicht werden.

Vielmehr bedarf es einer absoluten Stabilität im Frakturbereich, welche durch interne Osteosyntheseverfahren gewährleistet werden kann. Ebenso bedarf es bei postoperativen hypertrophen Pseudarthrosen und instabilen Osteosynthesen einer Revision mit dem Ziel der Stabilität bei interfragmentärer Kompression (Abb. 7.10).

Versorgung hypertropher Pseudarthrosen

- Hauptproblem: **Instabilität**
  - Lösung: **Mehr Stabilität schaffen durch stabile interne Osteosynthese**
- Nebenproblem: **Offener Frakturspalt**
  - Lösung: **Schließung des Spalts durch interfragmentäre Kompression**

Beide Probleme sollten durch operative Verfahren adäquat adressiert werden, da es anderenfalls zum Fortbestehen einer Pseudarthrose kommen kann (vgl. Abb. 7.9).

Knochenstimulierende Verfahren wie Ultraschall oder Magnetfeldtherapie sind allenfalls additiv bei Mischformen

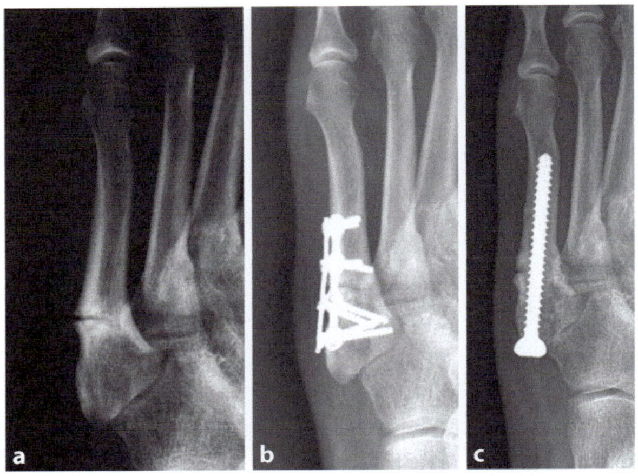

Abb. 7.10 Hypertrope Pseudarthrose der Metatarsale-V-Basis (a). b Fortbestehen der Pseudarthrose 8 Monate nach winkelstabiler Plattenosteosynthese (weil keine ausreichende Kompression erreicht wurde). c Konsolidierung nach Revision mit komprimierender intramedullärer Schraubenosteosynthese

7

der Pseudarthrose wie beim Typ 1c erfolgversprechend, da in den klassischen hypertrophen Pseudarthrosen ja bereits eine Aktivierung der Osteozyten vorliegt.

Praxistipp

Selbst wenn sich die Frakturenden nach einer gewissen Zeit „abkapseln" oder inaktiv zeigen, sollte durch eine operative Ausräumung der Pseudarthrosenspaltes mit Anfrischung der Knochenenden eine Aktivierung der Bruchheilung ausgelöst werden.

Prinzip der Anfrischung

Dieses Prinzip der Anfrischung der Frakturenden sollte bei allen offenen Revisionen durchgeführt werden. Auch bei intramedullärer Therapie (Nagelwechsel) sollte eine großzügige Aufbohrung erfolgen. Dies ist nicht nur indiziert, um eine höhere Stabilität zu gewährleisten, sondern auch, um hier eine Anfrischung von innen zu erreichen mit Anregung der enostalen Heilung. Durch das Aufbohren entstehen feine Knochenspäne (auch Bohrmehl oder Reaming-Graft genannt), die im Pseudarthrosebereich eine zusätzliche Aktivierung bewirken.

Eine Ausnahme der operativen Behandlung von hypertrophen Pseudarthrosen liegt bei den asymptomatische Pseudarthrosen ohne Stabilitätsverlust vor, wie bei Pseudarthrosen der Rippen oder des Sternums. Diese werden häufig lediglich als Zufallsbefund im Thoraxröntgenbild erkannt. Ebenso ist am Fibulaschaft eine asymptomatische Pseudarthrose nicht behandlungsbedürftig (s. unten: Abb. 7.20).

Hypertrophe Pseudarthrosen nach konservativer Therapie

Bei hypertrophen Pseudarthrosen nach konservativer Therapie ist eine operative Versorgung zielführend. Es kann in dieser Situation meist auf die Standardversorgungen für die jeweiligen Frakturen zurückgegriffen werden (Abb. 7.11).

Ausnahmen sind gelenknahe Pseudarthrosen mit Defekten (z. B. Pseudarthrose nach Schenkelhalsfraktur) oder mangelnden Verankerungsmöglichkeiten. Hier kann es nötig werden, einen Gelenkersatz durchzuführen.

Hypertrophe Pseudarthrose nach operativer Therapie

Bei hypertrophen Pseudarthrosen nach operativer Therapie ist eine genauere Analyse nötig, um die Revision erfolgreich durchzuführen. Meist zeigen sich Lockerungszeichen als Ausdruck der Instabilität einer insuffizienten Osteosynthese. Hier ist im jeden Fall eine operative Revision mit Erlangung von ausreichender Stabilität als Methode der Wahl zu sehen.

Vitale Pseudarthrosen Typ 1c treten meist im Anschluss an operativen Therapieversuchen auf, oder zeigen sich als Endstadium der vitalen Pseudarthrose nach mehreren Jahren.

Die primär fehlende Kallusbildung bei vitalen Frakturenden kann auf folgenden Ursachen beruhen:

- fehlende interfragmentäre Mikrobewegung bei offenem Spalt,
- systemische Faktoren (Raucher, Stoffwechselstörung, Diabetes mellitus),
- Mischform der Pseudarthrose mit Durchblutungsstörung/Minderperfusion.

Im ersteren Falle bei fehlender Mikrobewegung bzw. offenem Frakturspalt ist ggf. eine Belastungssteigerung zur Anregung der Knochenbruchheilung indiziert, falls nicht schon vorhanden. Ein weiteres adäquates und oft erfolgreiches Mittel ist die Dynamisierung als kleinste operative Option. Ansonsten können hier auch die externen knochenstimulierenden Methoden (Magnetfeldtherapie, Stoßwelle und Ultraschall) mit teilweisem Erfolg eingesetzt werden.

In den beiden anderen Fällen (systemische und vaskuläre Problematik) der Pseudarthrose vom Typ 1c ist die Grenze zu den avitalen Pseudarthrosen nicht immer eindeutig zu erkennen. Eine operative Therapie ist analog hierzu mit vitalisierenden Maßnahmen (z. B. Spongiosaplastik oder BMP) durchzuführen (Abb. 7.12).

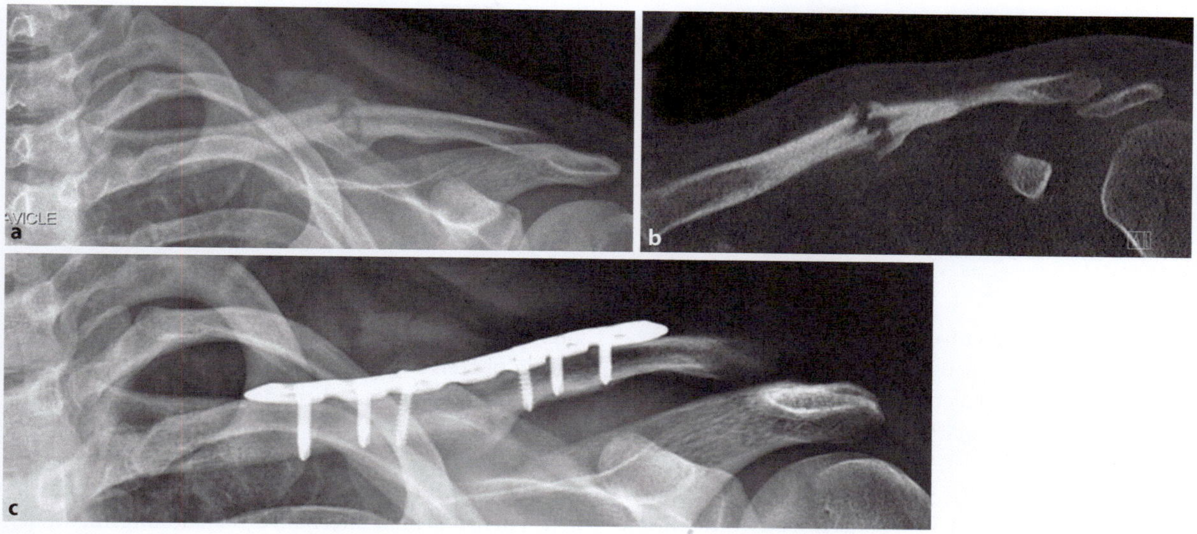

Abb. 7.11 Hypertrophe Klavikulapseudarthrose (Typ 1a) 6 Monate nach Fraktur mit Schmerzen bei Belastung im konventionellen Röntgenbild (**a**) und CT (**b**). **c** Nach operativer Therapie mit Ausräumung des Pseudarthrosespalts Anfrischen der Frakturenden und Osteosynthese mit anatomisch präformierter winkelstabiler Platte

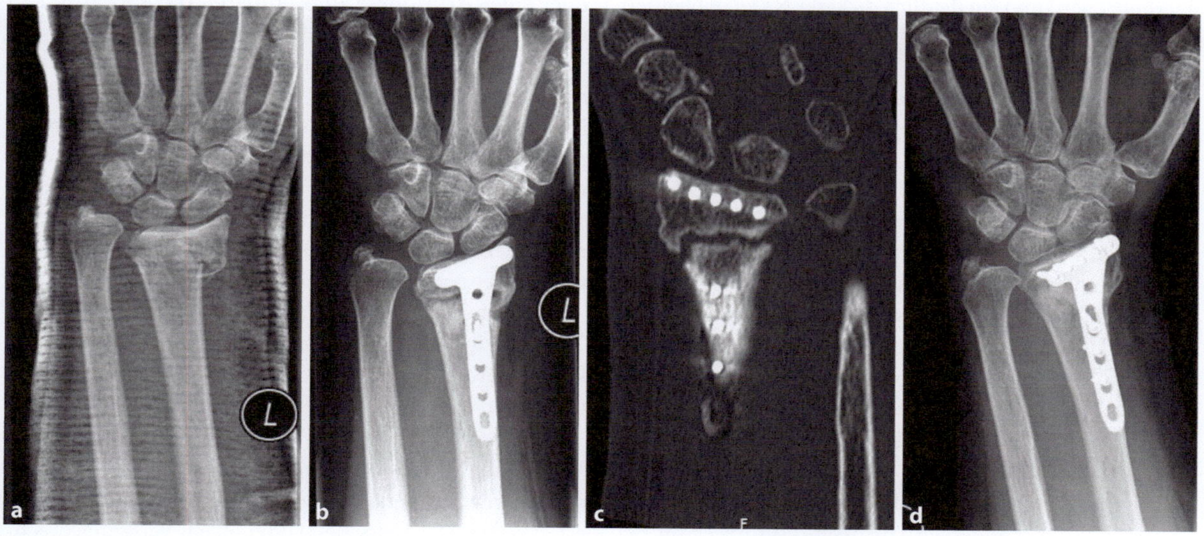

Abb. 7.12 Distale Radiusfraktur (23-A3.3) bei 73-jähriger Patientin (**a**). Ausbildung einer Pseudarthrose (Typ 1c) 6 Monate nach winkelstabiler Plattenosteosynthese (**b, c**). Konsolidierung nach Spongiosaplastik (**d**)

7.3 Umsetzung

Wie bei allen operativen Maßnahmen ist auch hier die Planung von essenzieller Bedeutung für den Operationsverlauf und das Outcome. Es müssen dezidierte Überlegungen zum Vorgehen angestellt werden, um die rezidivfreudigen Pseudarthrosen adäquat zur Ausheilung zu bringen.

Die Körperregion mit ihren anatomischen Gegebenheiten und die Vorbehandlung(en) mit zeitlichem Verlauf sollten unbedingt bekannt sein.

7.3.1 Röhrenknochen

Zunächst muss bei der Körperregion grundlegend zwischen oberer und unterer Extremität unterschieden werden. So ist die Belastung der unteren Extremitäten wesentlich höher, was eine stabilere Osteosynthese – oder auch die Möglichkeit des Patienten zum Entlasten an Gehilfen – erfordert. Andererseits kann durch die Belastung bei dynamischen Osteosynthesen eine intrafragmentäre Kompression erfolgen. Dies kann mitunter bei der Dynamisierung von Nägeln eine große Rolle spielen. Eine Dynamisierung an Nägeln in Femur und Tibia erzielt oftmals gute Ergebnisse (s. unten: ◘ Abb. 7.20 und 7.21), während das gleiche Verfahren bei Humerusnägeln aufgrund der fehlenden Belastung nicht erfolgversprechend erscheint (◘ Abb. 7.19).

Je nach Operationsregion sollten die Weichteil- und Durchblutungsverhältnisse mit in die Planung einbezogen werden.

Praxistipp

Falls möglich und vorhanden, sollten die alten Zugänge wieder verwendet werden, um sich Weichteil- und Durchblutungsprobleme zu ersparen und somit das Risiko einer Komplikation zu minimieren.

Eine häufige Ursache für Instabilitätspseudarthrosen sind zu dünne oder unaufgebohrte Nagelosteosynthesen. Dieses Problem kann gut und effektiv durch die Austauschnagelung behoben werden, bei der der Markraum deutlich überbohrt wird und ein deutlich dickerer Nagel implantiert werden kann.

Wichtig sind im Vorfeld auch die Abklärung der Achs-, Rotations- und Längenverhältnisse.

Hier müssen ähnliche Konzepte wie bei den fehlverheilten Frakturen mit Restfehlstellungen (▶ Kap. 13) angewandt werden. Vor allem im Bereich der unteren Extremitäten hat eine verbleibende Fehlstellung große Auswirkungen auf das Gangbild und die Lebensqualität. Dies sollte sowohl bei der Planung als auch bei der operativen Revision von Pseudarthrosen berücksichtigt werden.

Über Nägel und Platten kann man unter intraoperativer radiologischer Kontrolle (z. B. unter Verwendung einer Rasterplatte) mit den bekannten Techniken die Achs- und Rotationsverhältnisse korrigieren. Zu Problemen bei den Längenverhältnissen kommt es oft bei Verkürzungen mit Defektsituationen. Hier können Rekonstruktionsmaßnahmen, z. B. mit Knochenspaninterposition (s. unten: ◘ Abb. 7.25 und 7.13) in Erwägung gezogen werden.

Jedoch ist eine sichere Frakturheilung unbedingt zu gewährleisten.

Praxistipp

Es sollte immer die Frakturheilung im Vordergrund der Behandlung stehen, der Längenausgleich mit dem Risiko einer Rezidivpseudarthrose kann dann als sekundäres Ziel mit vertretbarem Risiko mitadressiert werden.

Eine sichere Ausheilung der Pseudarthrose nach operativer Therapie ist die Grundvoraussetzung für ein gutes Outcome. Ein Längenausgleich kann hiernach durch Hilfsmittel (Einlagen, Schuhzurichtung, orthopädisches Schuhwerk) oft suffizient erfolgen oder auch durch weitere operative Eingriffe je nach Abwägung (▶ Kap. 13).

An den oberen Extremitäten kann ohnehin eine Verkürzung bis zu einigen Zentimetern ohne funktionelles Defizit gut toleriert werden. Eine Achs- und Rotationsabweichung an den oberen Extremitäten ist ebenfalls meist nicht als sonderlich kritisch zu sehen, da hier selten funktionelle Einbußen bestehen.

Insgesamt sind in die Planung alle bekannten Faktoren wie auch bei einer Osteosynthese mit einzubeziehen. Ebenso sollten alternative Behandlungsmethoden mit bedacht und ggf. mit den Patienten besprochen werden. Bei gelenknahen Pseudarthrosen ist hier immer auch die Möglichkeit eines gelenkersetzenden Eingriffes oder einer Arthrodese zu diskutieren (◘ Abb. 7.14, 7.15 und 7.16)

Im Gebiet der klassischen hypertrophen Pseudarthrosen ist das Hauptziel die Erreichung von Stabilität bei interfragmentärer Kompression. Hier ist im Einzelnen zu prüfen, welcher der zur Heilung notwendigen Faktoren nicht vorhanden erscheint und die entscheidende Rolle spielt. Bei klaren Instabilitätskriterien mit Materiallockerung oder Plattenbruch muss die Stabilität durch eine interne Osteosynthese erfolgen.

Bei hypertrophen Pseudarthrosen unter konservativer Therapie sind meist die klassischen Osteosynthesetechniken zielführend, welche auch für die primäre Osteosynthese bei den vorliegenden Frakturen Anwendung finden.

Liegt eine hypertrophe Pseudarthrose nach operativer Versorgung vor, ist vor dem Revisionseingriff zu prüfen, ob ein erneuter Versuch der vorliegenden Osteosynthese erfolgversprechend erscheint oder ob ein Verfahrenswechsel die bessere Option darstellt. Oft zeigt sich eine insuffiziente primäre Osteosynthese, die keine Stabilität erzielt hatte. Hier ist in vielen Fällen ein erneuter Versuch der Osteosynthese mit höheren Stabilitätskriterien die beste therapeutische Option (◘ Abb. 7.17).

Bei Nagelosteosynthese beruht die Lockerung oft auf einem zu dünnen Nagel oder einer zu instabilen Verriegelung (◘ Abb. 7.18). Ein Wechsel auf einen aufgebohrten gut sitzenden Nagel mit suffizienter Verriegelung ist hier als Methode der Wahl anzusehen. Durch den intramedullären Kraftträger wird eine biomechanisch sehr stabile Situation geschaffen, gerade wenn durch das Aufbohren ein enger Sitz im Markraum resultiert. Zusätzlich werden durch das enossale Aufbohren Bohrmehl und Knochenspäne erzeugt, was im Pseudarthrosespalt die Heilung fördert.

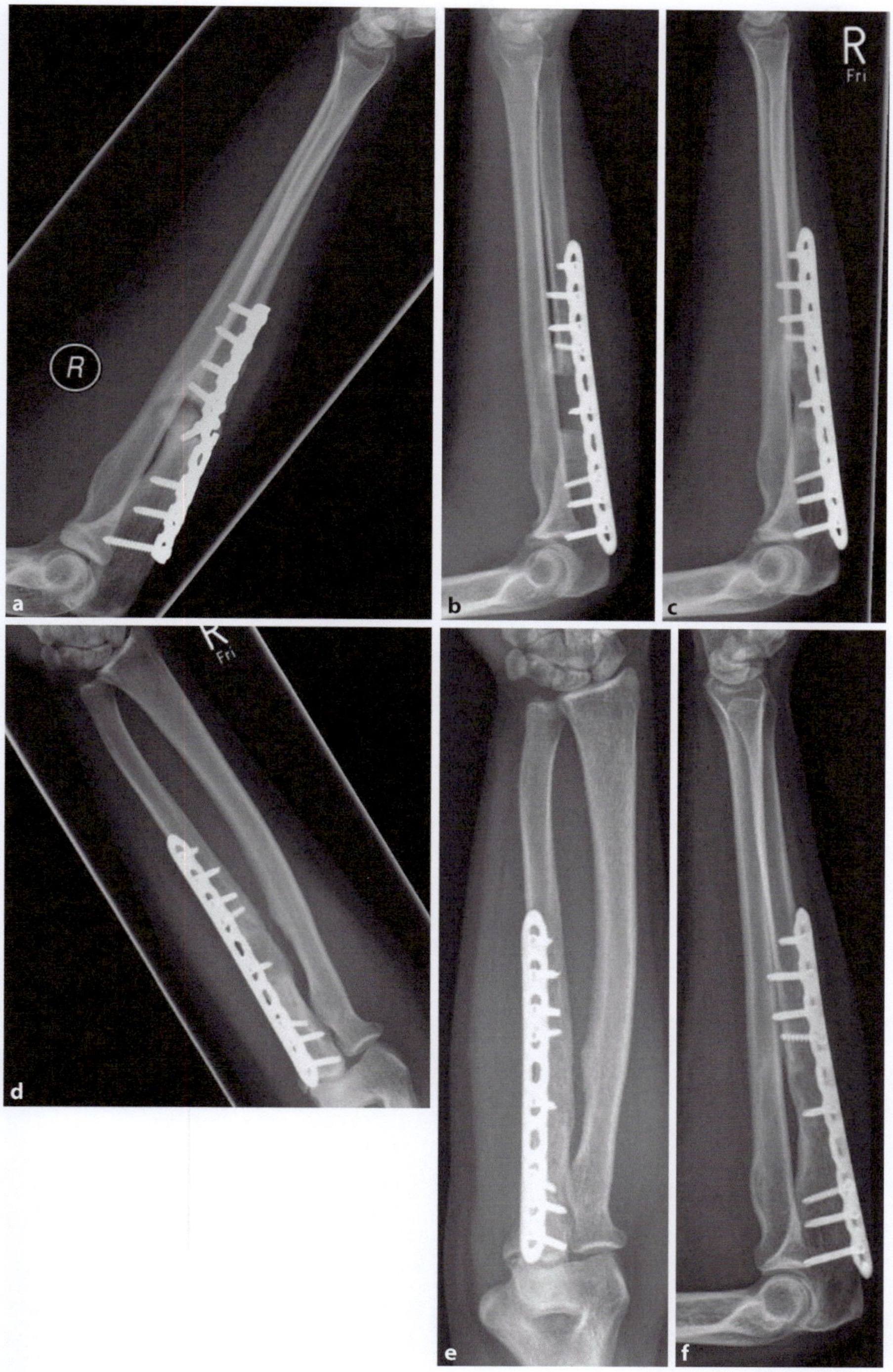

Abb. 7.13 Hypertrophe Pseudarthrose des Ulnaschaftes bei Plattenbruch 1 Jahr postoperativ (**a**); 24-jährige Patientin nach Motorradunfall. Revision mit Plattenosteosynthese und Beckenkammspan postoperativ (**b**), 3 Monate (**c**), 6 Monate (**d**) und 14 Monate (**e, f**)

Bei insuffizienten Plattenosteosynthesen mit Lockerungszeichen kann ein erneuter Versuch zur Stabilisierung durchgeführt werden. Hier ist nach Anfrischen der Fraktur auf einen guten Kontakt der Frakturenden mit zuverlässiger Stabilität zu achten (s. unten: Abb. 7.22).

Zu den Revisionseingriffen lässt sich generell sagen, dass im Bereich der langen Röhrenknochen der unteren Extremität ein gut sitzender intramedullärer Kraftträger mit der Option der Dynamisierung die beste Option darstellt, währenddessen im Bereich der oberen Extremitäten der komprimierenden Plattenosteosynthese eher bevorzugt werden sollte (Abb. 7.18 und 7.19).

Wenn bei der Analyse der Röntgenbilder eine vorhandene Stabilität bei weitem Frakturspalt zu sehen ist, so

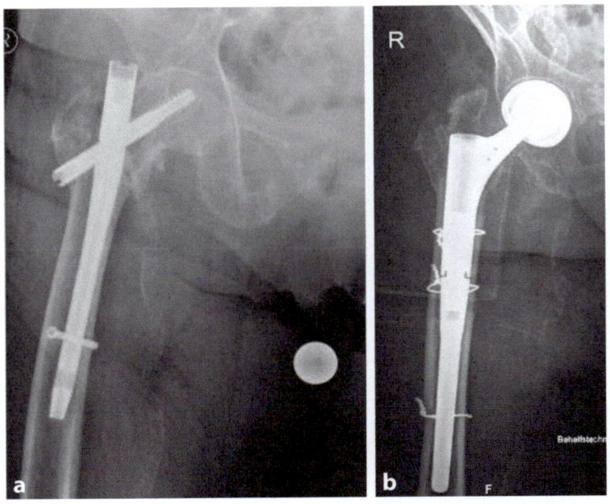

Abb. 7.14 Pseudarthrose bei 89-jähriger Patientin nach Nagelosteosynthese bei pertrochantärer Fraktur (**a**). Revision mit protektiven Draht-Cerclagen und Revisionsschaft mit Duokopf (**b**)

kann die fehlende Heilung durch den zu großen Frakturspalt bedingt sein. Hier ist durch Zusammenführung der Fragmente eine Heilung möglich. Bei Nagelosteosynthesen kann eine Dynamisierung den erwünschen Erfolg bringen, wenn keine Lockerung besteht (Abb. 7.20 und 7.21). Bei Plattenosteosynthesen mit offenen Frakturspalten ist ein invasiveres Vorgehen nötig, um eine interfragmentäre Kompression zu erzielen (Abb. 7.22).

Bei bestehendem Frakturspalt unter Belastung ist mit dem Problem der Lockerung oder einem Plattenbruch zu rechnen.

Durch Materialermüdung kommt es bei ausbleibender knöcherner Konsolidierung unweigerlich im Laufe der Zeit zum Versagen der Osteosynthese mit Lockerung oder Materialbruch.

Durch die Biege-Schwell-Last, die auf das Material einwirkt, erfolgt es je nach Krafteinwirkung und Anzahl der Zyklen eine Materialermüdung mit Bruch der Platten oder auch Nägel, was eine Revision unabdingbar macht (Abb. 7.23 und 7.24).

Um diesen Problem zuvorzukommen, ist eine frühzeitige Revision zu empfehlen.

Praxistipp

Bei deutlich vergrößertem Frakturspalt im Verlauf mit verzögerter Bruchheilung sollte spätestens nach 6 Monaten (manifeste Pseudarthrose) gehandelt werden. Besser ist oft schon ein früheres Eingreifen bei Erkennen der verzögerten Frakturheilung (▶ Kap. 6).

Bei Nagelosteosynthesen lässt sich mit einer Dynamisierung meist das Problem elegant beheben, bei Plattenosteosynthesen muss eine offene Revision durchgeführt werden. Hier ist die Verkürzung mit Verkleinerung des ehemaligen Frakturspaltes eine Option (Abb. 7.22).

Eine alternative Methode bei weitem Frakturspalt mit intaktem Osteosynthesematerial kann zur Vermeidung der Verkürzung eine Knochenspaninterposition und/oder Spongiosaplastik darstellen (Abb. 7.25).

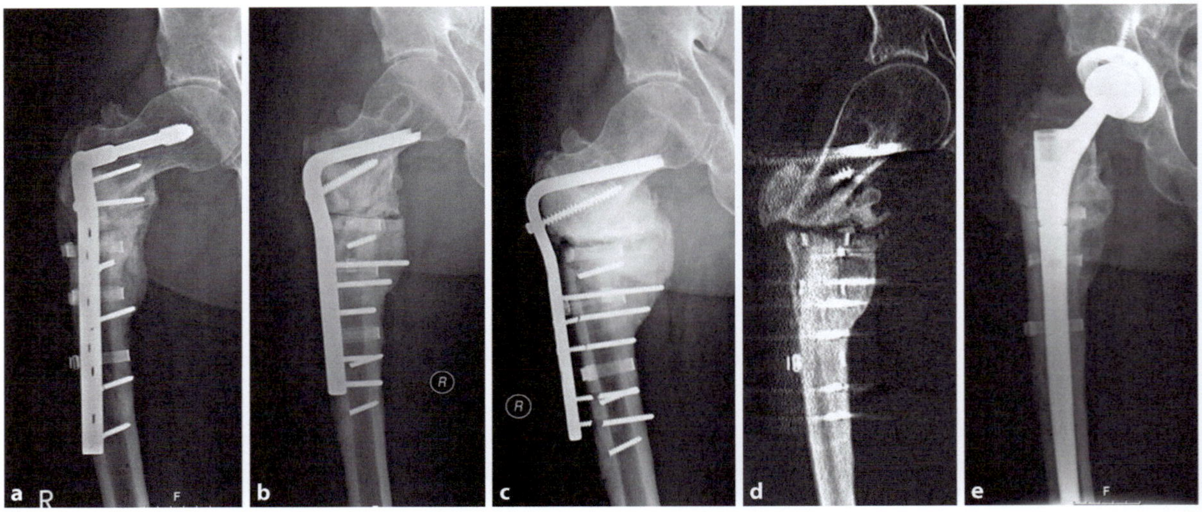

Abb. 7.15 Hypertrophe Pseudarthrose mit Varusfehlstellung nach Plattenosteosynthese mit DCP (Zustand nach mehrfacher Revision) bei subtrochantärer Femurfraktur (**a**), nach Revision mit Klingenplatte (**b**) sowie Fortbestehen der hyperthrophen Pseudarthrose (**c, d**). Schlussendlich Revisionstotalendoprothese (**e**)

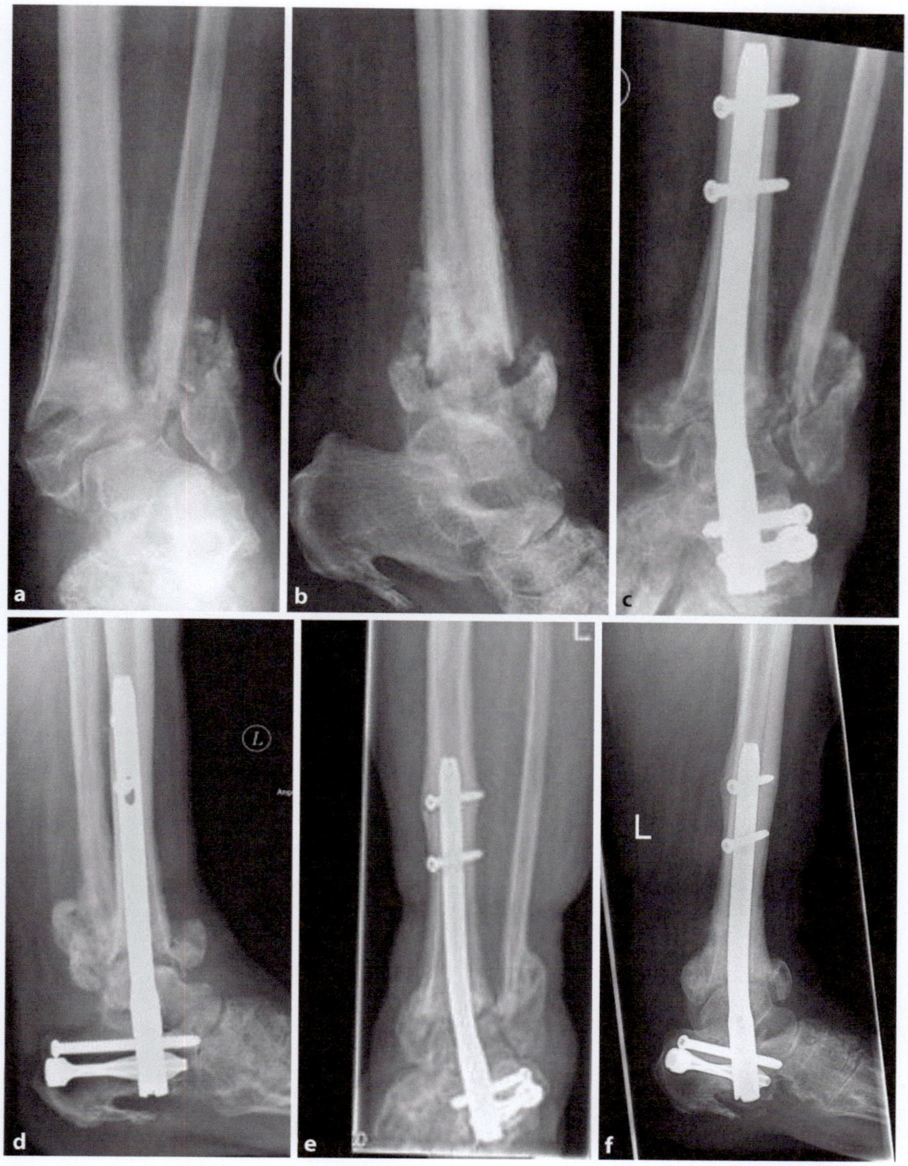

Abb. 7.16 Hypertrope Pseudarthrose am distalen Unterschenkel nach 6 Monaten konservativer Therapie bei 63-jähriger Diabetikerin (**a, b**), nach Nagelarthrodese (**c, d**) und 6 Monate postoperativ mit Konsolidierungszeichen an Tibia und Fibula (**e, f**)

Intraoperativ ist eine Abstrichentnahme am Osteosynthesematerial und vom Pseudarthrosenspalt zwingend erforderlich, um einen Infekt bzw. eine Infektpseudarthrose auszuschließen.

Wie oben bereits erwähnt ist bei Verdacht auf Infekt auch ein zweizeitiges Vorgehen gerechtfertigt: Bei der ersten Operation wird eine Materialentfernung, Resektion des Pannus- und Narbengewebes im Pseudarthrosenspalt, Abstrichentnahme und, falls erforderlich, eine temporäre Fixierung mit z. B. Fixateur externe durchgeführt.

Praxistipp

Wichtig ist hierbei, dass nur das radikale Debridement von infizierten Knochen und Weichteilen zur mikrobiologischen Infektfreiheit führen wird. Daher muss während dieser Operationen der Knochen rezidivierend auf Vitalität untersucht werden (z. B. mit kleinen 2-mm-Bohrungen, die Blutungen aufweisen müssen) oder stippchenförmigen Blutungen aus den Weichteilen, welche die Vitalität des darunter liegenden Gewebes anzeigen.

Da dieses radikale Debridement teilweise auch an vitale Leitungsbahnen der betroffenen Extremität herangehen

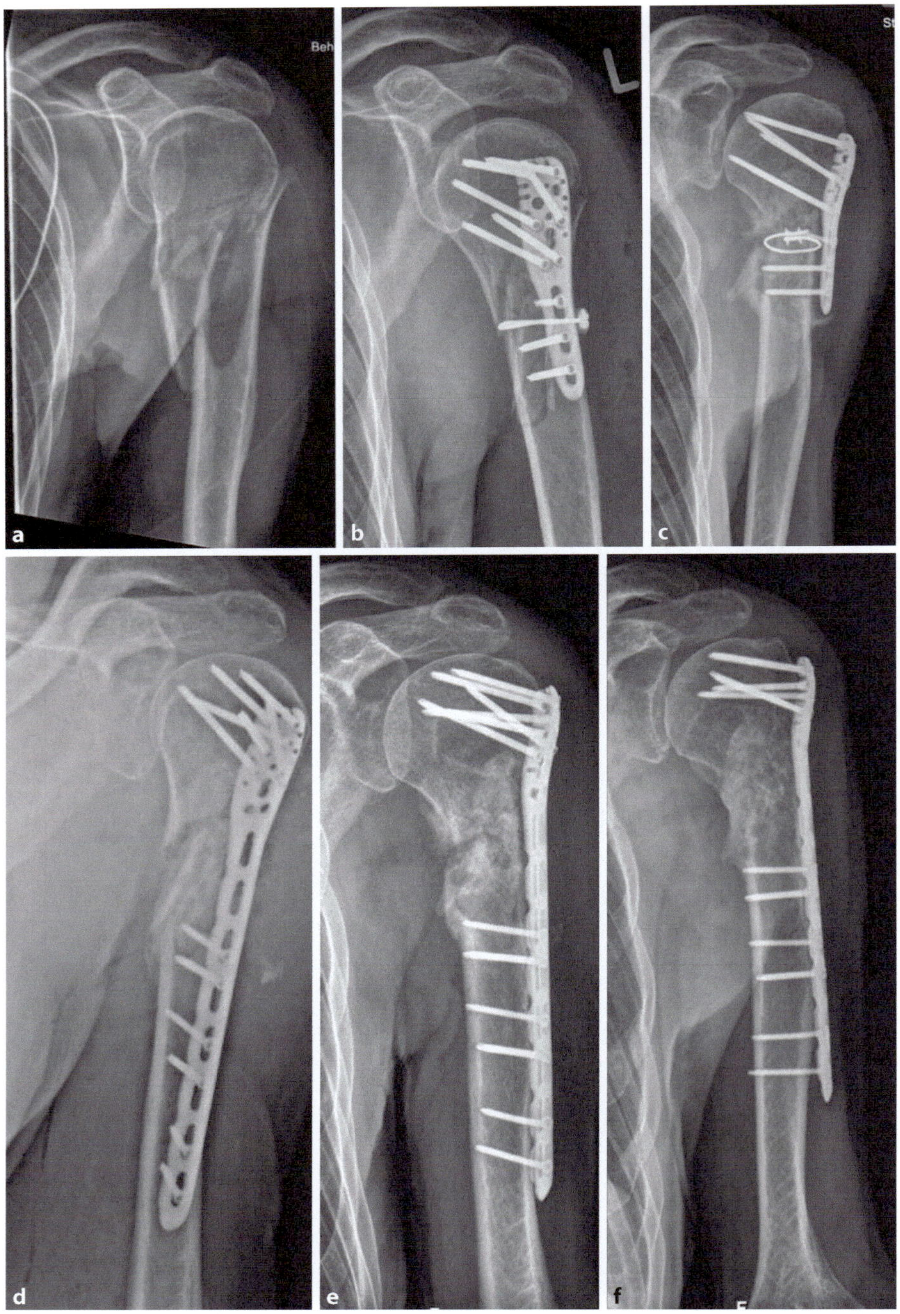

Abb. 7.17 Subkapitale Humeruskopffraktur (**a**), die mit Cerclage und (zu kurzer) winkelstabiler Platte versorgt wurde (**b**). Entwicklung einer hypertrophen Pseudarthrose bei Instabilität (Lockerungszeichen distal) (**c**). Nach Revision mit langer winkelstabiler Platte (**d**) sowie 6 Monate (**e**) und 12 Monate nach Revision (**f**)

7

kann, ist es wichtig, eine detaillierte Abstrichkarte zu erstellen, um die mikrobiologischen Abstriche einer klaren anatomischen Provenienz zu zuordnen, um nur dort entsprechend radikal debridieren zu können. Darüber hinaus darf man sich nicht durch den Gedanken der Größe des Defektes von einem radikalen Debridement abhalten lassen.

Praxistipp

Zuerst muss der Infekt saniert werden, dann kann man sich anhand der Größe des Defekts überlegen, wie dieser überbrückt werden kann.

Bei komplexen Fällen kann eine Vakuumtherapie erfolgen, um chronische Osteomyelitiden zu sanieren und initial verstümmelnde Debridements zu vermeiden. Dies

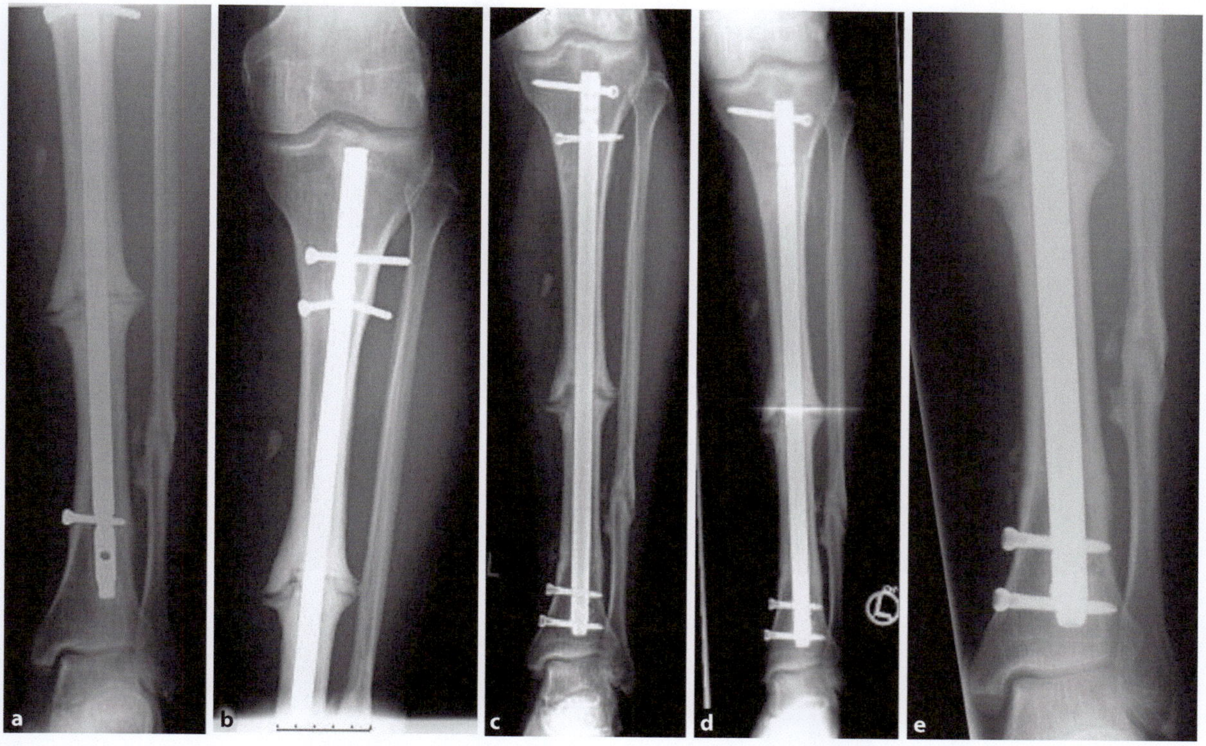

◘ **Abb. 7.18** Hypertrophe Pseudarthrose (Typ 1a) bei 29-jährigem Patienten 2 Jahre nach Nagelosteosynthese mit Instabilitätskriterien (Lockerungssaum um den Nagel, Schraubenbruch) (**a, b**), nach Revision mit Aufbohrung und statisch verriegelten dickeren Nagel (**c**), nach Dynamisierung 8 Wochen nach Revision (**d**) und Konsolidierungszeichen 4 Monate nach Revision (**e**)

erfordert rezidivierende Spüloperationen. Bei der zweiten oder endgültigen Operation erfolgt dann, nach negativen mikrobiologischen Befunden, die definitive Osteosynthese. Falls sich eine Infektion bewahrheiten sollte, ist eine Strategie der Infektsanierung analog ► Kap. 8 anzuwenden.

Entscheidend für die Heilung ist neben der korrekten Osteosynthese auch die Durchblutungssituation. Bei den hypertrophen Pseudarthrosen ist definitionsgemäß von einer vitalen Situation an den Knochenenden auszugehen. Dennoch ist intraoperativ die Vitalität des Knochens zu überprüfen, und in jedem Fall sollte nach Resektion von sämtlichem weichteiligem Narbengewebe im ehemaligen Frakturspalt eine Anfrischung der Knochenenden erfolgen.

Postoperatives Management

Postoperativ sind – vergleichbar wie nach einer „Standardfrakturversorgung" – die üblichen Nachbehandlung-Regimes anwendbar. Zu beachten ist, dass nach Revision von Pseudarthrosen immer mit einem längeren Heilungsprozess zu rechnen ist: durchschnittlich etwa 12–20 Wochen anstatt 6–10 Wochen wie bei der normalen Frakturheilung [12, 22]. Auch ist die Rezidivrate an Pseudarthrosen je nach Studie mit 3–48 % [21, 25] um ein Vielfaches höher als die primäre Pseudarthrosenrate nach Frakturversorgung (1–5 %).

Überlegungen zur postoperativen Belastung und ggf. der Option zur Dynamisierung müssen an der unteren Extremität angestellt werden. So sind auch hier nachgewiesenermaßen der Knochenkontakt und die Mikrobewegungen im Frakturspalt für die Frakturheilung wichtig. Daher ist eine sofortige postoperative Teilbelastung mit Übergang zur Vollbelastung im Verlauf wünschenswert, je nach Stabilitätseinschätzung der vorliegenden Osteosynthese. Bei stabilen, aufgebohrten Nagelosteosynthesen ist hier auch eine sofortige schmerzadaptierte Vollbelastung möglich. Nach winkelstabilen Plattenosteosynthesen ist eher eine Teilbelastung mit 15 kg für 6–8 Wochen zu empfehlen.

Eine Dynamisierung nach Nagelosteosynthese sollte nach ca. 8–12 Wochen durchgeführt werden, wenn hierbei keine Gefährdung der Stabilität zu erwarten ist (◘ Abb. 7.18). Hierdurch kann eine interfragmentäre Kompression mit Mikrobewegungen gewährleistet werden, und es kommt zuverlässiger zur knöchernen Konsolidierung.

7.3.2 Becken und Wirbelsäule

Hypertrophe Pseudarthrosen an Becken und Wirbelsäule sind eher selten.

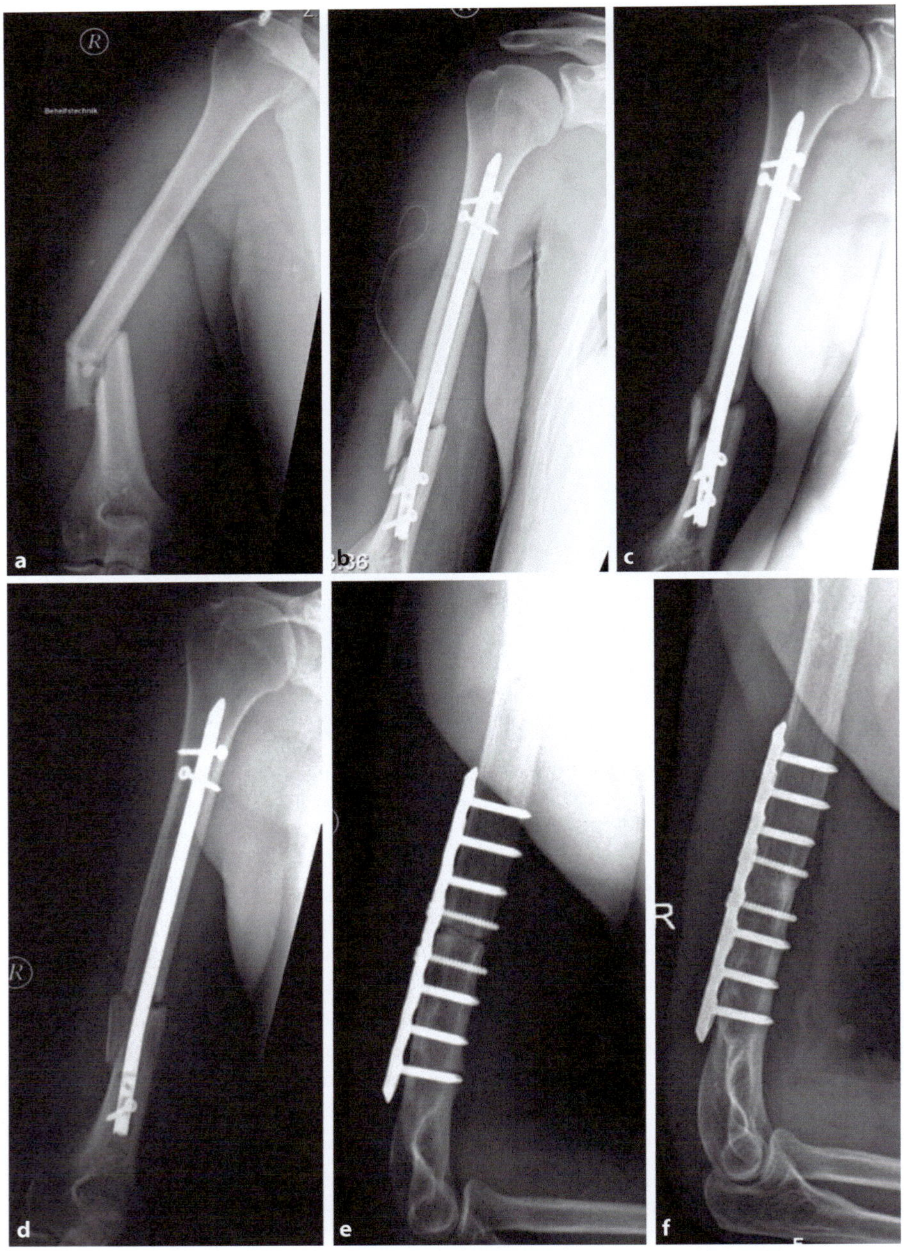

Abb. 7.19 Humerusschaftfraktur (**a**) mit Versorgung durch retrograde Nagelosteosynthese (**b**). Entwicklung einer Pseudarthrose Typ 1b 6 Monate postoperativ (**c**). 1 Jahr postoperativ nach Versuch der Dynamisierung durch Entfernung des distalen statischen Verriegelungsbolzens (**d**), nach Revision mit Plattenosteosynthese (LCP) (**e**) und Ausheilung 6 Monate nach Revision (**f**)

Becken und Azetabulum

Nach Beckenringfrakturen kommt es manchmal aufgrund von Instabilität zu verzögerter oder auch selten zur ausbleibenden Heilung. An sich zeigen die Frakturen am Becken eine hohe Heilungstendenz auch unter konservativer Therapie. Bei dennoch verzögerter Heilung ist dann meist die Instabilität als entscheidender Faktor zu sehen, und eine operative Stabilisierung analog zu den primären Versorgungsstrategien am Becken ist zielführend. So kann bei Beckenringfrakturen die Stabilität gut durch Schrauben und Platten in üblicher Weise erzielt werden. Ebenso bei Azetabulumfrakturen, hier ist jedoch die Option der endoprothetischen Versorgung zu prüfen, da bei vorherrschender Pseudarthrose ein sehr hohes Risiko für die posttraumatische Arthrose vorliegt. Ansonsten gilt auch hier die Revisionsoperation mit Spongiosaplastik und Änderung des Osteosyntheseverfahrens als Mittel der Wahl.

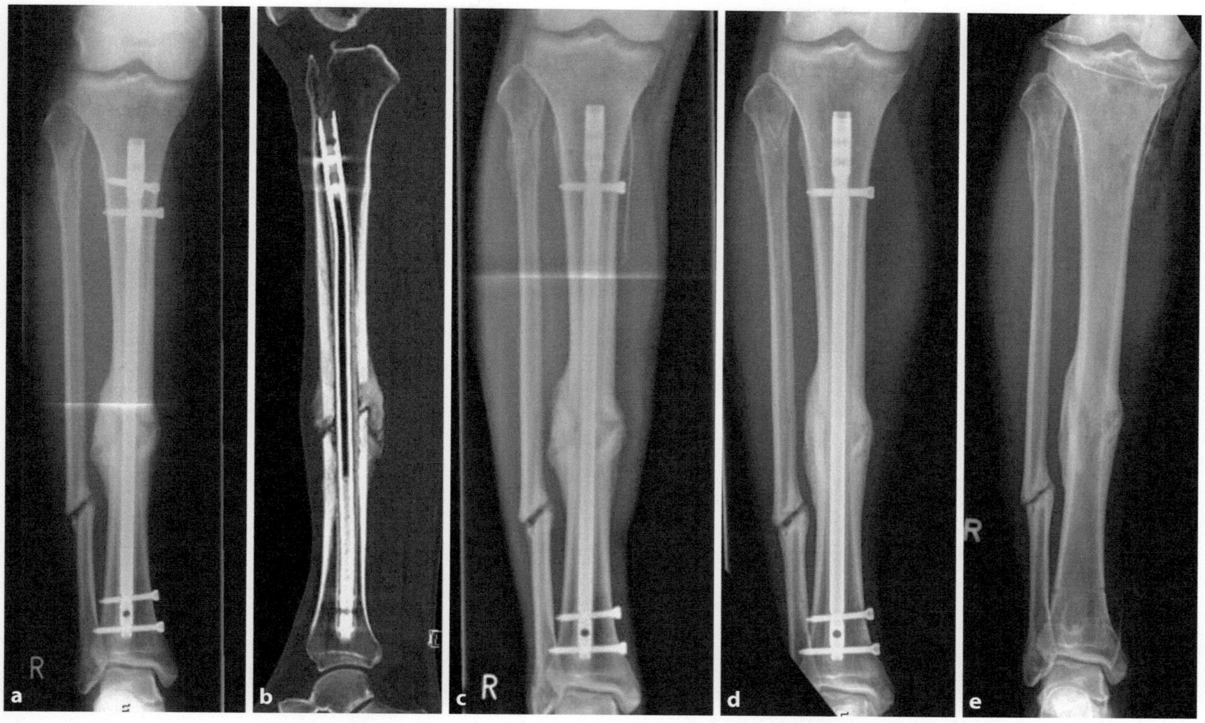

Abb. 7.20 Hypertrophe Tibiapseudarthrose bei Zustand nach Osteosynthese mit Verriegelungsnagel vor 9 Monaten (**a, b**). Dynamisierung durch Entfernung des proximalen statischen Verriegelungsbolzens (**c**). Ausheilungsbild nach 18 Monaten postoperativ (**d**) und nach Materialentfernung (**e**). Nebenbefundlich asymptomatische Fibulapseudarthrose

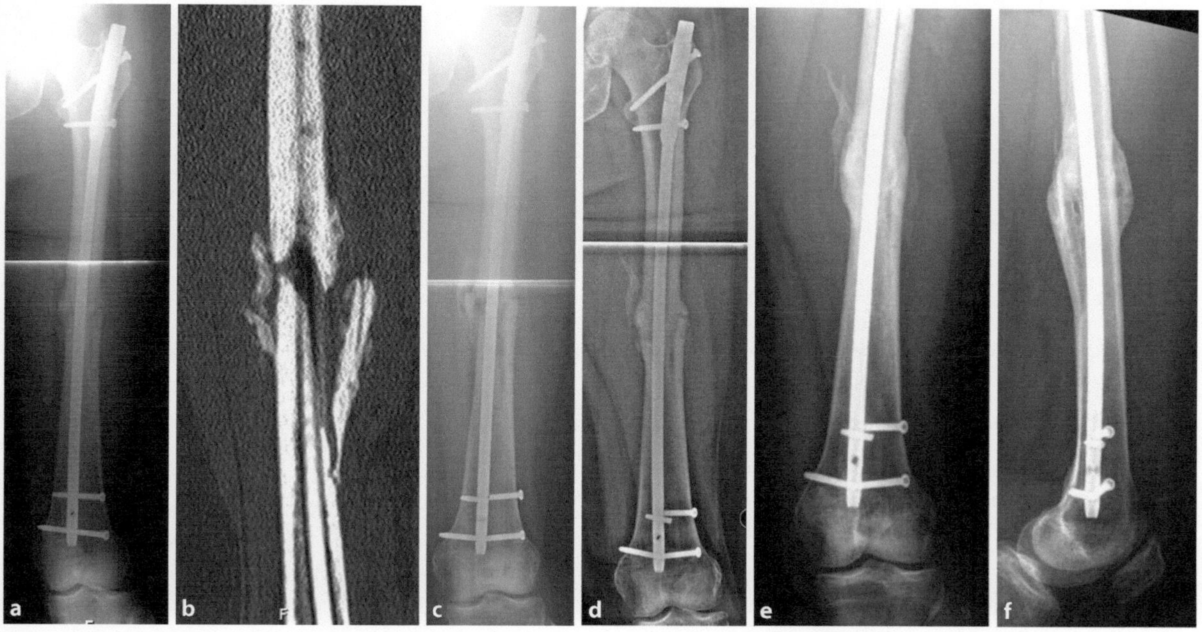

Abb. 7.21 Pseudarthrose 6 Monate nach Osteosynthese mit Verriegelungsnagel (**a, b**). Autodynamisierung durch Bruch der distalen statischen Verriegelungsbolzen unter Vollbelastung (**c, d**). Konsolidierung 2 Jahre nach Fraktur (**e, f**)

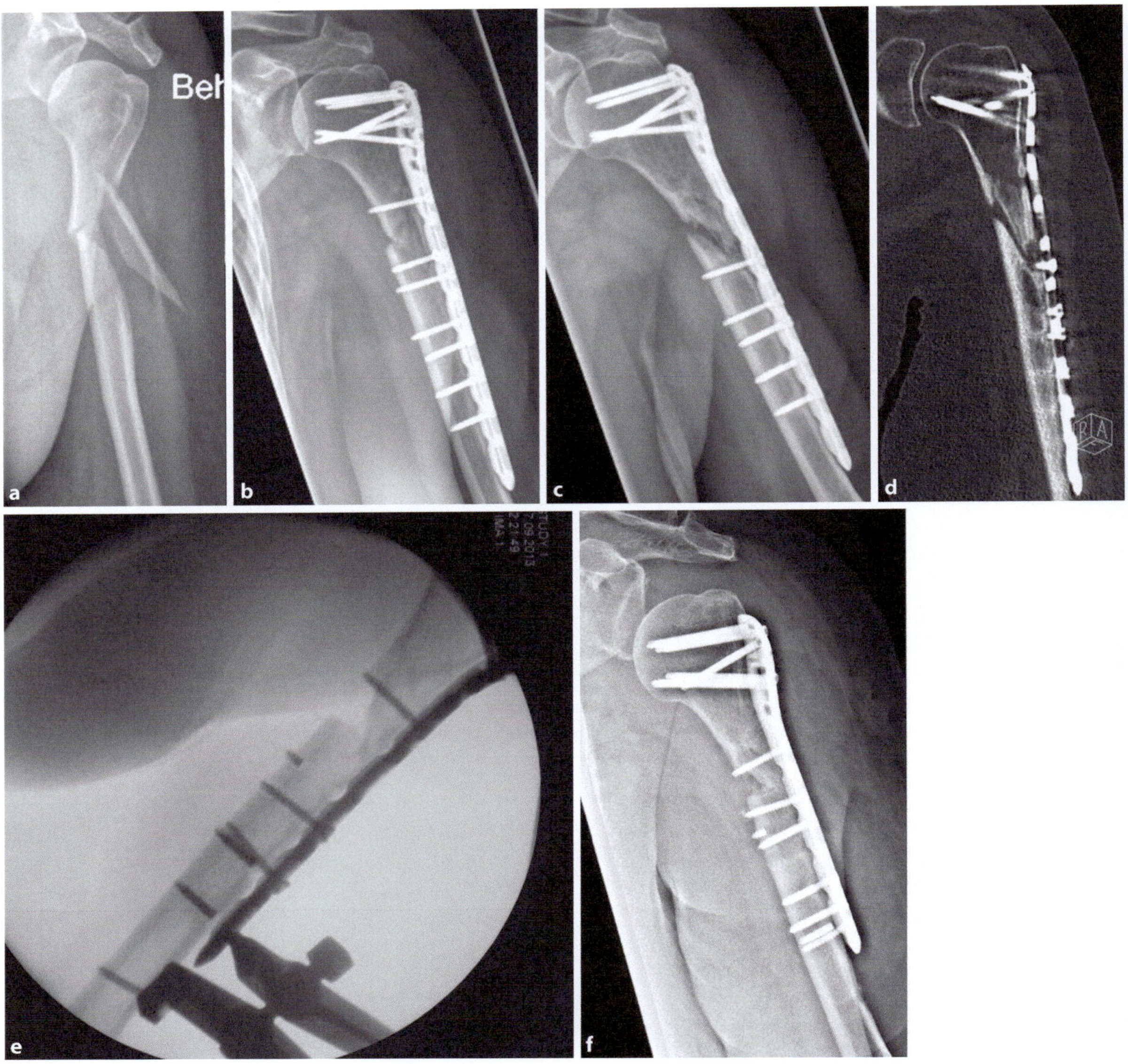

Abb. 7.22 Fraktur des proximalen Humerusschaftes (**a**) und operative Versorgung mit winkelstabiler Platte (**b**). Ausbildung einer Pseudarthrose (Typ 1c) 1 Jahr nach Versorgung mit Lockerungszeichen (Schraubenbruch) an der distalen Seite der winkelstabilen Platte im Röntgenbild (**c**) und CT (**d**). Revision unter Kompression mit Plattenspanner (**e**) und beginnende Konsolidierung 4 Monate nach Revision (**f**)

▪ Wirbelsäule

Hypertrophe Pseudarthrosen an der Wirbelsäule gehören zu den Raritäten und sind analog zu den Techniken der Frakturversorgung (Fixateur interne, Wirbelkörperersatz) zu behandeln.

Begutachtung

Bei der Begutachtung von hypertrophen Pseudarthrosen und ihren Folgezuständen ist natürlich ein kausaler Zusammenhang zur primären Fraktur zu sehen. Der schicksalhafte Verlauf mit Ausbildung der Komplikation einer Pseudarthrose ist primär auf den Bruch und somit auf den auslösenden Unfall zurückzuführen. Die auf Dauer verbleibenden Einschränkungen und Beschwerden sind daher als unfallbedingt anzuerkennen. Auch mitwirkende Kofaktoren wie Rauchen oder Störungen des Knochenstoffwechsels können nicht als primäre auslösende Faktoren für die Pseudarthrose angesehen werden.

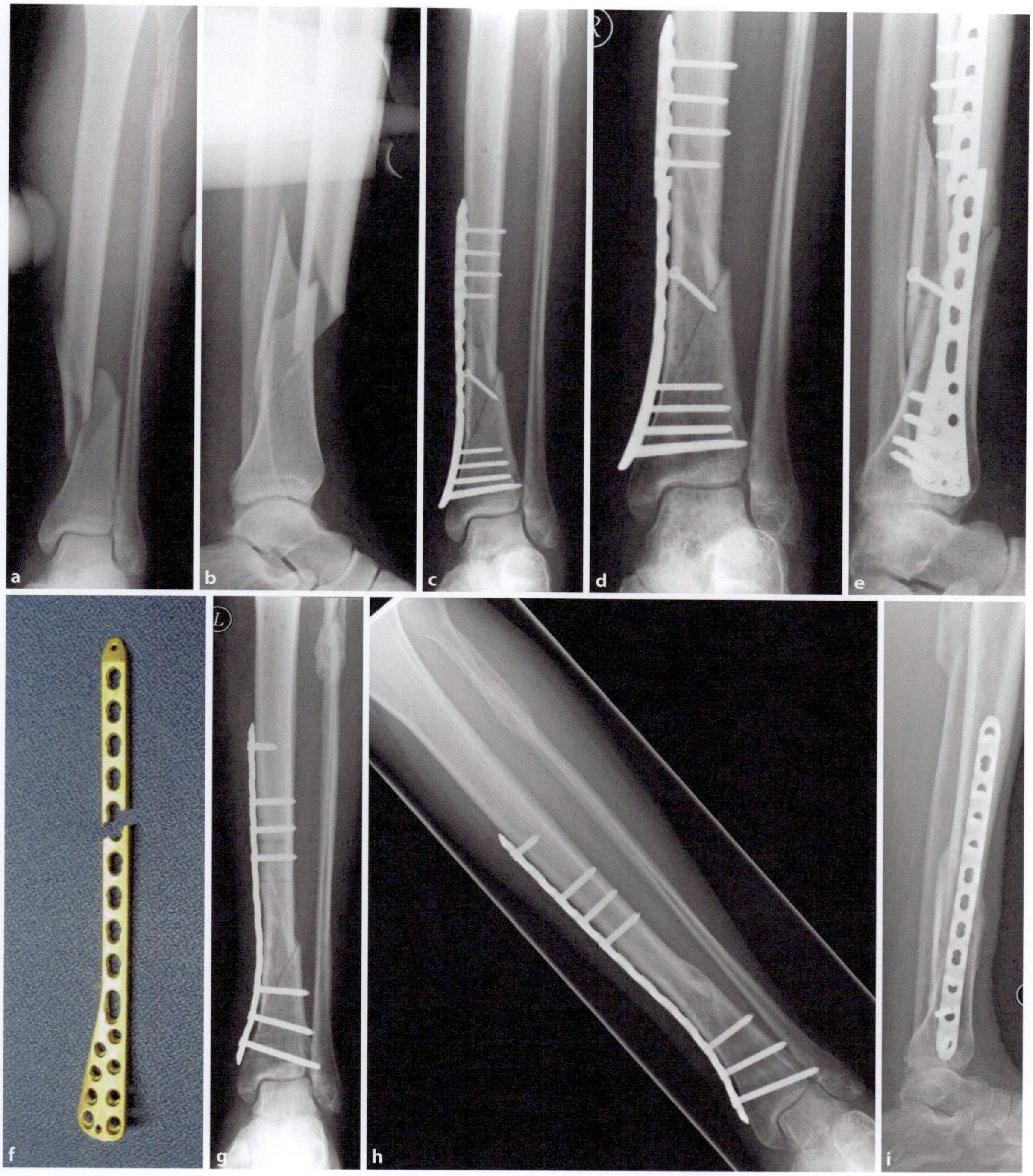

Abb. 7.23 Distale Unterschenkelfraktur (43-A2.2) bei 53-jährigem Patienten (**a, b**). Versorgung durch Zugschraube und winkelstabile Platte (LCP 3.5 distale Tibia) mit unzureichender Reposition und leichter Varusfehlstellung (**c**). Plattenbruch nach 6 Monaten bei Pseudarthrose Typ 1c (**d–f**). Revision mit winkelstabiler Großfragmentplatte (LCP 4,5) (**g**) und Konsolidierung 1 Jahr postoperativ (**h, i**)

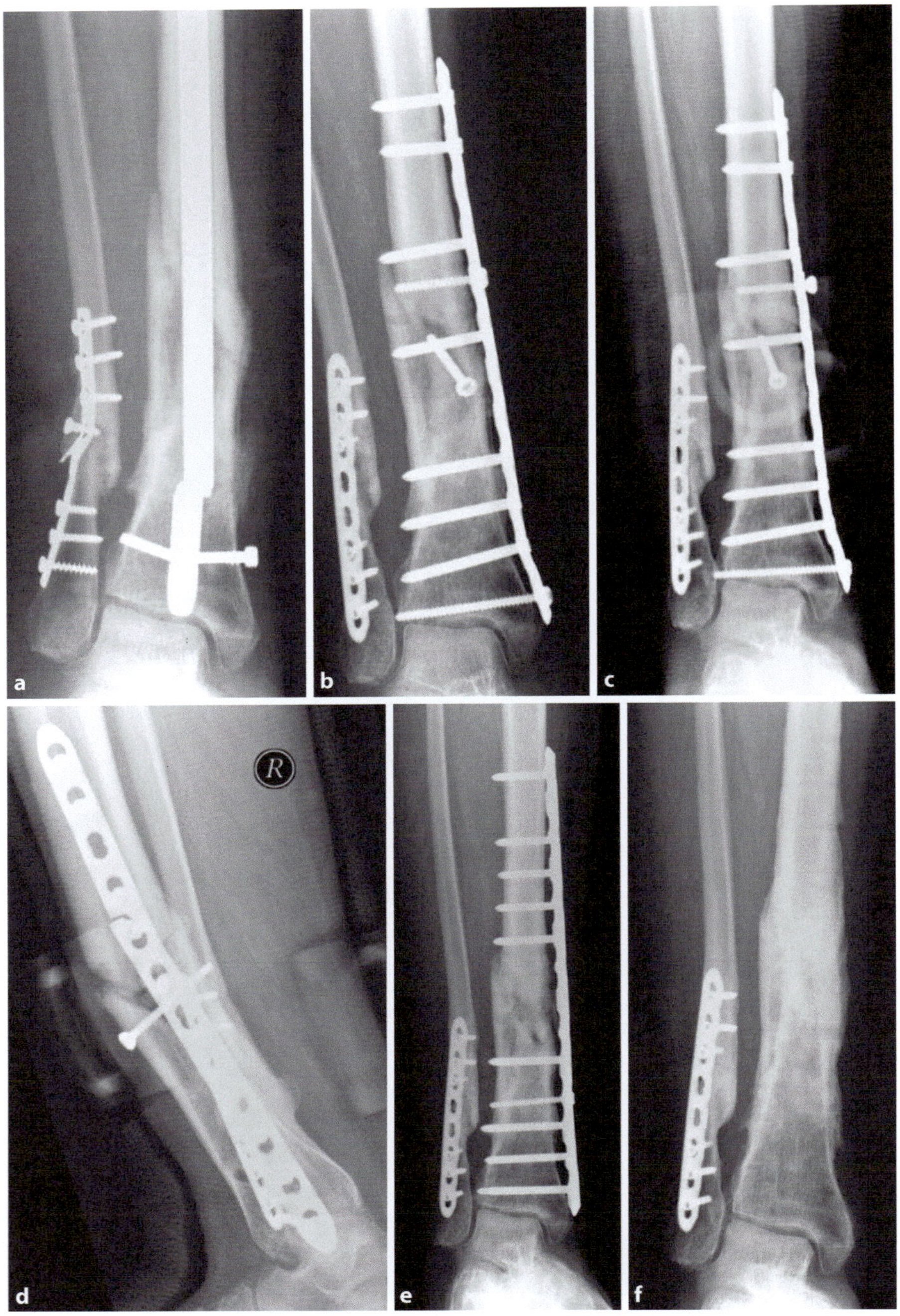

Abb. 7.24 Nagel- und Plattenbruch bei distaler Unterschenkelpseudarthrose Typ 1b (**a**). Nach Revision mit winkelstabiler Platte (**b**) und erneutem Plattenbruch an der Tiba (**c, d**) erfolgt eine 2. Revision mit längerer überbrückender winkelstabiler Platte (**e**) und Ausheilung nach ca. 2 Jahren (**f**)

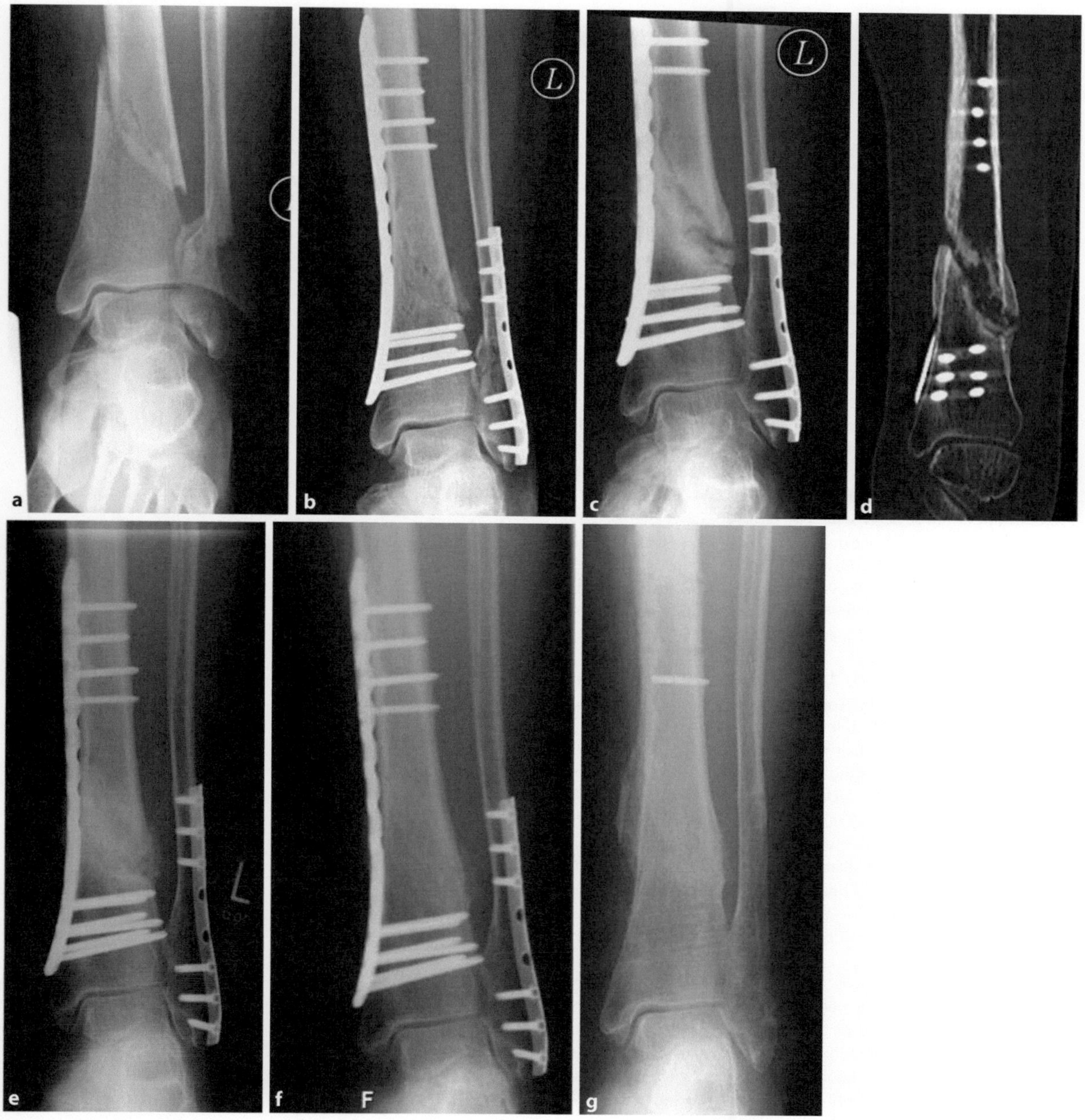

Abb. 7.25 Distale Unterschenkelfraktur (43-A1.2) bei 68-jähriger Patientin (**a**). Primär Versorgung mit winkelstabilen Platten (**b**). Ausbildung einer hypertrophen Pseudarthrose Typ 1b 14 Monate postoperativ (**c, d**). Es erfolgte eine Revision mit Beckenkammspan und Spongiosaplastik (**e**). Ausheilung 2 Jahre post revisionem (**f**). **g** Nach Materialentfernung

Literatur

1. Aaron RK, Ciombor DM, Simon BJ (2004) Treatment of nonunions with electric and electromagnetic fields. Clin Orthop Relat Res 419:21–29
2. Assiotis A, Sachinis NP, Chalidis BE (2012) Pulsed electromagnetic fields for the treatment of tibial delayed unions and nonunions. A prospective clinical study and review of the literature. J Orthop Surg Res 7:24
3. Birnbaum K, Wirtz DC, Siebert CH, Heller KD (2002) Use of extracorporeal shock-wave therapy (ESWT) in the treatment of non-unions. A review of the literature. Arch Orthop Trauma Surg 122(6):324–330
4. Claes L, Augat P, Suger G, Wilke HJ (1997) Influence of size and stability of the osteotomy gap on the success of fracture healing. J Orthop Res 15:577
5. Claes L, Wolf S, Augat P (2000) Mechanische Einflüsse auf die Callusheilung. Chirurg 71:989–994
6. Dimitriou R, Carr IM, West RM, Markham AF, Giannoudis PV (2011) Genetic predisposition to fracture non-union: a case control study of a preliminary single nucleotide polymorphisms analysis of the BMP pathway. Bmc Musculoskelet Disord 12:44
7. Elmali N, Ertem K, Ozen S, Inan M, Baysal T, Guner G et al. (2002) Fracture healing and bone mass in rats fed on liquid diet containing ethanol. Alcohol Clin Exp Res 26(4):509–513
8. Fong K, Truong V, Foote CJ, Petrisor B, Williams D, Ristevski B et al. (2013) Predictors of nonunion and reoperation in patients with fractures of the tibia: an observational study. Bmc Muskuloskeletal Disord 14:103
9. Frankel VH, Mizuho K (2002) Management of non-union with pulsed low-intensity ultrasound therapy – international results. Surg Technol Int 10:195–200
10. Griffin XL, Costa ML, Parsons N, Smith N (2011) Electromagnetic field stimulation for treating delayed union or non-union of long bone fractures in adults. Cochrane Database Syst Rev 4:CD008471
11. Hernigou J, Schuind F (2013) Smoking as a predictor of negative outcome in diaphyseal fracture healing. Int Orthop 37(5):883–887
12. Hierholzer C et al. (2006) Plate fixation of ununited humeral shaft fractures: Effect of type of bone graft on healing. J Bone Joint Surg Am 88:1442–1447
13. Panagiotis M (2005) Classification of non-union. Inj Int J Care Inj 36:30–37
14. Randau TM, Kabir K, Gravius S, Wimmer MD, Friedrich MJ, Burger C et al. (2014) Low-intensity pulsed ultrasound for treatment of fractures and nonunions - current evidence and insights from basic research and clinical application. Z Orthop Unfallchir 152(4):328–333
15. Romano CL, Romano D, Logoluso N (2009) Low-intensity pulsed ultrasound for the treatment of bone delayed union or nonunion: a review. Ultrasound Med Biol 35(4):529–536
16. Sabharwal S, Root MZ (2012) Impact of obesity on orthopaedics. J Bone Joint Surg Am 94:1045–1052
17. Shibuya N, Humphers JM, Fluhman BL, Jupiter DC (2013) Factors associated with nonunion, delayed union, and malunion in foot and ankle surgery in diabetic patients. J Foot Ankle Surg 52(2):207–211
18. Simpson CM, Calori GM, Giannoudis PV (2012) Diabetes and fracture healing: the skeletal effects of diabetic drugs. Expert Opin Drug Saf 11(2):215–220
19. Taitsman LA, Lynch JR, Agel J, Barei DP, Nork SE (2009) Risk factors for femoral nonunion after femoral shaft fracture. J Trauma 67(6):1389–1392
20. Weber BG, Cech O (1973) Pseudarthrosen. Hans Huber, Bern
21. Wilkins RM, Chimenti BT, Rifkin RM (2003) Percutaneus treatment of long bone nonunions: The use of autologous bone marrow and allograft bone matrix. Orthopaedics 26:549–554
22. Wilkins RM, Kelly CM (2003) The effect of allomatrix injectable putty on the outcome of long bone application. Orthopaedics 26:567–570
23. Zeckey C, Hildebrand F, Glaubitz LM, Jürgens S, Ludwig T, Andruszkow H et al. (2011) Are polymorphisms of molecules involved in bone healing correlated to aseptic femoral and tibial shaft nonunions? J Orthop Res 29(11):1724–1731
24. Zelle BA, Gollwitzer H, Zlowodzki M, Buhren V (2010) Extracorporeal shock wave therapy: current evidence. J Orthop Trauma 24(Suppl 1):66–70
25. Ziran B, Cheung S, Smith W, Westerheide K (2005) Comparative efficiancy of 2 different demineralized bone matrix allografts in treating longbone nonunions in heavy tobacco smokers. Am J Orthop 34:329–332

7

Infizierte Pseudarthrose

PD Dr. med. Sven Hungerer, Dr. med. Mario Morgenstern,
Dr. med Matthias Militz, Prof. Dr. med. Volker Bühren

P. Biberthaler, M. van Griensven (Hrsg.), *Knochendefekte und Pseudarthrosen,* DOI 10.1007/978-3-642-44991-8_8

8.1 Problem

Die infizierte Pseudarthrose ist in den meisten Fällen eine Folge von Frakturbehandlung, Osteotomie oder Arthrodese. Die Infektpseudarthrose stellt somit eine schwerwiegende Komplikation im Heilverlauf dar. Die Inzidenz von Infektpseudarthrosen kann beim Vorliegen entsprechender Risikofaktoren bis zu 30 % betragen [19, 49].

Die Therapie der Infektpseudarthrose muss konsequent und ohne Kompromisse erfolgen.

Dies erspart den Patienten unnötige Folgeoperationen und reduziert die Behandlungsdauer. Nicht selten unterliegt der Erstbehandler einem „Bias", sodass er die Problematik der Infektpseudarthrose als Komplikation seiner Behandlung zunächst verdrängt.

8

Praxistipp

Es ist daher empfehlenswert, eine unabhängige Einschätzung heranzuziehen. Dies ist auch im Sinne der Absicherung als Behandler und möglicher folgender rechtlicher Anfechtungen von Vorteil.

Ungeachtet der Wahrscheinlichkeit, wie oft es zu einer Infektkomplikation nach operativen Eingriffen kommt – erleidet der Patient eine Infektkomplikation, trifft es ihn zu 100 %. Der Patient ist enttäuscht über die Erkrankung, hadert mit seinem persönlichen Schicksal und sucht einen Schuldigen. Der Heilverlauf bedarf plötzlich ein Vielfaches der Zeit, finanzielle und berufliche Einbußen sind nicht selten die Folge.

Es ist daher wichtig, mit dem Patienten frühzeitig, offen und auf Augenhöhe die Problematik zu besprechen. Infektpseudarthrosen können im schlechtesten Fall zum Verlust der Funktion der Extremität, zur Amputation und Invalidität führen [42]. Darüber müssen sich Behandler und Patient im Klaren sein. Beide – Arzt und Patient – müssen daher ihr Möglichstes tun, um weitere Komplikation zu vermeiden.

Die Therapie der Infektpseudarthrose ist Teamarbeit und setzt eine funktionierende interdisziplinäre Zusammenarbeit voraus. Die Diagnostik und Therapie erfolgt in standardisierten Schritten, muss jedoch immer an die individuellen Anforderungen des Patienten angepasst werden.

8.1.1 Grundlagen

Definition

Die Definition der Pseudarthrose wurde bereits beschrieben. Eine der drei zusätzlichen Kriterien sollten erfüllt sein, um eine Pseudarthrose als Infektpseudarthrose zu definieren (s. Übersicht).

Kriterien der Infektpseudarthrose

- Fehlende knöcherne Konsolidierung z. B. einer Fraktur, Osteotomie, Knochenrekonstruktion oder Arthrodese über einen Zeitraum von mehr als 6 Monaten
- \+ Zeitgleicher mikrobiologische Nachweis von Keimen
- \+ Histologischer Nachweis eines chronischen Infekts/Osteomyelitis aus dem Pseudarthrosengewebe und/oder
- \+ eindeutige Klinik mit lokaler Fistel oder Abszess

Der Nachweis von Keimen in dem Pseudarthrosenareal oder Implantatlager ist für sich bereits hochsuspekt, kann theoretisch aber nur eine Kontamination oder Besiedelung darstellen. Daher sollte bei einer operativen Revision zusätzlich immer eine Histologie des Pseudarthrosengewebes gewonnen werden, da sich die Infektpseudarthrose durch die chronische Osteomyelitis im Bereich der Pseudarthrose definiert [19].

Klassifikation

Eine gängige Klassifikation der infizierten Pseudarthrosen existiert nicht. Die infizierte Pseudarthrose kann mit der Cierny-Mader-Klassifikation für die Klassifikation der Osteomyelitis des Erwachsenen eingeteilt werden [8]. Die Cierny-Mader-Klassifikation kombiniert die Lokalisation der Osteomyelitis mit den individuellen Risikofaktoren des Patienten (Tab. 8.1).

Neuere Klassifikationen erfolgen anhand von Therapie und Prognose der Pseudarthrosen. Die Klassifikation von Jain et al. orientiert sich an dem klinischen Erscheinungsbild nach stillem Infekt (A) und aktiven Infekt (B) sowie der Defektgröße mit kleiner und größer als 4 cm [19].

Komplexere Klassifikationen eignen sich für Studien, um eine Vergleichbarkeit der Patienten zu gewährleisten [5, 46].

Epidemiologie

Die Infektpseudarthrosen an langen Röhrenknochen werden mit einer Inzidenz von bis zu 15 % angegeben [31, 42]. Die häufigsten Pseudarthrosen finden sich an der Tibia, gefolgt von Femur und Humerus. Sogenannte Low-grade-Infekte, d. h. infektiöser Schwellbrände, spielen nicht nur bei Gelenkprothesen eine Rolle, sondern sind ebenfalls ein Faktor bei

Tab. 8.1 Einteilung der posttraumatischen Osteomyelitis nach Cierny u. Mader et al. [8]

Pathologische Veränderung	
1	Markraumosteomyelitis
2	Oberflächliche Osteomyelitis
3	Begrenzte kortikale Osteomyelitis
4	Diffuse Osteomyelitis
Klinischer Zustand	
A	Keine Risikofaktoren
B	Lokale Risikofaktoren (z. B. Lymphödem)
	Systemische Risikofaktoren (z. B. Immundefizienz)
	Lokale und systemische Risikofaktoren
C	Therapie wäre belastender als Erkrankung

der Pathogenese von Pseudarthrosen. So konnte beispielsweise in einem Viertel der operativ revidierten Pseudarthrosen der Tibia ein Keim nachgewiesen werden [16].

Risikofaktoren

Mit der Verletzungsschwere steigt auch das Infektrisiko.

Bei geschlossenen Frakturen kommt es nach dem Unfallereignis in bis zu 5 % zu Infektkomplikationen, bei offenen Frakturen steigt die Infekthäufigkeit sogar auf 30 % an [33, 56].

Risikofaktoren sind neben der Schwere der lokalen Weichteilverletzung und unfallbedingten Kontamination die Begleitverletzung [44] sowie Risikofaktoren des Patienten (s. Übersicht).

Intrinsische und extrinsische Risikofaktoren für die Entstehung von Infektpseudarthrosen

Intrinsische Risikofaktoren

- Periphere arterielle Verschlusskrankheit
- Autoimmunerkrankungen
- Tumorerkrankungen
- Neurologische Erkrankungen
- Nikotin-, Alkoholabusus
- Dermatologische Erkrankungen
- HNO-Infektionen
- Reduzierter Zahnstatus
- Spondylodiszitis
- Infektvorgeschichte
- Alter
- Stoffwechselerkrankungen (Diabetes mellitus, Gicht)
- Niereninsuffizienz

Extrinsische Risikofaktoren

- Offene Frakturen
- Weichteilverletzungen
- Gefäß- oder Nervenverletzungen
- Wundkontaminationen
- Wundheilungsstörungen
- Implantatgröße
- Operationsdauer

Einer der Risikofaktoren, die der Patient selber eliminieren kann, ist der Nikotinabusus. Nikotinabusus verhindert nachweislich die knöcherne Konsolidierung z. B. nach Tibiaschaftfraktur [21, 35, 39]. Der Patient sollte im Rahmen Behandlung darauf hingewiesen werden, dass er sein persönliches Risiko durch Nikotinkarenz reduzieren kann. Dies sollte auch in der Krankenakte dokumentiert werden. Weitere wichtige Risikofaktoren sind beispielsweise Immunsuppression, Diabetes mellitus und periphere arterielle Verschlusskrankheit [17, 27].

Hinzu kommen iatrogene Risikofaktoren wie die Dauer der operativen Versorgung, Ausmaß der Gewebetraumatisierung und die Größe des Implantates (Fremdkörpers). Die hohe Anzahl inokulierter Bakterien steigert die Wahrscheinlichkeit der Ausbildung eines Infektes in Abhängigkeit von den Wirtsfaktoren. Wird ein Grenzwert überschritten, können sich Bakterien auf der Oberfläche des Implantates ansiedeln. Bakterien mit der Eigenschaft der Biofilmausbildung können so aus der planktonischen in die sessile Form übergehen [11]. Möglicherweise ist eine Ursache der Infektpseudarthrose die Kaskade der „frustranen Phagozytose", welche eine knöcherne Konsolidierung der Fraktur verhindert [59, 59].

Ein weiterer Risikofaktor für die Entwicklung einer Infektpseudarthrose ist die Invasivität der Erstversorgung. Weichteilschonende Eingriffe in minimalinvasiver Technik oder gedeckter Technik wie die eingeschobene LISS-Platte (LISS = „less invasive stabilization system"), NCB („non contact bridging") oder Marknagelosteosynthese sind weniger infektgefährdet im Gegensatz zu Operationszugängen mit ausgedehnter Weichteilmobilisation, z. B. Doppelplattenosteosynthese am Tibiakopf.

Die geringe Weichteildeckung am Unterschenkel ist zudem ein weiterer anatomischer Faktor für die Häufung der Pseudarthrosen der Tibia [20, 40, 52, 55].

Revisionseingriffe in Folge von postoperativen Komplikationen wie Nachblutungen, Korrektur von Fehlstellungen oder unzureichender anatomischer Reposition sind ebenfalls Risikofaktoren für Infektpseudarthrosen.

8.1.2 Ursachenanalyse

Zwei Eintrittspforten von Keimen können ursächlich für die Ausbildung einer Infektpseudarthrose sein:
- **Lokal**
  Die Kontamination der Verletzungswunde durch das Unfalltrauma oder die operative Versorgung wie auch postoperative Wundheilungsstörungen.
  Dies sind die häufigsten Ursachen für die Ausbildung einer Infektpseudarthrose.
- **Hämatogen**
  Die hämatogene Streuung ist als mögliche Ursache schwer zu quantifizieren und sicher seltener.

Die Eintrittspforte der Infektion lässt sich in den meisten Fällen jedoch nicht eindeutig zuordnen.

8

Praxistipp

Häufig müssen daher beide Wege – lokal und hämatogen – ursächlich in Betracht gezogen werden. In vielen Fällen ist eine zweigleisige Behandlung indiziert, da sich neben lokalen oft auch potenzielle hämatogene Quellen finden lassen.

Dies dient zusätzlich der Prophylaxe weiterer Infektkomplikationen, da sich der Heilungsverlauf der Infektpseudarthrose nicht selten über mehrere Monate erstreckt.

8.1.3 Diagnostik

Die Diagnostik der infizierten Pseudarthrose erfolgt stets individuell an die Klinik des Patienten angepasst. Die einzelnen Schritte lassen sich jedoch gut standardisieren.

> **Außer einer lokalen Fistel mit Eiteraustritt oder eines lokalen Abszesses ist keines der folgenden Kriterien eindeutig als Nachweis einer Infektpseudarthrose zu werten. Häufig ist es die Kombination mehrerer Indizien, die letztlich zur definitiven Diagnose und Therapie führen.**

Anamnese

Anamnestisch ist die Verletzungsschwere zum Unfallzeitpunkt zu erfragen. Für die Ausbildung einer Infektpseudarthrose sprechen offene Frakturen, postoperative Wundheilungsstörungen, das Vorhandensein von Implantaten und genannte Risikofaktoren (s. oben).

Klinik

Klinische Symptome, die zur Wiedervorstellung des Patienten führen, können lokale oder systemische Entzündungszeichen sein.

Zu den **systemischen Infektzeichen** zählen
- Fieber,
- Schüttelfrost,
- Nachtschweiß oder
- Krankheitsgefühl.

Lokal können einige oder alle der 5 klassischen **klinischen Entzündungszeichen** nach Celsus und Galen nachweisbar sein:
- dolor,
- calor,
- rubor,
- tumor [6] und
- functio laesa [43].

Diese Zeichen sind jedoch unspezifisch und können auch Folge einer nicht infizierten Pseudarthrose sein. Der Nachweis einer lokalen Fistel oder eines Abszesses vereinfacht die Diagnose.

Klinische Untersuchung

Die klinische Untersuchung umfasst die Suche nach Eintrittspforten für Keime wie z. B.
- Tinea pedis und
- Malum perforans.

Weitere Foci, die berücksichtigt werden sollten, sind
- chronische Harnwegsinfektionen (urologisches Konsil),
- Infektionen des oberen Respirationstraktes (HNO-Konsil) und
- Zahnstatus (Zahnkonsil).

Seltener sind Endokarditiden (internistisches Konsil) und Spondylodiszitis Ursache einer Keimbesiedelung.

Laboruntersuchung

Klinische Laborparameter wie C-reaktives Protein, Leukozytenzahl und Blutsenkungsgeschwindigkeit sind sensitive, aber unspezifische Marker einer Entzündungsreaktion [2, 58]. Sinnvoll sind diese Parameter daher v. a. als Verlaufskontrolle während der Therapie.

C-reaktives Protein (CRP)

Hackl et al. [16] konnten zeigen, dass die sich die Pseudarthrose mit Keimbesiedlung von der Infektpseudarthrose mit klinischer Symptomatik durch den CRP-Wert unterscheiden. Das CRP betrug 3,0 mg/dl in der Infektgruppe im Vergleich zu 0,6 mg/dl in der Gruppe mit Pseudarthrosen und Keimnachweis, jedoch ohne Zeichen eines klinischen Infektes ($p < 0{,}05$) [16].

Vor Neuimplantation von Fremdmaterial oder im Verlauf der Sanierung der Infektpseudarthrose sollte der CRP-Wert wieder den Normbereich erreicht haben. Erhöhte CRP-Werte sind als Indiz zu werten, dass der Fokus noch nicht saniert ist und andere Differenzialdiagnosen in Betracht gezogen werden müssen.

Procalcitonin (PCT)

Procalcitonin ist ein weiterer Entzündungsmarker, der eine schnellere Dynamik aufweist als das CRP. PCT-Werte mit 0,4 ng/ml zeigten eine Sensitivität von 85 % und Spezifität von 87 % bei der Diagnose einer septischen Arthritis und akuten Osteomyelitis. Steigt das PCT über den Normbereich von 0,5 ng/ml, erhöht sich die Spezifität auf 91 %, die Sensitivität jedoch sinkt auf 67 % [28].

Ähnliche Ergebnisse zeigte eine Metaanalyse zu CRP- und PCT-Werten bei der Diagnostik von Gelenk- und Knocheninfekten. PCT wurde als sensitiverer Marker identifiziert, v. a. bei Reduzierung des Grenzwertes von 0,5 ng/ml auf 0,2–0,3 ng/ml.

Sonstige Laborparameter

Die Bestimmung von Interleukin 6 (IL-6), Tumornekrosefaktor α (TNF-α) und anderer Entzündungsmarker hat sich bisher nicht im klinischen Alltag etabliert.

Praxistipp

In der alltäglichen Praxis sind die 3 Parameter – Leukozytenzahl, C-reaktives Protein (CRP) und Procalcitonin (PCT) – sinnvoll.

Die vollständige Diagnostik der Infektpseudarthrose steht immer auf mehreren Säulen – Klinik, Labor und Bildgebung.

Bildgebung

Radiologisch eindeutige Kriterien für eine infizierte Pseudarthrose gibt es nicht. Die radiologische Diagnostik folgt einem Eskalationsschema:

Konventionelle Radiologie

Hinweise der Bildgebung in der konventionellen Aufnahme sind

- Resorptionssäume am Fremdmaterial,
- Osteolysen,
- heterotope Ossifikationen und
- Materialbruch.

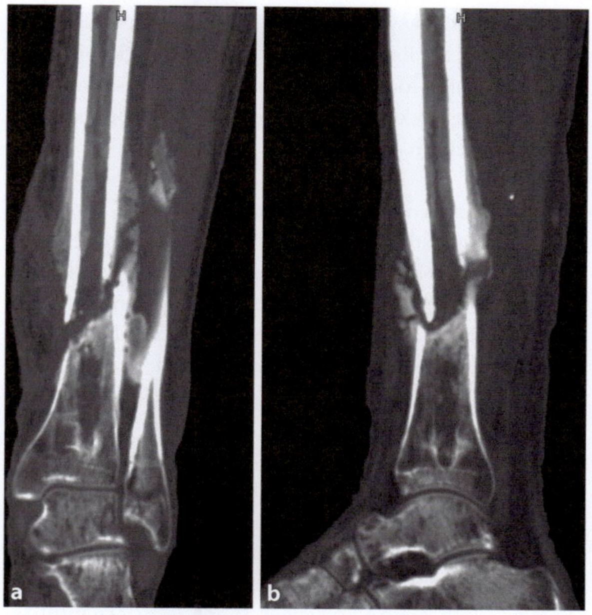

Abb. 8.1 a,b 25-jähriger Patient mit Unterschenkelfraktur und Infektpseudarthrose. Nachweis zunächst von Staphylococcus aureus. In der Folge Nachweis von Staphylococcus epidermidis

Bei fortgeschrittenen Infekten finden sich Periostreaktionen, die z. T. den ganzen diaphysären Knochen erfassen (Abb. 8.1).

Computertomographie

Die CT hat ihren Stellenwert, falls in der konventionellen Diagnostik nicht sicher der knöcherne Durchbau zu beurteilen ist. Die CT-Diagnostik bietet wertvolle Information zur Identifikation von knöchernem Durchbau, Knochensequestern und heterotoper Ossifikation.

Der Nachweis von Knochensequestern bei gleichzeitiger Klinik gilt als hinweisend auf eine Infektion [17, 52].

CT-Angiographie

Die CT-Angiographie ist indiziert, falls eine umfangreichere Weichteildeckung erforderlich wird, Gefäßverletzungen durch das initiale Trauma bestanden oder arterielle Durchblutungsstörungen diagnostiziert wurden.

MRT

Die Magnetresonanztomographie ist zumeist nicht geeignet als weiterführende Diagnostik der Infektpseudarthrose. Häufig sind in der Nähe der Infektpseudarthrose Metallimplantate vorhanden oder Metallabrieb von vorangegangen Operationen, die zu Artefakten und damit schlechter Beurteilbarkeit führen.

Ihren Stellenwert hat die MRT-Diagnostik im Rahmen der Fokussuche. Es können verschiedene Infektionsherde wie eine Spondylodiszitis, Abszesse der Ileopsoasmuskulatur, Beckeninfekte und anderen Lokalisationen ausgeschlossen werden.

- **Sonstige bildgebende Verfahren**

Weitere Diagnostik mit Szintigraphie oder Positronenemissions-Tomographie sind ebenfalls nur zur Fokussuche indiziert, wenn eine hämatogene Streuung angenommen wird. Für die Infektpseudarthrose liefert die PET-CT zusätzlich die Information zur exakten Lokalisation des Fokus [34].

Mikrobiologie

Bei der Diagnostik und Therapie von Infektpseudarthrosen werden zumeist die klassischen Erreger in Infektpseudarthrosen (Tab. 8.2) gefunden. Bei implantatassoziierten Infektionen findet sich häufig Staphylococcus aureus und Staphylococcus epidermidis. Nicht selten ist ein Keimwechsel im Verlauf der Therapie zu den multiresistenten Keimen (MRSE, MRSA) oder ein vollständiger Keimwechsel.

Die Mikrobiologie ist weiterhin der Goldstandard in der Diagnostik von Infektpseudarthrosen.

Es ist jedoch überraschend, wie schwierig die Validität der mikrobiologischen Proben aus dem Operationsgebiet einzuschätzen ist. Problematisch ist das fehlende Wissen über die Sensitivität und Spezifität der Mikrobiologie. Einschätzungen zufolge liegen falsch-negative Proben bei 10 % bis zu 50 % der Fälle vor [25, 41]. Als Variablen der Sensitivität und Spezifität für die Mikrobiologie werden die Erfahrung der Chirurgen, Probentransport sowie -aufarbeitung genannt [12, 24].

Aktuelle Empfehlungen zur Aufarbeitung von mikrobiologischen Proben kommen überwiegend aus Studien zu periprothetischen Infektionen und implantatassoziierten Infekten [61].

Praxistipp

Die Empfehlung bei periprothetischen Infekten sieht aktuell 3–6 Gewebeproben vor. Die Proben sollten 10–14 Tage bebrütet werden. Diese Empfehlung kann auch auf Pseudarthrosen mit Infektverdacht für die Erstexploration oder bei fehlendem vorangegangenem Keimnachweis übertragen werden.

Die „polymerase chain reaction" (PCR) ist eine Technik zum Nachweis von bakterieller Ribonukleinsäuren. Die PCR erlaubt den Nachweis okkulter Keime in Infektpseudarthrosen [15]. Die Ergebnisse sind aus den Erfahrungen der Diagnostik periprothetischer Infekte mit Vorsicht zu interpretieren, da die PCR eine hohe Rate falsch-positiver Ergebnisse liefert [38, 61].

Tab. 8.2 Klassische Erreger in Infektpseudarthrosen

Gram	Erreger	Biofilmbildner
+	Staphylococcus aureus	+
+	koagulasenegative Staphylokokken (Staph. epidermidis, Staph. lugdunensis, Staph. haemolyticus)	+
+	Enterococcus	+
–	Escherichia coli	+
–	Pseudaomonas aerugenosa	+
	Candida	+
–	Enterobacter	(+)
+	Proprionibacter	

Histologie

Die Histologie aus der Pseudarthrose ist ein weiterer wichtiger diagnostischer Pfeiler. Der Nachweis der Infektion dokumentiert die korrekte Diagnose. Kriterien für eine Infektion sind ≥ 1 neutrophile Granulozyten (PMN) pro „high power field" (HPR) [37]. Die Histologie kann im Nachweis einer Infektpseudarthrose eine Sensitivität von 87 % und eine Spezifität von 100 % erreichen [48].

Zusammenfassung Diagnostik

- Die Diagnostik der Infektpseudarthrose kann Probleme bereiten, wenn die Klinik zweideutig ist und die einzelnen Befunde nicht richtungsweisend sind.
- Die Kombination aus klinischem und radiologischem Befund, Laborparametern, Mikrobiologie und Histologie sollte am Ende ein zuverlässiges Gesamtbild ergeben.
- Die korrekte Unterscheidung der infizierten Pseudarthrose von der nicht infizierten Pseudarthrose ist von erheblicher Konsequenz für die weitere Therapie und den Heilungsverlauf. Die nicht korrekt erkannte Infektpseudarthrose kann schwerwiegende Konsequenzen für den Patienten haben. Durch einen Verfahrenswechsel von einem extramedullären zu einem intramedullären Implantat kann sich so beispielsweise eine Ausweitung des Infektes auf vorher nicht betroffene anatomische Regionen vollziehen.

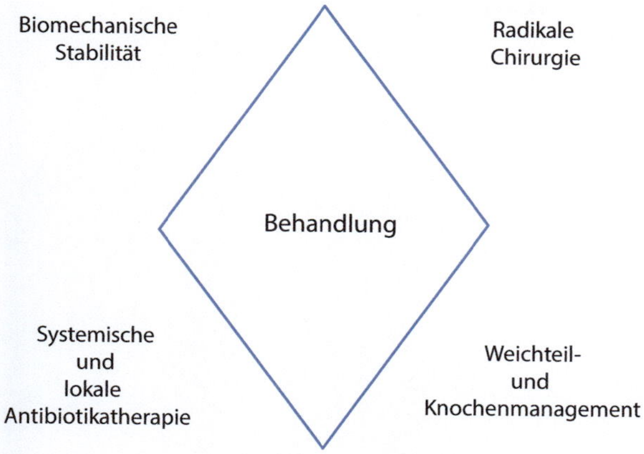

Abb. 8.2 „Diamond concept" der Behandlung von Infektpseudarthrosen. (In Anlehnung an Giannoudis et al. [14])

8.2 Lösung und Umsetzung

Die Therapie der Infektpseudarthrose erfolgt analog zur Diagnostik mehrgleisig. Es wird nicht die Infektpseudarthrose isoliert behandelt, es muss eine individuelle Therapie des Patienten mit Infektpseudarthrose erfolgen. Es gilt also, neben den individuellen Faktoren wie Alter, funktionellen Ansprüchen, individuellen Risikofaktoren, Compliance-Fähigkeit außerdem die Faktoren der Infektpseudarthrose zu berücksichtigen. Dazu gehören die Weichteilsituation, Defektgröße, Erregerspektrum sowie einliegende Implantate [33].

Das „diamond concept" bzw. Diamant-Konzept der Behandlung der Infektpseudarthrose weicht vom Behandlungskonzept nach Giannoudis et al. [14] zur Behandlung der nicht infizierten Pseudarthrose ab (Abb. 8.2).

Bei der Infektpseudarthrose ist die Reihenfolge der Behandlungsschritte meist vorgegeben (s. Übersicht).

Reihenfolge der Behandlungsschritte bei der Pseudarthrose

- In der ersten Phase erfolgt die vollständige Entfernung des Fremdmaterials sowie des avitalen Knochens.
- Des Weiteren werden eine Sequestrektomie und ein Weichteil-Debridement durchgeführt.
- Nach Sanierung des Infektes folgt die Rekonstruktion der Weichteile und des Knochens mit Wiederherstellung einer ausreichenden biomechanischen Stabilität.
- Erst dann spielen Knochenwachstumsfaktoren, Knochenersatzmaterialen und Induktion von Osteoblasten wieder eine Rolle.

In dem individuellen Behandlungsplan des Patienten können alle Faktoren in einem operativen Eingriff berücksichtigt werden. Meist ist jedoch ein Vorgehen in mehreren operativen Schritten erforderlich.

Die klinische Evidenz zum einzeitigen, zweizeitigen oder mehrzeitigen Vorgehen ist heterogen [33, 36, 52, 54].

Praxistipp

In den meisten Fällen wird jedoch ein mehrzeitiges Vorgehen zu favorisieren sein, da dies in der zumeist komplexen Situation sinnvoll erscheint.

Die Therapieprinzipien der Infektpseudarthrosen entsprechen somit in weiten Bereichen, denen der chronischen Osteomyelitis. Es gibt hier z. T. Unterschiede bei den zur Verfügung stehenden einzelnen Optionen.

8.2.1 Konservative Therapie

Im Gegensatz zur nicht infizierten Pseudarthrose kommt ein konservatives Vorgehen nur in wenigen Fällen in Betracht und stellt die Ausnahme dar. Die Indikation zum konservativen Vorgehen ist lediglich der inoperable bzw. moribunde Patient. In allen anderen Fällen ist die Therapie der Wahl die chirurgische Sanierung der Infektpseudarthrose.

8.2.2 Operative Therapie

Debridement

Der erste Schritt in der operativen Therapie der Infektpseudarthrose ist nach der Diagnosestellung ist im Prinzip einfach, erfordert jedoch die nötige Konsequenz mit einem radikalen chirurgischen Debridement und Entfernung von avitalem Knochen und Sequester. Vernarbte und avitale Weichteile gehören ebenfalls reseziert und alle Implantate im Infektgebiet entfernt.

> **Die Radikalität des Debridements ist entscheidend für den Erfolg der Infektsanierung.**

Die Infektpseudarthrose ist in Abhängigkeit von der Frakturlokalisation häufig im diaphysären oder metaphysären Bereich des Kochens zu finden. Das Problem ist zumeist die Instabilität, wobei die gesamte Zirkumferenz des Knochens betroffen ist. Das Mittel der Wahl ist in vielen Fällen die Segmentresektion, um ein vollständiges Debridement zu erreichen.

Bei starken periostalen Verknöcherungen und heterotopen Ossifikationen sollten diese mit entfernt werden.

Solche Eingriffe können aufgrund der Vernarbungen anspruchsvoll sein und sind nicht selten mit Komplikationen wie Nerven- oder Gefäßverletzungen, verbunden. Daher ergibt sich für den Operateur ein Dilemma:

Auf der einen Seite ist eine Sanierung des Infektes nur durch ein radikales Debridement möglich, auf der anderen Seite birgt dies die Gefahr, wesentliche Strukturen der Extremität zu verletzen und somit die Funktion dramatisch zu verschlechtern.

Gewebeproben aus Implantatlager und Pseudarthrose müssen erneut mikrobiologisch und histologisch untersucht werden, da so auch ein eventueller Keimwechsel oder das Fortschreiten der Osteomyelitis frühzeitig erkannt werden.

Die Entfernung von Implantaten führt häufig zur Instabilität des betroffenen Knochens, und es sollte im Vorfeld ein Konzept bestehen, um diese Instabilität zu kompensieren.

Für das Debridement von Markraum und Knochenhöhlen eignet sich die pulsierte Jetlavage [3]. Weichteile sollten mittels Techniken mit weniger hohem Druck schonender behandelt werden, um eine Schädigung des Gewebes durch die Jetlavage zu vermeiden [4].

Jetlavage

Die Niederdrucklavage ist genauso effizient wie andere Techniken und kostengünstiger [10].

Stabilisierung

Die biomechanische Stabilität ist eines der Paradigmen zur erfolgreichen Ausbehandlung der Infektpseudarthrose [13, 33].

Passagere Stabilisierung

Es stehen mehrere Optionen zur passageren Stabilisierung von Knochen zur Verfügung, welche stark abhängig sind von der jeweiligen Lokalisation.

Distal des Ellbogengelenks und distal des Kniegelenks bietet sich eine gespaltene Gipsschiene auf Kunstharzbasis an, ein „Cast". Der Vorteil dieser Ruhigstellung ist im freien Zugang zur Wunde für Verbandswechsel und weiteren Revisionen zu sehen. Im Gegensatz zum Fixateur bleibt hier der Markraum frei. Fixateur-Pins blockieren den Markraum für weitere Debridements, falls im Markraum eine fortgeleitete Osteomyelitis festgestellt wird.

Zusätzliche Stabilität und Totraummanagement können Platzhalter aus PMMA-Zement (Spacer) bieten, falls eine Segmentresektion erforderlich wird. Diese Spacer stellen die Ligamentotaxis teilweise wieder her und verhindern die Verkürzung und Achsabweichung. Der Zement kann mit verschiedenen Antibiotikakombinationen bestückt

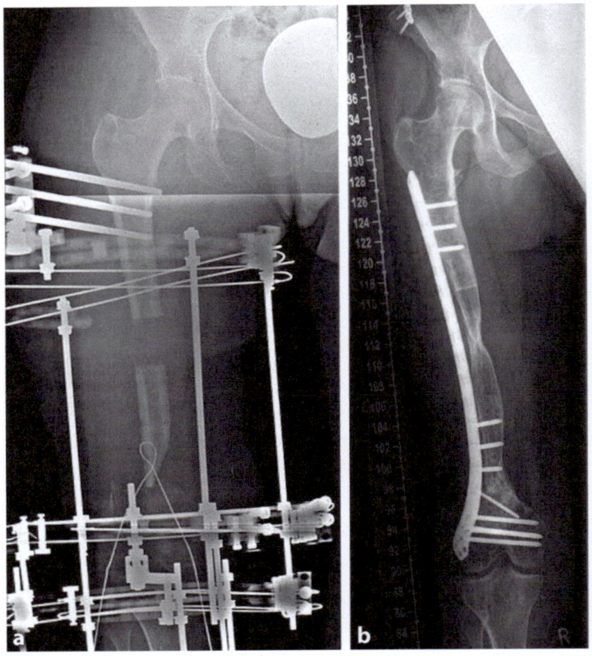

Abb. 8.3 Komplexe Rekonstruktion nach Motorrollerunfall mit Hybridfixateur-Konstrukt und Segmenttransport via Seilzug am rechten Femur (**a**). Nach ausbleibender knöcherner Konsolidierung an der Docking-Stelle Verfahrenswechsel auf LISS-Plattenosteosynthese, Pseudarthrosenresektion und Spongiosanlagerung (**b**)

sein, die zusätzlich entsprechend dem Antibiogramm den Keim gezielt bekämpfen.

PMMA-Spacer sind auch bei der Masquelet-Technik erforderlich zur Generation des Neoperiosts [29].

Die stammnahen Infektpseudarthrosen wie z. B. ab den proximalen 2/3 des Femur und des Humerus sind meist problematischer und häufig nur mit Kompromissen zu behandeln. Hier kommen zur passageren Stabilisierung der Fixateur externe oder ein Wechselimplantat zum Einsatz.

Der Fixateur externe hat den Nachteil, dass der Markraum blockiert wird und bei fortgeleiteter Osteomyelitis das Markraum-Debridement durch Überbohren und Jetlavage verhindert werden. Ist nur die Pseudarthrose infiziert, so eignet sich der Fixateur externe zur Stabilisierung und auch Ausbehandlung. Von Vorteil sind stabile Konstrukte wie Monrail-Fixateure mit speziellen Hydroxyapatit-beschichtetem Gewinde, die eine langfristige Stabilität des Konstrukts gewährleisten und auch zur Ausbehandlung geeignet sind. Alternativ können Hybridfixateure verwendet werden. Hier wird distal der Pseudarthrose ein Ring positioniert und proximal meist von lateral ein normaler Fixateur (Abb. 8.3).

Wechselimplantate finden Verwendung bei Infektpseudarthrosen von proximalen Femurfrakturen oder proximalen Humerusfrakturen, die initial bereits mit dieser Osteosynthese versorgt wurden [47].

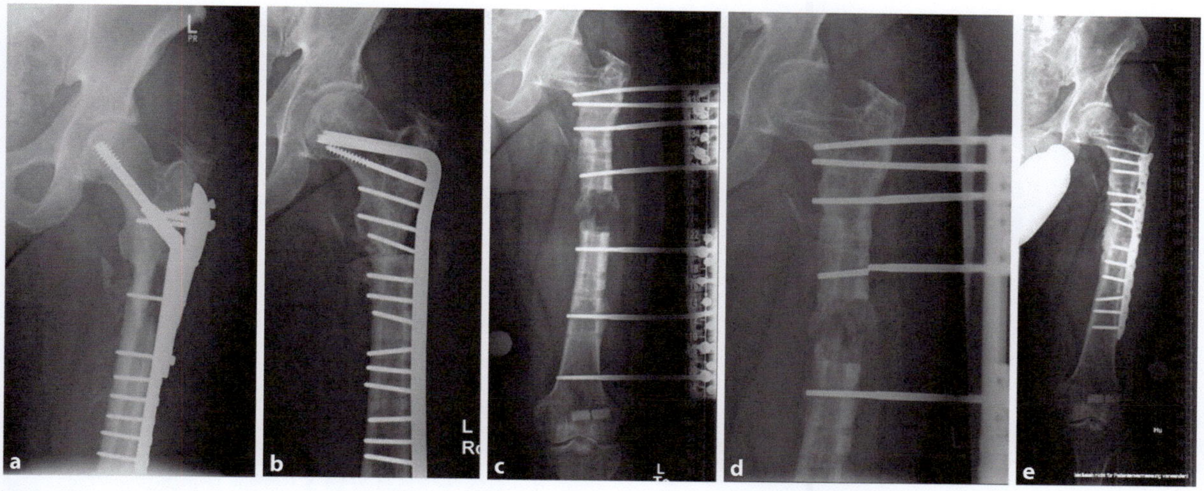

Abb. 8.4 a–e 45-jähriger Patient ohne Risikofaktoren mit Infektpseudarthrose am proximalen Femur. Im Verlauf Nachweis von Enterococcus faecalis, Staphylococcus epidermidis, Staph. capitis, Escherichia coli und Staph. hominis. Das bunte Keimspektrum muss an Automanipulation (artifizielle Störung) denken lassen. Zunächst Verfahrenswechsel und Reosteosynthese mit Winkelplatte gefolgt von der Segmentresektion und Verlängerung mit Monorail-Fixateur. Mehrmalige Pin-Brüche und letztlich Konsolidierung mit Verkürzungsosteotomie und winkelstabiler Plattenosteosynthese

Die Wechselimplantate werden bei jeder Operation komplett gewechselt und durch sterile Implantate ausgetauscht mit begleitenden Debridement. Marknägel sind besser geeignet als Plattenosteosynthesen.

Der pragmatische Ansatz ist, re-sterilisierte Implantate des Patienten zu verwenden, falls die Anatomie nach Resektion der Pseudarthrose dies noch erlaubt.

Zur definitiven Versorgung werden neue Implantate verwendet, da das Wechselimplantat keine Gewährleistung des Herstellers bietet.

Definitive Osteosynthese

Ausgehend von der Annahme, dass die vorangegangen Schritte zu einer Eradikation aller Keime geführt haben, ist für die definitive Osteosynthese theoretisch alles erlaubt.

Praxistipp

De facto ist das „Arbeitspferd" in der oft langwierigen Behandlung von Knochen- und Weichteildefekten nach Sanierung einer Infektpseudarthrose der Fixateur externe in allen seinen Varianten.

Fixateursysteme Vorteil und Nachteile des Fixateur externe sind in der Übersicht aufgelistet.

Vorteile und Nachteile des Fixateur externe

Vorteile

- Weichteilschonung
- Weichteilkonditionierung
- geringe Fremdkörperoberfläche
- Rekonstruktionsoptionen
- Stabilisierung gelenknaher Pseudarthrosen

Nachteile

- Patientenkomfort
- Pin-Infekte
- Pin-Lockerungen
- Markraumverlegung
- Erschwerte Weichteildeckung

Hauptgründe für die Verwendung des Fixateur externe in der rekonstruktiven Chirurgie sind

- die Optionen zur gezielten dreidimensionalen Achskorrektur sowie
- die Möglichkeit, Knochen schrittweise zu verlängern oder zu verkürzen.

Knochenrekonstruktionen können mit dem Segmenttransport durchgeführt werden. Das schrittweise Vorgehen erlaubt situativ die Weichteile zu konditionieren. Bei Verlängerungen kann so den Weichteilen Zeit geben werden, um Spannungen auszugleichen.

Neben den einfachen Fixateur-Systemen bieten sich in der Rekonstruktion die Ringfixateure (Ilizarov), moderne Hybridfixateure (Sheffield) oder die Monorail-Fixateure (Abb. 8.4) an, die beide eine belastungsstabile Osteosynthese gewährleisten.

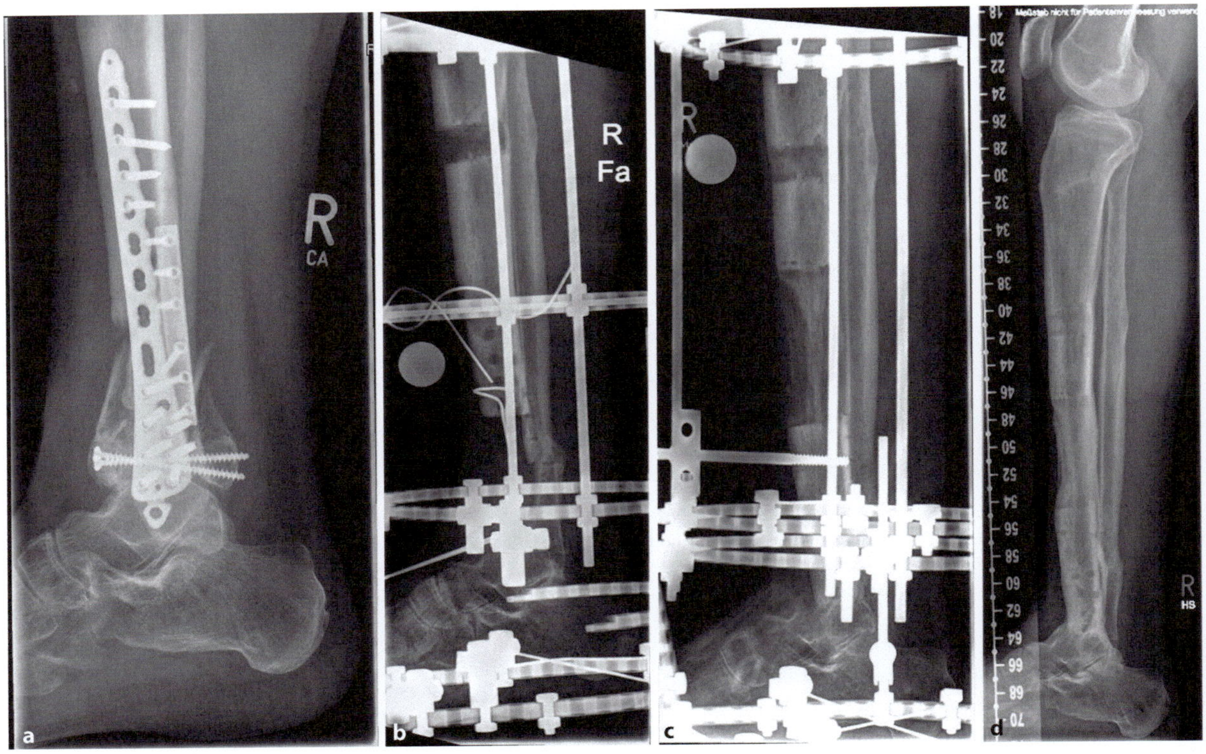

Abb. 8.5 35-jähriger Patient mit Infektpseudarthrose an der distalen Tibia nach Pilonfraktur und Infektion des oberen Sprunggelenks. **a** Erste Schritte und komplette Metallentfernung und Spacer-Einlage. **b, c** Anschließend Aufbau des Ringfixateurs und Segmenttransport mit Seilzug. Nach vorzeitigem Stopp des Transportkallus durch dorsale Verknöcherung zweite Osteotomie und Fortführung des Segmenttransportes. **d** Nach Metallentfernung und Konsolidierung der Situation

Marknagel Alternativ können Marknägel verwendet werden. Knochendefekte im diaphysären und teilweise auch metaphysären Bereich lassen sich mit Hilfe von Marknägeln gut stabilisieren.

Praxistipp

Im Fall einer Infektpseudarthrose ist die Verkürzung des Knochens die risikoärmere Option gegenüber der Auffüllung des Defektes mit Knochenersatzmaterial.

Die meisten Hersteller bieten auch nach Rücksprache individuell angefertigte Marknägel an, z. B. mit größeren Durchmessern oder zusätzlichen Bohrungen für Verriegelungsschrauben, um die initiale Stabilität zu maximieren. Die Wahl des Durchmessers des Marknagels erfolgt nach den vorangegangenen Markraum-Debridements. Ziel ist ein markraumfüllendes Implantat. Die Steifigkeit des Implantates steigt mit der 3. Potenz des Radius.

Eine zusätzliche Option ist die Verwendung antibiotikabeschichteter Marknägel zur Reduktion des Re-Infektrisikos. Die Evidenz für die Verwendung dieser Implantate ist jedoch noch gering [32] (s. auch ► Abschn. 8.2.3).

Elegant ist die Kombination aus Marknagel und Fixateur externe, die es erlaubt, große Knochendefekte über 3 cm Länge durch ein Seilzugsystem mit Segmenttransport zu rekonstruieren. Diese Kombinationen lassen sich mit einem individuell angepassten Marknagel gut lösen.

Winkelstabiles Plattensystem Als 3. Option in der Rekonstruktion von Knochendefekten nach Infektpseudarthrosen sind winkelstabile Plattensysteme hilfreich. Die Verwendung winkelstabiler Platten sollte wohl überlegt sein, da Platten eine große Fremdköperoberfläche haben. Die Weichteildeckung darf nicht durch das Implantat kompromittiert werden.

Diese Platten eignen sich für gelenknahe Defekte und bieten eine höhere biomechanische Stabilität als Fixateur interne. Die Rekonstruktionsoptionen sind jedoch limitiert.

Weitere Fallbeispiele sind in Abb. 8.5 und Abb. 8.6 dargestellt.

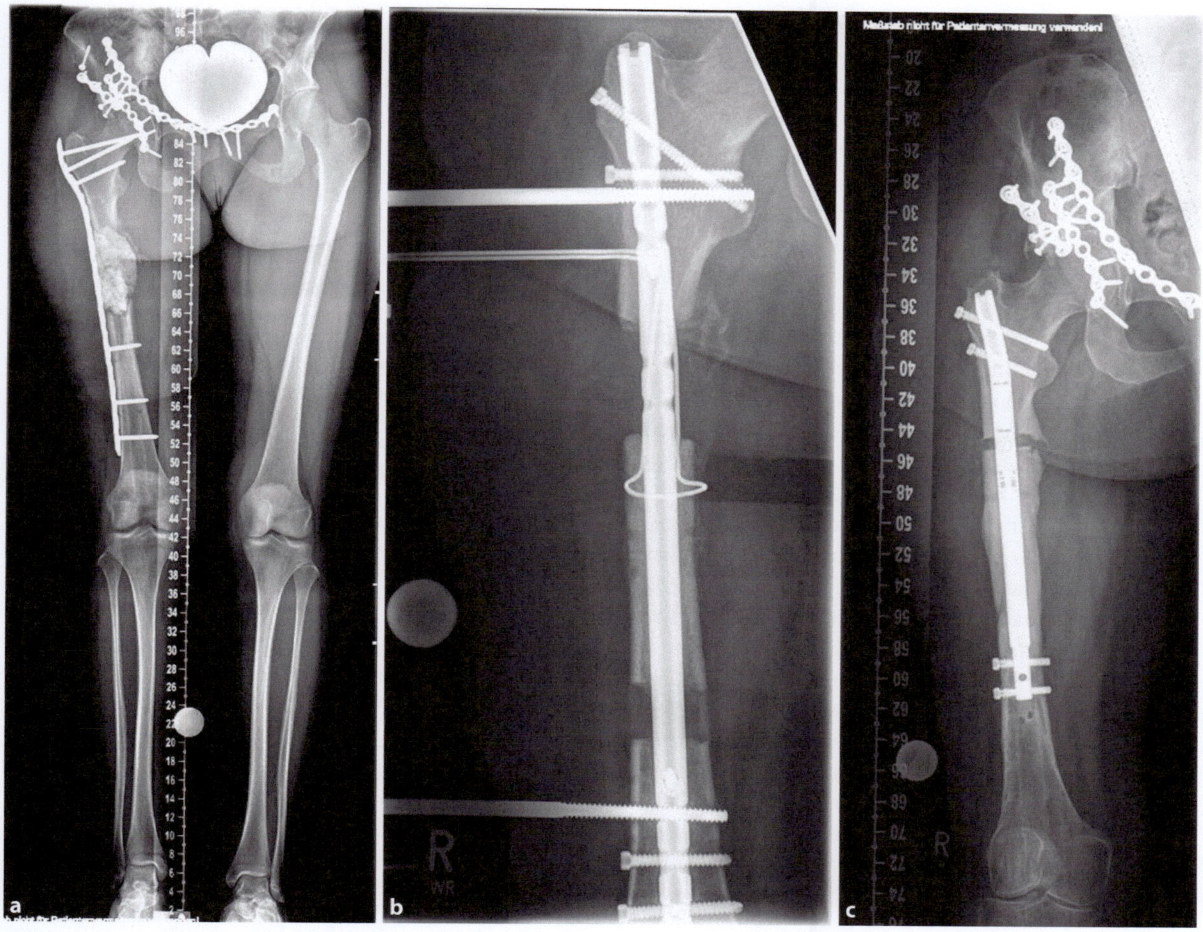

◘ **Abb. 8.6** 31-jährige Patientin nach Sturz aus der Höhe mit nachfolgender Infektpseudarthrose. Durch die Trümmerfraktur und den Infekt Verlust von ca. 12 cm Femurknochen nach Resektion. **a** Wechselimplantat mit PMMA-Spacer zum Management des Totraums. **b** Rekonstruktion von 6 cm mit Monorail-Fixateur, Seilzug und individuell angepasstem Marknagel sowie Verkürzung von 6 cm. **c** Nach erster Konsolidierung der Situation und weiter Infektfreiheit im Intervall Wechsel des Nagels auf einen Verlängerungsmarknagel und Verlängerung um weitere 6 cm

8.2.3 Additive Maßnahmen

Antibiotikatherapie

▪ Systemische Antibiotikagabe

Einigkeit in der Behandlung von Infektpseudarthrosen besteht in der additiven systemischen Antibiotikagabe. Dies ist nach erfolgtem Nachweis des Erregers sinnvoll und sollte mit dem Erhalt des Antibiogramms erfolgen. Die systemische Antibiotikatherapie folgt einem Eskalationsschema und richtet sich neben dem Antibiogramm außerdem nach der Bioverfügbarkeit im Knochen- und umgebenden Gewebe.

„Antibiotic stewardship" Bewährt hat sich in den letzten Jahren die Einführung des „antibiotic stewardship" [57]. Die regelmäßige Visite mit Mikrobiologen und/oder Infektiologen und Durchsicht des mikrobiologischen Befundes, Antibiogramm, Infektionssituation und weiterer klinischer Parameter des Patienten reduziert die sinnlose oder ineffektive Gabe von Antibiotika. Die Erfolgsquote in der Infekteradikation wird so nachweislich erhöht. Nicht zuletzt verzeichnen die meisten Krankenhäuser nach Einführung der „antibiotic stewardships" eine Reduktion der Ausgaben für Antibiotika.

▪ Lokale Antibiotikagabe

Die lokale Antibiotikagabe soll im Infektareal selbst eine hohe Wirkstoffkonzentration über einen längeren Zeitraum erreichen. Die Optionen und Produkte sind vielfältig. Unter den meist verwendeten Antibiotika findet sich v. a.

- Gentamycin,
- Vancomycin,
- Tobramycin sowie
- Fosfomycin.

Grundprinzip ist eine Trägersubstanz, die das Antibiotikum langsam freisetzt. Als Trägersubstanzen kommen allogene oder alloplastische Materialen zum Einsatz. Hier wird in Zukunft durch die Verbreitung von panresistenten Acinetobacter-Keimen eine Reduktion der Möglichkeiten entstehen. Die Einlage von lokalen Antibiotikaträgern kann zur Konditionierung von resistenten Keimen führen, da es einen Konzentrationsgradienten im Abstand vom Implantat geben wird. In einem gewissen Bereich wird die Konzentration dann gerade noch im Hemmbereich empfindlicher Keime liegen, sodass hier resistente Keimen gezüchtet werden.

Die Therapie dieser panresistenten Infekte erfordert wieder ein maximal radikales vorgehen, da die chirurgische Resektion die einzig verbleibende Therapieoption zur Sanierung des Defektes ist.

Implantate mit Antibiotika Eine weitere Option, Infektrezidive zu vermindern, ist die Verwendung von antibiotikaimprägnierten Implantaten [7, 45]. Dies können einserseits Knochenersatzmaterialen sein, z. B. allogene Spongiosa mit Antibiotika, andererseits beschichtete Implantate.

Obwohl die lokale Antibiotikagabe seit Jahrzenten praktiziert wird [23], sind belastungsfähige aktuelle Daten zu diesem Thema die Ausnahme. Positive Berichte zur Infektsanierung und Knochenheilung stammen überwiegend aus experimentellen Studien [26, 53]. Klinische Studien sind entweder retrospektiv oder mit zu geringer Fallzahl publiziert worden [30].

8

Vakuumtherapie

Die Vakuumtherapie („negative pressure wound therapy"; NPWT) kann zur temporären Deckung von Weichteil- und Knochendefekten angewendet werden [1]. Diese Therapie kann dazu beitragen, dass die Größe der erforderlichen plastischen Deckung kleiner ausfällt und somit die Entnahmemorbidität verringert werden kann [18].

Der Wechsel des Vakuumverbandes und das weitere operative Prozedere sollten nach maximal 7 Tagen erfolgen, um ein höheres Infektionsrisiko zu vermeiden.

Nach maximal dieser Zeit muss der Vakuumverband entfernt und der Situs im Operationssaal beurteilt werden.

Praxistipp

In der Kombination von radikalem Debridement und Ilizarov-Ringfixateurstabilisierung ist die Vakuumtherapie hilfreich zur Konditionierung der Weichteile [22, 50].

Die Vorteile der Vakumtherapie sind bei Patienten, die Wunden haben, welche für Mikrochirurgie nicht geeignet sind, noch größer [9].

Literatur

1. Babiak I (2014) Open tibial fractures grade IIIC treated successfully with external fixation, negative-pressure wound therapy and recombinant human bone morphogenetic protein 7. Int Wound J 11:476–482
2. Berbari E, Mabry T, Tsaras G et al. (2010) Inflammatory blood laboratory levels as markers of prosthetic joint infection: a systematic review and meta-analysis. J Bone Joint Surg Am 92:2102–2109
3. Bhandari M, Schemitsch EH, Adili A et al. (1999) High and low pressure pulsatile lavage of contaminated tibial fractures: an in vitro study of bacterial adherence and bone damage. J Orthop Trauma 13:526–533
4. Boyd JI3rd, Wongworawat MD (2004) High-pressure pulsatile lavage causes soft tissue damage. Clin Orthop Relat Res :13–17
5. Calori GM, Phillips M, Jeetle S et al. (2008) Classification of non-union: need for a new scoring system? Injury 39(Suppl 2):S59–S63
6. Celsus AC (1935) De Medicina. Loeb Classical Library 1935
7. Chen CE, Ko JY, Pan CC (2005) Results of vancomycin-impregnated cancellous bone grafting for infected tibial nonunion. Arch Orthop Trauma Surg 125:369–375
8. Cierny G 3rd, Mader JT, Pennick JJ (1985) A clinical staging system of adult osteomyelitis. Contemp Orthop 10:17–37
9. Deng Z, Cai L, Jin W, Ping A, Wei R (2014) One-stage reconstruction with open bone grafting and vacuum-assisted closure for infected tibial non-union. Arch Med Sci 10:764–772
10. Investigators FLOW, Bhandari M, Jeray KJ, Petrisor BA, Devereaux PJ, Heels-Ansdell D, Schemitsch EH, Anglen J, Della Rocca GJ, Jones C, Kreder H, Liew S, McKay P, Papp S, Sancheti P, Sprague S, Stone TB, Sun X, Tanner SL, Tornetta P 3rd, Tufescu T, Walter S, Guyatt GH et al. (2015) A trial of wound irrigation in the initial management of open fracture wounds. N Engl J Med 373(27):2629–2641. doi:10.1056/NEJMoa1508502.
11. Frommelt L (2006) Principles of systemic antimicrobial therapy in foreign material associated infection in bone tissue, with special focus on periprosthetic infection. Injury 37(Suppl 2):S87–S94
12. Gallo J, Kolar M, Dendis M et al. (2008) Culture and PCR analysis of joint fluid in the diagnosis of prosthetic joint infection. New Microbiol 31:97–104
13. Gerlach UJ, Schmidt H, Fuchs S et al. (2012) Pseudarthrosen und Infektionen proximaler Oberschenkel. Trauma Berufskrankh 4:482–486
14. Giannoudis PV, Einhorn TA, Marsh D (2007) Fracture healing: the diamond concept. Injury 38(Suppl 4):S3–S6
15. Gille J, Wallstabe S, Schulz AP et al. (2012) Is non-union of tibial shaft fractures due to nonculturable bacterial pathogens? A clinical investigation using PCR and culture techniques. J Orthop Surg Res 7:20
16. Hackl S, Glowalla C, Woltmann A et al. (2014) Low-grade infection in the pathogenesis of tibia-shaft nonunion. 7. Kongress für Orthopädie und Unfallchirurgie (DKOU 2014) [http://www.egms.de/static/en/meetings/dkou2014/14dkou167. shtml :
17. Heppert V, Wagner C, Scherf K, Wentzensen A (2005) Infekt-/Defektpseudarthrose, 7. Aufl. Springer, Berlin Heidelberg New York

18. Hou Z, Irgit K, Strohecker KA, Matzko ME, Wingert NC, DeSantis JG, Smith WR (2011) Delayed flap reconstruction with vacuum-assisted closure management of the open IIIB tibial fracture. J Trauma 71:1705–1708
19. Jain AK, Sinha S (2005) Infected nonunion of the long bones. Clin Orthop Relat Res :57–65
20. Johnson KD (1987) Management of malunion and nonunion of the tibia. Orthop Clin North Am 18:157–171
21. Josten C, Marquass B, Schwarz C, Verheyden A (2010) Intramedullary nailing of proximal tibial fractures. Complications and risk factors. Unfallchirurg 113:21–28
22. Karargyris O, Polyzois VD, Karabinas P, Mavrogenis AF, Pneumaticos SG (2014) Papineau debridement, Ilizarov bone transport, and negative-pressure wound closure for septic bone defects of the tibia. Eur J Orthop Surg Traumatol 24:1013–1017
23. Kunze H, Kramer D (1969) Local antibiotic and enzymatic therapy of chronic osteomyelitis. Med Klin 64:1608–1610
24. Larsen LH, Lange J, Xu Y, Schonheyder HC (2012) Optimizing culture methods for diagnosis of prosthetic joint infections: a summary of modifications and improvements reported since 1995. J Med Microbiol 61:309–316
25. Levine BR, Evans BG (2001) Use of blood culture vial specimens in intraoperative detection of infection. Clin Orthop Relat Res :222–231
26. Lucke M, Wildemann B, Sadoni S et al. (2005) Systemic versus local application of gentamicin in prophylaxis of implant-related osteomyelitis in a rat model. Bone 36:770–778
27. Macey LR, Kana SM, Jingushi S et al. (1989) Defects of early fracture-healing in experimental diabetes. J Bone Joint Surg Am 71:722–733
28. Maharajan K, Patro DK, Menon J et al. (2013) Serum Procalcitonin is a sensitive and specific marker in the diagnosis of septic arthritis and acute osteomyelitis. J Orthop Surg Res 8:19
29. Masquelet AC, Begue T (2010) The concept of induced membrane for reconstruction of long bone defects. Orthop Clin North Am 41:27–37
30. McKee MD, Li-Bland EA, Wild LM, Schemitsch EH (2010) A prospective, randomized clinical trial comparing an antibiotic-impregnated bioabsorbable bone substitute with standard antibiotic-impregnated cement beads in the treatment of chronic osteomyelitis and infected nonunion. J Orthop Trauma 24:483–490
31. Megas P, Saridis A, Kouzelis A et al. (2010) The treatment of infected nonunion of the tibia following intramedullary nailing by the Ilizarov method. Injury 41:294–299
32. Metsemakers WJ, Reul M, Nijs S (2015) The use of gentamicin-coated nails in complex open tibia fracture and revision cases: A retrospective analysis of a single centre case series and review of the literature. Injury 46(12):2433–2437. doi:10.1016/j.injury.2015.09.028.
33. Militz M, Hackl S, Hungerer S et al. (2014) Infektpseudarthrosen – Wann werden wir aktiv? Trauma Berufskrankh 16(Suppl 4):444–451
34. Militz M, Weidemann H, la Fougère C (2012) Positronenemissionstomographie-Computertomographie (PET-CT) – Indikation bei Osteitis. Trauma Berufskrankh 14:16–20
35. Moghaddam A, Zimmermann G, Hammer K et al. (2011) Cigarette smoking influences the clinical and occupational outcome of patients with tibial shaft fractures. Injury 42:1435–1442
36. Motsitsi NS (2008) Management of infected nonunion of long bones: the last decade (1996–2006). Injury 39:155–160
37. Pandey R, Berendt AR, Athanasou NA (2000) Histological and microbiological findings in non-infected and infected revision arthroplasty tissues. The OSIRIS Collaborative Study Group. Oxford Skeletal Infection Research and Intervention Service. Arch Orthop Trauma Surg 120:570–574
38. Panousis K, Grigoris P, Butcher I et al. (2005) Poor predictive value of broad-range PCR for the detection of arthroplasty infection in 92 cases. Acta Orthop 76:341–346
39. Patel RA, Wilson RF, Patel PA, Palmer RM (2013) The effect of smoking on bone healing: A systematic review. Bone Jt Res 2:102–111
40. Patzakis MJ, Zalavras CG (2005) Chronic posttraumatic osteomyelitis and infected nonunion of the tibia: current management concepts. J Am Acad Orthop Surg 13:417–427
41. Podleska LE, Lendemans S, Schmid E et al. (2012) Sample taking during orthopedic surgery: sensitivity and specificity using the BACTEC blood culture system. Eur J Clin Microbiol Infect Dis 31:201–206
42. Pozo JL, Powell B, Andrews BG et al. (1990) The timing of amputation for lower limb trauma. J Bone Joint Surg Br 72:288–292
43. Rather LJ (1971) Disturbance of function (functio laesa): the legendary fifth cardinal sign of inflammation, added by Galen to the four cardinal signs of Celsus. Bull N Y Acad Med 47:303–322
44. Robinson D, On E, Hadas N et al. (1989) Microbiologic flora contaminating open fractures: its significance in the choice of primary antibiotic agents and the likelihood of deep wound infection. J Orthop Trauma 3:283–286
45. Schmidmaier G, Lucke M, Wildemann B et al. (2006) Prophylaxis and treatment of implant-related infections by antibiotic-coated implants: a review. Injury 37(Suppl 2):S105–S112
46. Schmidt HG, Tiemann AH, Braunschweig R et al. (2011) Definition of the Diagnosis Osteomyelitis-Osteomyelitis Diagnosis Score (ODS). Z Orthop Unfallchir 149:449–460
47. Shroeder JE, Mosheiff R, Khoury A et al. (2009) The outcome of closed, intramedullary exchange nailing with reamed insertion in the treatment of femoral shaft nonunions. J Orthop Trauma 23:653–657
48. Simpson AH, Wood MK, Athanasou NA (2002) Histological assessment of the presence or absence of infection in fracture non-union. Injury 33:151–155
49. Slatis P, Paavolainen P (1985) External fixation of infected non-union of the femur. Injury 16:599–604
50. Somanchi BV, Khan S (2008) Vacuum-assisted wound closure (VAC) with simultaneous bone transport in the leg: a technical note. Acta Orthop Belg 74:538–541
51. Stannard JP, Volgas DA, Stewart R, McGwin G Jr, Alonso JE (2009) Negative pressure wound therapy after severe open fractures: a prospective randomized study. J Orthop Trauma 23:552–557
52. Steinhausen E, Glombitza M, Bohm HJ et al. (2013) Non-unions. From diagnosis to healing. Unfallchirurg 116:633–647
53. Stewart S, Barr S, Engiles J et al. (2012) Vancomycin-modified implant surface inhibits biofilm formation and supports bone-healing in an infected osteotomy model in sheep: a proof-of-concept study. J Bone Joint Surg Am 94:1406–1415
54. Struijs PA, Poolman RW, Bhandari M (2007) Infected nonunion of the long bones. J Orthop Trauma 21:507–511
55. Tonnesen PA, Heerfordt J, Pers M (1975) 150 open fractures of the tibial shaft--the relation between necrosis of the skin and delayed union. Acta Orthop Scand 46:823–835
56. Trampuz A, Widmer AF (2006) Infections associated with orthopedic implants. Curr Opin Infect Dis 19:349–356
57. Uckay I, Hoffmeyer P, Lew D, Pittet D (2013) Prevention of surgical site infections in orthopaedic surgery and bone trauma: state-of-the-art update. J Hosp Infect 84:5–12
58. Virolainen P, Lahteenmaki H, Hiltunen A et al. (2002) The reliability of diagnosis of infection during revision arthroplasties. Scand J Surg 91:178–181

59. Wagner C, Obst U, Hansch GM (2005) Implant-associated posttraumatic osteomyelitis: collateral damage by local host defense? Int J Artif Organs 28:1172–1180
60. Wagner C, Hansch GM, Wentzensen A, Heppert V (2006) Implant-associated post-traumatic osteomyelitis. Bacterial biofilms and the immune defence as protagonists of the local inflammatory process. Unfallchirurg 109:761–769
61. Zmistowski B, Della VC, Bauer TW et al. (2014) Diagnosis of periprosthetic joint infection. J Orthop Res 32(Suppl 1):98–107

Infizierter Knochen

Dr. med Matthias Militz, Prof. Dr. med. Volker Bühren

P. Biberthaler, M. van Griensven (Hrsg.), *Knochendefekte und Pseudarthrosen,* DOI 10.1007/978-3-642-44991-8_9

9.1 Problem

9.1.1 Pathophysiologie

Obwohl bereits seit ca. 50 Jahren grundlegende Erkenntnisse über die Pathophysiologie der Osteomyelitis und die Überlebensstrategien der Erreger bekannt sind [14, 25, 26, 27, 28, 31, 32, 33], neue Implantatwerkstoffe, Operationsmethoden und Antibiotika entwickelt wurden, stellt die Prävention und Behandlung der Osteomyelitis auch heute noch eine Herausforderung im klinischen Alltag dar.

Der Begriff der Osteomyelitis wird im angloamerikanischen Sprachgebrauch für die eitrige Knocheninfektion verwendet. Im deutschsprachigen Raum wurde in den vergangenen Jahrzehnten der Begriff der Osteitis zur Beschreibung posttraumatischer Infektionen verwendet und sollte die Differenzierung zur hämatogenen Osteomyelitis darstellen.

Bisher werden die beiden Begriffe Osteomyelitis und Osteitis synonym für die bakterielle posttraumatische Knocheninfektion verwendet [97, 107]. International konnte sich der Begriff Osteitis jedoch nicht durchsetzen. Eine einheitliche Definition der Osteomyelitis existiert nicht [87, 119].

Die Infektion eines Knochens resultiert nach Robson [83] aus einem Ungleichgewicht zwischen Wirt und Erreger. Unabhängig von dem Weg der Besiedelung kommt es bei einem Überwiegen der die Infektion verursachenden und begünstigenden Faktoren gegenüber der Immunkompetenz des Wirts zur Manifestation einer Infektion [47, 73].

Infektionsweg

Während die hämatogene Besiedelung des Knochens überwiegend im Kindesalter auftritt und ein eigenes Krankheitsbild darstellt [13, 118], ist die posttraumatische Infektion des Knochens überwiegend beim Erwachsenen anzutreffen und Gegenstand der weiteren Erläuterungen [85]. Die endogene Translokation von Bakterien hämatogen ist auch bei Erwachsenen möglich und kann bei transienten Bakteriämien durch Manipulation an besiedelten invasiven Zugängen (ZVK, PDK etc.) oder anderen vorhandenen Infektionsherden (chronische Tonsillitis, Sinusitis, Zahnwurzelabszess etc.) zur Manifestation an dem traumatisch/iatrogen immungeschwächten Knochen führen [47].

Die wohl häufigste Form der Kontamination des Knochens dürfte bei offenen Frakturen durch die umgebende Flora resultieren [98]. Auch bei der operativen Versorgung von primär geschlossenen Frakturen ist das Risiko einer Kontamination durch die Überführung einer geschlossenen in eine „quasi" offene Fraktur auch unter den Bedingungen des Operationssaales erhöht [47].

Neben der primären Traumatisierung des Knochen- und Weichgewebes durch die Fraktur wird durch Hautinzisionen der Zugang für die Kontamination eröffnet und zusätzlich eine Schwächung der Infektabwehr durch Gewebemanipulationen und Implantation von Fremdkörpern verursacht.

Begleiterkrankungen

Neben der Virulenz der kontaminierenden Erreger spielen Begleiterkrankungen, welche die Immunabwehr des Wirtes schwächen, eine erhebliche Rolle. Primär sind hier zu nennen [47, 73, 85]:
- Durchblutungsstörungen,
- Diabetes mellitus,
- konsumierende Erkrankungen etc.

Erreger

Physiologisch ist der menschliche Organismus in einer ständigen Auseinandersetzung mit den ihn umgebenden und in ihm lebenden Bakterien und bildet mit diesen eine Symbiose. Bei Störung dieses Gleichgewichtes durch Trauma, Krankheit, Implantate etc. kann das infektiöse Potenzial der Bakterien freigesetzt werden [47].

Die Mechanismen auf mikrobiologischer Ebene, die dazu führen, dass einzelne Erreger Bedingungen vorfinden, die zu einer manifesten Infektion führen, sind bisher nur wenig bekannt. Im Zusammenhang mit einer Gewebeschädigung können durch freigesetztes Kollagen und Fibronectin z. B. Staphylococcus-aureus-Bakterien über Bindungsrezeptoren Kolonien auf avitalem Gewebe bilden und durch Reproduktion die Infektion etablieren [47].

Für die Manifestation einer Infektion sind die Anzahl an Erregern und die Anwesenheit von Fremdkörpern von entscheidender Bedeutung.

Während beim Eindringen von wenigen Erregern der Organismus unspezifisch mit einer Entzündungsreaktion durch freigesetzte Mediatoren aus zirkulierenden Phagozyten antwortet, ist dieser Mechanismus besonders in Anwesenheit von Fremdkörpern gestört, und es kommt zu einer „frustranen Phagozytose", die durch die freigesetzten, aber nicht am Zielort wirken könnenden Enzyme zur Destruktion des ortsständigen Gewebes, sichtbar als Osteolysen, führen [73, 105].

Cave
Durch die Anwesenheit von Fremdkörpern sinkt die Schwellenkeimzahl, die benötigt wird, um eine

Infektion auszulösen, um mehr als 3 Zehnerpotenzen auf wenige hundert Erreger [14, 47].

Da durch die fehlende Vaskularisierung im avitalen Gewebe die Erreger auch nicht von Antibiotika erreicht werden können, führt die alleinige Antibiotikatherapie in diesen Fällen nicht zum Ziel. Zusätzlich haben sich in jüngster Vergangenheit Keime gezeigt, die panresistent gegen alle derzeit zur Verfügung stehenden Antibiotika sind. Für Infektionen mit diesen Keimen steht nur noch die chirurgische Sanierung zur Verfügung.

9.1.2 Diagnostik

Die Komplexizität ergibt sich aus der Vielfalt der die Krankheit beeinflussenden Parameter und unbekannter Faktoren, die bei jedem Patienten individuell zu betrachten sind.

Die Klassifikation von Cierny/Mader [10, 62, 80] berücksichtigt die anatomischen Verhältnisse und Begleitumstände des Patienten bei Osteomyelitis langer Röhrenknochen und ist am weitesten verbreitet, obwohl der Einfluss von Implantaten nur teilweise berücksichtigt wird. Der histologische Befund und Erregernachweis gelten als beweisend, können aber trotz eindeutigen klinischen Erscheinungsbildes nicht immer erbracht werden [88].

Anamnese und Klinik

Praxistipp

Wegweisend für die Diagnostik sind die Anamnese und der klinische Verlauf/Befund.

Ehemals offene Frakturen, Wundheilungsstörungen oder lange Antibiotikatherapien weisen ebenso wie die klinischen Zeichen einer Infektion mit Schwellung, Rötung, Schmerzen, Funktionseinschränkungen und Fieber in unterschiedlicher Intensität auf eine Osteomyelitis hin. Ist klinisch eine Fistel bei entsprechender Anamnese vorhanden, kann mit hoher Wahrscheinlichkeit von einer Knocheninfektion ausgegangen werden, insbesondere, wenn noch Implantate einliegen. Das Spektrum des klinischen Erscheinungsbildes reicht von nahezu „beschwerdefrei" bis hin zum schweren septischen Krankheitsbild [18, 86, 89, 97].

Laboruntersuchung

Mit keinem derzeit verfügbaren Laborparameter kann eine Knocheninfektion bewiesen werden.

Entzündungsmarker

C-reaktives Protein Im klinischen Alltag hat sich der Verlauf des C-reaktiven-Protein-Wertes (CRP) als guter Indikator für die Erkennung einer frühen Infektion postoperativ und zur Beurteilung der entzündlichen Aktivität bei chronischen Verläufen erwiesen. Kommt es 5 Tage postoperativ nicht zu einem Rückgang des CRP-Wertes, so besteht der dringende Verdacht auf eine septische Komplikation, die umgehendes chirurgisches Handeln erfordert [19, 99].

Procalcitonin Für die Beurteilung der Dynamik bei schwerer Sepsis ist der Procalcitonin-Wert (PCT) hilfreich, allerdings individuell sehr variabel [7, 15, 64, 72, 84, 90].

Sonstige Andere Entzündungsmarker, die aus experimentellen Untersuchungen bekannt sind, spielen in der täglichen Praxis bei Knocheninfektionen bisher keine Rolle.

Bildgebende Verfahren

Röntgen Für die Beurteilung knöcherner Strukturen ist die Röntgendiagnostik in der Unfallchirurgie/Orthopädie immer noch unverzichtbar.

Dennoch kann mit keinem der derzeit existierenden Verfahren eine Osteomyelitis sicher diagnostiziert werden.

Projektionsradiographie

Die Projektionsradiographie stellt die primäre Bildgebung dar zur Beurteilung von
- Knochenstruktur,
- Implantatsituation,
- Achsabweichungen,
- Fremdkörpern und
- indirekten Zeichen einer Infektion durch Sequesterbildung und Periostreaktion [6, 60, 97].

Computertomographie

Mit der CT-Bildgebung ist die dreidimensionale Analyse der betroffenen Areale ebenso wie die kombinierte Angiographie zur Beurteilung der Gefäßsituation möglich und zur Operationsplanung sehr hilfreich, wobei begleitende Weichteilreaktionen weniger gut eingeschätzt werden können.

MRT

Mit der MRT-Diagnostik steht ein hervorragendes Instrument zur Beurteilung der Vitalität des Knochens und der Weichteile und der Ausdehnung von Infektionsherden zur

Verfügung. In Anwesenheit von metallischen Implantaten und nach Operationen bleibt die Beurteilbarkeit jedoch weiterhin eingeschränkt [2, 18, 34, 80, 97]. Hier bieten vielleicht in Zukunft implantatunterdrückende Protokolle eine Lösung.

▪ Sonographie

Sonographische Untersuchungen spielen bei postoperativen Knocheninfektionen keine Rolle, da lediglich Flüssigkeitsansammlungen unspezifisch detektiert werden können und am Knochen durch den Schallschatten die Beurteilung erheblich eingeschränkt ist.

▪ Nuklearmedizinische Untersuchung

Szintigraphie Bei den nuklearmedizinischen Verfahren kann die Leukozytenszintigraphie hinweisend für das Vorliegen einer Osteomyelitis sein, bei negativem Befund kann mit hoher Wahrscheinlichkeit davon ausgegangen werden, dass keine Infektion vorliegt. Die Szintigraphie eignet sich gut als Screening-Verfahren, um mögliche andere Infektionsherde zu detektieren, kann jedoch nicht zur Differenzierung zwischen infekt- oder instabilitätsassoziierten Pseudarthrosen herangezogen werden [46].

18-FDG-Positronen-Emmisionstomografie (FDG-PET) Die FDG-PET erlaubt besonders die Aktivitätsbeurteilung entzündlicher Prozesse am Knochen und in Verbindung mit CT/MRT eine exakte topografische Zuordnung des Prozesses, welche für die operative Entfernung essenziell ist [60, 71].

Histologie

Obwohl mitunter eindeutige klinische Erscheinungsbilder vorliegen, können der histologische und mikrobielle Befund oft erst nach der ersten operativen Behandlung die Diagnose erhärten.

Während durch einen Erregernachweis bei vorhandener Fistel oft schon die Art der mikrobiellen Besiedelung abzuschätzen ist, gelingt die histologische Diagnose erst nach Aufarbeitung einer Gewebeprobe aus dem OP. Anhand des Resistogramms kann bereits frühzeitig die Wahl des Antibiotikums an den Erfordernissen ausgerichtet und bei Veränderung der Resistenzlage angepasst werden.

Praxistipp

Die histologische Diagnose ist besonders bei latenter und klinisch nicht eindeutiger Infektsituation, aber auch zur Differenzialdiagnostik maligner und spezifischer Prozesse entscheidend und beweisend für den Nachweis einer Knocheninfektion.

> **Trotz der zahlreichen und z. T. innovativen Untersuchungsmethoden erlaubt erst die Zusammenschau der klinischen, labortechnischen, bildgebenden, mikrobiologischen und histologischen Befunde die Sicherung der Diagnose einer Osteomyelitis [18, 74, 75, 80, 85, 97].**

9.1.3 Ursachenanalyse

Neben der aktuellen Beurteilung einer Infektsituation am Knochen ist die Prävention die beste Möglichkeit, eine der schwerwiegendsten Komplikationen in Unfallchirurgie und Orthopädie zu verhindern. Dazu gehören neben der kritischen Indikationsstellung zur primären Operation die in der Übersicht zusammengefassten Faktoren, um die Kompromittierung der systemischen und lokalen Immunantwort möglichst gering zu halten.

Prävention der Osteomyelitis

- Kritische Indikationsstellung zur primären Operation
- Berücksichtigung der Begleitkrankheiten
- Schonende Operationstechnik
- Kurze Operationszeiten
- Antibiotikaprophylaxe nach den geltenden Leitlinien etc.

> **Dennoch kann auch bei sorgfältigstem Vorgehen eine Infektion nicht immer verhindert werden.**

Komplikationsmanagement

Deshalb ist als zweiter wesentlicher Schritt zur Verhinderung einer postoperativen Infektion ein konsequentes Komplikationsmanagement erforderlich. Durch die frühzeitige chirurgische Intervention kann der Übergang von einer akuten hin zu einer chronischen Infektion verhindert werden [4, 18, 21, 35, 47, 78, 86, 89, 107]. Hierzu gehört ein rationaler, unemotionaler Umgang mit einer Komplikation. Das bedeutet, dass beim Verdacht auf eine postoperative Wundinfektion nach unfallchirurgisch/orthopädischen Eingriffen bereits die Indikation zur unmittelbaren Revisionsoperation gestellt ist. Nur dadurch kann frühzeitig die Diagnose gesichert und die erforderliche Therapie eingeleitet werden.

Der zeitliche Verlauf bestimmt die Differenzierung zwischen akuter und chronischer Infektion.

> **Während im unmittelbar postoperativen Zeitraum bis zu ca. 3 Wochen von akuten Infektionen gesprochen wird, die ein schnelles Vorgehen erfordern, steht bei der chronischen Infektion die Analyse der**

vorliegenden Situation für die Planung der weiteren diagnostischen und therapeutischen Schritte im Vordergrund [89, 93, 94, 96, 100, 102, 111, 112, 115].

Wesentlich für den Erfolg der Behandlung ist die transparente und ehrliche Darstellung der komplexen Situation gegenüber dem Patienten zur Schaffung eines stabilen Vertrauensverhältnisses. Nur dadurch kann der lange Weg zur Sanierung einer chronischen Osteomyelitis mit den vielfältigen Begleitumständen erfolgreich beschritten werden. Die Beteiligung vieler Fachrichtungen im Rahmen der Behandlung der chronischen Osteomyelitis erfordert eine enge und respektvolle interdisziplinäre Zusammenarbeit zum Wohle des Patienten.

9.2 Lösung

9.2.1 Resektion

Unter rationaler Umsetzung der theoretischen Überlegungen ist es nur konsequent, wenn der wesentliche Schritt zur Sanierung einer chronischen Osteomyelitis in der radikalen Entfernung aller avitalen Gewebeanteile zu sehen ist.

Nach kritischer Analyse der bildgebenden Diagnostik bedeutet das die Entfernung aller erkennbaren Sequester, Implantate und Nekrosen. Je nach Ausdehnung der Infektion ist das Ausmaß der Resektion so zu wählen, dass dabei möglichst wenig vitales Gewebe mit entfernt wird.

Die Herausforderung besteht intraoperativ darin, dass einerseits die präoperativ gewonnenen Informationen nicht unmittelbar mit dem Situs abgeglichen werden können, andererseits besonders bei mehrdimensionaler Ausdehnung des Infektionsherdes die Grenze zum vitalen Gewebe nicht immer eindeutig erkennbar ist [21, 86, 88, 89, 91, 97, 107].

Bei erhaltener longitudinaler Kontinuität der Kortikalis von mehr als 1/3 der Zirkumferenz erscheint die partielle Resektion ausreichend, anderenfalls kann mit der Segmentresektion das infizierte Gewebe makroskopisch komplett entfernt werden, bedingt aber eine aufwendige Stabilisierung und Rekonstruktion [107].

Praxistipp

Resultiert nach der Nekrektomie ein Knochen- und Weichteildefekt, der den Wundverschluss nicht zulässt, steht mit der Vakuumversiegelung eine hervorragende Methode zum temporären Wundverschluss zur Verfügung [20, 48].

Im gelenknahen, metaphysären Bereich ist intraoperativ zu prüfen, ob eine Verbindung zum benachbarten Gelenk besteht.

Praxistipp

Vor operativen Manipulationen sollte aus diagnostischen und medikolegalen Gründen die Punktion des betreffenden Gelenkes erfolgen.

Bei klinisch intaktem Gelenk und sensibler Resistenzlage des Erregers kann die Erhaltung und Infektsanierung des Gelenks angestrebt werden.

Eine weitere Besonderheit im gelenknahen Bereich besteht in dem Kalibersprung zwischen Diaphyse und Metaphyse mit Übergang von kortikalem zum spongiösem Bereich und der damit verbundenen Herausforderung bei der Defektrekonstruktion und Stabilisierung (► Kap. 12).

9.2.2 Segmenttransport

Der Segmenttransport als Verfahren zur Rekonstruktion von Knochendefekten an langen Röhrenknochen ist seit über 100 Jahren bekannt. Bereits 1905 wurde von Codivilla (zit. in [22]) die Überbrückung eines knöchernen Defektes durch den Segmenttransport beschrieben. Die Segmentverschiebung erfolgte dabei innerhalb einer Operation ohne ausgereifte Stabilisationsverfahren, sodass die klinischen Resultate nicht überzeugen konnten.

1923 stellte Bier (zit. in [22]) ein Verfahren zur Überbrückung knöcherner Defekte im Schaftbereich langer Röhrenknochen mittels des Segmenttransportes vor. Allerdings scheiterte Bier aufgrund unzureichender Fixationsmöglichkeiten, sodass das Verfahren zunächst in Vergessenheit geriet. Erst im Jahr 1969 wurde von Ilizarov das Verfahren des Segmenttransportes wissenschaftlich aufgearbeitet und für den klinischen Alltag nutzbar dargestellt. Wesentliche Komponenten der modernen Merkmale des Segmenttransportes wurden von Ilizarov erarbeitet [42, 43].

Biologische Grundlagen

Bei der physiologischen Kallusbildung wird im bestehenden Frakturhämatom durch das Einwandern von Fibroblasten als Vorläuferzellen von Osteoblasten die Bildung von Osteid und Kollagen induziert. Nach ca. 10 Tagen kommt es zur Gefäßeinsprossung und zur weiteren Kollageneinlagerung und Bildung von Glykoproteinen, welche Kalziumapatit einlagern. Es beginnt die perichondrale Ossifikation [22, 23, 37, 40, 43, 65, 109].

Wirkt in der ersten Phase der Kallusbildung eine Traktion an den Frakturfragmenten, so kommt es in dem sich bildenden Raum zu einem bindegewebigen Ersatz mit Einwanderung von Fibroblasten und weiterer Differenzierung zu Osteoblasten, es wird Neokallus gebildet. Aus zahlreichen Untersuchungen ist bekannt, dass die Kallusformation entlang der Distraktionsrichtung erfolgt.

Einflussfaktoren auf die Bildung des Kallusvolumens

Die Bildung des Kallusvolumens wird von zahlreichen Faktoren bestimmt [16, 22, 41]:

- endostale Faktoren,
- periostale Faktoren,
- Alter des Patienten,
- Ernährungszustand des Patienten,
- Allgemeinzustand,
- Knochendurchmesser,
- Verhältnis zwischen Kortikalis und Mark,
- Art der Kortikotomievorbehandlung,
- Durchblutungssituation.

Ilizarov hat folgende Faktoren als entscheidend für eine suffiziente Kallusbildung genannt [41]:

- die Durchblutung,
- die Stabilität des Fixateurs,
- eine Verzögerung des Transportbeginns,
- eine Transportgeschwindigkeit von 1 mm pro Tag in mehreren kleinen Schritten,
- die anschließende Konsolidierungsphase,
- die physiologische Belastung während des Transportes.

Wesentlich zum Erfolg der Kallusbildung trägt die Compliance des Patienten bei, wobei besonders der Nikotinabusus einen nachgewiesen negativen Einfluss auf die Kallusformation hat.

Kortikotomie

Nach der Stabilisierung des zu rekonstruierenden Extremitätenabschnittes erfolgt die Kortikotomie zur Lösung eines Transportsegmentes. Dadurch wird die Kallusbildung generiert. Im Vorfeld der Kortikotomie ist die Fixierung des zu transportierenden Knochensegmentes am Transportsystem zu empfehlen. Die Ausrichtung der Transportrichtung erfolgt meist entlang der Knochenlängsachse.

Praxistipp

Es sollte eine möglichst unregelmäßige Kortikotomiefläche resultieren, um eine gute Kallusbildung zu generieren [5].

Dabei sollte das Periost zur Erhaltung der Durchblutung möglichst wenig geschädigt werden. Aus diesem Grund hat sich die Kortikotomie mit fächerförmiger Bohrung im metaphysären Bereich bewährt, wobei in Höhe der Bohrungen dann mit einem sog. Fähnchenmeißel zur Schonung des Periostes die Kortikotomie komplettiert wird.

Wegen der besseren Kallusregeneration durch die größere Fläche ist der metaphysäre Bereich für die Kortikotomie zu bevorzugen. Im Fall des Transportes über einen Marknagel ist jedoch auch diaphysär die Kortikotomie möglich.

Defektrekonstruktion

Während Defekte < 3 cm meist mit Verkürzung und ohne Knochenrekonstruktion behandelt werden können, stellt sich bei größeren Defekten die Frage der Stabilisierung und Defektrekonstruktion.

Praxistipp

Es gilt die Regel, dass mit Zunahme der Defektstrecke auch die Behandlungsdauer zunimmt. Je nach Begleitumständen ist von 40–60 Tagen Behandlung/cm Defektstrecke auszugehen (Healing-Index) [1, 58, 63, 76, 82, 95, 108].

Kallusdistraktion

Die Kallusdistraktion kann analog zum zeitlichen Ablauf nach der Kortikotomie unterteilt werden [59, 77, 81, 82, 117] (s. Übersicht).

Kallusdistraktion

- **Latenzphase** bis zum Beginn des Transportes. Die Latenzphase sollte ca. 10 Tage dauern.
- **Distraktionsphase** während der Kallusdistraktion. In der Distraktionsphase erfolgt der Segmenttransport mit einer möglichst gleichmäßigen Transportgeschwindigkeit, unterteilt in 3–4 Schritte/Tag (3–4 × 0,25 mm) von 0,75–1 mm am Unterschenkel und 1–1,5 mm am Oberschenkel. Während der Distraktionsphase ist besonders auf die Pin-Pflege zu achten und ein Protokoll zu führen.
- **Konsolidierungsphase** nach Abschluss des Transportes und des Segment-Docking.

Die Beurteilung der Qualität des Kallus kann mit Ultraschall vorgenommen werden. Der korrekte Achsverlauf des Transportsegmentes ist in regelmäßigen Abständen mit Röntgenaufnahmen zu kontrollieren. Pin-Infektionen und Achsabweichungen der Transportsegmente gehören zu den häufigsten Komplikationen, die jedoch meist durch Antibiotikagabe bzw. Korrekturen am Fixateur externe beherrscht werden können. Selten kommt es zu einer ungenügenden Kallusbildung, welche nach Entfernung des Fixateurs und Abklingen der Weichteilreizung komfortabel mit winkelstabilen Platten überbrückt und zur Konsolidierung gebracht werden können.

Das Docking des Transportsegmentes an den originären Knochen nach Abschluss der Distraktion erfordert in den meisten Fällen eine Spongiosaplastik, in ca. 10 % der Fälle auch eine Osteosynthese. Bei gerader Resektionsfläche und geringer Weichteilinterposition kann auch ein Kompressions-Docking mit dem Transportring erfolgreich sein [70, 91, 106].

Verschiedene Verfahrenskombinationen zwischen Stabilisierung und Knochenrekonstruktion versuchen, der jeweiligen Situation gerecht zu werden.

Das Ziel der Bemühungen besteht in der Rekonstruktion eines Röhrenknochens.

Abhängig von Lokalisation, Weichteilsituation, Defektgröße und Alter des Patienten ist die geeignete Therapieoption zu ermitteln. Allen gemeinsam ist jedoch die lange Behandlungsdauer mit Funktionseinschränkungen und Komplikationen.

Praxistipp

In der klinischen Praxis ist die Kallusdistraktion das Verfahren der Wahl zur Defektrekonstruktion an langen Röhrenknochen mit allen Vor- aber auch Nachteilen.

Der freie mikrovaskulär transplantierte Fibulatransfer führt zwar unmittelbar zur Defektfüllung mit vitalem Knochengewebe, allerdings wird aufgrund der schmächtigen Dimension die Belastungsfähigkeit ebenfalls erst nach einem langen Intervall erreicht [8, 45, 113, 116].

Aus den genannten Gründen würde die Kombination zwischen Kallusdistraktion und vaskularisiertem Knochentransfer eine zukunftweisende Technologie zur Optimierung der Behandlungsabläufe bei der Defektrekonstruktion an langen Röhrenknochen darstellen. Erste theoretische und experimentelle Untersuchungen lassen in naher Zukunft diese Methode für den klinischen Alltag verfügbar erscheinen (persönliche Mitteilung von M. Oehlbauer u. M. Militz 2013).

Spongiosaplastik

Während bei der Rekonstruktion von langen Röhrenknochen die Stabilität des kompakten Knochens über eine längere Distanz im Vordergrund steht, liegt der Schwerpunkt der Bemühungen metaphysär im Totraummanagement von Defekthöhlen, um vitales spongiöses Gewebe zu rekonstruieren [89]. Bei kleineren Defekten erscheint die Auffüllung des Defektes mit Spongiosaplastik und beigemengtem Antibiotikum erfolgversprechend [86, 97].

Masquelet-Technik

In ähnlicher Weise wird bei der Masquelet-Technik [66] verfahren, wobei hier das Knochendefektlager nach der Resektion des infizierten Knochens mit einem Zementplatzhalter aufgefüllt wird. Dadurch wird eine Membran induziert, welche das Transplantatlager für die nach ca. 6–16 Wochen zu transplantierende Spongiosa darstellt. In dieser Membran wurden Knochenwachstumsfaktoren in hoher Konzentration festgestellt. Die Osteosynthese erfolgt meist mit einer Platte. Es werden Erfolge bei der Knochenrekonstruktion beschrieben [17, 24, 49, 92, 110, 114]. Die eigenen Erfahrungen konnten bisher nicht überzeugen.

Einbringen synthetischer Materialien

Durch die Entwicklung von synthetischen Materialien, welche biodegradierbare Eigenschaften aufweisen und mit Antibiotika versetzt werden können, stehen zahlreiche Verfahren zur Behandlung dieser Defekte zur Verfügung. Allerdings bleibt kritisch anzumerken, dass es sich um die Füllung des Defektes mit avitalem Material mit den damit verbundenen Nachteilen handelt. So werden lang anhaltende Sekretion, fehlende knöcherne Integration und unvollständige Degradation der eingebrachten Fremdmaterialien beobachtet.

Auch wenn bei diesen Verfahren die Defektauffüllung mit avitalem Gewebe vorgenommen wird, so kann bei guter Durchblutung der umgebenden Weichteile und vorheriger Eradikation des infizierten Gewebes mit einer soliden Ausheilung gerechnet werden [68, 97, 107]. Bei ausreichender Stabilität kann auch ohne kurativen Ansatz die Defektfüllung mit antibiotikahaltigem Knochenzement vorgenommen werden.

Antibiotikahaltige PMMA-Ketten Die von Klemm [50, 54, 56] entwickelte Methode mit der Einlage von antibiotikahaltigen PMMA-Ketten hat wesentlich zur Verbesserung der Behandlung von Osteomyelitiden beigetragen und das Verständnis für die lokale Antibiotikaapplikation vertieft [50, 51, 51, 52, 55, 56, 57, 101].

Das Belassen dieser Ketten ist jedoch nicht zu empfehlen, da dieser Fremdköper letztendlich ohne nennenswerte Antibiotikakonzentration und -wirkung verbleibt. Durch niedrige Antibiotikakonzentrationen wird die Bildung von „small colony variants" (SCV) begünstigt und damit die weitere kausale Therapie erschwert [61, 69, 103, 103]. Durch den abfallenden Konzentrationsgradienten des Antibiotikums wird es in der Umgebung der Träger immer eine Zone niedriger Antibiotikakonzentrationen geben, wodurch multiresistente Keime selektioniert werden können, die dann immer näher zum Träger aufrücken können.

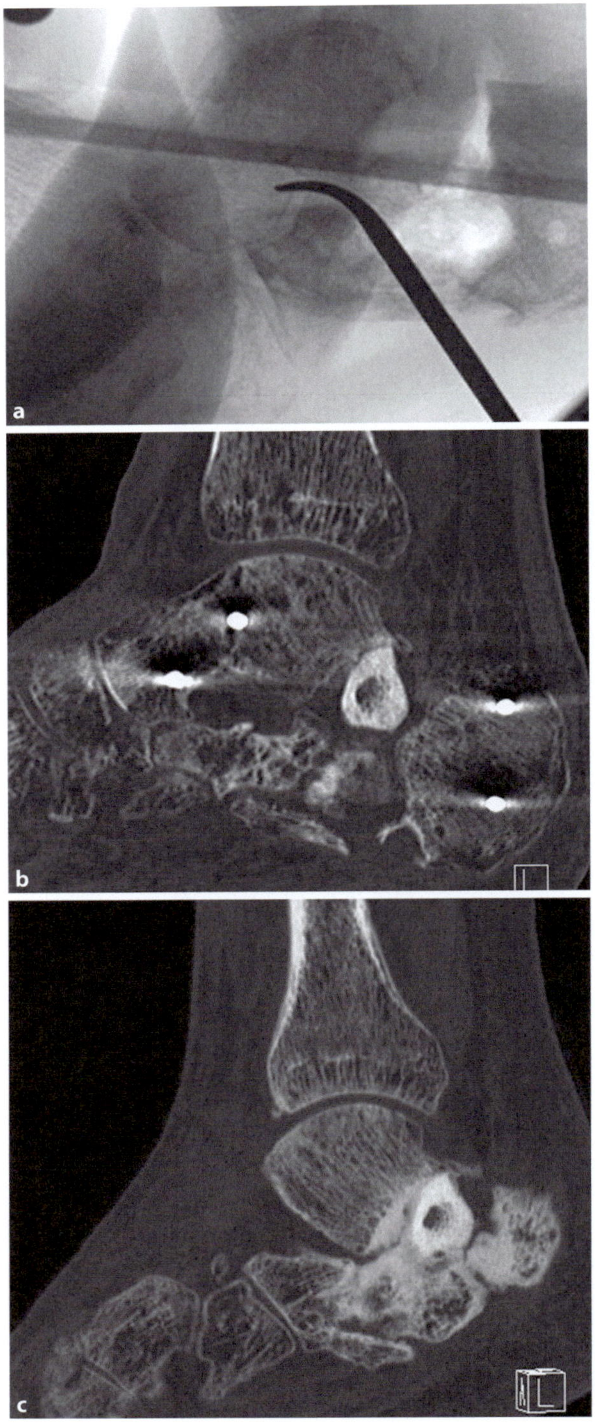

■ **Abb. 9.1 a–c** Knochendefektfüllung mit vaskularisiertem Fibulaspan und Hypertrophie nach 1 Jahr

> **Gerade in Anbetracht der zunehmenden panresistenten Keime sollte daher die Applikation von lokalen Antibiotikaträgern in jedem Fall individuell geprüft werden.**

Die Entfernung eingewachsener antibiotikahaltiger Ketten gestaltet sich mitunter schwierig, sodass mit dem Verbleib von avitalen Fremdkörpern im Situs gerechnet werden muss. Aus diesen Gründen erscheint die Indikation für den Einsatz der Ketten nur temporär gerechtfertigt.

■ Autologe Knochentransplantation

Die Defektfüllung im spongiösen Knochen bietet sich besonders bei zusätzlich bestehendem Weichteildefekt mit vaskularisierter Fibula in gestielter und freier Technik an. Dabei ist jedoch zu berücksichtigen, dass auch im spongiösen Defektlager die Hypertrophie des kortikalen Fibulatransplantates mehrere Monate in Anspruch nimmt. Die Vorteile der Defektfüllung mit vitalem Knochengewebe lassen die mit dem aufwendigen Verfahren verbundenen Nachteile jedoch in den Hintergrund treten (■ Abb. 9.1; [3, 9, 12, 39, 79]).

9.3 Umsetzung

9.3.1 Behandlungsplan

Der Behandlungsplan umfasst

- die bildgebende Diagnostik zur Identifizierung eines Sequesters,
- Labordiagnostik,
- bei Implantaten auch der Stabilität und Konsolidierung einer Fraktur,
- die Beurteilung der Weichteilsituation,
- Planung zu erwartender plastisch-chirurgischer Eingriffe,
- die Sicherung einer optimalen Durchblutung,
- die neurologische Beurteilung des präoperativen Status.

Die daraus sich ergebenden therapeutischen Möglichkeiten sind dem Patienten und möglichst auch den Angehörigen zu erläutern. Unter realistischer Darstellung des funktionellen und zeitlichen Verlaufes ist mit dem Patienten unter Erörterung auch alternativer Verfahren das weitere Vorgehen festzulegen.

Zu den ersten Schritten der Planung der weiteren Behandlung bei nachgewiesener Osteomyelitis gehört die Analyse der zu erwartenden knöchernen Situation nach Sequestrektomie und der Möglichkeiten der Defektrekonstruktion. Während die obere Extremität seltener betroffen und die funktionelle Beeinträchtigung meist limitiert ist, bedeutet eine Osteomyelitis an der unteren Extremität immer eine erhebliche Beeinträchtigung der Lebensqualität für den Patienten.

> **An der unteren Extremität gilt: Je proximaler die Stabilisierung, desto beeinträchtigender.**

So kann die temporäre Ruhigstellung des Unterschenkels und Fußes bis zur definitiven Stabilisierung auch im Cast erfolgen. Am Femur kann bei Infektion des Hüftgelenkes dem Patienten lediglich eine Girdlestone-Situation zugemutet werden, im Schaftbereich ist die Stabilisierung des Knochens erforderlich. Der Fixateur ist hier prinzipiell möglich, allerdings mit erheblichen Komforteinbußen für den Patienten.

Segmenttransport

Für den Segmenttransport ist die Wahl des Stabilisierungs- und Transportsystems im Vorfeld zu planen.

Zur Stabilisierung stehen der Fixateur externe und der Marknagel zur Verfügung. Während mit dem Fixateur in seinen verschiedenen Bauweisen nahezu alle Situationen beherrscht werden können, ist für den Marknagel eine suffiziente metaphysäre Verankerung als Voraussetzung unabdingbar. Da der Tragekomfort des Fixateurs, besonders am Femur, erheblich limitiert ist, sollte hier dem Marknagel der Vorzug gegeben werden. Die Stabilisierung mit dem Marknagel setzt allerdings voraus, dass die Platzierung des Transportmechanismus für den Segmenttransport möglich ist.

Üblicherweise erfolgt der Transport über einen monolateralen Fixateur, wobei die Pins eher tangential am Nagel vorbei gesetzt werden müssen und bei langen Distanzen (> 10 cm) ein bifokaler Transport anzustreben ist (◘ Abb. 9.2). Dadurch ist die Strecke limitiert, in welcher die Pins die Weichteile durchschneiden, und die Distraktionszeit wird halbiert.

Zur einfacheren und sicheren Fixierung der Knochensegmente bietet sich im Vorfeld bereits die Verwendung eines Marknagels an, der mit zusätzlichen Bohrungen im zu erwartenden Endbereich des Transportes versehen ist. Damit kann eine Verriegelung des Transportsegmentes im Nagel vorgenommen werden.

Bei kritischer Weichteilsituation ist der Transport auch über einen Seilzug möglich, jedoch bifokal nur schwer umsetzbar. Bei Verwendung eines Marknagels zur Stabilisierung ist jedoch die Montage des Seilzugsystems ebenso mit einer Fixateurmontage für die Transportphase erforderlich.

Am Unterschenkel bietet sich die Verwendung eines Marknagels nur bei Diaphysendefekten im mittleren Bereich bis zum Übergang in die distale Metaphyse an, da die suffiziente Verriegelung proximal durch die Herzog-Krümmung und distal durch die Verankerung im Pilon limitiert ist.

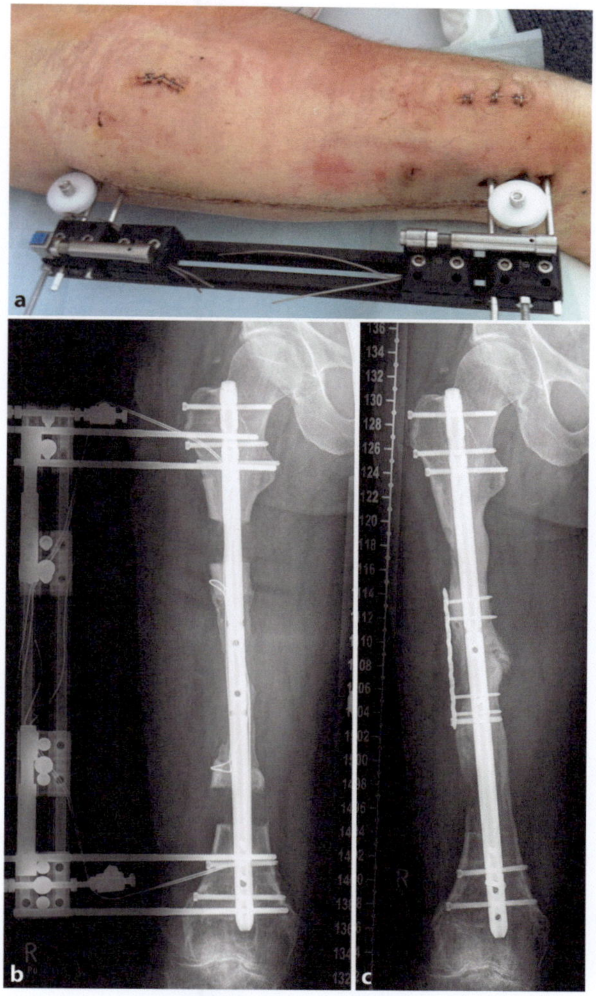

◘ **Abb. 9.2 a–c** Bifokaler Segmenttransport über Marknagel am Femur bei einer Defektstrecke von 22 cm mit Konsolidierung und beschwerdefreier Vollbelastung nach 2 Jahren

> **Die Marknagelstabilisierung sollte besonders am Unterschenkel nicht erzwungen werden, da mit dem Fixateur ein hervorragendes Implantat für die Stabilisierung und den Segmenttransport zur Verfügung steht.**

Mit dem Ringfixateur ist während der Transport- und Konsolidierungsphase Vollbelastung möglich, welche eine wesentliche Voraussetzung für die Konsolidierung des Transportkallus und die Prävention der regelmäßig zu beobachtenden Inaktivitätsosteopenie darstellt.

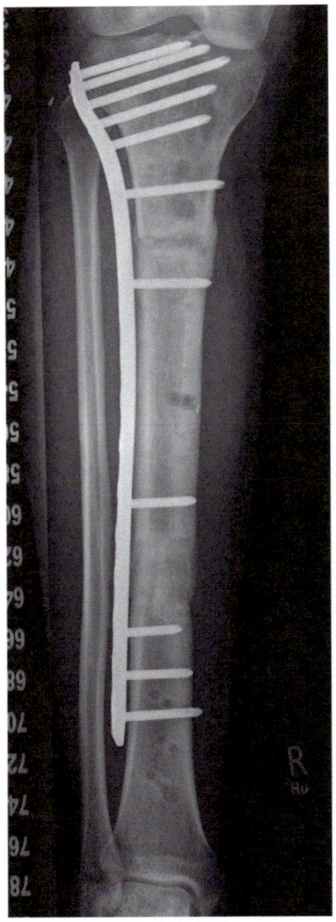

Abb. 9.3 Winkelstabile Platte an der rechten Tibia nach Segmenttransport zur Konsolidierung

Praxistipp

Die Kallusreifung kann zusätzlich durch mechanische Kallusmassage und/oder die Anwendung von niedrigenergetisch gepulstem Ultraschall beschleunigt werden, setzt jedoch eine ausreichende Compliance des Patienten voraus [11, 37, 67, 109].

Die Vorteile der universellen Anwendungsmöglichkeit des Fixateurs gehen aber mit vielen Nachteilen einher wie

- Pin-Infektionen,
- Pin-Brüche und
- Weichteilkompromittierung.

Parallel zur operativen Therapie sind weitere Maßnahmen zur Reduktion der Schwellneigung und Verbesserung der Gewebeperfusion erforderlich:

- begleitende Krankengymnastik,
- Lymphdrainage,
- Thromboseprophylaxe und
- Pin-Pflege.

Die Umsetzung dieser Therapiemaßnahmen ist bei Stabilisierung mit einem Marknagel wesentlich besser möglich, auch wenn die Konsolidierungszeit dadurch unwesentlich verkürzt wird. Während im Fixateur Vollbelastung angestrebt werden sollte, erfordert die Marknagelosteosynthese bis zur deutlich sichtbaren Reifung des Transportkallus Teilbelastung, da es sonst u. U. zu Ermüdungsbrüchen der Verriegelungsbolzen kommen kann.

Beim Seilzugsystem am Ringfixateur wird das Seil am distalen Ende des Transportsegmentes über zwei Bohrungen fixiert und intramedullär nach distal über den Innenknöchel (medial) und das Tubercule de Chaput (lateral) nach außen geführt. Über Umlenkrollen kann dann am Fixateur die Zugspindel montiert und vom Patienten leicht erreicht und bedient werden.

Um nach Abschluss des Segmenttransportes und noch unvollständiger Konsolidierung des Transportkallus die Tragezeit des Fixateurs zu verkürzen, kann die Stabilisierung der Docking-Zone und des Transportkallus über eine eingeschobene winkelstabile Platte nach Konditionierung der Weichteile vorgenommen werden (Abb. 9.3).

9.3.2 Komplikationen

Neben der ausbleibenden Kallusbildung ist die Infektion des Neokallus eine der wesentlichen Komplikationen während der Kallusreifung. Bei den Kallusdefekten werden 4 Grade unterschieden. Möglicherweise ist die Reifung der Kallusformation wesentlich von der Art der Kortikotomie abhängig.

Praxistipp

Am Unterschenkel scheint der dorsomediale Zugang deutliche Vorteile gegenüber dem dorsoventrolateralen Zugang zu besitzen [36, 38].

Die Angaben über die Häufigkeit von Komplikationen bei der Kallusbildung sind rar. Es wird von Kallusdefekten in der Konsolidierungsphase von bis zu 42 % berichtet [36, 38]. Unter optimalen Bedingungen kommt es bei der Kallusbildung zur Ausbildung eines röhrenförmigen Neokallus, welcher im weiteren Verlauf die biomechanischen Eigenschaften des ursprünglichen Knochens übernehmen kann.

Einflussfaktoren für die Geschwindigkeit der Kallusreifung und das Auftreten von Komplikationen sind neben dem Alter der Patienten auch die Art des Defektes. Der Nikotinkonsum spielt für den Heilungsindex eine wesentliche Rolle [23, 91].

9.3.3 Nachsorge

Während des Segmenttransportes sind die begleitende Krankengymnastik und Lymphdrainage zur Erhaltung der Mobilität, Verbesserung der Durchblutung und Reduktion der Schwellneigung erforderlich. Mit Ringfixateur und monolateralem Fixateur externe ist die beschwerdeorientierte Vollbelastung möglich, bei Verwendung eines Marknagels die Teilbelastung bis zur röntgenologisch sichtbaren Kallusreifung. Anschließend kann die Belastung, ggf. mit Dynamisierung des Marknagels, gesteigert werden.

Das Tragen eines Kompressionsstrumpfes ist für mindestens 6 Monate zu empfehlen.

Literatur

1. Aldegheri R, Renzi-Brivio L, Agostini S (1989) The callotasis method of limb lengthening. Clin Orthop Relat Res (241):137–145
2. Bancroft LW (2007) MR imaging of infectious processes of the knee. Radiol Clin North Am 45(6):931–941
3. Beris AE, Lykissas MG, Korompilias AV, Vekris MD, Mitsionis GI, Malizos KN et al. (2011) Vascularized fibula transfer for lower limb reconstruction. Microsurgery 31(3):205–211
4. Bosco JA 3rd, Slover JD, Haas JP (2010) Perioperative strategies for decreasing infection: a comprehensive evidence-based approach. J Bone Joint Surg Am 92(1):232–239
5. Brutscher R, Rahn BA, Ruter A, Perren SM (1993) The role of corticotomy and osteotomy in the treatment of bone defects using the Ilizarov technique. J Orthop Trauma 7(3):261–269
6. Buhne KH, Bohndorf K (2004) Imaging of posttraumatic osteomyelitis. Semin Musculoskelet Radiol 8(3):199–204
7. Butbul-Aviel Y, Koren A, Halevy R, Sakran W (2005) Procalcitonin as a diagnostic aid in osteomyelitis and septic arthritis. Pediatr Emerg Care 21(12):828–832
8. Cariou JL, Couturaud B, Tripon P, Lambert F, Bellavoir A (1996) The folded fibula flap: anatomical study and clinical application to septic post-traumatic femoral reconstruction. A propos of 6 cases. Ann Chir Plast Esthet 41(2):169–184
9. Chhabra AB, Golish SR, Pannunzio ME, Butler TE Jr, Bolano LE, Pederson WC (2009) Treatment of chronic nonunions of the humerus with free vascularized fibula transfer: a report of thirteen cases. J Reconstr Microsurg 25(2):117–124
10. Cierny G, Mader JT (1984) Adult chronic osteomyelitis. Orthopedics 7(10):1557–1564
11. Claes L, Ruter A, Mayr E (2005) Low-intensity ultrasound enhances maturation of callus after segmental transport. Clin Orthop Relat Res (430):189–194
12. Boer HH de, Wood MB, Hermans J (1990) Reconstruction of large skeletal defects by vascularized fibula transfer. Factors that influenced the outcome of union in 62 cases. Int Orthop 14(2):121–128
13. Dietz HG, Bachmeyr A, Joppich I (2004) Osteomyelitis in children. Orthopade 33(3):287–296
14. Elek SD, Conen PE (1957) The virulence of Staphylococcus pyogenes for man; a study of the problems of wound infection. Br J Exp Pathol 38(6):573–586
15. Faesch S, Cojocaru B, Hennequin C, Pannier S, Glorion C, Lacour B et al. (2009) Can procalcitonin measurement help the diagnosis of osteomyelitis and septic arthritis? A prospective trial. Ital J Pediatr 35(1):33
16. Fischgrund J, Paley D, Suter C (1994) Variables affecting time to bone healing during limb lengthening. Clin Orthop Relat Res (301):31–37
17. Flamans B, Pauchot J, Petite H, Blanchet N, Rochet S, Garbuio P et al. (2010) Use of the induced membrane technique for the treatment of bone defects in the hand or wrist, in emergency. Chir Main 29(5):307–314
18. Fluckiger U, Zimmerli W (2004) Diagnosis and follow-up management of postoperative bacterial osteitis. Orthopäde 33(4):416–423
19. Garnavos C, Xirou ST, Nikolatos A, Kanakaris N, Tzortzi P, Balbouzis T et al. (2005) Alteration of body temperature, erythrocyte sedimentation rate, and C-reactive protein after reamed intramedullary nailing: a prospective study. J Orthop Trauma 19(5):323–328
20. Geiger S, McCormick F, Chou R, Wandel AG (2008) War wounds: lessons learned from Operation Iraqi Freedom. Plast Reconstr Surg 122(1):146–153
21. Gerlach U, Grimme C, Schoop R (2009) Akute posttraumatische Osteitis - Ist die Osteosynthese zu retten? Trauma Berufskh 11(2):203–206
22. Giebel G (1992) Callus distraction. Thieme, Stuttgart New York
23. Glatzel U, Heppert V, Wentzensen A (2002) Callusdistraktion. Trauma Berufskrankh 4:404–412
24. Gouron R, Deroussen F, Juvet M, Ursu C, Plancq MC, Collet LM (2011) Early resection of congenital pseudarthrosis of the tibia and successful reconstruction using the Masquelet technique. J Bone Joint Surg Br 93(4):552–554
25. Gristina AG (1987) Biomaterial-centered infection: microbial adhesion versus tissue integration. Science 237(4822):1588–1595
26. Gristina AG, Costerton JW (1984) Bacterial adherence and the glycocalyx and their role in musculoskeletal infection. Orthop Clin North Am 15(3):517–535
27. Gristina AG, Costerton JW (1985) Bacterial adherence to biomaterials and tissue. The significance of its role in clinical sepsis. J Bone Joint Surg Am 67(2):264–273
28. Gristina AG, Rovere GD, Shoji H, Nicastro JF (1976) An in vitro study of bacterial response to inert and reactive metals and to methyl methacrylate. J Biomed Mater Res 10(2):273–281
29. Gristina AG, Naylor P, Myrvik Q (1988) Infections from biomaterials and implants: a race for the surface. Med Prog Technol 14(3–4):205–224
30. Gristina AG, Jennings RA, Naylor PT, Myrvik QN, Webb LX (1989) Comparative in vitro antibiotic resistance of surface-colonizing coagulase-negative staphylococci. Antimicrob Agents Chemother 33(6):813–816
31. Gristina AG, Naylor PT, Webb LX (1990) Molecular mechanisms in musculoskeletal sepsis: the race for the surface. Instr Course Lect 39:471–482
32. Gristina AG, Oga M, Webb LX, Hobgood CD (1985) Adherent bacterial colonization in the pathogenesis of osteomyelitis. Science 228(4702):990–993
33. Gristina AG, Shibata Y, Giridhar G, Kreger A, Myrvik QN (1994) The glycocalyx, biofilm, microbes, and resistant infection. Semin Arthroplasty 5(4):160–170
34. Gross T, Kaim AH, Regazzoni P, Widmer AF (2002) Current concepts in posttraumatic osteomyelitis: a diagnostic challenge with new imaging options. J Trauma 52(6):1210–1219
35. Grote S, Polzer H, Prall WC, Gill S, Shafizadeh S, Banerjee M et al. (2012) Prevention of infection in the current treatment of open fractures: an evidence-based systematic analysis. Orthopade 41(1):32–42
36. Hamanishi C, Yasuwaki Y, Kikuchi H, Tanaka S, Tamura K (1992) Classification of the callus in limb lengthening. Radiographic study of 35 limbs. Acta Orthop Scand 63(4):430–433

37. Hankemeier S, Bastian L, Gosling T, Krettek C (2004) Principles of callus distraction. Unfallchirurg 107(10):945–958
38. Heiss C, Meissner S, Meyer C, Pfeil J, Schnettler R (2005) Häufigkeit und Schweregrad von Callusdefekten. Orthopade 34:603–611
39. Hierner R, Stock W, Wood MB, Schweiberer L (1992) Vascularized fibula transfer. A review. Unfallchirurg 95(3):152–159
40. Ilizarov GA (1988) The principles of the Ilizarov method. Bull Hosp Jt Dis Orthop Inst 48(1):1–11
41. Ilizarov GA (1990) Clinical application of the tension-stress effect for limb lengthening. Clin Orthop Relat Res (250):8–26
42. Ilizarov GA, Deviatov AA (1969) Surgical lengthening of the shin with simultaneous correction of deformities. Ortop Travmatol Protez 30(3):32–37
43. Ilizarov GA, Lediaev VI (1969) Replacement of defects of long tubular bones by means of one of their fragments. Vestn Khir Im I I Grek 102(6):77–84
44. Ilizarov GA, Kuznetsova AB, Peschanskii VS, Shchudlo MM, Khanes GS (1984) Blood vessels in different systems of limb traction (experimental study). Arkh Anat Gistol Embriol 86(5):49–55
45. Jupiter JB, Bour CJ, May JW Jr (1987) The reconstruction of defects in the femoral shaft with vascularized transfers of fibular bone. J Bone Joint Surg Am 69(3):365–374
46. Kaim AH, Gross T, von Schulthess GK (2002) Imaging of chronic posttraumatic osteomyelitis. Eur Radiol 12(5):1193–1202
47. Kalicke T, Kutscha-Lissberg F, Frangen TM, Muhr G, Arens S (2004) Pathophysiology of posttraumatic osteitis. Orthopade 33(4):405–410
48. Kinzl L, Suger G, Stober R (1996) Covering soft tissue defects. Unfallchirurg 99(10):714–726
49. Klaue K, Knothe U, Anton C, Pfluger DH, Stoddart M, Masquelet AC et al. (2009) Bone regeneration in long-bone defects: tissue compartmentalisation? In vivo study on bone defects in sheep. Injury 40(Suppl 4):95–102
50. Klemm K (1979) Indication for and technic of gentamycin-PMMA-spheres insertion in bone and soft tissue defects. Aktuelle Probl Chir Orthop 12:121–127
51. Klemm KW (1988) Gentamicin-PMMA chains (Septopal chains) for the local antibiotic treatment of chronic osteomyelitis. Reconstr Surg Traumatol 20:11–35
52. Klemm KW (1993) Antibiotic bead chains. Clin Orthop Relat Res (295):63–76
53. Klemm K (2001) The use of antibiotic-containing bead chains in the treatment of chronic bone infections. Clin Microbiol Infect 7(1):28–31
54. Klemm K, Borner M (1986a) Treatment of chronic osteomyelitis with gentamicin PMMA chains. Unfallchirurgie 12(3):128–131
55. Klemm K, Borner M (1986b) Treatment of chronic osteomyelitis with gentamicin PMMA chains. Unfallchirurgie 12(3):128–131
56. Klemm K, Contzen H, Lennert KH (1979) Gentamycin-PMMA-spheres in bone and soft tissue infections - results from the occupational co-operative accident hospital Frankfurt/Main. Aktuelle Probl Chir Orthop (12):128–132
57. Knaepler H, Klemm K, Dingeldein E, Wahlig H (1985) Gentamicin PMMA minichains in septic bone and soft tissue surgery. Unfallchirurg 88(10):457–464
58. Komurcu M, Kurklu M, Demiralp B, Atesalp AS, Alsancak S, Basbozkurt M (2008) First ray reconstruction with distraction osteogenesis. Prosthet Orthot Int 32(1):50–56
59. Kucukkaya M, Armagan R, Kuzgun U (2009) The new intramedullary cable bone transport technique. J Orthop Trauma 23(7):531–536
60. Linke R, Weidemann H, Militz M (2009) Bildgebende Diagnostik der Osteitis - Szintigraphie, PET oder MRT? Trauma Berufskh 11(2):193–202
61. Looney WJ (2000) Small-colony variants of Staphylococcus aureus. Br J Biomed Sci 57(4):317–322
62. Mader JT, Shirtliff M, Calhoun JH (1997) Staging and staging application in osteomyelitis. Clin Infect Dis 25(6):1303–1309
63. Magnan B, Bragantini A, Regis D, Bartolozzi P (1995) Metatarsal lengthening by callotasis during the growth phase. J Bone Joint Surg Br 77(4):602–607
64. Maharajan K, Patro DK, Menon J, Hariharan AP, Parija SC, Poduval M et al. (2013) Serum Procalcitonin is a sensitive and specific marker in the diagnosis of septic arthritis and acute osteomyelitis. J Orthop Surg Res 8:19
65. Marotti G, Zallone AZ, Ledda M (1976) Number, size and arrangement of osteoblasts in osteons at different stages of formation. Calcif Tissue Res 21(Suppl):96–101
66. Masquelet AC (2003) Muscle reconstruction in reconstructive surgery: soft tissue repair and long bone reconstruction. Langenbecks Arch Surg 388(5):344–346
67. Mayr E, Laule A, Suger G, Ruter A, Claes L (2001) Radiographic results of callus distraction aided by pulsed low-intensity ultrasound. J Orthop Trauma 15(6):407–414
68. McKee MD, Li-Bland EA, Wild LM, Schemitsch EH (2010) A prospective, randomized clinical trial comparing an antibiotic-impregnated bioabsorbable bone substitute with standard antibiotic-impregnated cement beads in the treatment of chronic osteomyelitis and infected nonunion. J Orthop Trauma 24(8):483–490
69. Melter O, Radojevic B (2010) Small colony variants of Staphylococcus aureus--review. Folia Microbiol (Praha) 55(6):548–558
70. Militz M (2010) Segmenttransport - Kritische Analyse der Techniken, Komplikationen, Non-Docking-Problematik. Trauma Berufskh 13(1):30–35
71. Militz M, Weidemann H, La Fourgère C (2012) Positronrnemmissionstomographie-Computertomographie PET-CT - Indikationen bei Osteitis. TraumaBerufskh 14:16–20
72. Mutluoglu M, Uzun G, Ipcioglu OM, Sildiroglu O, Ozcan O, Turhan V et al. (2011) Can procalcitonin predict bone infection in people with diabetes with infected foot ulcers? A pilot study. Diabetes Res Clin Pract 94(1):53–56
73. Niedhart C, Miltner O, Zilkens KW, Niethard FU (2004) Bacterial osteitis. Special considerations in immunocompromised patients. Orthopade 33(3):297–304
74. Ochs BG, Kommerell M, Geiss HK, Simank HG (2005) Improving microbiological diagnostics in septic orthopaedic surgery. Comparative study of patients receiving systemic antibiotic therapy. Orthopade 34(4):345–351
75. Ochsner PE, Hailemariam S (2006) Histology of osteosynthesis associated bone infection. Injury 37(Suppl 2):49–S58
76. Oh CW, Song HR, Roh JY, Oh JK, Min WK, Kyung HS et al. (2008a) Bone transport over an intramedullary nail for reconstruction of long bone defects in tibia. Arch Orthop Trauma Surg 128(8):801–808
77. Oh CW, Song HR, Roh JY, Oh JK, Min WK, Kyung HS et al. (2008b) Bone transport over an intramedullary nail for reconstruction of long bone defects in tibia. Arch Orthop Trauma Surg 128(8):801–808
78. Oz M, Walter G, Walter G (2010) Temporary intramedullary stabilisation of infected non-union in long bones with local antibiotic-impregnated cement rods: case reports. Z Orthop Unfall 148(5):559–565
79. Pannunzio ME, Chhabra AB, Golish SR, Brown MR, Pederson WC (2007) Free fibula transfer in the treatment of difficult distal tibia fractures. J Reconstr Microsurg 23(1):11–18
80. Patzakis MJ, Zalavras CG (2005) Chronic posttraumatic osteomyelitis and infected nonunion of the tibia: current management concepts. J Am Acad Orthop Surg 13(6):417–427

9

81. Raschke M, Gasch A (2012) Verzögerte Frakturheilung. Möglichkeiten des Operateurs. Trauma Berufskrankh 14(1):85–89
82. Raschke MJ, Mann JW, Oedekoven G, Claudi BF (1992) Segmental transport after unreamed intramedullary nailing. Preliminary report of a "Monorail" system. Clin Orthop Relat Res (282):233–240
83. Robson MC (1979) Infection in the surgical patient: an imbalance in the normal equilibrium. Clin Plast Surg 6(4):493–503
84. Saeed K, Ahmad N, Dryden M (2014) The value of procalcitonin measurement in localized skin and skin structure infection, diabetic foot infections, septic arthritis and osteomyelitis. Expert Rev Mol Diagn 14(1):47–54
85. Scheffer D, Hofmann S, Pietsch M, Wenisch C (2008) Infections in orthopedics and traumatology. Pathogenesis and therapy. Orthopade 37(7):709–718
86. Schmelz A, Kinzl L, Einsiedel T (2007) Osteitis. Infections of the locomotive system. Unfallchirurg 110(12):1039–1058
87. Schnettler R, Alt V (2004) Pathophysiologie und Klassifikation der Osteitis. In: Schnettler R, Steinsau H (Hrsg) Septische Knochenchirurgie. Thieme, Stuttgart New York, S 9–11
88. Seifert J, Apostel S, Frank M, Stengel D, Ekkernkamp A (2010) Limits of clinical pathways. Implant-associated infections. Orthopade 39(8):777–784
89. Sellei RM, Kobbe P, Knobe M, Lichte P, Dienstknecht T, Lemmen SW et al. (2012) Therapy of chronic osteomyelitis: soft tissues as "key to success". Orthopade 41(1):43–50
90. Shen CJ, Wu MS, Lin KH, Lin WL, Chen HC, Wu JY et al. (2013) The use of procalcitonin in the diagnosis of bone and joint infection: a systemic review and meta-analysis. Eur J Clin Microbiol Infect Dis 32(6):807–814
91. Spiegl U, Patzold R, Friederichs J, Hungerer S, Militz M, Buhren V (2013) Clinical course, complication rate and outcome of segmental resection and distraction osteogenesis after chronic tibial osteitis. Injury 44(8):1049–1056
92. Stafford PR, Norris BL (2010) Reamer-irrigator-aspirator bone graft and bi Masquelet technique for segmental bone defect nonunions: a review of 25 cases. Injury 41(Suppl 2):S72–S77
93. Struijs PA, Poolman RW, Bhandari M (2007) Infected nonunion of the long bones. J Orthop Trauma 21(7):507–511
94. Stuhldreier G, Gaebel G, Kramer W, Neugebauer W (1989) Observations on post-traumatic osteitis. Aktuelle Traumatol 19(1):28–34
95. Taghinia AH, Al-Sheikh AA, Panossian AE, Upton J (2013) Two-stage distraction lengthening of the forearm. J Craniofac Surg 24(1):79–84
96. Takahashi M, Kawasaki Y, Matsui Y, Yasui N (2010) Fragmental bone transport in conjunction with acute shortening followed by gradual lengthening for a failed infected nonunion of the tibia. J Orthop Sci 15(3):420–424
97. Tiemann AH, Braunschweig R, Hofmann GO (2012) Bone infections. Unfallchirurg 115(6):480–488
98. Tsukayama DT (1999) Pathophysiology of posttraumatic osteomyelitis. Clin Orthop Relat Res (360):22–29
99. Uckay I, Garzoni C, Ferry T, Harbarth S, Stern R, Assal M et al. (2010) Postoperative serum pro-calcitonin and C-reactive protein levels in patients with orthopedic infections. Swiss Med Wkly 140:w13124
100. Ueng SW, Wei FC, Shih CH (1999) Management of femoral diaphyseal infected nonunion with antibiotic beads local therapy, external skeletal fixation, and staged bone grafting. J Trauma 46(1):97–103
101. Vecsei V, Barquet A (1981) Treatment of chronic osteomyelitis by necrectomy and gentamicin-PMMA beads. Clin Orthop Relat Res (159):201–207
102. Vecsei V, Starlinger M (1982) Gentamycin-PMMA bead chains in the treatment of posttraumatic osseous and tissue infections. Arch Orthop Trauma Surg 99(4):259–263
103. Eiff EC von, Proctor RA, Peters G (2000) Staphylococcus aureus small colony variants: formation and clinical impact. Int J Clin Pract Suppl (115):44–49
104. Eiff EC von, Peters G, Becker K (2006) The small colony variant (SCV) concept -- the role of staphylococcal SCVs in per Esistent infections. Injury 37(Suppl 2):S26–S33
105. Wagner C, Hansch GM, Wentzensen A, Heppert V (2006) Implant-associated post-traumatic osteomyelitis. Bacterial biofilms and the immune defence as protagonists of the local inflammatory process. Unfallchirurg 109(9):761–769
106. Wagner F, Militz M, Hoegel F, Buehren V, Hungerer S (2012) Komplikationen des Segmenttransportes - Regeneratinsuffizienzbehandlung mittels Wachstumsfaktoren. Trauma Berufkh 14(2):109–115
107. Walter G, Kemmerer M, Kappler C, Hoffmann R (2012) Treatment algorithms for chronic osteomyelitis. Dtsch Arztebl Int 109(14):257–264
108. Watanabe Y, Matsushita T, Bhandari M, Zdero R, Schemitsch EH (2010) Ultrasound for fracture healing: current evidence. J Orthop Trauma 24(Suppl 1):S56–S61
109. Wolf S, Janousek A, Pfeil J, Veith W, Haas F, Duda G et al. (1998) The effects of external mechanical stimulation on the healing of diaphyseal osteotomies fixed by flexible external fixation. Clin Biomech (bristol Avon) 13(4–5):359–364
110. Wong TM, Lau TW, Li X, Fang C, Yeung K, Leung F (2014) Masquelet technique for treatment of posttraumatic bone defects. Sci World J 2014:710302
111. Wu CC (2011) Single-stage surgical treatment of infected nonunion of the distal tibia. J Orthop Trauma 25(3):156–161
112. Yajima H, Tamai S, Mizumoto S, Inada Y (1993) Vascularized fibular grafts in the treatment of osteomyelitis and infected nonunion. Clin Orthop Relat Res 293:256–264
113. Yajima H, Tamai S, Ono H, Kizaki K, Yamauchi T (1999) Free vascularized fibula grafts in surgery of the upper limb. J Reconstr Microsurg 15(7):515–521
114. Yin Q, Sun Z, Gu S (2013) Progress of Masquelet technique to repair bone defect. Zhongguo Xiu Fu Chong Jian Wai Ke Za Zhi 27(10):1273–1276
115. Yokoyama K (2007) Acute compression and lengthening by the Ilizarov technique for infected nonunion of the tibia with large bone defects. J Orthop Surg (Hong Kong) 15(1):122
116. Yokoyama K, Itoman M, Nakamura K, Tsukamoto T, Saita Y, Aoki S (2001) Free vascularized fibular graft vs () Ilizarov method for post-traumatic tibial bone defect. J Reconstr Microsurg 17(1):17–25
117. Zhang X, Duan L, Li Z, Chen X (2007) Callus distraction for the treatment of acquired radial club-hand deformity after osteomyelitis. J Bone Joint Surg Br 89(11):1515–1518
118. Zieger B, Elser H, Troger J (1997) Osteomyelitis during the growth period. Diagnostic imaging. Orthopade 26(10):820–829
119. Zimmerli W, Fluckiger U (2004) Classification and microbiology of osteomyelitis. Orthopäde 33(3):267–272

Knochendefekte nach Tumorerkrankungen

Dr. med. Ulrich Lenze, Dr. med. Florian Pohlig, Dr. med. Florian W. Lenze, Prof. Dr. Dr. med. Hans Rechl, Dr. med. Andreas Toepfer, Dr. med. Norbert Harrasser, Prof. Dr. med. Rüdiger von Eisenhart-Rothe

P. Biberthaler, M. van Griensven (Hrsg.), *Knochendefekte und Pseudarthrosen*, DOI 10.1007/978-3-642-44991-8_10

10.1 Problem

10.1.1 Grundlagen

Maligne Tumoren des Bewegungsapparates sind im Vergleich zu anderen Entitäten eher selten und stellen nur 1 % aller Tumoren dar, primär maligne Knochentumoren sogar lediglich 0,2 % [28, 46]. Bei Jugendlichen und Adoleszenten stehen muskuloskelettale Malignome jedoch nach Lymphomen und Leukämien an 3. Stelle, bei Kindern sind sie immerhin die sechsthäufigste Entität [28, 30].

Die meisten Knochentumoren unterliegen einer typischen Alters- und Geschlechtsverteilung. So erreichen ein Großteil der gutartigen Knochenläsionen sowie das bösartige Osteo- und Ewing-Sarkom ihren Altersgipfel während der 2. und 3. Lebensdekade, während Chondrosarkome, Myelome, Lymphome und Metastasen häufiger bei Patienten jenseits des 40. Lebensjahres auftreten [11, 16].

Das männliche Geschlecht ist bei gut- und bösartigen Tumoren meist bevorzugt betroffen.

Ein Großteil der Knochentumoren besitzt typische Prädilektionsstellen am Gesamtskelett sowie eine typische Verteilung innerhalb der betroffenen Knochen (Abb. 10.1).

Die genaue Kenntnis ist besonders bei der radiologischen Beurteilung von Knochentumoren zusammen mit dem Patientenalter differenzialdiagnostisch wichtig.

So ist die typische Lokalisation des Chondroblastoms und Riesenzelltumors beispielsweise die Epiphyse bzw. Epiphyse/Metaphyse, beim Osteosarkom die Metaphyse und beim Ewing-Sarkom die Diaphyse (Abb. 10.1a). Chondrosarkome treten häufig im Beckenbereich auf, das Osteosarkom v. a. in den kniegelenksnahen Metaphysen und das Myelom bzw. Metastasen häufig an der Wirbelsäule (Abb. 10.1b).

Die in der Vergangenheit als potenziell maligne betrachteten, sog. semimalignen Knochentumoren neigen in der überwiegenden Anzahl zu Lokalrezidiven, metastasieren jedoch kaum bzw. erst sehr spät im weiteren Verlauf. Tumorähnliche Läsionen („tumor-like lesions") sind keine echten Knochentumoren sondern ähneln lediglich einer neoplastischen Läsion.

10.1.2 Diagnostik

Anamnese und Klinik

Die Anamnese bei Knochentumoren ist mit Ausnahme des Osteoidosteoms (zirkadiane Rhythmik und Beschwerdebesserung unter ASS-Einnahme) meist unspezifisch. Als erste Symptome werden typischerweise lokale Schmerzen und/oder Schwellung angegeben. Aufgrund des Kausalitätsbedürfnisses von Patienten oder Eltern ist hierbei die Zuordnung zu einem Trauma bzw. einer Sportverletzung in der näheren Vergangenheit nicht selten, weshalb oftmals die Fehldiagnose „Muskelfaserriss", „Prellung", oder „Hämatom" gestellt wird.

Gelegentlich wird die Diagnose eines Knochentumors aber auch als Zufallsbefund im Rahmen einer anderweitigen Bildgebung und völliger klinischer Inapparenz gestellt. In selteneren Fällen kann eine pathologische Fraktur das erste „Symptom" der Erkrankung sein [70].

Systemische Allgemeinsymptome wie Fieber, Nachtschweiß, Gewichtsverlust (B-Symptomatik) fehlen mit Ausnahme beim Ewing-Sarkom oder Lymphom weitgehend, erschweren bei Auftreten jedoch die Abgrenzung zur häufigen Differenzialdiagnose Osteomyelitis bzw. Spondylitis.

Cave
Bei Diagnosestellung bestehen beim Osteosarkom in ca. 10–15 % der Fälle bereits manifeste Metastasen (v. a. Lunge), beim Ewing-Sarkom in ca. 20–25 % der Fälle (v. a. Lunge und Skelett) [13, 45].

Laboruntersuchung

Da spezifische Blutmarker für die Diagnostik von muskuloskelettalen Tumoren weitgehend fehlen, können nur unspezifische Parameter wie die Blutsenkungsgeschwindigkeit (BSG), Blutbild, C-reaktives Protein (CRP) und evtl. die Aktivität der alkalischen Phosphatase (Cave: bei Kindern auch unter physiologischen Bedingungen erhöht!) zur Diagnostik herangezogen werden [70].

Praxistipp

Das diagnostische Fenster besitzt indirekten Einfluss auf die Prognose von Sarkompatienten, wobei durch gründliche Anamnese und körperliche Untersuchung sowie zeitnahe Überweisung an ein spezialisiertes Zentrum eine Verbesserung hinsichtlich einer verzögerungsfreien Frühdiagnose erzielt werden kann [28].

Bildgebende Diagnostik

- **Röntgen**

Die radiologische Diagnostik bei Verdacht auf Vorliegen eines Knochentumors beinhaltet zunächst ein konventionelles Röntgenbild des betroffenen Extremitätenabschnitts in 2 Ebenen. Hierbei können bereits osteoblastische (knochenbildende) von osteolytischen (knochenauflösende) Läsionen unterschieden werden und das Ausmaß sowie die Qualität einer möglichen Periostreaktion beurteilt werden.

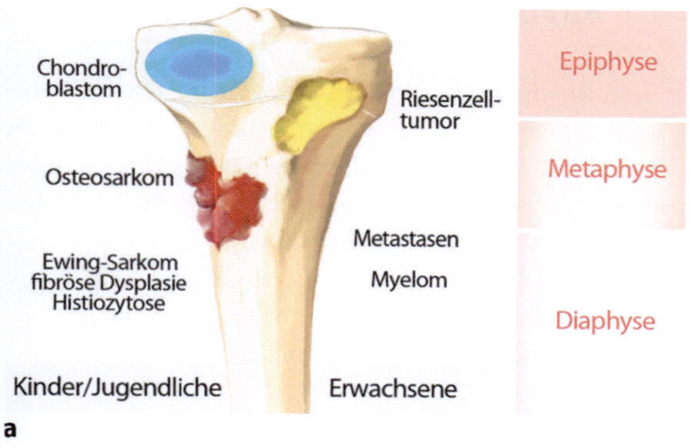

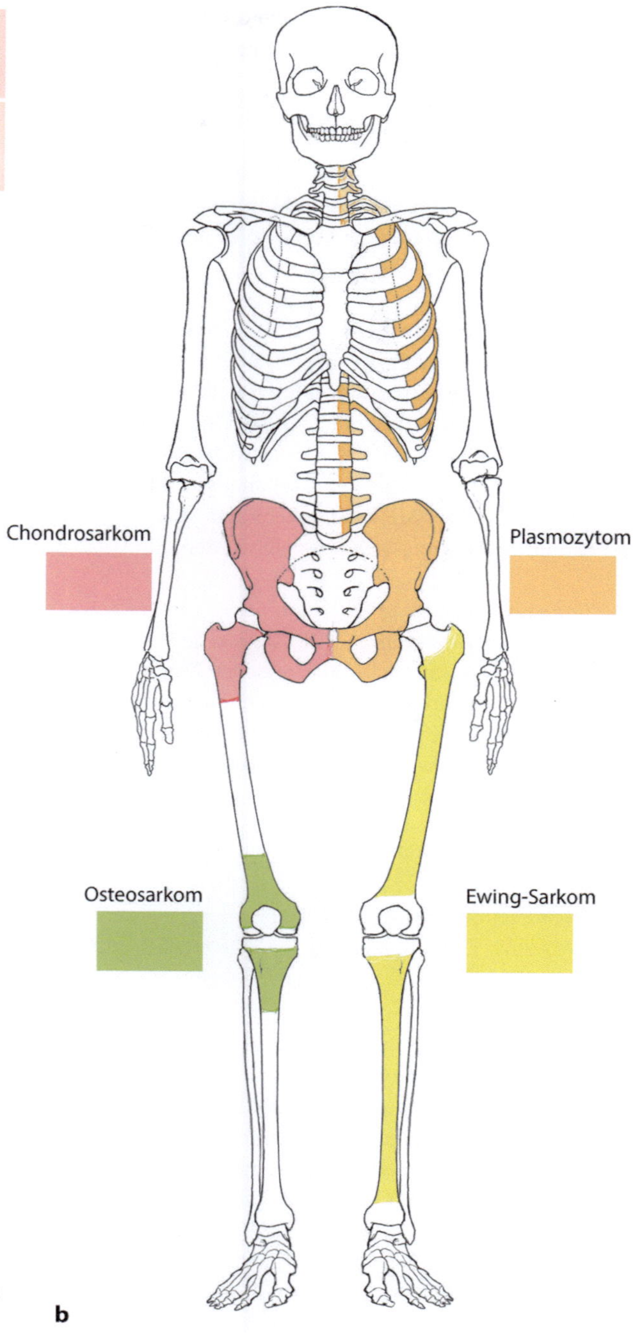

Abb. 10.1 Die typischen Prädilektionsstellen innerhalb des Knochens (**a**) und am Gesamtskelett (**b**). Die genaue Kenntnis ist besonders bei der radiologischen Beurteilung von Knochentumoren zusammen mit dem Patientenalter differenzialdiagnostisch wichtig

Praxistipp

Während gut abgegrenzte Osteolysen mit intakter Kortikalis eher für einen langsam wachsenden Tumor oder eine inaktive Läsion sprechen, gilt ein mottenfraßartiges oder permeatives Destruktionsmuster als Zeichen aggressiven Wachstums [52].

Für die radiologische Einteilung tumoröser und tumorartiger Knochenläsionen ist hierbei besonders die Lodwick-Klassifikation etabliert [52].

Bei der Beurteilung der Periostreaktion lassen sich kontinuierliche (solide oder lamellär) von unterbrochenen bzw. komplexen Reaktionen (Spiculae, Codman-Dreieck, Sunburst-Strukturen) unterscheiden und können ebenfalls Aufschluss über die Aggressivität des Tumors geben [70]. Während Erstere eher für ein langsames Wachstum sprechen, treten Letztere v. a. bei malignen Knochentumoren wie dem Osteosarkom oder dem Ewing-Sarkom auf.

- **MRT**

> **Die Magnetresonanztomographie (MRT) ist die zentrale Untersuchungsmethode sowohl für die Diagnostik als auch die präoperative Therapieplanung bei muskuloskelettalen Tumoren.**

Die MRT erlaubt neben einer präzisen Bestimmung der Tumorausdehnung auch die Abgrenzung möglicher extraossärer Tumoranteile bzw. Skip-Metastasen. Für die genaue Beurteilung der anatomischen Lagebeziehung zu Gefäßen und Nerven ist sie ebenfalls unersetzlich. Aufgrund des oftmals sehr heterogenen Signalverhaltens muskuloskelettaler Tumoren in der MRT kann die Diagnose jedoch nicht selten nur annäherungsweise gestellt werden.

- **Computertomographie**

Die Computertomographie (CT) stellt eine wichtige Ergänzung zur konventionell-radiologischen Diagnostik und der MRT dar und erbringt oftmals nicht nur in anatomisch komplexen Regionen wie dem Becken oder der Wirbelsäule einen wichtigen Informationsgewinn (z. B. Beurteilung Kortikalis) [70].

10

Praxistipp

Da hinsichtlich der Filialisierung Lungenmetastasen am weitaus häufigsten sind, ist bei allen Patienten mit malignen Knochentumoren ein CT Thorax erforderlich.

- **Skelettszintigraphie**

Zur primären Ausbreitungs- und Aktivitätsdiagnostik ist u. a. die Skelettszintigraphie mit Technetium-99-Methylen-Diphosphat etabliert, welche neben einer Detektion möglicher Absiedelungen im Ganzkörper auch Rückschlüsse auf den Knochenstoffwechsel der Läsion und somit eine differenzialdiagnostische Beurteilung zulässt (aktive vs. inaktive Läsion). Es sei jedoch erwähnt, dass Tumoren wie das eosinophile Granulom, die einfache Knochenzyste, das multiple Myelom oder aggressiv osteolytisch wachsende Knochenmetastasen im Szintigramm stumm sein können [70].

> **Tumoren, die in der Zusammenschau der klinischen und radiologischen Befunde nicht eindeutig einer benignen Entität zugeordnet werden können, bedürfen generell einer bioptischen Sicherung.**

10.1.3 Analyse

Die Entscheidung über die Art der chirurgischen Therapie und ggf. die Wahl des Rekonstruktionsverfahrens ist in erster Linie von der Entität sowie der Dignität bzw. der lokalen Aggressivität des Tumors abhängig. Bei malignen Tumoren sind ferner entscheidend:

- das Staging bzw. die histologische Graduierung,
- das Vorhandensein möglicher Metastasen sowie
- die Tumorausdehnung [19]; hier in besonderem Maße relevant:
  - die lokale Ausdehnung im Knochen,
  - das Vorliegen von Skip-Metastasen,
  - eine Epiphysen- bzw. Gelenkbeteiligung,
  - das Ausmaß des extraossären Anteils und
  - die anatomische Lagebeziehung zu neurovaskulären Strukturen bzw. benachbarten Kompartimenten [82].

Die Rekonstruktion wird zusätzlich beeinflusst durch Faktoren welche präoperativ thematisiert und in eine gemeinsame Therapieentscheidung eingeflochten werden sollten [82]. Hierzu zählen etwa

- das biologische Alter,
- die Lebenserwartung,
- der Aktivitätsanspruch,
- die Compliance,
- persönliche Präferenzen des Patienten.

Bei Kindern sind das Knochenalter bzw. das zu erwartende Restwachstum zu beachten. Muss im Rahmen der Tumorresektion eine Wachstumsfuge reseziert bzw. zerstört werden, so kann die zu erwartende Verkürzung des betroffenen Extremitätenabschnittes nach Wachstumsende beispielsweise mit der Multiplier-Methode approximiert werden [66]. Im Einzelfall kann bei Kindern und Adoleszenten daher präoperativ auch eine radiologische Zusatzdiagnostik zur Bestimmung des Knochenalters für die Entscheidung des Rekonstruktionsverfahrens (z. B. Wachstumsprothese) hilfreich sein.

Bei benignen Knochentumoren ist zumeist eine intraläsionale Resektion mit Kürettage des Tumorgewebes mit zusätzlicher mechanischer (z. B. Hochgeschwindigkeitsfräse) und physikalisch/chemischer Behandlung (z. B. Ehtanol) bzw. eine marginale Resektion (z. B. Osteochondrom) ausreichend. Maligne muskuloskelettale Tumoren hingegen erfordern bis auf wenige Ausnahmen (z. B. atypischer chondromatöser Tumor, ehemals G1-Chondrosarkom [15]) eine weite Resektion [19]. Hieraus entstehen oftmals große Knochen- und häufig auch weitreichende Weichteildefekte. Besonders Letztere können in vielen Fällen hinsichtlich eines möglichen Extremitätenerhalts entscheidend sein [76].

Bei Ummauerung der Gefäße, jedoch freiem Nerv, stellt die Segmentresektion mit Umkehrplastik eine geeignete operative Versorgung dar und ist für Kinder bis 8 Jahre in vielen Fällen die biologische Rekonstruktionsform der Wahl [34].

Kompromisse bezüglich der Aggressivität operativer Maßnahmen bei der Resektion maligner muskuloskelettaler Tumoren zugunsten eines Funktionserhalts dürfen bei kurativen Ansätzen generell nicht geschlossen werden und sind obsolet.

Um die Entstehung von Lokalrezidiven und die teilweise damit verbundene, drastische Reduktion der Lebenserwartung zu minimieren ist eine Amputation grundsätzlich immer dann zu diskutieren, wenn eine Resektion mit weiten Resektionsrändern voraussichtlich nicht erreicht werden kann [73].

Da bei weiten Resektionsrändern eine Amputation keinen Überlebensvorteil gegenüber der lokalen Tumorresektion erbringt, gewannen die extremitätenerhaltenden Operationen („limb salvage") in den letzten Jahrzehnten zunehmend an Bedeutung. Durch weitreichende Fortschritte in der bildgebenden Diagnostik sowie der Einführung (neoadjuvanter/adjuvanter) interdisziplinärer Behandlungskonzepte ist heute eine lokale Tumorresektion bei den meisten Patienten möglich. Beim Osteosarkom beispielsweise wurde zuletzt ein Extremitätenerhalt in bis zu 97 % der Fälle erreicht [3].

Als Konsequenz resultiert hieraus die Notwendigkeit, neue Konzepte zur Überbrückung der entstehenden ossären/osteoartikulären Defekte zu entwickeln [68]. Durch die deutliche Verbesserung des Langzeitüberlebens bei malignen Tumoren im Kindesalter (5-Jahres-Überleben von ca. 70 % beim Osteosarkom [10]) müssen die Rekonstruktionsstrategien jedoch in zunehmendem Maße auch auf eine Langzeitversorgung und die Transition der Patienten in das Erwachsenenalter mit den jeweils unterschiedlichen Aktivitätsansprüchen ausgerichtet werden.

Behandlungsgrundsätze

- Die niedrige Inzidenz der Tumoren sowie die hohe Heterogenität hinsichtlich ihrer Lokalisation und der verbleibenden Knochendefekte nach Resektion erschweren die Etablierung einheitlicher Rekonstruktionsprotokolle und erfordern eine individuelle, flexible Therapieentscheidung und Behandlung.
- Primäres Ziel der Behandlung maligner Knochentumoren ist die Resektion des Tumors im Gesunden (mit weiten Resektionsrändern).
- Bei der Rekonstruktion sollte generell neben der Stabilisierung und Überbrückung des entstandenen Knochendefekts auch auf eine gleichzeitige Wiederherstellung von Achs- und Längenverhältnisse sowie der bestmöglichen Funktionsfähigkeit des betroffenen Extremitätenabschnittes geachtet werden.
- Die Anpassung der Rekonstruktion an die funktionellen Ansprüche des Patienten sowie die Sicherstellung einer langlebigen Versorgung zählen hierbei zu den größten Herausforderungen.

10.2 Lösung

Defektrekonstruktionen nach lokaler Resektion von malignen Knochentumoren können grundsätzlich in biologische und endoprothetische Rekonstruktionen unterteilt werden. Biologische Verfahren beinhalten neben der Rekonstruktion mit autologem (körpereigenem) oder allogenem (körperfremdem) Knochen auch die Sonderform der Umkehrplastik nach van Ness-Borggreve. Daneben existieren neuere Techniken wie die Explantation-Replantation oder die Rekonstruktion mittels Kallusdistraktion bzw. nach der Masquelet-Technik (s. unten).

10.2.1 Biologische Rekonstruktion

Allograft (Fremdknochen)

Aufgrund der relativ freien Verfügbarkeit kommen allogene Transplantate z. B. in Form von Spongiosa-Chips häufig bei der Rekonstruktion von Knochendefekten zum Einsatz und werden v. a. zur „Knochenauffüllung" nach intraläsionaler Resektion benigner Tumoren verwendet.

Die Verwendung struktureller Allografts zur Rekonstruktion langstreckiger knöcherner Defekte wie etwa nach Resektion maligner Knochentumoren ist jedoch ebenfalls ein weithin verbreitetes Verfahren.

Primäres Ziel ist es, eine ausreichende strukturelle Primärstabilität zu gewährleisten und langfristig den Knochendefekt durch Inkorporation des Allografts biologisch zu rekonstruieren.

Vorteile Vorteile liegen v. a. im biologischen Ursprung der Transplantate, der freien Verfügbarkeit und der Möglichkeit, funktionell wichtige Strukturen wie Sehnen und Bänder zu readaptieren [7]. Durch Wiederherstellung und Reinsertion des umgebenden Muskelmantels können so die funktionellen Ergebnisse insbesondere z. B. im Bereich der Schulter maßgeblich verbessert werden [59].

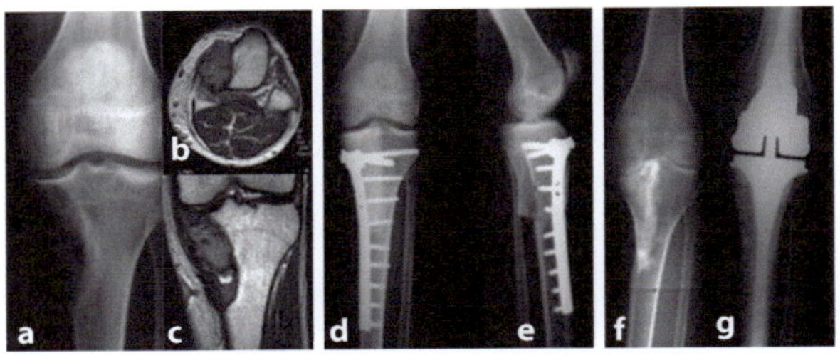

Abb. 10.2 Patient (48 Jahre) mit Riesenzelltumor der medialen proximalen Tibia. Präoperatives Röntgenbild (**a**) und T1-gewichtetes MRT axial (**b**) und koronar (**c**). Resektion und Rekonstruktion mittels osteoartikulärem Allograft und Stabilisierung mittels Plattenosteosynthese (**d, e**). Bei Fraktur des Allografts nach Metallentfernung erfolgte die Rekonstruktion durch eine Revisionsprothese (**f, g**)

Nachteile Nachteile liegen in der hohen Komplikationsrate aufgrund des beträchtlichen Risikos für Infektionen, sekundäre Frakturen und das Restrisiko für die Übertragung von Infektionskrankheiten (Abb. 10.2; [59]). Mankin und Mitarbeiter berichteten über eine Frakturrate von 16,5 %, postoperative Infektionen in 13,2 % und verzögerte oder fehlende Einheilung der Transplantate in 11 % der Fälle [54, 55]. Sekundäre Frakturen entstehen hierbei vermutlich vornehmlich im Rahmen der Inkorporierungssequenz (Um- bzw. Abbaumechanismen, sog. „creeping substitution") von Allografts [53] (s. Übersicht).

Inkorporierungssequenz (Um- bzw. Abbaumechanismen) von Allografts

- Nekroseentwicklung
- Resorption
- Ersatz durch körpereigenes Gewebe

Weitere Nachteile entstehen durch die Notwendigkeit einer postoperativen (Teil-) Entlastung und hierdurch eine relativ lange Rehabilitationsdauer sowie die oftmals reduzierte Passform des Allografts [7]. Vor Kurzem erschienen erste Berichte über die Verwendung patientenindividuell gefertigter Schablonen für die Tumorresektion und gleichzeitige personalisierte Konfektionierung des Allograft-Transplantates [7].

Diaphysäre Rekonstruktionen mittels struktureller Allografts (sog. „intercalary allografts") erbringen im Vergleich zu Allograft-Arthrodesen oder osteoartikulären Allografts bessere Ergebnisse [57]. Besonders für osteoartikuläre Allografts wurden vielfach geringe 5-Jahres-Überlebensraten von 41–69 % sowie ein Abbau des Gelenkknorpels beschrieben, weshalb von einigen Autoren die Verwendung sog. Allograft-Prothesen-Composites (APC; s. unten) empfohlen wird [60, 71].

Autograft (Eigenknochen, vaskularisiert vs. nicht vaskularisiert)

Die Rekonstruktion knöcherner Defekte mit nicht vaskularisierten autogenen Knochentransplantaten reicht bis zum Anfang des 20. Jahrhunderts zurück [83].

Praxistipp

Nach wie vor stellt die Entnahme von autologem Spongiosa- und/oder Kortikalisgewebe aus dem Beckenkamm aufgrund seiner hohen biologischen Aktivität die gebräuchlichste Methode dar [21]. Im klinischen Alltag sind ebenfalls besonders die Verwendung freier Fibulae mit oder ohne Gefäßanschluss und gefäßgestielte Kortikalisgrafts aus dem Beckenkamm etabliert (Abb. 10.3; [63]).

Nicht vaskularisierte Fibulagrafts

Vorteile Vorteile der nicht vaskularisierten Fibulatransplantation sind v. a. die vergleichsweise geringe technische Schwierigkeit und die kurze Operationsdauer. Bei Erhalt des Periostschlauchs besitzt die verbleibende Fibula zudem das Potenzial einer vollständigen Remodellierung. Dies ist besonders für die Prävention von tibialen Ermüdungsfrakturen, welche v. a. nach Transplantation vaskularisierter Fibulae (Entnahme mit Periost und versorgenden Gefäßen) beschrieben wurden, von Wichtigkeit [65].

Nachteile Vorbehalte gegenüber der Technik bestehen jedoch aufgrund der geringeren biologischen Aktivität und des Risikos einer Transplantatresorption [78]. Hohe Versagensraten bei nicht vaskularisierten Fibulae wurden in diesem Zusammenhang vereinzelt bei der Rekonstruktion segmentaler Defekte der unteren Extremität und hierbei besonders bei der Verwendung von singulären Transplantaten („single struts") beschrieben [78]. Im ersatzstarken Lager wie dem Becken hingegen wurde ein Hypertrophieren nicht vaskularisierter Fibula-Grafts mit unwesentlich längerer Integrationszeit im Vergleich zu vaskularisierten Fibulae berichtet [20, 47, 49].

Ermüdungsfrakturen nicht vaskularisierter Fibulae, welche in der Literatur mit bis zu 45 % beziffert werden (bei vaskularisierten Fibulae 0–43 %), scheinen später als bei vaskularisierten Fibulae aufzutreten, was v. a. auf das geringe Remodellierungspotenzial der Transplantate zurückgeführt wird [17, 49].

Vaskularisierte Fibulagrafts

Vorteile Vorteil gefäßgestielter bzw. vaskularisierter Fibulatransplantate sind die frühe Blutversorgung und das hohe Potenzial einer knöchernen Hypertrophie bzw. Integration. Die in der Literatur beschriebenen Hypertrophieraten sind jedoch sehr heterogen und variieren in Abhängigkeit von

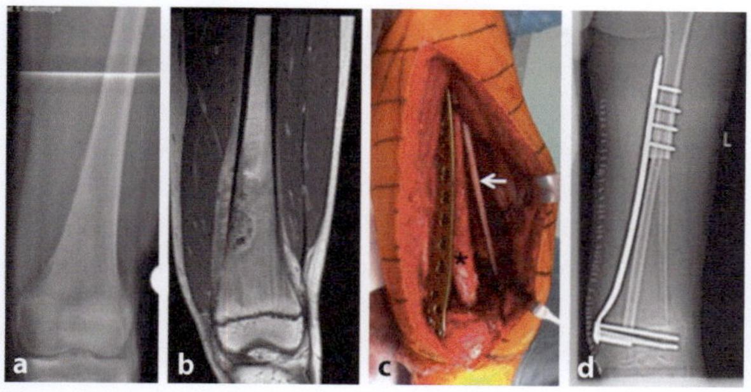

Abb. 10.3 Knapp 15-jähriger Patient mit Ewing-Sarkom des distalen Femur rechts. Präoperatives Röntgenbild in a.-p. (**a**) und koronarem MRT in T1-gewichteter Sequenz mit Kontrastmittel (**b**). Die Rekonstruktion erfolgte mittels vaskularisierter Fibula (Stern) der kontralateralen Seite (**c**). Zur Erhöhung der Primärstabilität wurde zusätzlich ein nicht vaskularisierter Fibulaspan (Pfeil) der ipsilateralen Fibula verwendet (**c**). Die postoperative Kontrolle zeigt eine regelrechte Lage der transplantierten Autografts sowie der angelegten Plattenosteosynthese (**d**)

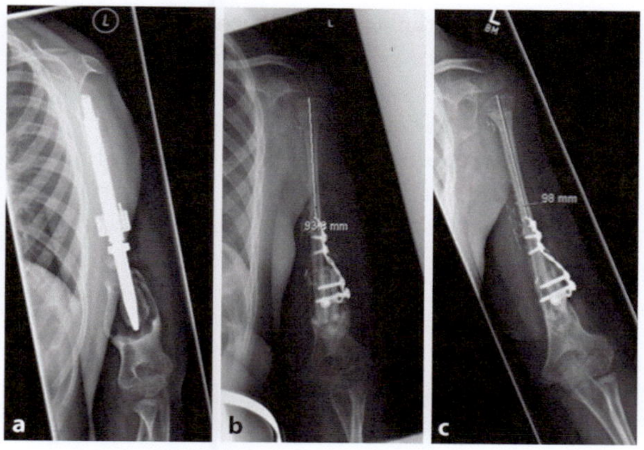

Abb. 10.4 **a–c** 12-jähriger Patient mit periprothetischem Infekt der einliegenden Wachstumsprothese des linken proximalen Humerus nach Osteosarkom-Resektion in Russland (**a**). Nach Explantation und Infektsanierung erfolgte die Rekonstruktion mittels vaskularisierter Fibula (**b**). Bereits 6 Monate später zeigen sich ein Längenwachstum von ca. 4 mm, eine Remodellierung des distalen Humerus und eine leichte Hypertrophie des Fibulaköpfchens (**c**). Klinisch und radiologisch ergab sich kein Anhalt für einen persistierenden Infekt

der anatomischen Lokalisation zwischen 37 % und 90 % für vaskularisierte Fibulae [14, 18, 37, 77] bzw. 32 % und 70 % bei nicht vaskularisierten Transplantaten [20, 20, 47].

Durch die lebende Knochenstruktur vaskularisierter Transplantate können ferner – anders als bei Allografts oder Endoprothesen – Komplikationen infolge von Chemotherapie bzw. Immunsuppression minimiert werden [53].

Besonders bei der Verwendung von Allografts wurden die nachteiligen Effekte einer adjuvanten Chemotherapie auf das Einheilungsverhalten bereits ausführlich beschrieben [22]. In klinischen Studien scheint ferner ein Zusammenhang zwischen den negativen Auswirkungen einer Chemotherapie und einem Patientenalter > 20 Jahre zu bestehen [18].

Die Transplantation proximaler Fibulatransplantate mit gleichzeitigem Gefäßanschluss erlaubt im frühen Kindesalter unter bestimmten Umständen eine biologische Gelenkrekonstruktion (v. a. proximaler Humerus). Durch Erhalt der proximalen Epiphysenfuge sind die Transplantate ferner auch zu einem (relativ vorhersagbaren) longitudinalen Wachstum befähigt [39]. An der oberen Extremität wurden bei Kindern unter 10 Jahren hierbei Wachstumsraten von 1 cm pro Jahr (0,75–1,33 cm) beschrieben [39]. Manfrini und Kollegen berichteten sogar von einer vollständige Remodellierung des koxalen Femurendes nach Rekonstruktion mittels vaskularisierter Fibula in Kombination mit einem Allograft [53].

Am proximalen Humerus sind gefäßgestielte Fibulae auch als Reserveoption nach periprothetischem Infekt geeignet (Abb. 10.4).

Clavicula-pro-humero-Prozedur

Eine Sonderform der biologischen Rekonstruktion stellt die Clavicula-pro-humero-Prozedur dar, bei der die Klavikula zur Rekonstruktion des proximalen Humerus auf der betroffenen Seite im Sternoklavikulargelenk abgelöst, nach kaudal geschwenkt und mittels Plattenosteosynthese mit dem Resthumerus verbunden wird. Bei regelrechter Ausheilung kann so ein stabiles biologisches Ersatzgelenk hergestellt werden, das jedoch in Abhängigkeit des verbleibenden Muskelmantels (große) funktionelle Defizite aufweisen kann.

Postoperative Komplikationen sind häufig, wobei eine relevante Zahl an Patienten (bis zu 2/3) eine Revisionsoperation benötigen [71].

Autoregeneration (Kallusdistraktion, Masquelet-Technik)

▪ Kallusdistraktion

Die Rekonstruktion ossärer Defekte mittels intramedullärer Verlängerungsmarknägel oder externer Fixationssysteme ist v. a. bei posttraumatischen Defekten sowie Rekonstruktionen nach Tumorresektion etabliert und basiert vorrangig auf den Arbeiten von Gavriil Ilizarov [5, 38, 51]. Durch Transport eines Knochensegmentes unter Distraktion des Kallusregenerats können hierbei knöcherne Defekte mit biologisch hochwertigem Eigenknochen überbrückt bzw. rekonstruiert werden [38]. Bei Verwendung externer Fixateure kann diese Methode an beinahe allen Lokalisationen des Körpers und sogar periartikulär durchgeführt werden [63].

Grundsätzlich werden hierbei zentrale von exzentrischen Zugsystemen unterschieden.

Exzentrische Zugsysteme Hierbei wird das Knochensegment transkutan mit Hilfe von Befestigungselementen

(z. B. Drähte, Schrauben), welche zum „Transport" des Segments längs durch die Weichteile gezogen werden, gefasst. Durch die damit verbundene Zerschneidung der Weichteile während des Transports kann es im Verlauf zur Entstehung von Nekrosen, Infektionen, Schmerzen und störenden Narben kommen [5]. Zudem bergen exzentrische Zugsysteme ebenso wie zentrale Zugsysteme das Risiko typischer Fixateur-assoziierter Komplikationen wie sekundäre Frakturen, Regeneratversagen, Achsabweichungen und Pin-Infektionen.

Zentrale Zugsysteme Durch zentrale Zugseilsysteme, bei welchen ein Zugseil in Transportrichtung am Transportsegment angebracht und über eine Umlenkrolle am Zielsegment aus dem Körper geleitet wird, kann die Rate an Pin-assoziierten Komplikationen gesenkt werden [5].

Aufgrund der langwierigen Behandlung und kosmetischen Beeinträchtigung (Fixateur) sowie der hohen Komplikationsrate wird die Kallusdistraktion zur Defektrekonstruktion nach Tumorresektion an vielen Zentren trotz des immensen Potenzials jedoch nur in Ausnahmefällen bzw. gar nicht durchgeführt.

Marknägel Verbesserung versprechen vollimplantierbare intramedulläre Marknägel, bei welchen mit einer deutlichen Reduktion der Komplikationsrate und einer verbesserten Compliance dank der patientenfreundlicheren Kosmetik gerechnet werden darf. Die Verlässlichkeit des Verfahrens nach neoadjuvanter/adjuvanter Therapie bei malignen Knochentumoren sollte in größeren klinischen Studien jedoch noch weiter mit Evidenz belegt werden.

Masquelet-Technik

Seit der Erstbeschreibung der Technik durch Masquelet im Jahr 1986 ist die „Methode der induzierten Membran" durch einige Weiterentwicklungen heute als akzeptierte Alternative zur Kallusdistraktion etabliert [56]. Die Technik beinhaltet die Induktion einer Membran durch passagere „Auffüllung" eines Knochendefekts mit einem Polymethyl-Methacrylat Zementspacer (PMMA-Spacer). Der Zementspacer erfüllt hierbei zwei Aufgaben:

- Durch Auffüllen des Knochendefekts wird das Einwachsen von fibrösem Gewebe verhindert.
- Als Fremdkörper induziert der Spacer eine Fremdkörperreaktion, im Rahmen derer eine gefäßreiche Membran um den Spacer gebildet wird [24].

In umfangreichen experimentellen Untersuchungen konnte hierbei gezeigt werden, dass die Membran zur Sekretion osteoinduktiver Wachstumsfaktoren wie VEGF, TGF-β und BMP-2 befähigt ist [24].

In einem zweiten Schritt, ca. 6–8 Wochen nach der ersten Operation, wird der Zementspacer unter weitgehender Schonung der umgebenden Membran wieder entfernt. Das Auffüllen der Defekthöhle mit autologer Spongiosa und anschließendem Verschluss der induzierten Membran führt zu einer vollständigen knöchernen Durchbauung des Knochendefekts. Die Stabilisierung während der ersten Phase kann sowohl mittels Fixateur externe oder einem intramedullären Nagel erfolgen. Ersterer wird jedoch gewöhnlich im Rahmen der zweiten Operation durch eine Plattenosteosynthese ersetzt [8, 24].

> **Zur Defektrekonstruktion nach Tumoren ist das Verfahren v. a. im Rahmen von Kasuistiken beschrieben und sollte weiter evaluiert werden [8]. Die Masquelet-Technik ist jedoch ein vielversprechendes Verfahren zur Rekonstruktion ausgedehnter knöcherner Defekte von bis zu 20 cm Länge und kann auch bei Bestrahlung oder Infektion angewendet werden [56].**

Explantation-Replantation

Unterschiedlichste Methoden zur Devitalisierung des tumortragenden Segments mit anschließender Replantation desselben wurden beschrieben ([63]; s. Übersicht).

Methoden zur Devitalisierung des tumortragenden Knochensegments

- extrakorporale Bestrahlung
- Autoklavierung
- Pasteurisierung
- Kryobehandlung

Nach weiter Resektion des Knochentumors wird das umgebende (tumoröse) Weichgewebe auf dem entnommenen Präparat bis auf wichtige Sehnen und Bänder entfernt und der Markraum sorgfältig kürettiert. Der verbleibende Knochen wird anschließend einer weiteren Behandlung (z. B. Bestrahlung mit 50 Gray) unterzogen und anschließend wieder replantiert.

Vorteile Die Vorteile der Methode [47] liegen v. a.

- in der genauen Passform,
- im körpereigenen Ursprung des Replantats (Autograft) und
- in den guten funktionellen Ergebnissen durch die Möglichkeit der Refixation bzw. Readaption von Sehnen und Bändern.

Eine histopathologische Beurteilung der Resektionsränder ist nur bis zu einem gewissen Maße möglich, die in der Literatur beschriebenen Rezidivraten sind jedoch vielversprechend und denen bei der Verwendung von Allografts überlegen [47].

Nachteile Nachteile entstehen v. a. durch die Beeinträchtigung der mechanischen und biologischen Eigenschaften des Knochens wie beispielsweise der Osteoinduktivität und somit dem Risiko für „non-unions" [63, 75].

> **Die Kombination aus devitalisiertem Autograft und einer vaskularisierten Fibula kann die Revitalisierung des Autografts begünstigen und helfen, die Zahl an „non-unions" zu senken [47].**

Nach Autoklavierung des Knochens wurde eine rasche Absorption des Autografts mit Versagen der Rekonstruktion beschrieben, weshalb diese Methode heute kaum noch Anwendung findet [63].

Laborexperimentelle Versuche mit hydrostatischer Hochdruckbehandlung zeigten einen weitgehenden Erhalt der mechanischen und biologischen Eigenschaften (Osteoinduktivität und Osteokonduktivität) bei gleichzeitiger vollständiger Devitalisierung des tumortragenden Segments [75]. Weitere Studien zur Evaluation dieser vielversprechenden Methode sind bereits in Arbeit.

10.2.2 Endoprothetische Rekonstruktion

Bei Tumorprothesen handelt es sich meist um modulare Endoprothesen, mit Hilfe derer es möglich ist, resezierte Knochenabschnitte und/oder das angrenzende Gelenk zu ersetzen.

> **Unter bestimmten anatomischen Voraussetzungen ist heute damit ein endoprothetischer Ersatz beinahe aller großen Gelenke möglich.**

Die Zahl der Lokalrezidive, welche negative Auswirkungen auf die Prognose der Patienten haben können, ist hierbei mit der von ablativen Verfahren vergleichbar und wird mit 1–9 % angegeben [4]. Die 5- bzw. 10-Jahres Überlebensraten von modernen Endoprothesen liegen an der oberen Extremität bei ca. 90 % bzw. 87 % und bei 69–87 % bzw. 69–80 % an der unteren Extremität [27, 31, 50, 58, 69]. An der oberen Extremität stellt die Rekonstruktion größerer Defekte nach Resektion knöcherner Tumoren mittels Tumorprothese daher aktuell den Goldstandard dar [12].

Modulare Endoprothesen

Vorteile Vorteile einer endoprothetischen Versorgung liegen v. a. [29]:
- in der freien Verfügbarkeit,
- in der hohen Kosteneffektivität sowie
- in der vergleichsweise schnellen Rückkehr zur vollen Belastung bei relativ vorhersagbarer Funktion.

Besonders Letzteres ist im Hinblick auf die Tatsache, dass nach wie vor eine relevante Zahl an Patienten mit malignen Knochentumoren (ca. 19 % beim Osteosarkom [43]) während der ersten 12 Monate nach Diagnosestellung verstirbt, als wichtiger Vorteil der Methode zu sehen.

Einschränkungen Limitierte Anwendbarkeit besteht v. a. bei Kindern und Jugendlichen aufgrund der oftmals zu kleinen Knochendimensionen (Knochenlänge und Markraumdurchmesser) [5]. Zu den häufigsten Komplikationen von Tumorprothesen zählen
- Infektionen,
- Lockerungen und
- Frakturen.

Henderson et al. berichteten im Jahr 2011 über Komplikationen bei einer großen Serie von Tumorprothesen und schlugen eine Klassifikation mit 5 Versagenstypen (3 mechanisch bedingte, 2 nicht mechanisch bedingte) vor [34]. 3 Jahre später erschien nun eine Überarbeitung der Klassifikation, die sowohl für Tumorprothesen als auch für Wachstumsprothesen und biologische Rekonstruktionen angewendet werden kann [36]. Neben einem zusätzlichen Versagenstyp (Versagen bei Kindern) wurde nun auch eine weitere Subtypisierung (z. B. frühes und spätes Versagen) etabliert (Tab. 10.1).
- **Mechanisch bedingte Versagenstypen**
  - **Weichteilversagen**

    Eine Ruptur bzw. Insuffizienz von Sehnen und Bändern kann zu einer Instabilität und dem Versagen der Prothese führen [67]. In der Literatur wird die Versagensrate in diesem Zusammenhang mit bis zu 56 % beziffert [4, 34, 67]. Am häufigsten sind Gelenke wie die Hüfte oder die Schulter betroffen, bei denen die umgebenden Weichteile in hohem Maße zur Stabilität des Gelenks beitragen [67].

    Da das Einwachsen von Weichteilstrukturen in herkömmliche Prothesen nach wie vor insuffizient ist, wurden in der Vergangenheit alternative Strategien entwickelt, um eine belastbare Anbindung der Weichteile zu ermöglichen [40]. Hierzu zählt u. a. die Rekonstruktion von Sehnen (Abb. 10.5) bzw. die Ummantelung der Prothese mit synthetischen Materialien wie Polyester (z. B. Dacron oder Trevira) oder expandiertem Polytetrafluoroethylen (z. B. Aortenprothese), woran verbleibende Weichteilstrukturen refixiert werden können [27, 50].

    Bei Rekonstruktionen des proximalen Femurs konnte die Luxationsrate durch Verwendung eines Anbindungsschlauches zur Refixation der Glutealmuskulatur teilweise drastisch gesenkt werden [25].

    An der Schulter verspricht die Verwendung inverser Gelenkkomponenten eine Verbesserung der funkti-

Tab. 10.1 Klassifikation der Versagenstypen von Tumorprothesen. (Vorgeschlagen von Henderson et al. [36])

Kategorie	Typ nach Hendersson		Subtyp
Mechanisch bedingtes Prothesenversagen	1	Weichteilversagen	Funktion
			Weichteildeckung
	2	Aseptische Lockerung	Früh
			Spät
	3	Strukturelles Versagen	Implantat
			Knochen
Nicht mechanisch bedingtes Prothesenversagen	4	Infektion	Früh
			Spät
	5	Progress/Rezidiv	Weichteil
			Knochen
Pädiatrisches Versagen	6	Versagen bei Kindern	Wachstumsarrest
			Gelenkdysplasie

onellen Ergebnisse, Langzeitergebnisse stehen hierzu noch aus.

Aseptische Lockerung

Aufgrund des verbesserten Langzeitüberlebens kommt es besonders bei jungen Patienten mit hohem Mobilitätsanspruch sowie bei langen Rekonstruktionsstrecken vermehrt zu Lockerungen [79]. Dabei kann die Zahl der Lockerungen durch frühzeitige „kleine" Revisionsoperationen (z. B. Wechsel verschlissener PE-Inserts) signifikant reduziert werden [58]. Insgesamt wird die Rate für aseptische Lockerungen in der Literatur mit bis zu 27 % angegeben [58]. Am Knie konnte das Risiko für eine Revisionsoperation aufgrund einer aseptischen Lockerung in den letzten Jahrzehnten durch Einführung von Tumorprothesen mit rotierender Plattform auf 3 % reduziert werden [62].

Eine zementfreie Verankerung ist im Hinblick auf eine Langzeitversorgung durch das Einwachsen von Knochen von Vorteil, birgt jedoch gerade bei Verwendung langer und rigider Komponenten auch das Risiko einer Lockerung infolge von „stress-shielding" [44].

Neuere Verankerungskonzepte beinhalten daher oftmals spezielle Mechanismen, um komprimierende Kräfte auf das Knochen-Prothesen-Interface auszuüben, um so einen Knochenabbau durch „stress-shielding" verhindern bzw. eine knöcherne Integration der Prothese gewährleisten zu können. Allein durch die Einführung Hydroxylapatit-beschichteter Kragen am Prothesen-Knochen-Interface konnte die Revisionsrate beim distalen Femurersatz nach 10 Jahren um 24 % verringert werden [61]. Zementierte Verankerungsstiele erlauben eine frühe Mobilisation der Patienten und sollten ferner bei zu erwartender adjuvanter Bestrahlung des Rekonstruktionsareals eingesetzt werden.

Strukturelles Versagen

Trotz weitreichenden Verbesserungen der biomechanischen Eigenschaften von modularen Tumorprothesen während der letzten Jahrzehnte sind strukturelle Komplikationen nach wie vor ein Problem. Von einem Bruch der Verankerungsstiele wird in diesem Zusammenhang beispielsweise bei 1–22 % der Fälle berichtet [27, 58], wobei ein signifikant höheres Risiko für Stiele mit einem Durchmesser von weniger als 13 mm zu bestehen scheint [27].

Am Knie müssen nach Tumorresektionen zumeist achsgeführte Prothesen verwendet werden, um den Stabilitätsverlust nach Resektion wichtiger Muskel- und Bandstrukturen ausgleichen zu können. In gleicher Weise steigen jedoch auch die Zwangskräfte auf die Prothese sowie das Prothesen-Knochen- bzw. Zement-Knochen-Interface und potenzieren so das Risiko für ein Versagen der Prothese [67].

Durch die Einführung rotierender Plattformen konnte zwar das Risiko für aseptische Lockerungen reduziert werden (s. oben), im Gegenzug scheint aber aufgrund des komplexeren Designs auch ein höheres Risiko für strukturelle Implantatversagen zu bestehen [61].

Nichtmechanisch bedingte Versagenstypen

Periprothetischer Infekt

Die Infektion von Tumorprothesen stellt eine schwerwiegende Komplikation dar und ist der häufigste Versagensgrund von Megaprothesen [44]. Die lebens-

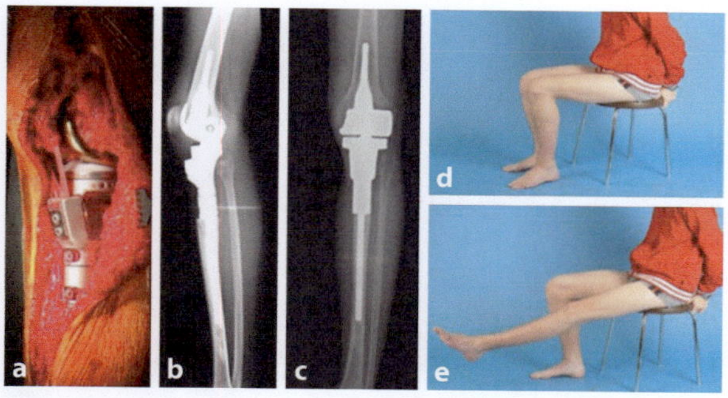

Abb. 10.5 a–e 18-jähriger Patient mit Osteosarkom der proximalen Tibia links. Rekonstruktion der proximalen Tibia und des Lig. patellae durch eine Tumorprothese und ein Trevira-Band, das über einen Klemmblock in der Prothese verankert wird (**a**). Postoperative Röntgenbilder im seitlichen (**b**) und anterior-posterioren Strahlengang (**c**). Funktionelles Ergebnis (**d, e**). Durch Rekonstruktion der Patellarsehne wird eine aktive Streckung im linken Kniegelenk erreicht (**e**)

lange Inzidenz für einen periprothetischen Infekt bei Tumorprothesen wird mit etwa 11,8 % angegeben [42]. Die Infektgefährdung ist bei Tumorpatienten dabei häufig sowohl aufgrund der Immunsuppression bzw. der neoadjuvanten/adjuvanten Strahlentherapie als auch wegen der Größe der Implantate sowie der Schwere des Eingriffs mit oftmals ausgedehnten Weichteilresektionen deutlich erhöht [2].
Des Weiteren besteht ein besonders hohes Risiko bei Folgeoperationen (z. B. Retropatellarersatz, Inlay-Wechsel), Beckenprothesen, proximalem Tibiaersatz und Wachstumsprothesen [42].
Probleme entstehen zudem durch die Zunahme multiresistente Keime wie MRSA (Methicillin-resistenter Staphylococcus aureus) und MRSE (Methicillin-resistenter Staphylococcus epidermidis) mit einer Re-Infektrate von etwa 19 % [2].
Als therapeutische Konsequenz ist daher nicht selten (ca. 34 %) eine sekundäre Amputation erforderlich [41]. Die Silberbeschichtung von Tumorprothesen konnte bereits in tierexperimentellen Versuchen und kleineren klinischen Fallserien eine deutliche Reduktion der Infektrate erbringen, muss jedoch in größeren klinischen Studien weiter evaluiert werden [26, 32].
Da gezeigt werden konnte, dass etwa 9 % aller Handschuhe während einer Operation mit koagulase-negativen Staphylokokken kontaminiert sind – welche zudem meist eine Resistenz gegenüber Cefuroxim aufweisen – wird von einigen Autoren die Verwendung von Glykopeptiden als routinemäßige Prophylaxe bei Prothesenoperationen gefordert [1].

- **Progress, Rezidiv**

Lokalrezidive und Metastasen sind die größte Gefahr für einen langzeitigen Extremitätenerhalt und ziehen in bis zu 63 % der Fälle eine sekundäre Amputation nach sich [41]. Die 10-Jahres-„Überlebensrate" der Extremität ist bei Ausbildung eines Rezidivs im Vergleich zu rezidivfreien Patienten signifikant erniedrigt und beträgt lediglich 43 % [41]. Die Lokalisation mit dem höchsten Risiko für eine sekundäre Amputation aufgrund eines Rezidivs ist die proximale Tibia (15 %), das geringste Risiko besteht am proximalen Femur (5,5 %) [41]. Das Auftreten sowie die Ausbreitung von Knochenmetastasen kann bei vielen Entitäten (z. B. Mammakarzinom) durch Bisphosphonate limitiert werden [67]. Die Möglichkeit, Bisphosphonate wirksam in Knochenzement zu inkorporieren, wurde daher bereits in experimentellen Studien nachgewiesen und befindet sich derzeit in klinischer Prüfung [41, 67]. Ebenso werden bereits Versuche unternommen, Chemotherapeutika enthaltende Prothesen zu entwickeln, um so die Zahl an Lokalrezidiven bzw. das Fortschreiten von Tumorerkrankungen limitieren zu können [67].

- **Versagen bei Kindern**
  - Aufgrund des unreifen Skeletts sowie der noch offenen Wachstumsfugen müssen zusätzliche Versagensmöglichkeiten miteinbezogen werden. Als besonders komplikationsträchtig sind hierbei Verlängerungsprothesen (sog. Wachstumsprothesen) zu sehen (s. unten).
  - Typische Beispiele für Versagenstypen bei pädiatrischen Patienten beinhalten ferner den partiellen/vollständigen Arrest einer Wachstumsfuge mit konsekutiver angulärer/longitudinaler Deformität, oder die Ausbildung einer Gelenkdysplasie nach Artikulation mit einem Implantat [36].

Wachstumsprothesen

Im Kindes- und Jugendalter ist es aufgrund der oftmals kniegelenksnahen Lokalisation von Knochentumoren häufig erforderlich, mindestens eine Wachstumsfuge mit dem tumortragenden Knochensegment zu resezieren bzw. zu beeinträchtigen (z. B. durch einen Prothesenstiel). Hieraus können in Abhängigkeit vom verbleibenden Restwachstum massive Längendifferenzen bzw. Extremitätenverkürzungen resultieren.

> **Eine gewollte Überkorrektur der Längenverhältnisse nach Tumorresektion (z. B. mittels modularer Endoprothesen) kann an der unteren Extremität jedoch wegen der hohen Komplikationsrate mit Weichteil-, Gefäß- und Nervenschäden nur in einer Größenordnung von bis zu 3 cm am Femur bzw. 2 cm an der Tibia erfolgen [5].**

Wachstumsprothesen sind individuell gefertigte Endoprothesen, welche durch mechanische oder motorgetriebene Distraktionsmechanismen schrittweise verlängert werden können (▫ Abb. 10.6). Bei den meisten mechanischen Systemen ist hierfür jedoch ein zusätzlicher operativer Eingriff erforderlich, wodurch das Risiko periprothetischer Infektionen signifikant erhöht wird [42]. Bei Kindern bis zu einem Alter von 8 Jahren muss daher die Indikation für eine endoprothetische Versorgung nicht zuletzt aufgrund der zu erwartenden, zahlreichen Folgeoperationen sehr kritisch gestellt und alternative Methoden wie die Umkehrplastik ausführlich diskutiert werden [34].

Alle „klassischen" Tumorprothesen teilen zudem das Problem, bei jedem Verlängerungsschritt die Längenverhältnisse zwischen angrenzendem Knochen und Prothese zu verschlechtern [5]. Durch gleichzeitige Erhöhung des Hebelarms zwischen Restknochen und Prothese birgt dies ein zusätzliches Risiko für aseptische Lockerungen (Typ 2) [5]. Die neueste Generation von Wachstumsprothesen verfolgt daher das Ziel, nicht die Prothese sondern den angrenzenden Knochen zu verlängern, um das Längenverhältnis zwischen Knochen und Prothese zu verbessern und den Knochenstock für mögliche Revisionen zu erhöhen.

Das Konzept der „bioexpandierbaren" Prothese basiert hierbei auf dem Prinzip der intramedullären Kallusdistraktion und beinhaltet – bei Auftreten relevanter Beinlängendifferenzen – den Austausch des Verankerungsstiels der Prothese durch einen Verlängerungsmarknagel [5]. Nach Osteotomie kann so der Knochen verlängert werden [38]. Limitationen ergeben sich jedoch v. a. durch die Erfordernis zusätzlicher Operationen.

Allograft-Prothesen-Composite (APC)

Allograft-Prothesen-Composites stellen eine Kombination aus strukturellem Allograft und einer Endoprothese dar. Ziel des Composites ist es, Komplikationen durch degenerative Veränderungen des Allografts wie beispielsweise eine Knorpeldegeneration zu verhindern [63].

Bei diesem Verfahren wird die Gelenkfläche des Allografts mit einem endoprothetischen Oberflächenersatz versehen bzw. eine Revisionsendoprothese in das Allograft zementiert und das APC anschließend über eine Plattenosteosynthese mit dem angrenzenden Knochen verbunden [74].

Vorteile Von großem Vorteil bei diesem Rekonstruktionsverfahren ist die Möglichkeit, stabilisierende Weichteilstrukturen wie Sehnen und Bänder zu refixieren, um so ein funktionell ansprechendes Ergebnis zu erzielen und das Risiko für Luxationen zu minimieren [80]. Die postoperative Funktion ist hierbei direkt proportional zu den rekonstruierten Weichteilen [74]. Da für dieses Verfahren besonders an der Schulter gute Langzeitergebnisse beschrieben wurden und das APC der endoprothetischen Versorgung im Hinblick auf die Überlebenszeit nur leicht unterlegen ist, kommt diese Methode häufig zur Rekonstruktion des proximalen Humerus zur Anwendung [80].

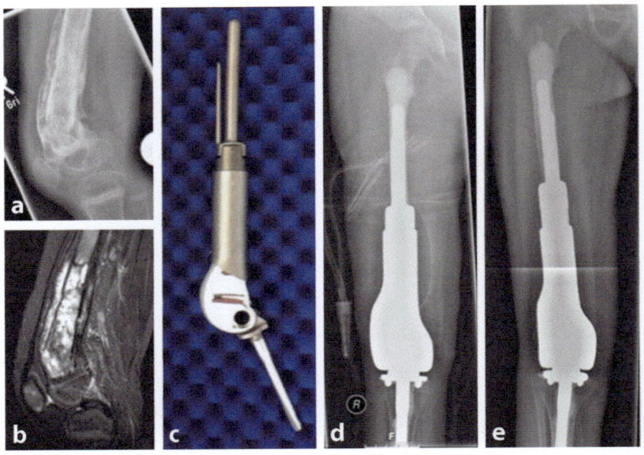

▫ **Abb. 10.6 a–e** 7-jähriges Mädchen mit Osteosarkom im rechten distalen Femur. Seitliches Röntgenbild (**a**) und T2-gewichtetes sagittales MRT (**b**). Zur Rekonstruktion nach weiter Tumorresektion unter Mitresektion der distalen Epiphysenfuge wurde eine individualisierte Wachstumsprothese (Fa. Stryker) verwendet (**c**). Postoperatives Röntgenbild nach Protheseimplantation (**d**). Bei einer Beinlängendifferenz von 2 cm wurde die Prothese durch eine perkutane Inzision verlängert und so ein Beinlängenausgleich hergestellt (**e**)

Nachteile Auch an der Schulter wurden jedoch teilweise hohe Komplikationsraten von bis zu 40 % berichtet [81], häufigste Komplikationen stellen Pseudarthrosen und Insuffizienzfrakturen dar. Letztere können durch Augmentation des Allografts mit Knochenzement reduziert werden [74]. Am proximalen Femur beträgt die Versagensrate nach 10 Jahren etwa 19 % und ist damit der endoprothetischen Versorgung im Hinblick auf das Implantatüberleben nicht überlegen [8].

10.3 Umsetzung

Die Wahl der Rekonstruktionsmethode nach Tumorresektion ist in hohem Maße abhängig von verschiedenen Faktoren:

- Präferenz des Operateurs,
- Lokalisation,
- Defektgröße,
- Patientenalter,
- Stadium der Erkrankung,
- Verfügbarkeit der Methode.

Weitere Entscheidungskriterien sind

- das Ausmaß der Weichteilresektion,

- die Notwendigkeit einer neoadjuvanten/adjuvanten Therapie sowie
- der funktionelle Anspruch des Patienten.

Die Entscheidung für oder gegen eine Rekonstruktionsmethode muss daher immer individuell und im Konsens mit dem Patienten getroffen werden.

10.3.1 Biologische Rekonstruktion

Allograft (Fremdknochen)

Cave

Die Verwendung struktureller Allografts besitzt bei einem Patientenalter > 18 Jahre sowie bei systemischer Chemotherapie ein signifikant erhöhtes Risiko für Pseudarthrosen und ein Fehlschlagen der Rekonstruktion [23].

Wir empfehlen die Verwendung von Allografts daher nur bei jungen Patienten (< 18 Jahre) mit lokal aggressiven (benignen) Tumoren oder Low-grade-Malignomen (bei denen keine adjuvante Therapie zu erwarten ist) sowie bei diaphysären Rekonstruktionen. Anderenfalls ist die zusätzliche Verwendung eines gefäßgestielten (Fibula-) Transplantats dringend empfohlen.

Osteoartikuläre Allografts können an der Schulter zur Verbesserung des funktionellen Ergebnisses beitragen. Um degenerativen Veränderungen vorzubeugen, sollte hierbei jedoch auf Allograft-Prothesen-Composites zurückgegriffen werden. Hinsichtlich der Fixation ist eine Plattenosteosynthese gegenüber intramedullären Kraftträgern überlegen [23]. Die hohe Komplikationsrate sowie die allogene Herkunft, welche bei Anhängern bestimmter Religionsgruppen zur Ablehnung des Verfahrens führt, muss im Rahmen des Aufklärungsgespräches ausführlich diskutiert werden.

Autograft (Eigenknochen, vaskularisiert vs. nicht vaskularisiert)

▪ Vaskularisiertes Fibulatransplantat

Praxistipp

Vaskularisierte Fibulatransplantate für meta-/diaphysäre Knochendefekte > 12 cm stellen nach unserer Meinung die biologische Rekonstruktionsmethode der Wahl dar.

Bei proximalen Fibulatransplantaten (inkl. Fibulaköpfen) ist für das Längenwachstum ein zusätzlicher Gefäßanschluss aus der A. tibialis anterior erforderlich. Ist der diaphysäre Anteil des Transplantates lang, so muss zusätzlich ein Anschluss der nutritiven Gefäße aus der Peronealarterie gewährleistet werden.

▪ Nicht vaskularisiertes Fibulatransplantat

Im ersatzstarken Lager wie dem Becken ist bei umschriebenen Knochendefekten (ca. 5 cm) aufgrund vergleichbarer Ergebnisse und der geringeren Hebemorbidität die Verwendung nicht vaskularisierter Autografts empfohlen. Grundvoraussetzungen sind jedoch

- eine suffiziente Weichteildeckung und Durchblutung,
- Infektfreiheit sowie
- Sicherstellung eines guten Knochenkontakts mit stabiler Fixation.

Bei Entnahme von Fibulatransplantaten ohne Gefäßanschluss sollte das Periost geschont und in situ (Unterschenkel) belassen werden, um ein Remodelling des fibulären Defekts zu ermöglichen und so das Risiko für tibiale Ermüdungsfrakturen zu senken. Ebenso sollte bei der Entnahme von Fibulagrafts generell darauf geachtet werden, mindestens 6–8 cm der distalen Fibula sowie die vordere Syndesmose zu erhalten, um einer Sprunggelenksinstabilität bzw. Valgusdeformität vorzubeugen [49].

▪ Clavicula-pro-humero-Prozedur

Die Clavicula-pro-humero-Prozedur ist nach unserer Meinung v. a. jungen Patienten mit kleinen Knochendimensionen und schlechter Verankerungsmöglichkeit für Endoprothesen vorbehalten.

▪ Kallusdistraktion und Masquelet-Technik

Biologische Rekonstruktionsmethoden wie die Kallusdistraktion oder die Masquelet-Technik bergen trotz des hohen technischen und zeitlichen Aufwands ein enormes Potenzial. Bei Anwendung zur Defektrekonstruktion nach Resektion maligner Tumoren kann jedoch der Verlauf bzw. das Ergebnis durch mögliche adjuvante Therapiemodalitäten negativ beeinflusst werden. Eine Kallusdistraktion ist besonders bei adjuvanter Bestrahlung nicht anzuraten und sollte eher bei „strahlenresistenten" Tumoren (wie dem Osteosarkom, bei dem eine Bestrahlung in den meisten Therapieprotokollen nicht vorgesehen ist) in Erwägung gezogen werden.

Die Masquelet-Technik kann prinzipiell auch nach vorhergehender Bestrahlung des Defektareals angewendet werden, eine suffiziente Weichteildeckung ist jedoch imperativ und muss ggf. durch plastische Operationen sichergestellt werden [24].

Explantation-Replantation

Eine Devitalisierung des Knochens mit anschließender Replantation wird aufgrund der mechanischen Beeinträchtigung v. a. bei Low-grade-Knochensarkomen empfohlen, bei denen eine Resektion mit relativ knappen Rändern erfolgen und u. U. eine Kortikalis erhalten werden kann.

10.3.2 Endoprothetische Rekonstruktion

Mit Tumorprothesen ist eine Rekonstruktion beinahe aller großen Gelenke möglich. Vorteile sind die – im Vergleich zu anderen Verfahren – meist kürzere Operationsdauer und die relativ vorhersagbare Funktion.

Praxistipp

Besonders bei älteren Patienten bzw. bei Patienten mit schlechter Prognose (z. B. bei metastasierten Tumoren) sollte nach unserer Auffassung daher immer eine endoprothetische Versorgung erwogen und der Vorzug vor ablativen Verfahren gegeben werden.

10

Aufgrund verbesserter Standzeiten sind Tumorprothesen generell als relativ verlässliche Rekonstruktionsmethode zu sehen.

Am proximalen Humerus stellt die Rekonstruktion mittels Tumorprothese nach unserer Meinung aktuell den Goldstandard dar. Bei Rekonstruktionen der Schulter oder der Hüfte sollte jedoch zur Vermeidung eines Weichteilversagens (Typ 1 nach Henderson; ◘ Tab. 10.1) immer – soweit aus onkologischer Sicht möglich – eine Refixation der stabilisierenden Weichteile, z. B. mit einem synthetischen Anbindungsschlauch erfolgen.

Die Zementierung der Prothesenstiele ermöglicht eine frühe Vollbelastung und Mobilisation der Patienten. Bei sklerosierten Knochenverhältnissen (z. B. nach Revisionseingriffen) kann die „Verzahnung“ des Zements jedoch deutlich verschlechtert und folglich das Langzeitüberleben der Prothese signifikant reduziert sein.

In jedem Fall sind zementierte Stiele bei zu erwartender adjuvanter Bestrahlung des Knochensegments indiziert. Zementfreie Implantate versprechen trotz der schlechteren Primärstabilität ein besseres Langzeitüberleben durch knöcherne Integration des Implantats. Auf die Verwendung langer und rigider Stiele sollte hierbei jedoch aufgrund der Gefahr von „stress-shielding“ verzichtet werden.

Ein Durchmesser von mehr als 13 mm senkt das Risiko für ein strukturelles Versagen (Typ 3 nach Henderson; ◘ Abb. 10.1) der Verankerungsstiele signifikant und ist daher anzustreben. Bei Tumorprothesen am Knie wird ferner zur Reduktion der Zwangskräfte auf das Prothesen-Knochen- bzw. Zement-Knochen-Interface die Verwendung von rotierenden Plattformen empfohlen.

Limitiert ist die Verwendung modularer Endoprothesen besonders bei Kindern und Jugendlichen aufgrund oftmals zu kleiner Knochendimensionen (Knochenlänge und Markraumdurchmesser) und der zu erwartenden multiplen Folge- und Revisionseingriffe.

Bei Kindern bis zu 8 Jahren stellt die Umkehrplastik bei osteoartikulären Resektionen die biologische Rekonstruktionsmethode der Wahl dar [34].

Literatur

1. Al-Maiyah M, Hill D, Bajwa A, Slater S, Patil P et al.(2005) Bacterial contaminants and antibiotic prophylaxis in total hip arthroplasty. J Bone Joint Surg Br 87:1256–1258
2. Ascherl R (2010) Infection management of megaimplants. Orthopäde 39:980–993
3. Ayerza MA, Farfalli GL, Aponte-Tinao L, Muscolo DL (2010) Does increased rate of limb-sparing surgery affect survival in osteosarcoma? Clin Orthop Related Res 468:2854–2859
4. Balke M, Ahrens H, Streitburger A, Gosheger G, Hardes J (2009) Modular endoprosthetic reconstruction in malignant bone tumors: indications and limits. Recent Res Cancer Res Fortschr Krebsforsch Prog Rech Cancer 179:39–50
5. Baumgart R, Lenze U (2009) Expandable endoprostheses in malignant bone tumors in children: indications and limitations. Recent Res Cancer Res Fortschr Krebsforsch Prog Rech Cancer 179:59–73
6. Baumgart R, Hinterwimmer S, Kettler M, Krammer M, Mutschler W (2005) Der zentrale Segmenttransport optimiert die knöcherne Defektrekonstruktion. Ergebnisse von 40 Behandlungen. Unfallchirurg 108:1011–1121
7. Bellanova L, Paul L, Docquier PL (2013) Surgical guides (patient-specific instruments) for pediatric tibial bone sarcoma resection and allograft reconstruction. Sarcoma 2013:787653
8. Biau DJ, Pannier S, Masquelet AC, Glorion C (2009) Case report: reconstruction of a 16-cm diaphyseal defect after Ewing's resection in a child. Clin Orthop Related Res 467:572–577
9. Biau DJ, Larousserie F, Thevenin F, Piperno-Neumann S, Anract P (2010) Results of 32 allograft-prosthesis composite reconstructions of the proximal femur. Clin Orthop Related Res 468:834–845
10. Bieling P, Bielack S, Delling G, Jurgens H, Kotz R et al.(1991) Neoadjuvant chemotherapy of osteosarcoma. Preliminary results of the cooperative COSS-86 osteosarcoma study. Klin Pädiat 203:220–230
11. Campanacci M (1999) Bone and soft tissue tumors: clinical features, imaging, pathology and treatment. Springer, Wien New York
12. Cannon CP, Paraliticci GU, Lin PP, Lewis VO, Yasko AW (2009) Functional outcome following endoprosthetic reconstruction of the proximal humerus. J Shoulder Elbow Surg 18:705–710
13. Cotterill SJ, Ahrens S, Paulussen M, Jurgens HF, Voute PA et al.(2000) Prognostic factors in Ewing's tumor of bone: analysis of 975 patients from the European Intergroup Cooperative Ewing's Sarcoma Study Group. J Clin Oncol 18:3108–3114

14. Boer HH de, Wood MB (1989) Bone changes in the vascularised fibular graft. J Bone Joint Surg Br 71:374–378
15. Camargo OP de, Baptista AM, Atanasio MJ, Waisberg DR (2010) Chondrosarcoma of bone: lessons from 46 operated cases in a single institution. Clin Orthop Related Res 468:2969–2975
16. Dorfman HD, Czernak B (1998) Bone tumors. Mosby, St. Louis
17. Eisenschenk A, Lautenbach M, Rohlmann A (1998) Free vascularized bone transplantation in the extremities. Orthopäde 27:491–500
18. El-Gammal TA, El-Sayed A, Kotb MM (2002) Hypertrophy after free vascularized fibular transfer to the lower limb. Microsurgery 22:367–370
19. Enneking WF (1983) Musculoskeletal tumor surgery. Churchill Livingston, New York
20. Enneking WF, Eady JL, Burchardt H (1980) Autogenous cortical bone grafts in the reconstruction of segmental skeletal defects. J Bone Joint Surg Am 62:1039–1058
21. Finkemeier CG (2002) Bone-grafting and bone-graft substitutes. J Bone Joint Surg Am 84-A:454–464
22. Friedlaender GE, Tross RB, Doganis AC, Kirkwood JM, Baron R (1984) Effects of chemotherapeutic agents on bone. I. Short-term methotrexate and doxorubicin (adriamycin) treatment in a rat model. J Bone Joint Surg Am 66:602–607
23. Frisoni T, Cevolani L, Giorgini A, Dozza B, Donati DM (2012) Factors affecting outcome of massive intercalary bone allografts in the treatment of tumours of the femur. J Bone Joint Surg Br 94:836–841
24. Giannoudis PV, Faour O, Goff T, Kanakaris N, Dimitriou R (2011) Masquelet technique for the treatment of bone defects: tips-tricks and future directions. Injury 42:591–598
25. Gosheger G, Hillmann A, Lindner N, Rodl R, Hoffmann C et al.(2001) Soft tissue reconstruction of megaprostheses using a trevira tube. Clin Orthop Related Res :264–271
26. Gosheger G, Hardes J, Ahrens H, Streitburger A, Buerger H et al.(2004) Silver-coated megaendoprostheses in a rabbit model-nan analysis of the infection rate and toxicological side effects. Biomaterials 25:5547–5556
27. Gosheger G, Gebert C, Ahrens H, Streitbuerger A, Winkelmann W, Hardes J (2006) Endoprosthetic reconstruction in 250 patients with sarcoma. Clin Orthop Related Res 450:164–171
28. Grimer RJ, Briggs TW (2010) Earlier diagnosis of bone and soft-tissue tumours. J Bone Joint Surg Br 92:1489–1492
29. Grimer RJ, Carter SR, Pynsent PB (1997) The cost-effectiveness of limb salvage for bone tumours. J Bone Joint Surg Br 79:558–561
30. Grimer R, Athanasou N, Gerrand C, Judson I, Lewis I et al.(2010) UK Guidelines for the Management of Bone Sarcomas. Sarcoma :317462
31. Ham SJ, Schraffordt Koops H, Veth RP, van Horn JR, Molenaar WM, Hoekstra HJ (1998) Limb salvage surgery for primary bone sarcoma of the lower extremities: long-term consequences of endoprosthetic reconstructions. Ann Surg Oncol 5:423–436
32. Hardes J, von Eiff C, Streitbuerger A, Balke M, Budny T et al.(2010) Reduction of periprosthetic infection with silver-coated megaprostheses in patients with bone sarcoma. J Surg Oncol 101:389–395
33. Hariri A, Mascard E, Atlan F, Germain MA, Heming N et al.(2010) Free vascularised fibular graft for reconstruction of defects of the lower limb after resection of tumour. J Bone Joint Surg Br 92:1574–1579
34. Henderson ER, Pepper AM, Marulanda GA, Millard JD, Letson GD (2010) What is the emotional acceptance after limb salvage with an expandable prosthesis? Clin Orthop Related Res 468:2933–2938
35. Henderson ER, Jennings JM, Marulanda GA, Groundland JS, Cheong D, Letson GD (2011) Enhancing soft tissue ingrowth in proximal femoral arthroplasty with aortograft sleeve: a novel technique and early results. J Arthroplast 26:161–163
36. Henderson ER, O'Connor MI, Ruggieri P et al.(2014) Classification of failure of limb salvage after reconstructive surgery for bone tumours : a modified system Including biological and expandable reconstructions. Bone Jt J 96-B(11):1436–1440. doi:10.1302/0301-620X.96B11.34747
37. Hsu RW, Wood MB, Sim FH, Chao EY (1997) Free vascularised fibular grafting for reconstruction after tumour resection. J Bone Joint Surg Br 79:36–42
38. Ilizarov GA (1988) The principles of the Ilizarov method. Bull Hosp Joint Dis Orthop Inst 48:1–11
39. Innocenti M, Ceruso M, Manfrini M, Angeloni R, Lauri G et al.(1998) Free vascularized growth-plate transfer after bone tumor resection in children. J Reconstr Microsurg 14:137–143
40. Inoue N, Ikeda K, Aro HT, Frassica FJ, Sim FH, Chao EY (2002) Biologic tendon fixation to metallic implant augmented with autogenous cancellous bone graft and bone marrow in a canine model. J Orthop Res 20:957–966
41. Jeys LM, Grimer RJ, Carter SR, Tillman RM (2003) Risk of amputation following limb salvage surgery with endoprosthetic replacement, in a consecutive series of 1261 patients. Int Orthop 27:160–163
42. Jeys LM, Grimer RJ, Carter SR, Tillman RM (2005) Periprosthetic infection in patients treated for an orthopaedic oncological condition. J Bone Joint Surg Am 87:842–849
43. Jeys LM, Grimer RJ, Carter SR, Tillman RM, Abudu A (2007) Post operative infection and increased survival in osteosarcoma patients: are they associated? Ann Surg Oncol 14:2887–2895
44. Jeys LM, Kulkarni A, Grimer RJ, Carter SR, Tillman RM, Abudu A (2008) Endoprosthetic reconstruction for the treatment of musculoskeletal tumors of the appendicular skeleton and pelvis. J Bone Joint Surg Am 90:1265–1271
45. Kager L, Zoubek A, Potschger U, Kastner U, Flege S et al.(2003) Primary metastatic osteosarcoma: presentation and outcome of patients treated on neoadjuvant Cooperative Osteosarcoma Study Group protocols. J Clin Oncol 21:2011–2018
46. Kindblom L (2009) Bone tumors. Epidemiology, classification, pathology. In: Davies SM, Sundaram M, James SLJ (Hrsg) Imaging of bone tumors and tumor-like lesions. Springer, Berlin Heidelberg, S 1–15
47. Krieg AH, Hefti F (2007) Reconstruction with non-vascularised fibular grafts after resection of bone tumours. J Bone Joint Surg Br 89:215–221
48. Krieg AH, Davidson AW, Stalley PD (2007) Intercalary femoral reconstruction with extracorporeal irradiated autogenous bone graft in limb-salvage surgery. J Bone Joint Surg Br 89:366–371
49. Krieg AH, Lenze U, Gaston MS, Hefti F (2010) The outcome of pelvic reconstruction with non-vascularised fibular grafts after resection of bone tumours. J Bone Joint Surg Br 92:1568–1573
50. Kumar D, Grimer RJ, Abudu A, Carter SR, Tillman RM (2003) Endoprosthetic replacement of the proximal humerus. Long-term results. J Bone Joint Surg Br 85:717–722
51. Lenze U, Hasler CC, Krieg AH (2011) Intramedullary motorized nail for equalization of posttraumatic leg length discrepancies. Unfallchirurg 114:604–610
52. Lodwick GS, Wilson AJ, Farrell C, Virtama P, Dittrich F (1980) Determining growth rates of focal lesions of bone from radiographs. Radiology 134:577–583
53. Manfrini M, Innocenti M, Ceruso M, Mercuri M (2003) Original biological reconstruction of the hip in a 4-year-old girl. Lancet 361:140–142
54. Mankin HJ, Doppelt S, Tomford W (1983) Clinical experience with allograft implantation. The first ten years. Clin Orthop Related Res :69–86

55. Mankin HJ, Hornicek FJ, Raskin KA (2005) Infection in massive bone allografts. Clin Orthop Related Res 432:210–216
56. Masquelet AC, Fitoussi F, Begue T, Muller GP (2000) Reconstruction of the long bones by the induced membrane and spongy autograft. Ann Chir Plast Esthet 45:346–353
57. Miller BJ, Virkus WW (2010) Intercalary allograft reconstructions using a compressible intramedullary nail: a preliminary report. Clin Orthop Related Res 468:2507–2513
58. Mittermayer F, Krepler P, Dominkus M, Schwameis E, Sluga M et al.(2001) Long-term followup of uncemented tumor endoprostheses for the lower extremity. Clin Orthop Related Res 388:167–177
59. Muscolo DL, Ayerza MA, Aponte-Tinao LA (2006) Massive allograft use in orthopedic oncology. Orthop Clin North Am 37:65–74
60. Muscolo DL, Ayerza MA, Farfalli G, Aponte-Tinao LA (2010) Proximal tibia osteoarticular allografts in tumor limb salvage surgery. Clin Orthop Related Res 468:1396–1404
61. Myers GJ, Abudu AT, Carter SR, Tillman RM, Grimer RJ (2007a) Endoprosthetic replacement of the distal femur for bone tumours: long-term results. J Bone Joint Surg Br 89:521–526
62. Myers GJ, Abudu AT, Carter SR, Tillman RM, Grimer RJ (2007b) The long-term results of endoprosthetic replacement of the proximal tibia for bone tumours. J Bone Joint Surg Br 89:1632–1637
63. Nishida J, Shiraishi H, Okada K, Ehara S, Shimamura T (2006) Vascularized iliac bone graft for iliosacral bone defect after tumor excision. Clin Orthop Related Res 447:145–151
64. Nishida J, Shimamura T (2008) Methods of reconstruction for bone defect after tumor excision: a review of alternatives. Med Sci Monitor Int Med J Exp Clin Res 14:RA107–RA113
65. Pacifico MD, Floyd D, Wood SH (2003) Tibial stress fracture as a complication of free-fibula vascularised graft for mandibular reconstruction. Br J Plastic Surg 56:832–834
66. Paley D, Bhave A, Herzenberg JE, Bowen JR (2000) Multiplier method for predicting limb-length discrepancy. J Bone Joint Surg Am 82-A:1432–1446
67. Palumbo BT, Henderson ER, Groundland JS, Cheong D, Pala E et al.(2011) Advances in segmental endoprosthetic reconstruction for extremity tumors: a review of contemporary designs and techniques. Cancer Control J Moffitt Cancer Cent 18:160–170
68. Perry CR (1999) Bone repair techniques, bone graft, and bone graft substitutes. Clin Orthop Related Res :71–86
69. Plotz W, Rechl H, Burgkart R, Messmer C, Schelter R et al.(2002) Limb salvage with tumor endoprostheses for malignant tumors of the knee. Clin Orthop Related Res :207–215
70. Rechl H, Kirchhoff C, Wortler K, Lenze U, Topfer A, von Eisenhart-Rothe R (2011) Diagnosis of malignant bone and soft tissue tumors. Orthopäde 40:931–941 (quiz 42–3)
71. Rodl RW, Ozaki T, Hoffmann C, Bottner F, Lindner N, Winkelmann W (2000) Osteoarticular allograft in surgery for high-grade malignant tumours of bone. J Bone Joint Surg Br 82:1006–1010
72. Rodl RW, Gosheger G, Gebert C, Lindner N, Ozaki T, Winkelmann W (2002) Reconstruction of the proximal humerus after wide resection of tumours. J Bone Joint Surg Br 84:1004–1008
73. Rodriguez-Galindo C, Shah N, McCarville MB, Billups CA, Neel MN et al.(2004) Outcome after local recurrence of osteosarcoma: the St. Jude Children's Research Hospital experience (1970–2000). Cancer 100:1928–1935
74. Ruggieri P, Mavrogenis AF, Guerra G, Mercuri M (2011) Preliminary results after reconstruction of bony defects of the proximal humerus with an allograft-resurfacing composite. J Bone Joint Surg Br 93:1098–1103
75. Schauwecker J, Eisenhart-Rothe R Von, Burgkart R, Tuebel J, Schmitt M et al.(2011) Revitalization of human bone after extracorporeal high hydrostatic pressure treatment. Anticancer Res 31:1235–1239
76. Schwab JH, Springfield DS, Raskin KA, Mankin HJ, Hornicek FJ (2012) What's new in primary bone tumors. J Bone Joint Surg Am 94:1913–1919
77. Shea KG, Coleman DA, Scott SM, Coleman SS, Christianson M (1997) Microvascularized free fibular grafts for reconstruction of skeletal defects after tumor resection. J Pediat Orthop 17:424–432
78. Tuli SM (1972) Bridging of bone defects by massive bone grafts in tumorous conditions and in osteomyelitis. Clin Orthop Relat Res 87:60–73
79. Unwin PS, Cannon SR, Grimer RJ, Kemp HB, Sneath RS, Walker PS (1996) Aseptic loosening in cemented custom-made prosthetic replacements for bone tumours of the lower limb. J Bone Joint Surg Br 78:5–13
80. MA, Dijkstra PD van de Sande, Taminiau AH (2011) Proximal humerus reconstruction after tumour resection: biological versus endoprosthetic reconstruction. Int Orthop 35:1375–1380
81. Sande MA van de, Dijkstra PD, Taminiau AH (2010) Proximal humerus reconstruction after tumour resection: biological versus endoprosthetic reconstruction. Int Orthop 35:1375–1380
82. Eisenhart-Rothe R von, Toepfer A, Salzmann M, Schauwecker J, Gollwitzer H, Rechl H (2011) Primary malignant bone tumors. Orthopäde 40:1121–1142
83. Walter M (1911) Resection de l'extrémité inférieur du radius pour ostéosarcoma. Bull Et Mem Soc De Chir De Par 37:954
84. Zwolak P, Manivel JC, Jasinski P, Kirstein MN, Dudek AZ et al.(2010) Cytotoxic effect of zoledronic acid-loaded bone cement on giant cell tumor, multiple myeloma, and renal cell carcinoma cell lines. J Bone Joint Surg Am 92:162–168

Knochendefekte im Bereich der oberen Extremität

PD Dr. med. Chlodwig Kirchhoff, PD Dr. med. Marc Beirer

P. Biberthaler, M. van Griensven (Hrsg.), *Knochendefekte und Pseudarthrosen,* DOI 10.1007/978-3-642-44991-8_11

11.1 Pseudarthrose der Klavikula

11.1.1 Problem: Grundlagen, Diagnostik, Ursachenanalyse

Epidemiologie

Die Klavikula zeigt sich, bedingt durch ihre subkutane Lage sowie die geringe Weichteildeckung v. a. in Verbindung mit frakturbegleitenden Weichteilschäden, für die Ausbildung von Pseudarthrosen prädestiniert [81].

Die Angaben zur Häufigkeit variieren in der Literatur zwischen 10,8 % nach konservativer Therapie und bis zu 3,0 % nach operativer Versorgung [65].

Ursachen

Die Klavikulapseudarthrose ist meist Folge einer fehlgeschlagenen konservativen Therapie und mangelnder Immobilisierungsmöglichkeit [72]. Auch nach operativer Behandlung sind jedoch geringe Pseudarthroseraten beschrieben [65, 126].

Die Prävalenz variiert dabei nicht wesentlich zwischen den einzelnen Therapieverfahren. So wird sowohl nach intra- als auch extramedullärer Osteosynthese ein Ausbleiben der knöchernen Konsolidierung beschrieben [9, 18, 40, 57, 89]. Potenzielle Gründe hierfür können folgende sein [55]:

- eine unzureichende anatomische Reposition,
- eine inadäquate Osteosynthese sowie
- systemische bzw. lokale biologische Faktoren.

So besteht insbesondere im mittleren Schaftdrittel am Übergang der anteromedialen konvexen zur posterolateral konvexen Krümmung nur eine geringe Weichteildeckung. Zudem wirken in diesem Bereich erhebliche Zug- und Biegekräfte, was potenziell eine biomechanisch instabile Situation begünstigt [80].

Klinik

Bei Ausbildung einer Pseudarthrose und/oder Versagen der Osteosynthese können Beschwerden resultieren [58] wie

- Brachiozephalgien,
- Einschränkung des Bewegungsumfangs,
- kosmetische Deformität und
- Kraftverlust.

Diese Beschwerden sind verbunden mit einer erheblichen Verringerung der Lebensqualität sowie anhaltender Arbeitsunfähigkeit.

Diagnostik

Anamnese

In der Anamneseerhebung ist sowohl auf systemische Ursachen wie Nikotinabusus, Diabetes mellitus, Kortisontherapie, arterielle Verschlusskrankheit als auch auf patientenbedingte Ursachen wie ungenügende Ruhigstellung sowie zu frühe Mobilisierung einzugehen [72, 81].

Klinische Untersuchung

Die klinische Untersuchung muss Zeichen eines chronischen Infektes (s. Übersicht) als mögliche Ursache adressieren. Ebenso ist in der blutchemischen Untersuchung auf Erhöhungen der Entzündungsparameter (C-reaktives Protein, Leukozyten, im Einzelfall auch Blutsenkungsgeschwindigkeit) zu achten [26, 75].

Zeichen eines chronischen Infektes

- Rötung
- Schwellung
- Überwärmung
- Fistelbildung mit und ohne Sekretion
- starker Druckschmerz
- stark schmerzhafte Beweglichkeit

Bildgebende Diagnostik

Röntgen Die radiologische Untersuchung sollte als Basisdiagnostik eine Röntgenuntersuchung der Klavikula in 2 Ebenen umfassen. Diese lässt in der Regel auf die Art der Pseudarthrose schließen.

Es gilt, die hypo- oder atrophe, avitale Pseudarthrose (mangelhafte Kallusbildung, Defektzone, avitale Knochenenden, infizierte Bereiche, Sequester bei z. B. Infekt) von der hypertrophen, vitalen Pseudarthrose (Versuch des Körpers, den Defekt zu überbrücken mit übermäßiger Kallusbildung und vitalen Knochenenden) abzugrenzen [108].

Computertomographie In der Regel ist ergänzend eine computertomographische (CT) Bildgebung erforderlich. Diese erlaubt die exakte Beurteilung von Pseudarthrose, angrenzendem Skleroseareal sowie umgebenden Knochen und somit die präoperative Abschätzung der Resektionsgrenzen.

Praxistipp

Die CT sollte sowohl von der betroffenen sowie auch von der kontralateralen Seite durchgeführt werden, um anschließend eine Planung der Längen und Achsenwiederherstellung zu ermöglichen [65].

11.1.2 Lösung und Umsetzung: Therapieformen

Die chirurgische Behandlung von Klavikulapseudarthrosen ist komplex und technisch anspruchsvoll und führt aufgrund einer prolongierten Behandlungsdauer zu einer hohen finanziellen Belastung [32, 36]. Herausforderungen stellen v. a. die Anlage einer stabilen Osteosynthese sowie Rekonstruktion der physiologischen Anatomie mit Anlagerung von autologem Knochenmaterial unter Wiederherstellung der Klavikulalänge dar [26, 75, 81].

Konservatives Vorgehen

Eine konservative Therapie bei symptomatischer Pseudarthrose der Klavikula ist in der Regel nur bei Patienten indiziert, die aufgrund von vorliegenden Begleiterkrankungen ein unverhältnismäßig hohes Operationsrisiko aufweisen oder bei denen eine geringe Compliance vorliegt.

Operatives Vorgehen

Die Wahl des operativen Verfahrens ist im Wesentlichen abhängig von der Art der jeweiligen Pseudarthrose der Klavikula.

- **Hypertrophe Pseudarthrose**

Die hypertrophe Pseudarthrose fußt meist auf einer mechanischen Ursache:

- Distraktion oder Dislokation der Frakturenden,
- Weichteilinterposition in den Frakturspalt,
- falsche Implantatwahl mit ungenügender Fragmentkompression oder -immobilisation,
- Materialversagen,
- zu viel „Hardware" mit der Folge einer verminderten Knochendurchblutung.

Sie benötigt oft nur einen Verfahrenswechsel der Osteosynthese mit erweiterter Knochenanfrischung.

- **Atrophe Pseudarthrose**

Bei der atrophen Pseudarthrose liegt in der Regel eine gestörte Blutversorgung, ein Infekt, eine verminderte Knochendichte oder eine systemische Erkrankungen zugrunde (▣ Abb. 11.1). Sie bedarf einer ausgedehnten Pseudarthrosenresektion mit Entfernung sämtlicher sklerotischer Areale bis zum sicheren Erreichen vitaler Knochenenden.

Eigenes Vorgehen bei atropher Pseudarthrose Der Hautschnitt ist abhängig von vorbestehenden Operationszugängen zu wählen. Bei vorbestehendem „Säbelhiebzugang" favorisieren wir aufgrund der eingeschränkten Exposition des Operationsgebietes die Anlage eines Hautschnittes inferior und parallel zur Klavikula ([3]; ▣ Abb. 11.2).

Die anschließend vorsichtig freipräparierte klavipektorale Faszie sollte am Unterrand der Klavikula in Längsrichtung gespalten werden, um sie später wieder, zur Gewährleistung einer suffizienten Weichteildeckung, in toto verschließen zu können [108].

> **Auf die ausreichende Darstellung der Pseudarthrose ist großen Wert zu legen.**

Nach Resektion von narbigem Pseudarthrosengewebe ist die Klavikula zu mobilisieren und, unter Schutz der V. subclavia mittels unter der Klavikula positioniertem Roux-Haken, schräg ansteigend zu osteotomieren. Die Osteotomie muss in gut perfundiertem, vitalem Knochen erfolgen. Dies wird mittels Anbohren (2,0-mm-Bohrer) der Resektatenden überprüft. Kommt es zu keinem Blutaustritt im Fall ebonisierter Knochenenden, muss nachreseziert werden.

Das entsprechend der präoperativen CT-Planung – angepasst an die tatsächliche intraoperative Situation – gehobene Beckenkammtransplantat nach Setzen eines 3,5 cm langen Hautschnittes 2 cm proximal der Spina iliaca anterior superior und Spalten der Faszie wird in den Defekt eingepasst. Die endgültige Konfektionierung erfolgt dabei mittels der Knochenzange nach Luer (▣ Abb. 11.2). An der Beckenkammentnahmestelle wird ein Lyostypt-Kollagenvlies 3 × 5 cm, getränkt mit 10 ml Naropin, zur Hämostase eingelegt [52, 64].

Praxistipp

Die Größe der anzulegenden winkelstabilen Platte ist so zu wählen, dass mindestens 3 Schraubenlöcher medial und 3 Schraubenlöcher lateral der korrespondierenden Klavikula-Transplantat-Andockstelle zur Gewährleistung einer ausreichenden Stabilität besetzt werden können.

Nach radiologisch kontrolliertem Besetzen der winkelstabilen Platte mittels zuerst bikortikaler Zugschraube zum Heranziehen der Platte an den Knochen, gefolgt vom Einbringen winkelstabiler Schrauben unter Schonung der oft unmittelbar unter der Klavikula liegenden V. subclavia medial des Transplantates ist das Transplantat stabil unter Kompression zu verankern (▣ Abb. 11.2).

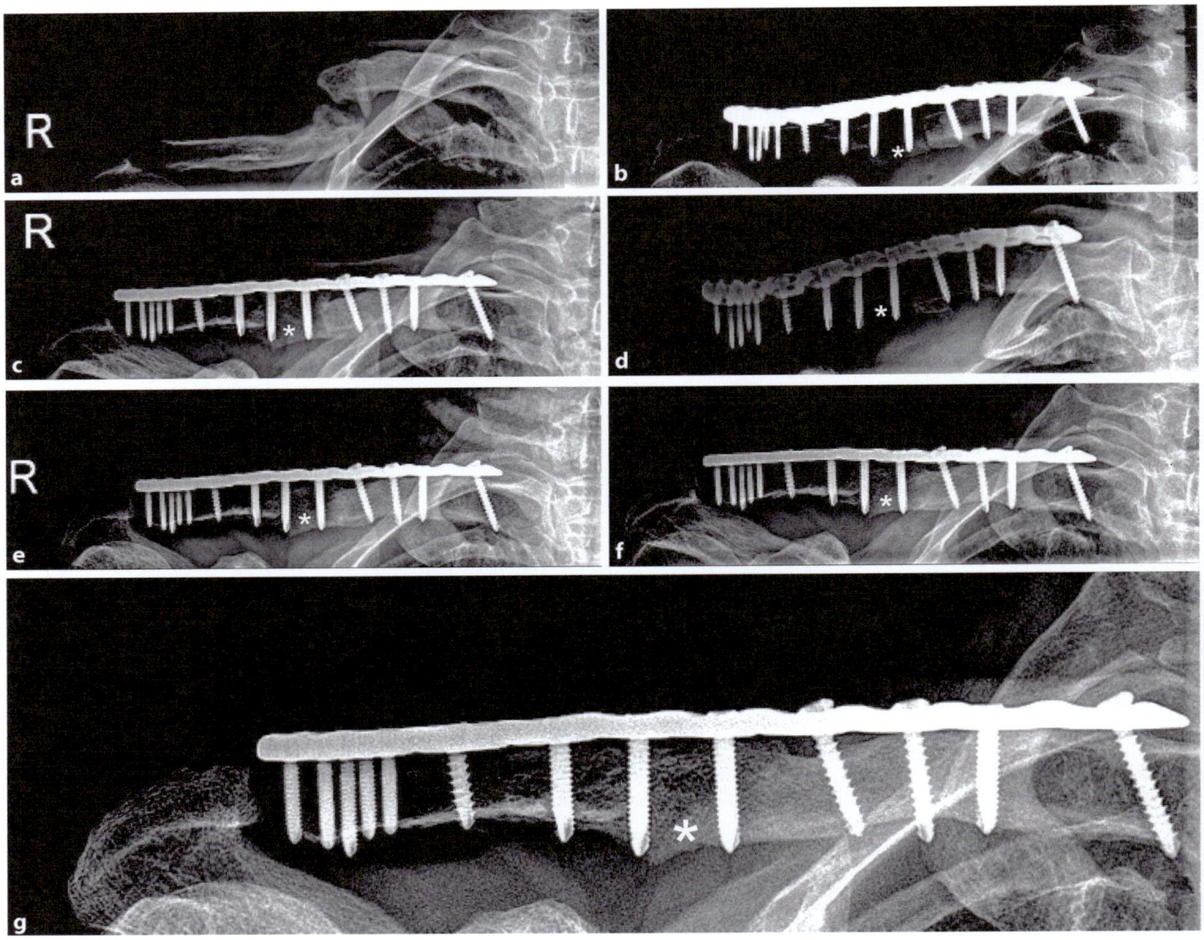

Abb. 11.1 44-jähriger Patient mit atropher Pseudarthrose der Klavikula. **a** a.-p.-Röntgenbild der rechten Klavikula. Es besteht eine atrophe Pseudarthrose mit Verkürzung und deutlicher Stufenbildung. **b** Postoperatives a.-p.-Röntgenbild der rechten Klavikula nach Revision mittels winkelstabiler Plattenosteosynthese und Anlagerung eines trikortikalen Beckenkammspanes (*Stern*). **c** a.-p.-Röntgenbild der rechten Klavikula, 6 Wochen nach Revision. **d** a.-p.-Röntgenbild der rechten Klavikula, 3 Monate nach Revision. Es zeigt sich ein beginnender Einbau des Spanes (Stern). **e** a.-p.-Röntgenbild der rechten Klavikula, 6 Monate nach Revision. Es zeigt sich eine Inkorporation des Spanes (*Stern*). **f** a.-p.-Röntgenbild der rechten Klavikula, 9 Monate nach Revision. Die Grenzen des ehemaligen Spanes (*Stern*) lassen sich nicht mehr abgrenzen. **g** a.-p.-Röntgenbild der rechten Klavikula, 18 Monate nach Revision. Der Span (*Stern*) weist konventionell radiographisch eine der nativen Klavikula vergleichbare Struktur auf

11.2 Pseudarthrose des proximalen Humerus

11.2.1 Problem: Grundlagen, Diagnostik, Ursachenanalyse

Epidemiologie

Die Häufigkeit der proximalen Humerusfraktur ist stetig zunehmend und stellt derzeit zwischen 4 % und 5 % der Gesamtanzahl an Brüchen des Menschen dar [34]. Dies entspricht einer Inzidenz zwischen 63 und 342 pro 100.000 Einwohner [28]. Diese Verletzung ist alters- und geschlechtsabhängig, sodass in der Gruppe der über 80-jährigen Frauen die Inzidenz auf ca. 1150 pro 100.000 ansteigt. Basierend auf epidemiologischen Studien aus Skandinavien wurde Anfang der 1990er- Jahre sogar eine Verdreifachung der Inzidenz bis 2030 prognostiziert [59, 86]. Diese Entwicklung ist bislang jedoch nicht eingetreten, vielmehr bleibt die Inzidenz seit Mitte der 90er-Jahre stabil [60].

Die Prävalenz der Pseudarthrose nach proximaler Humerusfraktur kann, basierend auf jüngeren Kohortenstudien, zwischen 1 % und 3 % angegeben werden [20, 25, 29].

An systemischen Risikofaktoren sind die oben erwähnten patientenspezifischen Erkrankungen auch für den proximalen Humerus zutreffend. So ist das Risiko für Raucher 5,5-fach erhöht. Diabetes mellitus, Osteopenie oder Osteoporose sowie Adipositas sind des Weiteren zu nennen [20, 24, 117]. An frakturmorphologischen Risikofaktoren sind insbesondere eine ausgeprägte metaphysäre Trümmerzone mit Prävalenz der Pseudarthrose von bis

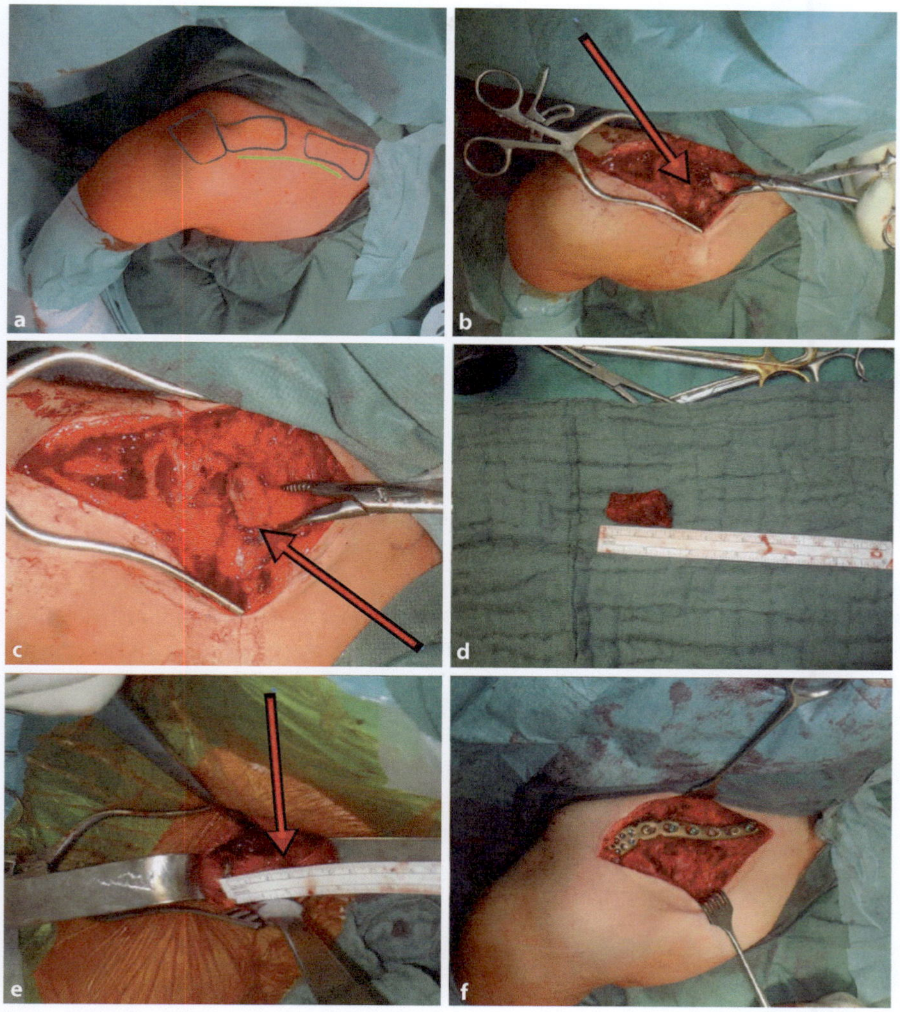

Abb. 11.2 Intraoperativer Situs bei Revision einer atrophen Klavikulapseudarthrose mittels winkelstabiler Platte und Beckenkammspan. **a** Geplanter Hautschnitt inferior und parallel zur Klavikula (grüne Linie). **b, c** Nach Resektion der Pseudarthrose und Osteotomie der Klavikulaenden. **d** Konfektion des entnommenen Beckenkammspanes in Zusammenschau von präoperativer Planung in tatsächlichem Situs. **f** Situs nach Einpassen des Spanes und Osteosynthese mittels winkelstabiler Platte

zu 10 % sowie eine postoperative Fehlstellung am chirurgischen Hals mit Prävalenzen zwischen 33 % und 100 % zu definieren [71, 91]. Des Weiteren scheint das Pseudarthrosenrisiko bei 2-Part-Frakturen signifikant erhöht [45, 50, 56, 105, 119].

Ursachen

> **Cave**
> **Als seltene Differenzialdiagnosen müssen pathologische Frakturen aufgrund von primären Knochentumoren oder Metastasen vorrangig ausgeschlossen werden.**

Prädestinierende Faktoren für die Ausbildung einer Pseudarthrose am proximalen Humerus sind mannigfaltig und umfassen neben den Frakturcharakteristika und systemischen Erkrankungen insbesondere

- Art und Durchführung der Therapie,
- lokale Infektionen sowie
- die Compliance des Patienten [2, 71].

Lokale Ursachen einer Pseudarthrose betreffen die konservative wie auch die operative Therapie. Insbesondere bei muskelkräftigen oder adipösen Patienten resultiert durch axiale Hebelkräfte und den Zug des Armgewichtes ein frakturdislozierendes Moment [6, 14]. Des Weiteren besteht gerade bei Frakturen mit metaphysärer Trümmerzone angesichts der überwiegend kortikalen Knochenstruktur eine herabgesetzte Regenerationsfähigkeit [25].

Im Bereich des Humeruskopfes liegen häufig kavitäre Knochendefekte vor, die ebenfalls eine Pseudarthrose bedingen können [37]. Auch können Weichteilinterponate wie Anteile des M. deltoideus, der Rotatorenmanschette oder die lange Bizepssehne lokale Probleme generieren [45].

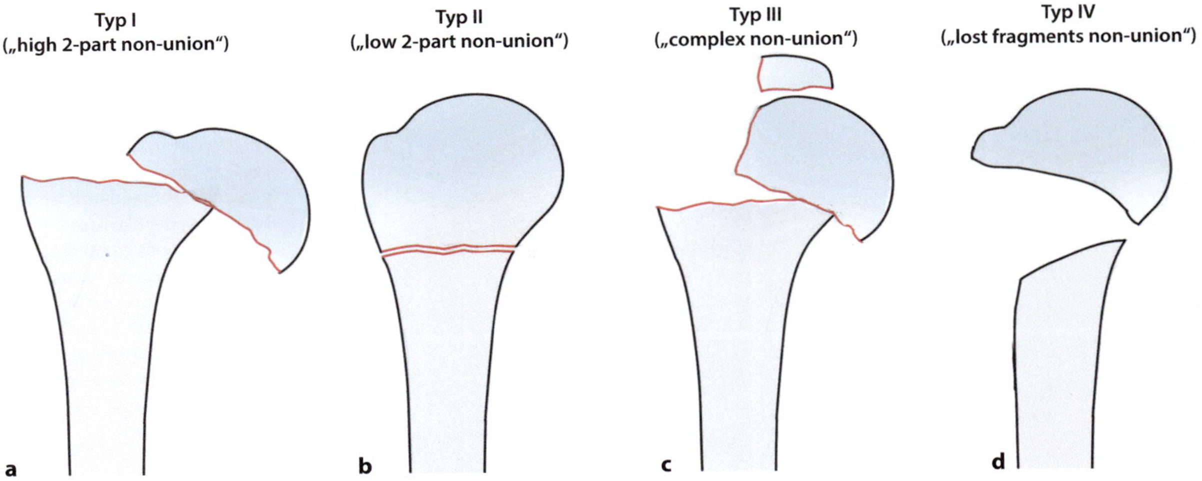

Abb. 11.3 a–d Klassifikation der Pseudarthrose des proximalen Humerus. (Mod. nach [24])

> **Insbesondere bei der konservativen Therapie muss das physiotherapeutische Regime sorgsam an die röntgenologische Frakturmorphologie und den röntgenologischen Heilverlauf angepasst werden.**

Klinik und Diagnostik

11

Die klassische Trias der Klinik der Pseudarthrose des proximalen Humerus umfasst die in der Übersicht zusammengefassten Beschwerden.

Trias der Klinik der Pseudarthrose
- Schmerzen der Schulterregion
- Schultersteife
- Bewegungseinschränkung

Klinische Untersuchung

In der klinischen Untersuchung zeigen sich üblicherweise
- Abduktions- und Extensionseinschränkungen sowie
- eine inaktivitätsbedingte Atrophie des M. deltoideus und der periskapulären Muskulatur [74].

> **Entscheidend ist die Untersuchung und bei klinischem Verdacht auf eine Schädigung die elektrophysiologische Untersuchung des Status des N. axillaris [29, 38].**

Bildgebende Diagnostik

Röntgen Als Basisdiagnostik ist eine Traumaserie der Schulter („true-a.-p.", „y-view" und axial) durchzuführen.

Computertomographie In jedem Fall ist eine Computertomographie der Schulter mit multiplanarer Rekonstruktion erforderlich. Hierbei muss der Typ der Pseudarthrose – ob hypertroph oder atroph – definiert werden. Bei einliegendem Osteosynthesematerial sind Lockerungssäume zu analysieren. Des Weiteren ist der Status des Glenohumeralgelenks hinsichtlich einer vorliegenden Omarthrose, möglicher Schraubenperforation und Dezentrierung der Schulter zu erheben.

MRT Bei geringstem Verdacht auf eine Pseudarthrose infolge einer pathologischen Fraktur bzw. in Frage stehender Vitalität des Humeruskopfes muss eine Magnetresonanztomographie der Schulter erfolgen (Abb. 11.4 und 11.7).

Klassifikation

Zur Wahl der adäquaten Therapie muss primär die Pseudarthrose präzise klassifiziert werden um Rückschlüsse auf die Genese ziehen zu können. Wie an anderen Lokalisationen sind primär zu unterscheiden:
- atrophe Pseudarthrosen,
- hypertrophe Pseudarthrosen und
- infektbedingte Pseudarthrosen.

Um eine präzisere Einteilung am proximalen Humerus unter Respektierung der lokalen Anatomie vornehmen zu können, stellte Checchia 2000 eine dezidierte Klassifikation der Pseudarthrose am proximalen Humerus vor ([24], Abb. 11.3).

Typ I Pseudarthrosen vom Typ I („high 2-part non-union") liegen im epi-/metaphysären Bereich vor und werden durch Resorptionsosteolysen der Kalotte kompliziert. Neer et al. beschrieben diesen Typ bereits sehr früh und führen diese Resorption auf ein Eindringen von Synovialflüssigkeit in die Spongiosa zurück [84].

Diese Pseudarthrosen sind in der Regel nicht gelenkflächenerhaltend zu versorgen.

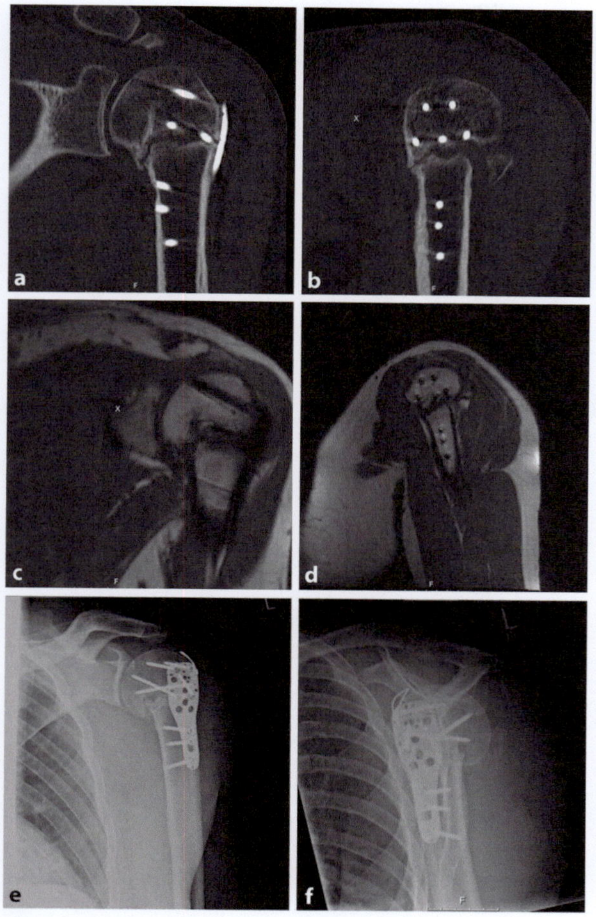

◘ Abb. 11.4 26-jähriger Patient, 12 Monate nach Osteosynthese einer subkapitalen Humerusfraktur, Neer III. **a, b** Computertomographie in koronarer und sagittaler Rekonstruktion, Pseudarthrose Typ II nach Checchia. **c, d** Das präoperative MRT in T1-Wichtung zeigt einen vitalen Humeruskopf. **e, f** Konventionell radiographisch besteht lediglich der Verdacht auf eine Pseudarthrose (gleicher Patient wie in ◘ Abb. 11.5 und 11.6)

Typ II Der Typ II („low 2-part non-union") beschreibt Pseudarthrosen im meta-/diaphysären Bereich, d. h. kalkarnah zwischen Tuberculum minus und der Insertion der Sehne des M. pectoralis major (◘ Abb. 11.4, 11.5 und 11.6)

Typ III Der Typ III tritt als Folge von 3-part-, 4-part- oder Head-split-Frakturen auf und umfasst die Tuberkula, welche eine Dislokation > 5 mm aufweisen. Der Typ III („complex non-union") geht ähnlich wie Typ I mit einer hohen Gefahr der Humeruskopfnekrose einher. Die operative Revision muss in der Regel eine Neupositionierung der Tuberkula umfassen.

Häufig ist der Typ III einer kopferhaltenden Therapie nicht zugänglich.

Typ IV Typ IV („lost fragments non-union") ist zum Einen als Folge eines hochenergetischen Traumas mit komplexer und/oder offener Primärfraktur und/oder Osteitis des proximalen Humerus anzutreffen. Zum Anderen kann der Typ IV auch bei vorbestehender Osteoporose und/oder Defektarthropathie der Schulter als Folge einer komplexen Frakturform auftreten (◘ Abb. 11.7 und 11.8).

Als mögliche Salvage-Verfahren der Typ-IV-Pseudarthrose stehen die inverse Schulterendoprothese oder die Arthrodese zur Verfügung.

11.2.2 Lösung: Therapieformen

Konservatives Vorgehen

Ein konservatives Vorgehen bei symptomatischer Pseudarthrose des proximalen Humerus ist in der Regel nur bei Patienten, die aufgrund ihrer Begleiterkrankungen mit unverhältnismäßig hohem Risiko operabel wären, oder Patienten mit geringer Compliance indiziert.

Auch wenn die Pseudarthrose des proximalen Humerus mit Schmerzen und starken Funktionseinschränkungen der Schulter vergesellschaftet sein kann, sind bis zu 50 % der Patienten mit gesicherter Pseudarthrose klinisch inapparent. Bei diesen nichtsymptomatischen Pseudarthrosen, d. h. bei geringem Schmerz und/oder fehlender funktioneller Einschränkung kann ebenfalls ein konservatives Vorgehen indiziert sein.

Operatives Vorgehen

Die Indikation zur chirurgischen Intervention wird primär durch die klinische Symptomatik des Patienten terminiert. Dennoch muss die Indikation kritisch mit den zu erwartenden perioperativen Risiken sowie dem realistisch einzuschätzenden Operationsergebnis abgewägt werden. So zeigt die Analyse der Literatur, dass nur bei ca. 50 % der behandelten Patienten durch die operative Revision eine signifikante Linderung der Beschwerden bzw. Verbesserung der Funktion erreicht werden kann [4, 30, 39, 45].

> **Praxistipp**
>
> Vor diesem Hintergrund sollte bei Patienten mit geringem Leidensdruck sowohl zeitlich als auch konservativ-therapeutisch vor einer operativen Revision der Rahmen komplett ausgeschöpft sein.

Des Weiteren muss vor Indikationsstellung zur Wahl des Therapieverfahrens eine klinische Abklärung der Funktion der Rotatorenmanschette und des M. deltoideus erfolgen [50].

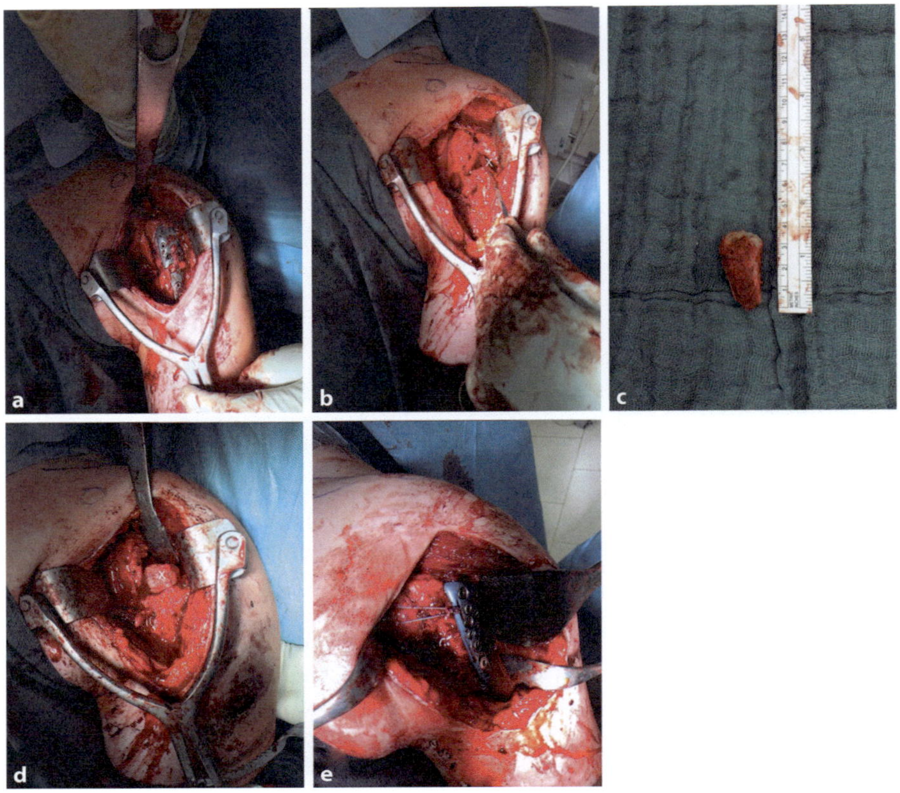

Abb. 11.5 Intraoperativer Situs. **a** Aufsicht von ventral auf den proximalen Humerus bei noch einliegender winkelstabiler Platte. **b** Gleiche Aufsicht nach Entfernung des Implantates. Ein Elevatorium ist von lateral in den Pseudarthrosenspalt (Raute) eingesetzt und zeigt die instabile Situation. **c** Konfektion eines Beckenkammspanes. **d** Situs nach Einbolzen des Spanes (Raute) in die Metaphyse. **e** Situs nach anatomischer Reposition des Kopfes und winkelstabiler Reosteosynthese unter Einsatz eines Alternativimplantates (gleicher Patient wie in Abb. 11.4 und 11.6)

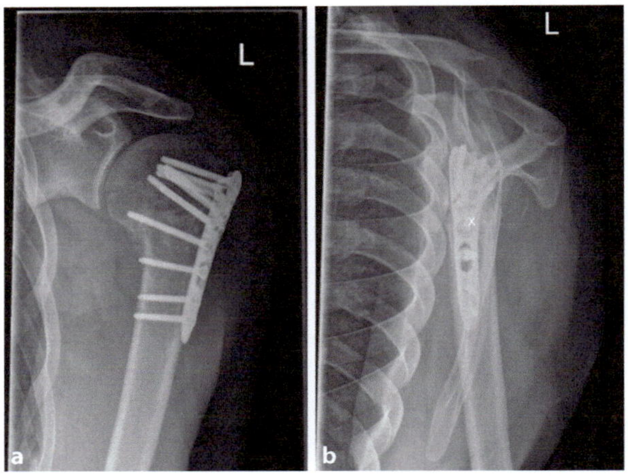

Abb. 11.6 Ausheilungsbilder 1 Jahr nach operativer Revision. True-a.-p.- (**a**) und y-Aufnahme (**b**) der Schulter. Es zeigt sich ein guter Durchbau der ehemaligen Fraktur mit knöcherner Überbrückung am Kalkar (gleicher Patient wie in Abb. 11.4 und 11.5)

Das operative Behandlungsrepertoire reicht von der arthroskopischen Revision von isolierten Pseudarthrosen der Tuberkula über die Reosteosynthese bei hypertrophen Pseudarthrosen, die Reosteosynthese mit biologischer Augmentation bei atrophen Pseudarthrosen über den Gelenkflächenersatz, die inverse Endoprothetik bis hin zur Arthrodese [1, 8, 39, 42, 47, 83] (s. auch Übersicht).

Operatives Behandlungsrepertoire bei Pseudarthrose des proximalen Humerus

- Arthroskopische Revision von isolierten Pseudarthrosen der Tuberkula
- Reosteosynthese bei hypertropher Pseudarthrose
- Reosteosynthese mit biologischer Augmentation bei atropher Pseudarthrose
- Gelenkflächenersatz
- inverse Endoprothetik
- Arthrodese

Therapiezeitpunkt
Von einer verzögerten Frakturheilung spricht man definitionsgemäß bis zum 9. postoperativen Monat, danach von einer Pseudarthrose.

Die mittlere Zeit bis zur Ausbildung von Kallusformationen am proximalen Humerus beträgt 13 Wochen. Bei konservativ behandelten Patienten kann auch nach 18 Wochen bereits von einer Pseudarthrose gesprochen werden, wenn sich in zwei konsekutiven Röntgenserien im Abstand von 6–8 Wochen keine progrediente Knochenheilung zeigt. Sollte die Frakturheilung im konventionellen Röntgen nicht sicher beurteilbar sein, ist die Indikation zur Computertomographie zu stellen [6, 71, 95].

Es sollte dann im Zeitraum zwischen 3 und 6 Monaten post trauma eine operative Intervention erfolgen. Hier empfehlen verschiedene Autoren eine frühe Intervention, da sich bei bis zu 50 % der Patienten die Schulterfunktion bei bestehender Pseudarthrose im Zeitraum 3–6 Monate signifikant und bleibend verschlechtert [113, 116, 125]. Auch ist der Erfolg einer verzögerten Osteosynthese durch eine manifeste Inaktivitätsosteoporose gefährdet.

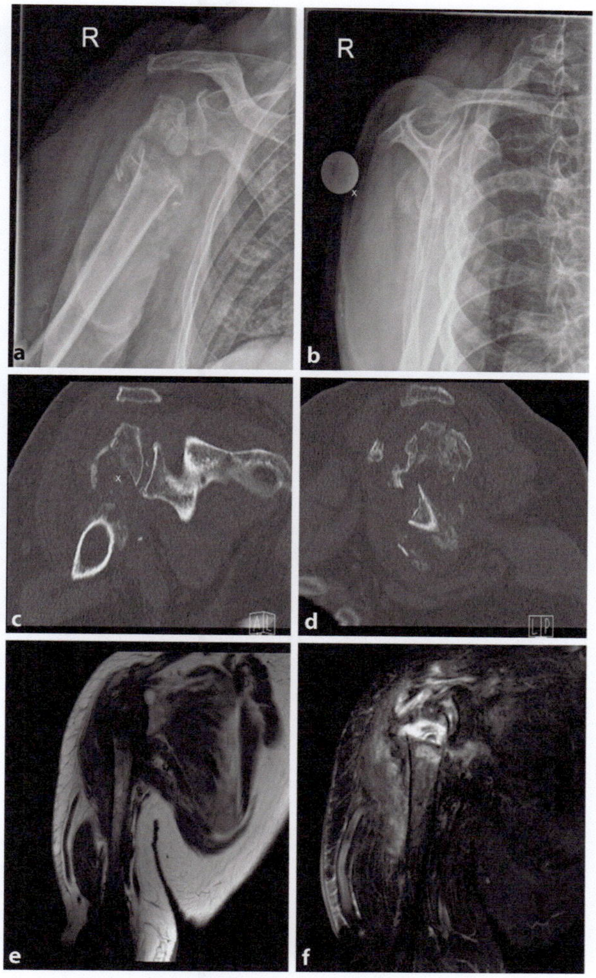

Abb. 11.7 74-jährige Patientin, 6 Monate nach Sturz auf die linke Schulter und konservativer Therapie. **a, b** True-a.-p.- (**a**) und y-Aufnahme (**b**) der Schulter. Pseudarthrose Typ IV nach Checchia. **c,d** Computertomographie in koronarer und sagittaler Rekonstruktion, Multifragmentation des proximalen Humerus. **e, f** Präoperatives MRT in T1- und T2-Wichtung mit Kontrastmittel. Es besteht kein Hinweis auf eine pathologische Fraktur (gleiche Patientin wie in Abb. 11.8)

Praxistipp

Beim Verdacht auf eine verzögerte Frakturheilung bzw. Pseudarthrose nach winkelstabiler Plattenosteosynthese sollten abhängig von der klinischen Beschwerdesymptomatik sowie dem Röntgenverlauf 9 Monate bis zu einer operativen Revision abgewartet werden.

Sollte der Patient eine deutliche Klinik beklagen und/oder Lockerungszeichen im Röntgenbild bestehen, muss im Einzelfall jedoch auch schon früher interveniert werden.

11.2.3 Umsetzung

Isolierte Pseudarthrosen der Tuberkula

Isolierte Pseudarthrosen des Tuberculum majus oder minus sind deutlich seltener als Pseudarthrosen am anatomischen Hals. Bei isolierten Pseudarthrosen der Tuberkula sind die präoperative Abklärung der Knochenvitalität sowie der Status der inserierenden Sehnen der Rotatorenmanschette von essenzieller Bedeutung.

In Fällen mit großflächig ausgerissenen Tuberkula und einer intakten, nicht weit retrahierten und nicht übermäßig fettig infiltrierten Muskelmanschette empfehlen wir die Revisionsosteosynthese mittels kurzer winkelstabiler Platte im Sinne eines „buttress-plating" in Kombination mit Cerclagen durch die Sehneninsertion sowie einer Spongiosaplastik.

Dabei werden Pathologien des Tuberculum minus besser über einen deltoideopektoralen, Pathologien des Tuberculum majus über einen Deltasplit-Zugang adressiert. Jüngste Arbeiten berichten sogar über die Möglichkeit der vollarthroskopischen Revision [47, 63].

- **Kopferhaltende Therapie**

Die kopferhaltende Therapie ist bei Patienten mit einem biologischen Alter unter 70 Jahren, vitaler Kalotte und intakter Rotatorenmanschette anzustreben.

Die operative Revision sollte den Prinzipien der primären winkelstabilen Osteosynthese des Humeruskopfes folgen [25, 37]. Wesentlicher Bestandteil der Revisionsoperation ist jedoch die üblicherweise chirurgisch aufwendige Mobilisation der Supraspinatussehne von der Unterfläche des M. deltoideus sowie die glenohumerale Arthrolyse [44, 71, 95].

Cave

Bei der Resektion der Pseudokapsel und der Anfrischung der Pseudarthrose muss sorgfältig auf eine Schonung der Aa. circumflexae geachtet werden.

Um sekundäre anterosuperiore Schmerzen zu verhindern und eine bessere intraoperative Referenzierung der Fragmente zu erreichen, empfehlen wir eine Tenotomie der langen Bizepssehne.

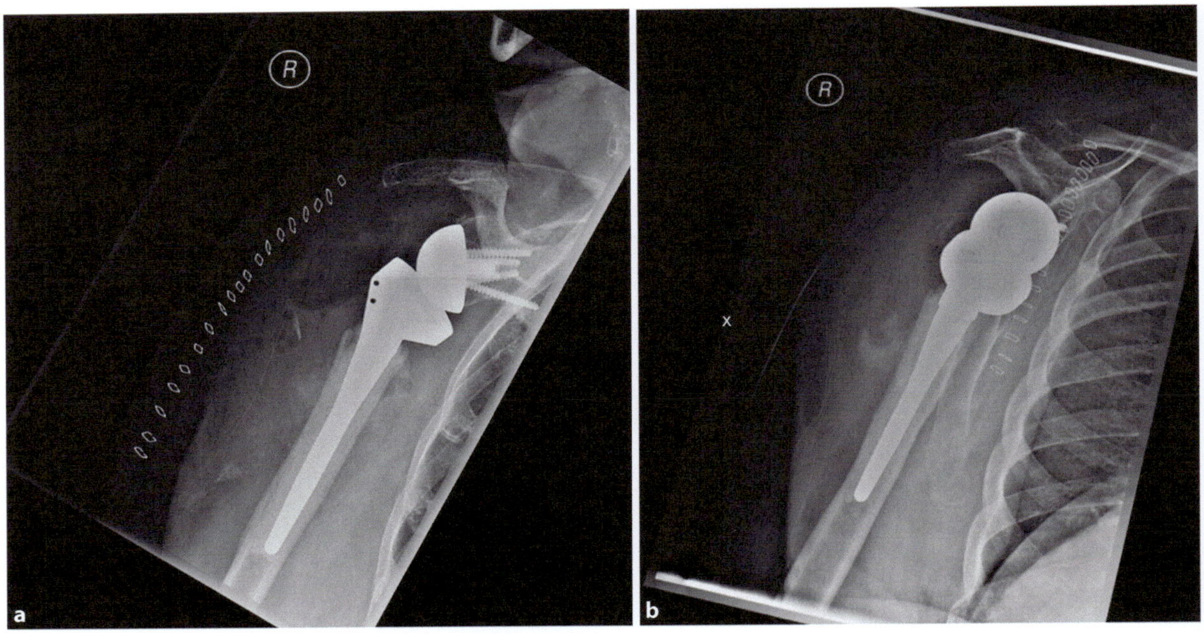

Abb. 11.8 **a,b** True-a.-p.- (**a**) und y-Aufnahme (**b**) der Schulter. Postoperative Bilder der Patientin aus Abb. 11.7 nach operativer Versorgung mittels inverser Schulterendoprothese

Praxistipp

Von entscheidender Bedeutung ist in Analogie zur Primärosteosynthese das Vorlegen von Faden-Cerclagen durch die Tuberkula zur Neutralisation der dislozierenden Kräfte der Rotatorenmanschette (Abb. 11.5).

Um eine rigide Osteosynthese zu erreichen, ist spätestens im Revisionsfall ein winkelstabiler Plattenfixateur als Goldstandard zu nennen. Bei bereits in der Primäroperation verwendetem monoaxialem Implantat sollte im Revisionsfall ein polyaxiales System unter Wahl neuer Schraubenrichtungen verwendet werden (Abb. 11.5).

Zur Revision hypertropher Pseudarthrosen ist eine zusätzliche biologische Augmentation, beispielsweise mittels autologer Spongiosa, nicht primär erforderlich. Im Gegensatz dazu muss diese bei atrophen Pseudarthrosen in jedem Fall erfolgen.

Im deutschsprachigen Raum wird in der Regel eine autologe Knochentransplantation vorgenommen.

Der Beckenkamm ist sicherlich als das „Zugpferd" der Entnahmeorte zur autologen Knochentransplantation zu nennen (Abb. 11.5).

Einem potenziell großen Volumen potenter Knochenstammzellen ist jedoch eine relativ hohe „donor site morbidity" gegenüberzustellen [64, 85, 106].

Auch für die Augmentation des proximalen Humerus existieren bereits Fallserien, die den Einsatz des Reamer-Irrigator-Aspirator-Systems (RIA-System; Fa. Depuy-Synthes) berichten [31, 53]. Nur bei langstreckigen Defekten oder bereits gescheiterter Revision kann in Einzelfällen der Einsatz freier vaskularisierter Fibulatransplantate eine Option darstellen [48, 115].

Bei Beachtung der genannten Grundprinzipien sind mit der Revisionsosteosynthese unter Einsatz eines winkelstabilen Implantates und von Beckenkammspongiosa gute klinische Ergebnisse mit Durchbauungsraten bis zu 90 % und guten bis exzellenten funktionellen Ergebnissen zu erreichen. Im Revisionsfall beträgt die mittlere Zeit bis zur radiologischen Konsolidierung 5,9 Monate [20].

Sekundäre Frakturendoprothetik

▪ Oberflächenersatz

Der Einsatz der anatomischen Schulterendoprothese als Salvage-Prozedur war erstmals bereits von Neer et al. beschrieben worden [84].

Indikation Die Indikation zum endoprothetischen Schultergelenksersatz ergibt sich im Wesentlichen aus den Kontraindikationen der Revisionsosteosynthese. Wesentliche Faktoren, die den Erfolg einer Revisionsosteosynthese gefährden, sind

- osteoporotische Knochenqualität,
- Humeruskopfnekrose oder
- signifikanter Knochensubstanzverlust.

Weitere Indikationen für eine endoprothetische Versorgung sind eine fortgeschritten Omarthrose (> Samilson I) oder das Vorliegen größerer kavitärer Knochendefekte im Kalottenbereich (Checchia Typ 1) [10, 15, 27]. Für das Outcome der anatomischen Schulterendoprothetik von ähnlich hoher Bedeutung wie für die Revisionsosteosynthese ist die funktionelle Integrität der Tuberkula sowie der Rotatorenmanschette [38, 84].

Zusammengefasst lässt sich somit feststellen, dass die schulterendoprothetische Versorgung beim älteren Patienten indiziert ist. Basierend auf den aktuellen Daten der Literatur ist gerade beim jungen Patienten das klinische Ergebnis der Revisionsosteosynthese dem der Schulterhemiendoprothetik unterlegen [19, 42].

Prothesenwahl Bezüglich der Wahl Hemi- oder Totalendoprothese postulierten Josten et al. 2006, dies sei überwiegend von der glenoidalen Gelenkfläche abhängig [70]. Die Daten der aktuellen Literatur sind hier nicht wegweisend, so liegen bislang zur Revisionssituation keine prospektiv vergleichenden Daten vor [7, 16, 21, 35, 43]. Sämtliche Arbeiten, ob von Boileau et al. oder Duquin et al., vergleichen das Outcome von Hemi- und Schultertotalendprothese [10, 38]. Der Einsatz der jeweiligen Prothese war dabei jedoch dem Operateur und der fallspezifischen Entscheidung überlassen. Überträgt man die Ergebnisse der schulterendoprothetischen Versorgung der Omarthrose, scheint jedoch die totalendoprothetische Versorgung deutlich bessere Ergebnisse zu erzielen [68, 78, 90, 94, 111, 112].

Für das funktionelle Ergebnis der anatomischen Schulterendoprothetik im Revisionsfall ist gemäß Boileau et al. nicht nur die bloße Integrität der Tuberkula entscheidend, sondern auch deren Platzierung bzw. die anatomische Einheilung von essenzieller Bedeutung [79].

Inverse Endoprothetik

Die inverse Schulterendoprothetik wird seit ca. einem Jahrzehnt zunehmend zur Behandlung von Patienten mit einem Alter über 65 Jahre eingesetzt, um eine Vielzahl von Schulterpathologien zu therapieren [33, 114, 127]. Die guten klinischen und funktionellen Ergebnisse der inversen Schulterendoprothetik bei Defektarthropathie und rheumatoider Arthritis machen den Einsatz auch im Rahmen der Primärversorgung von Humerusfrakturen und letztlich der Revision von Pseudarthrosen des proximalen Humerus älterer Patienten plausibel [17, 22, 23, 101, 109, 110].

Indikation Hinsichtlich der Indikationsstellung lassen sich als Kriterien im Gegensatz zur anatomischen Endoprothetik im Wesentlichen ein schlechter Rotatorenmanschettenstatus sowie eine nicht korrigierbare Fehlpositionierung des Tuberculum majus nennen. So zeigten Boileau et al., dass die Integrität der Tuberkula und deren anatomische Position entscheidend für ein gutes funktionelles Outcome nach Implantation einer anatomischen Schulterendoprothese sind [10].

Bei posttraumatischen Fehlstellungen Typ IV nach Boileau empfehlen die Autoren primär die Implantation einer inversen Schulterprothese. Wir sehen bei Pseudarthrosen des proximalen Humerus Typ IV nach Checchia ebenfalls die Indikation zur Revision mittels Implantation einer inversen Schulterendoprothese (◘ Abb. 11.7 und 11.8).

Von essenzieller Bedeutung ist vor einer operativen Revision die Sicherstellung der Funktion des N. axillaris [69].

Kurz- und mittelfristige klinische und funktionelle Outcome-Ergebnisse wurden bislang als gut beschrieben mit Überlebensraten zwischen 90 und 95 %. 10 Jahre nach der inversen Schulterprothesenimplantation fallen die Überlebensraten auf ein Mittel von 80 %, z. T. aufgrund einer Lockerung der Glenoidkomponente [12, 12, 23, 46, 49, 82]. Dennoch muss kritisch festgestellt werden, dass Komplikationen wie die Implantatinfektion und die Dislokation nach inverser Schulterendoprothese signifikant gehäuft sind [127].

Somit scheint die inverse Schulterendoprothetik eine gangbare Option in der Versorgung von proximalen Humeruspseudarthrosen darzustellen. So konnten Martinez et al. bei Patienten mit Pseudarthrose des proximalen Humerus eine signifikante Verbesserung des Bewegungsausmaßes und eine hohe Patientenzufriedenheit zeigen [38, 77, 93, 125].

11.3 Pseudarthrosen des Humerusschaftes

11.3.1 Problem: Grundlagen, Diagnostik, Ursachenanalyse

Epidemiologie

Auch wenn es in den vergangenen zwei Jahrzehnten zu einem deutlichen Paradigmenwechsel in der Behandlung von Oberarmschaftfrakturen gekommen ist und die konservative Behandlung der Schaftfrakturen zunehmend seltener wird, berichten zahlreiche Autoren, dass die überwiegende Mehrzahl der undislozierten und wenig dislozierten Frakturen des Humerusschaftes unter konservativer Therapie mittels Bracing komplikationslos verheilt [41, 51]. Im Gegenzug berichtet eine ebenfalls hohe Zahl von Autoren eine Prävalenz der Humerusschaftpseudarthrose nach konservativer Therapie von bis zu 23 % [88]. Diese Pseudarthrosenrate liegt deutlich über den von Sarmiento et al. in früheren Studien beschriebenen Prävalenz von bis zu 2 % [104].

Die Prävalenz der Pseudarthrose nach osteosynthetischer Versorgung mittels Marknagel beträgt ebenfalls bis zu 2 % [20, 73].

Ursachen

Neben den klassischen systemischen Grunderkrankungen wie Osteoporose, Nikotinabusus und Diabetes mellitus sowie den lokalen Faktoren wie ausgeprägter Weichteilschaden scheint am Humerusschaft der Hauptgrund für die Pseudarthrose in der Frakturmorphologie begründet.

So scheinen Querfrakturen mit bis zu 42 % Pseudarthrosenrisiko Prädilektionsfrakturen für Pseudarthrosenausbildung zu sein [30]. Jedoch scheinen auch kurze Schrägfrakturen Behandlungsprobleme zu bergen; so berichten Ring et al., dass 85 % der operativ revidierten Humerusschaftpseudarthrosen ein Spiral- oder Schrägfrakturmuster aufwiesen [99].

Ekholm et al. beobachteten in ihrer Studie einen Trend hinsichtlich eines vermehrten Auftretens von Pseudarthrosen gemäß AO-Klassifikation bei Typ-A-Frakturen (einfach, > 90 % Kortikaliskontakt) im Vergleich zu Typ-B- und Typ-C-Frakturen (komplex) [41].

Die Höhe der Fraktur scheint ebenso von Relevanz zu sein; so scheinen Frakturen des proximalen Schaftes mit einem größeren Pseudarthrosenrisiko behaftet zu sein [123]. Dies scheint aus biomechanischer Sicht durch den größeren Hebelarm des distalen Armanteils sowie durch die lokal deformierenden Kräfte (M. deltoideus und M. pectoralis) erklärlich zu sein [103].

Darüber hinaus erhöhen hochenergetische Traumata das Risiko, eine Pseudarthrose zu entwickeln [95].

Klinik und Diagnostik

Patienten mit symptomatischer Pseudarthrose des Humerusschaftes, unabhängig von konservativer oder operativer Vorbehandlung, berichten typischerweise von Schmerzen bei repetitiven Arm-Hand-Tätigkeiten, Armvorheben oder dem Tragen axialer Lasten [99]. Bei der klinischen Untersuchung ist das Erkennen und Dokumentieren neurologischer Begleitverletzungen (N. radialis, N. medianus und N. ulnaris) essenziell, vaskuläre Komplikationen wie arterielle Aneurysmen und venöse Thrombosen können jedoch ebenfalls auftreten [76].

Unter konservativer Therapie sollte nach 12 Wochen röntgenologisch eine beginnende Konsolidierung erkennbar sein.

Nach Osteosynthese ist erst nach 9 Monaten von einer Pseudarthrose zu sprechen.

Praxistipp

In Fällen, in denen eine Beurteilung der Konsolidierung der Fraktur auf Röntgenaufnahmen erschwert ist, sollte eine CT durchgeführt werden [54, 76].

Laborchemisch muss bei Verdacht auf eine Pseudarthrose, gerade nach vorangegangener offener Fraktur oder operativer Versorgung, ein Infekt ausgeschlossen werden. Bei Patienten mit reduziertem Ernährungszustand sollte zudem eine internistische und endokrinologische Abklärung erfolgen.

11.3.2 Lösung und Umsetzung: Therapieformen

Konservatives Vorgehen

Eine konservative Behandlung von bestehenden Humerusschaftpseudarthrosen wird kaum zu einer Heilung führen. Daher sollte die konservative Therapie ausgewählten Patienten mit entsprechenden Begleiterkrankungen mit überproportional erhöhtem perioperativem Risiko vorbehalten sein. Ebenso kann ein konservatives Vorgehen für Patienten mit asymptomatischen Pseudarthrosen oder Patienten mit geringen funktionellen Ansprüchen eingeschlagen werden.

Als mögliche ergänzende Maßnahmen der konservativen Therapie werden in der Literatur verschiedene Verfahren zur Knochenstimulation berichtet. Diese arbeiten entweder mit niedrig gepulstem Strom, gepulsten elektromagnetischen Feldern, kapazitiver Verkupplungen und/oder Ultraschall. Der wissenschaftliche Nachweis einer Wirksamkeit dieser Verfahren konnte bislang jedoch nicht eindeutig erbracht werden [20].

Operatives Vorgehen

Therapiezeitpunkt

Papasoulis et al. konnten in einer Metaanalyse zeigen, dass die mittlere Zeit bis Frakturheilung am Humerusschaft 10,7 Wochen beträgt [88].

Unabhängig von der klassischen Definition der Pseudarthrose ab dem 9. Monat post trauma oder post operationem empfehlen daher die meisten Autoren bei ausbleibender Knochenheilung, die konservative Therapie nach spätestens 12 Wochen zu beenden [20, 50].

Beim Verdacht auf eine verzögerte Frakturheilung bzw. Pseudarthrose nach Osteosynthese sollten, abhängig von der klinischen Beschwerdesymptomatik sowie dem Röntgenverlauf, 9 Monate bis zu einer operativen Revision abgewartet werden.

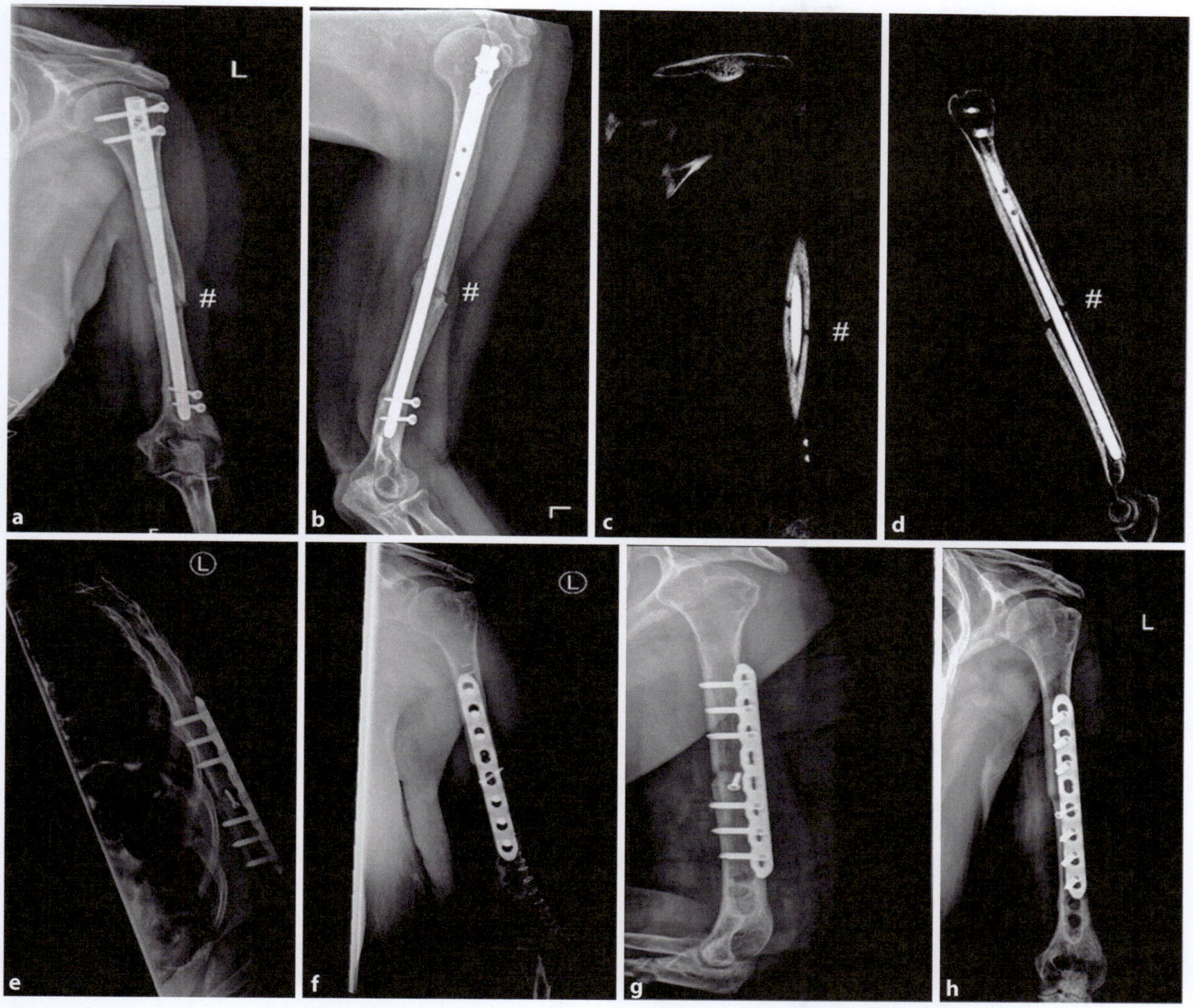

Abb. 11.9 56-jähriger Patient, 8 Monate nach Marknagelosteosynthese einer Humerusschaftfraktur, AO A2. **a–d** Konventionelles Röntgen und Computertomographie in koronarer und sagittaler Rekonstruktion, atrophe Humerusschaftpseudarthrose (Raute). **e–h** Konventionell-radiographischer postoperativer Verlauf nach Entfernung des Marknagels, Debridement, Dekortikation und Reosteosynthese unmittelbar postoperativ (**e, f**) und 6 Monate postoperativ (**g, h**)

Sollte der Patient eine deutliche Klinik beklagen und/oder Lockerungszeichen im Röntgen bestehen, muss im Einzelfall jedoch auch schon früher interveniert werden.

Osteosynthese

Die Indikation zur chirurgischen Intervention wird primär durch die klinische Symptomatik des Patienten terminiert. Dennoch muss die Indikation kritisch mit den zu erwartenden perioperativen Risiken abgewägt werden.

Art der vorliegenden Pseudarthrose Für die Planung der Revisionsosteosynthese ist im Wesentlichen die Art der vorliegenden Pseudarthrose entscheidend.

Unter konservativer Therapie treten vermehrt **hypertrophe Pseudarthrosen**, bedingt durch die mechanische Instabilität und Weichteilinterposition auf. Hypertrophe Pseudarthrosen am Humerusschaft benötigen in der Regel eine biomechanisch rigide Osteosynthese unter Einsatz einer Plattenosteosynthese sowie eine erweiterte Knochenanfrischung.

Bei der **atrophen Pseudarthrose** unter konservativer Therapie oder auch gehäuft nach intramedullärer Osteosynthese liegen in der Regel zugrunde:

- eine gestörte Blutversorgung,
- ein Infekt,
- eine verminderte Knochendichte oder
- systemische Erkrankungen.

Sie bedarf einer ausgedehnten Pseudarthrosenresektion mit Entfernung sämtlicher sklerotischer Areale bis zum

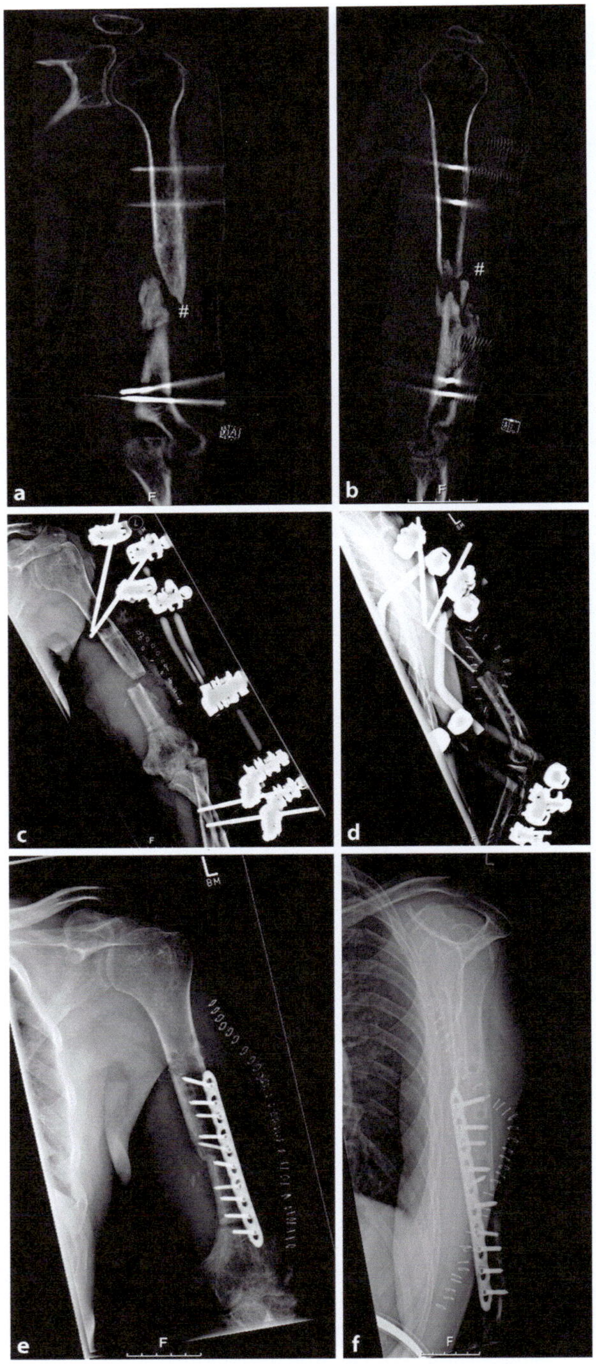

Abb. 11.10a–f 36-jähriger Patient, 10 Monate nach offenem Schussbruch des Humerusschaftes. **a, b** Computertomographie in koronarer und sagittaler Rekonstruktion bei der Erstvorstellung des Patienten, Fixateur externe anliegend, atrophe Pseudarthrose mit einliegendem Knochensequester (Raute). **c, d** Konventionell-radiographischer Status nach Entfernung des Knochensequesters, radikalem Debridement, Dekortikation, Einlage eines Schwammes zur Vakuumtherapie und Neuanlage des Fixateur externe. **e, f** Konventionell-radiographisches Endresultat nach zahlreichen Debridements, Lavagen, Vakuumtherapien und schließlich der Reosteosynthese der Humerusschaftinfektpseudarthrose

sicheren Erreichen vitaler Knochenenden (Abb. 11.9 und 11.10; [91]).

Zugang Für die Planung der Operation und die Wahl des Zugangs ist des Weiteren die Höhe der Pseudarthrose in Relation zum Humerusschaft entscheidend. So favorisieren wir für das proximale Drittel des Humerus den Einsatz eines deltoideopektoralen/erweiterten deltoideopektoralen Zugangs und für die distalen zwei Drittel den posterioren Zugang.

Wahl des Implantats Bei nicht infektbedingten Pseudarthrosen liegt in der Regel kein längerstreckiger Segmentdefekt vor. Des Weiteren sind Längendefizite bis zu 2,5 cm am Humerusschaft durch den Patienten exzellent kompensierbar, sodass in der Regel nach Anfrischen der Pseudarthrosenenden die Osteosynthese in AO-Standardtechnik mittels interfragmentärer Zugschraube und 4,5-mm-LCP- oder LCDCP-Platte vorgenommen werden kann [95]. Die Frakturenden sollten debridiert werden und leicht dekortiziert, um die Knochenheilung zu stimulieren.

Bestehende Achs- und Rotationsfehlstellungen müssen ggf. über eine Osteotomie der Pseudarthrosenenden korrigiert werden.

Beim Einsatz eines 4,5-mm-Implantates sollten in jedem Frakturende 3 bikortikale Schrauben zu liegen kommen.

Bei zierlichen Patienten und geringem Schaftdurchmesser muss häufig eine 3,5-mm-LCP- oder LCDCP-Platte eingesetzt werden. Diese sollten mit jeweils 4 Schrauben in jedem Frakturende verankert werden. Unter Einsatz dieser Technik zeigten Ring et al. gute Ausheilungserfolge, berichteten jedoch auch vom Auftreten einer neuerlichen Pseudarthrose in 15 % der Fälle [99].

Praxistipp

Daher empfehlen wir am Humerusschaft in der Regel eine biologische Augmentation mittels Beckenkammspongiosa.

Unter Einsatz dieser Technik werden in der Literatur Ausheilungsraten zwischen 98 und 100 % berichtet. Lediglich bei großen Defekten oder bereits verbrauchtem Beckenkamm ist bei Revisionen am Humerus der Einsatz eines RIA-Systems mit Transplantation von Femurspongiosa erforderlich.

Der Einsatz rekombinanter Wachstumsfaktoren am Humerus entspricht einem Off-Label-Use und ist aus unserer Sicht lediglich in seltenen Einzelfällen additiv zu erwägen.

11.4 Pseudarthrosen des Unterarmes

11.4.1 Problem: Grundlagen, Diagnostik, Ursachenanalyse

Einleitung

Neben offenen Unterarmmehrfragmentfrakturen mit ausgeprägter Weichteildestruktion entstehen Pseudarthrosen des Unterarmes v. a. im Rahmen einer falsch indizierten konservativen Therapie oder einer unzureichenden Operationstechnik.

> **So gilt es bei jeder Behandlungsform, die korrekte Achse, Länge und Rotation der verletzten Unterarmknochen wiederherzustellen.**

Da sich in den letzten Jahrzehnten die Behandlung von Unterarmfrakturen zu einer Domäne der operativen Therapie entwickelt hat, sind die aus konservativer Therapie resultierenden Unterarmpseudarthrosen in den Hintergrund geraten [118]. Während die diaphysären Pseudarthrosen meist nur einen der beiden Unterarmknochen, häufiger die Ulna, betreffen, sind die metaphysären Pseudarthrosen zumeist am Olekranon, Radiusköpfchen oder distalen Radius lokalisiert [118].

Die Symptomatik umfasst neben Schmerzen und einer Einschränkung der Unterarmumwendung auch einen erheblichen Kraftverlust [95].

Insgesamt steht die in der Literatur geringe Studienzahl in keinem Verhältnis zur klinisch hohen Relevanz dieser Verletzungsentität. Beim Vorliegen einer diaphysären Unterarmpseudarthrose ist mit einer durchschnittlichen Arbeitsunfähigkeitsdauer von etwa 13 Monaten bei einer Behandlungsdauer von 3–6 Monaten zu rechnen [118]. Während die Publikationen zumeist Pseudarthrosen an der unteren Extremität fokussieren, sind die Pseudarthrosen am Unterarm unterrepräsentiert. Dies liegt auch an der epidemiologischen Verteilung. Während der Unterschenkel in ungefähr 50 % der diaphysären Pseudarthrosen betroffen ist, stellt der Unterarm nach dem Oberarm (20 %) mit 17 % die dritthäufigste Lokalisation dar [61].

In einer epidemiologischen Untersuchung der Jahre 1981–1993 zeigte sich eine deutliche Abnahme der behandelten diaphysären Unterarmpseudarthrosen (von $n = 6{,}3$ auf $n = 2{,}8$ pro Jahr) [61]. Die Ursache für diesen Rückgang wird in einem Wandel des Therapieregimes der Primärfraktur gesehen. Während in den Jahren 1981–1988 in 24 % der Fälle eine konservative Therapie durchgeführt wurde, war dies in den Jahren 1989–1993 nur bei 7 % aller diaphysären Unterarmfrakturen der Fall. Im gesamten Nachuntersuchungszeitraum war bei einem Durchschnittsalter von 35 Jahren das männliche Geschlecht mehr als doppelt so häufig betroffen.

Lokalisation

- **Proximales Drittel**

Pseudarthrosen der proximalen Ulna stellen eine insgesamt sehr seltene Komplikation nach Behandlung einer Primärfraktur mit unzureichender Stabilität dar. Diese können nicht nur im Rahmen einer konservativen Therapie, sondern auch bei operativer Versorgung v. a. bei komplexem Primärverletzungsmuster wie Monteggia-Verletzungen oder bei zusätzlicher Fraktur des Radiusköpfchens auftreten [62]. Operationstechnische Fehler bei der Osteosynthese der Primärfraktur wie eine zu geringe Anzahl von Schrauben in den beiden Hauptfragmenten, Unterschätzung einer Koronoidfraktur oder ventralen kortikalen Trümmerzone als Stressfaktor für eine von dorsal aufgebrachte Platte spielen bei der Entstehung einer Olekranonpseudarthrose eine entscheidende Rolle [87, 97, 102]. Weitere Risikofaktoren stellen offene Verletzungen, Infektionen, Trümmerfrakturen und Gefäßverletzungen dar [87, 102].

Im Allgemeinen sind Pseudarthrosen des Radiusköpfchens und des Radiushalses sehr selten. Als Ursache gilt die traumatisch bedingte, verminderte Blutversorgung des Radiusköpfchens, welche hauptsächlich durch intraossäre Blutgefäße erfolgt [96, 124]. Beim Vorliegen von mehr als 3 Fragmenten ist das Risiko einer Pseudarthrosenentstehung ebenfalls erhöht [95].

- **Diaphyse, mittleres Drittel**

Pseudarthrosen der Unterarmdiaphyse resultieren v. a. aus einer konservativen Therapie einer kompletten Unterarmfraktur insbesondere mit Absprengungen von Keilfragmenten, aber auch bei solitären Frakturen der Ulna aufgrund einer unzureichenden Stabilität im Rahmen der Immobilisierung [121, 122].

> **Somit spielt die Ruhigstellung im gespaltenen Gips heutzutage in der Regel nur noch temporär zwischen dem Trauma und der definitiven osteosynthetischen Versorgung eine Rolle.**

Neben einer Nichtvereinigung der Frakturenden stellen eine eingeschränkte Unterarmumwendbewegung, ein Kompartmentsyndrom, radioulnare Synostosen, Muskelatrophien sowie ein komplexes regionales Schmerzsyndrom weitere Komplikationen dar [121, 122].

Die operative Versorgung im Sinne einer Marknagel- oder Plattenosteosynthese wurde bereits 1971 von Wilhelm et al. als Verfahren mit im Vergleich zur konservativen Therapie günstigeren Resultaten beschrieben, was auf die höhere Stabilität der Osteosynthese zurückzuführen ist [122]. Dies erlaubt auch eine frühfunktionelle Nachbehandlung, womit einer Einsteifung der angrenzenden Gelenke sowie der Ausprägung von Muskelatrophien entgegengewirkt werden kann.

Der Anwendungsbereich der Plattenosteosynthese schien hierbei dem Anwendungsbereich der intramedullären Marknagelung überlegen zu sein. Intramedulläre Verfahren mit geringer Belastungstoleranz wie die K-Drahtosteosynthese oder die Stabilisierung mittels „rush-pin" resultierten in 16–30 % der Fälle in einer Pseudarthrose [122].

Neuere intramedulläre Implantate wie der Verriegelungsnagel könnten aufgrund einer erhöhten Torsionsstabilität eine Alternative zur Plattenosteosynthese darstellen. In der aktuellen Literatur wird die Plattenosteosynthese jedoch als Standardverfahren in der operativen Versorgung von Unterarmschaftfrakturen bezeichnet [121]. Durch die Möglichkeit der Kombination von interfragmentärer Kompression durch exzentrische Bohrung und winkelstabiler Fixierung kann eine hohe biomechanische Stabilität erreicht werden.

▪ Distales Drittel

Im Gegensatz zu Pseudarthrosen des Processus styloideus ulnae kommen Pseudarthrosen des distalen Radius sehr selten vor. Bacorn et al. berichten von einer Pseudarthrosenrate von 0,2 % nach distaler Radiusfraktur in einem Kollektiv von 2000 Patienten [5]. Ursachen für die niedrige Inzidenz könnten neben der häufigen Impaktierung der Frakturfragmente und der Lokalisierung im metaphysären Knochen auch der typische niedrigenergetische Sturz sein, der nur selten ausgeprägte Weichteildestruktionen mit sich bringt [92].

Die Wiederherstellung der anatomischen Länge des frakturierten, distalen Radius bei Trümmerfrakturen im Rahmen der operativen Versorgung scheint eine knöcherne Lücke in der Metaphyse zu hinterlassen, welche zu einer verzögerten oder ausbleibenden ossären Konsolidierung führt und somit in einer Pseudarthrose resultieren kann [107, 120].

11.4.2 Lösung und Umsetzung: Therapieformen

Nach klinisch-radiologischer Diagnose einer Pseudarthrose am Unterarm muss zunächst die Nichtinfektpseudarthrose von der Infektpseudarthrose unterschieden werden. Die präoperative laborchemische Basisdiagnostik sollte hierzu ein großes Blutbild mit Differenzialblutbild, eine Blutsenkung sowie eine Bestimmung des C-reaktiven Proteins beinhalten. Ebenso sollten sämtliche Berichte der vorangegangenen Operationen sowie Details über die verwendeten Implantate für die Operationsplanung vorliegen.

Praxistipp

Auch bei fehlendem Hinweis auf einen zugrundeliegenden Infekt sollten im Rahmen der chirurgischen Sanierung mehrere Abstriche für die mikrobiologische Untersuchung zum sicheren Ausschluss einer Keimbesiedelung genommen werden.

Nichtinfektpseudarthrosen

▪ Proximales Drittel

Neben einer vollständigen Entfernung des einliegenden Osteosynthesematerials umfasst die chirurgische Sanierung einer Olekranonpseudarthrose ein radikales Debridement der Synovialmembranen, des entzündlich veränderten Weichteilgewebes sowie des Pseudarthrosenspaltes [66, 66]. Die Pseudarthrose wird mobilisiert, geöffnet und sorgfältig debridiert. Hierfür können Bohrungen, ein Hohlmeißel oder Küretten verwendet werden. Nach einer ausgiebigen Lavage und dem Anfrischen der Pseudarthrosenenden erfolgt abhängig von der ossären Defektgröße der Aufbau mit Knochenersatzmaterialien/autologem Knocheninterponat vor der Reosteosynthese. Sowohl durch eine LC-DCP („low contact dynamic compression plate") als auch eine LCP („locking compression plate") kann ein rigides Konstrukt erreicht werden.

Pseudarthrosen des Radiushalses sind oft mit einer guten klinischen Funktion und nur geringen Symptomen assoziiert und bedürfen daher nur selten einer operativen Therapie [66, 66]. Falls bei hohem subjektivem Leidensdruck eine knöcherne Rekonstruktion und Fixierung mittels Plattenosteosynthese nicht möglich ist, kann das Radiusköpfchen endoprothetisch ersetzt werden und so seine Funktion als sekundärer Ellenbogenstabilisator erhalten bleiben (▣ Abb. 11.11).

▪ Diaphyse, mittleres Drittel

Beim Vorliegen einer atrophen Pseudarthrose erfolgt nach sparsamer Weichteildissektion die Eröffnung des proximalen und distalen Markraums mit einem 2-mm-Bohrer.

Praxistipp

Bei einer Pseudarthrose des Radius- und Ulnaschaftes mit kleinem knöchernem Defekt kann eine symmetrische Verkürzung durchgeführt werden [66]. Dennoch sollte beim Vorliegen eines Knochendefektes die Wiederherstellung der anatomischen Längenverhältnisse bevorzugt werden, ggf. mit einem ossären, autologen Interponat, damit eine freie Beweglichkeit im distalen Radioulnargelenk erreicht werden kann (▣ Abb. 11.12).

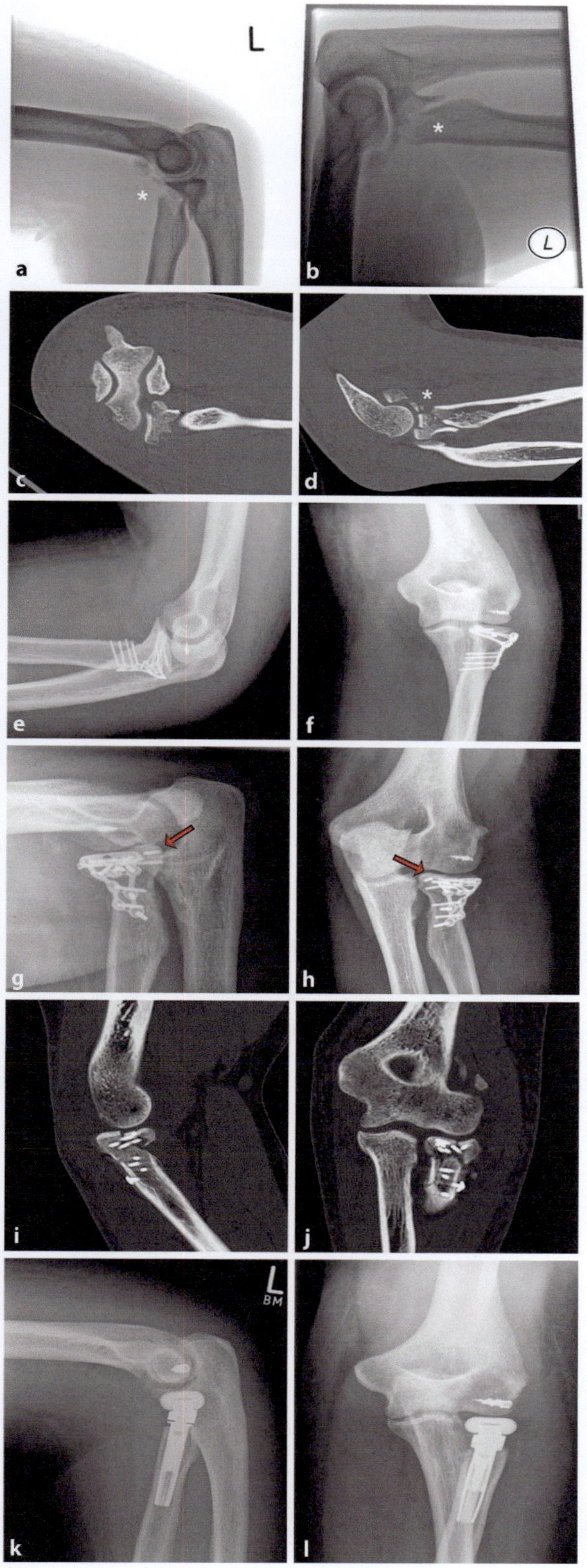

Zur internen Fixierung eignen sich sowohl LC-DCP als auch LCP.

Die operative Therapie hypertropher Unterarmpseudarthrosen umfasst neben einer lokalen Kallusresektion eine rigide Osteosynthese mit interfragmentärer Kompression.

Kloen et al. erreichten bei Unterarmpseudarthrosen durch eine Plattenosteosynthese und abhängig vom knöchernen Defekt, ggf. mit ossärem Interponat, eine Heilungsrate von 100 % [66].

▪ Distales Drittel

Eine konservative Therapie einer distalen Radiuspseudarthrose kommt nur bei Patienten mit stark eingeschränkten funktionellen Ansprüchen und geringen Beschwerden in Betracht. Aufgrund der Seltenheit dieser Verletzungsentität fehlen in der Literatur klare Behandlungsleitlinien. Vor allem ein sehr kleines, distales Frakturfragment bei osteoporotischem Knochen erschwert die osteosynthetische Pseudarthrosenbehandlung.

Segalman et al. rieten im Pseudarthrosenfall bei einer Größe des distalen Fragmentes < 5 mm von einer Osteosynthese ab und empfahlen eine Handgelenksarthrodese [107]. Prommersberger et al. zeigten zwar eine höhere Komplikationsrate bei kleinem distalem Fragment bei allerdings äquivalenten klinisch-radiologischen Resultaten [92]. Somit sollte die Handgelenksarthrodese nur noch als sogenannte „salvage procedure“ in Frage kommen.

Infektpseudarthrosen

In diesen komplexen Fällen stellt die Entfernung des einliegenden Osteosynthesematerials, ein aggressives Debridement, eine testgerechte intravenöse Antibiotikatherapie und die temporäre Anlage eines Fixateur externe eine sinnvolle Behandlungsstrategie dar. In oft mehreren Folgeeingriffen muss die mikrobiologisch gesicherte Keimfreiheit vor der definitiven internen Osteosynthese erreicht werden.

Abb. 11.11 36-jähriger Patient mit einer Radiusköpfchenluxationsfraktur, Mason IV. **a–d** Konventionelles Röntgen und Computertomographie in koronarer und sagittaler Rekonstruktion der akuten Fraktur (*Stern*). **e, f** Postoperativer konventionell-radiographischer Status nach winkelstabiler Plattenosteosynthese. **g, h** 9 Monate postoperativ besteht konventionell-radiographisch der Verdacht auf eine atrophe Pseudarthrose/Osteonekrose mit abgebrochener Schraube (*roter Pfeil*) als Hinweis auf eine vorliegende Instabilität, welche sich in der Computertomographie in sagittaler und koronarer Rekonstruktion bestätigt (**i, j**). **k, l** Konventionell-radiographischer postoperativer Status nach endoprothetischem Ersatz des Radiusköpfchens

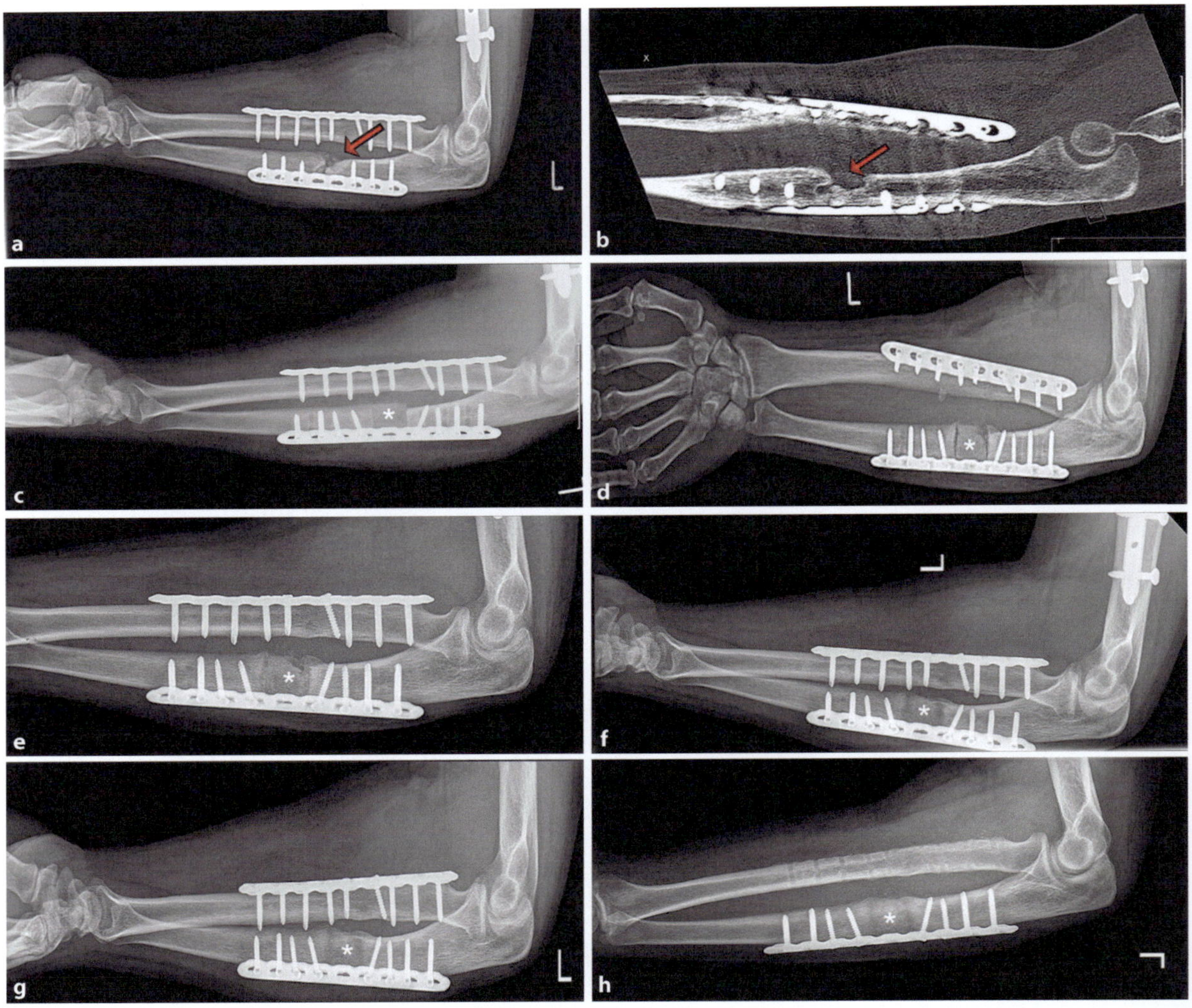

Abb. 11.12 29-jähriger Patient, 9 Monate nach Osteosynthese einer kompletten Unterarmschaftfraktur. **a, b** Konventionelles Röntgen und Computertomographie in sagittaler Rekonstruktion, atrophe Ulnaschaftpseudarthrose (*roter Pfeil*). **c–g** Konventionell-radiographischer postoperativer Verlauf nach Augmentation mittels trikortikalem Beckenkammspan (*Stern*) und Reosteosynthese unmittelbar postoperativ (**c**), 3 Monate postoperativ (**d**), 6 Monate postoperativ (**e**), 12 Monate postoperativ (**f**), 24 Monate postoperativ (**g**), nach Materialentfernung am Radiusschaft (**h**)

Zusammenfassung: Therapie der Pseudarthrosen des Unterarms

- Pseudarthrosen des Unterarmes stellen aufgrund eines Wandels des Regimes zur Behandlung der Primärfrakturen von der konservativen zur operativen Therapie hin eine insgesamt seltene Verletzungsentität dar. Dennoch führen sie bei den Betroffenen zu einer hochgradigen Einschränkung im Alltag mit lang andauernder Arbeitsunfähigkeit.
- Die operativen Behandlungsmöglichkeiten sind grundsätzlich zahlreich, und es stehen verschiedene intra- wie extramedulläre Osteosyntheseverfahren zur Verfügung.
- Aufgrund der geringen Fallzahlen, aber hohen klinischen Relevanz und Komplexität der Pseudarthrosenbehandlung sollte diese allerdings nur in hierauf spezialisierten Zentren erfolgen.

Literatur

1. Allende C, Allende BT (2004) Posttraumatic one-bone forearm reconstruction. A report of seven cases. J Bone Jt Surg Am 86-A(2):364–369
2. Allende C, Allende BT (2009) The use of a new locking 90 degree blade plate in the treatment of atrophic proximal humerus nonunions. Int Orthop 33(6):1649–1654. doi:10.1007/s00264-008-0686-9

3. Alshameeri ZA, Katam K, Alsamaq M, Sonsale P (2012) The outcome of surgical fixation of mid shaft clavicle fractures; looking at patient satisfaction and comparing surgical approaches. Int J Shoulder Surg 6(3):76–81. doi:10.4103/0973–6042.102556
4. Antuna SA, Sperling JW, Sanchez-Sotelo J, Cofield RH (2002) Shoulder arthroplasty for proximal humeral nonunions. J Shoulder Elbow Surg 11(2):114–121
5. Bacorn RW, Kurtzke JF (1953) Colles' fracture; a study of two thousand cases from the New York State Workmen's Compensation Board. J Bone Joint Surg Am 35-A(3):643–658
6. Badman BL, Mighell M, Kalandiak SP, Prasarn M (2009) Proximal humeral nonunions treated with fixed-angle locked plating and an intramedullary strut allograft. J Orthop Trauma 23(3):173–179. doi:10.1097/BOT.0b013e31819b0bdc
7. Baumgartner D, Nolan BM, Mathys R, Lorenzetti SR, Stussi E (2011) Review of fixation techniques for the four-part fractured proximal humerus in hemiarthroplasty. J Orthop Surg Res 6:36. doi:10.1186/1749–799x-6–36
8. Beredjiklian PK, Iannotti JP, Norris TR, Williams GR (1998) Operative treatment of malunion of a fracture of the proximal aspect of the humerus. J Bone Joint Surg Am 80(10):1484–1497
9. Boehme D, Curtis RJ Jr, DeHaan JT, Kay SP, Young DC, Rockwood CA Jr (1991) Non-union of fractures of the mid-shaft of the clavicle. Treatment with a modified Hagie intramedullary pin and autogenous bone-grafting. J Bone Joint Surg Am 73(8):1219–1226
10. Boileau P, Trojani C, Walch G, Krishnan SG, Romeo A, Sinnerton R (2001) Shoulder arthroplasty for the treatment of the sequelae of fractures of the proximal humerus. J Shoulder Elbow Surg 10(4):299–308. doi:10.1067/mse.2001.115985
11. Boileau P, Chuinard C, Le Huec JC, Walch G, Trojani C (2006) Proximal humerus fracture sequelae: impact of a new radiographic classification on arthroplasty. Clin Orthop Relat Res 442:121–130. doi:00003086–200601000–00021
12. Boileau P, Moineau G, Roussanne Y, O'Shea K (2011) Bony increased-offset reversed shoulder arthroplasty: minimizing scapular impingement while maximizing glenoid fixation. Clin Orthop Relat Res 469(9):2558–2567. doi:10.1007/s11999-011-1775-4
13. Boileau P, Melis B, Duperron D, Moineau G, Rumian AP, Han Y (2013) Revision surgery of reverse shoulder arthroplasty. J Shoulder Elbow Surg 22(10):1359–1370. doi:10.1016/j.jse.2013.02.004
14. Bono CM, Renard R, Levine RG, Levy AS (2001) Effect of displacement of fractures of the greater tuberosity on the mechanics of the shoulder. J Bone Jt Surg Br Vol 83:
15. Bosch U, Skutek M, Fremerey RW, Tscherne H (1998) Outcome after primary and secondary hemiarthroplasty in elderly patients with fractures of the proximal humerus. J Shoulder Elbow Surg 7(5):479–484
16. Boyd AD Jr, Thomas WH, Scott RD, Sledge CB, Thornhill TS (1990) Total shoulder arthroplasty versus hemiarthroplasty. Indications for glenoid resurfacing. J Arthroplasty 5(4):329–336
17. Boyle MJ, Youn SM, Frampton CM, Ball CM (2012) Functional outcomes of reverse shoulder arthroplasty compared with hemiarthroplasty for acute proximal humeral fractures. J Shoulder Elbow Surg. doi:10.1016/j.jse.2012.03.006
18. Bradbury N, Hutchinson J, Hahn D, Colton CL (1996) Clavicular nonunion. 31/32 healed after plate fixation and bone grafting. Acta Orthop Scand 67(4):367–370
19. Cadet ER, Ahmad CS (2012) Hemiarthroplasty for three- and four-part proximal humerus fractures. J Am Acad Orthop Surg 20(1):17–27. doi:10.5435/jaaos-20–01–017
20. Cadet ER, Yin B, Schulz B, Ahmad CS, Rosenwasser MP (2013) Proximal humerus and humeral shaft nonunions. J Am Acad Orthop Surg 21(9):538–547. doi:10.5435/jaaos-21–09–538
21. Castricini R, De Benedetto M, Pirani P, Panfoli N, Pace N (2011) Shoulder hemiarthroplasty for fractures of the proximal humerus. Musculoskelet Surg 95(Suppl 1):49–54. doi:10.1007/s12306-011-0112-0
22. Cazeneuve JF, Cristofari DJ (2010) The reverse shoulder prosthesis in the treatment of fractures of the proximal humerus in the elderly. J Bone Joint Surg Br 92(4):535–539. doi:10.1302/0301–620x.92b4.22450
23. Cazeneuve JF, Cristofari DJ (2011) Long term functional outcome following reverse shoulder arthroplasty in the elderly. Orthop Traumatol Surg Res 97(6):583–589. doi:10.1016/j.otsr.2011.03.025
24. Checchia SL, Doneux P, Miyazaki AN, Spir IA, Bringel R, Ramos CH (2000) Classification of non-unions of the proximal humerus. Int Orthop 24(4):217–220
25. Cheung EV, Sperling JW (2008) Management of proximal humeral nonunions and malunions. Orthop Clin North Am 39(4):475–482. doi:10.1016/j.ocl.2008.06.002 (vii)
26. Cole PA (2014) Open reduction and plate fixation reduced nonunion after displaced midshaft clavicular fracture. J Bone Joint Surg Am 96(16):1397. doi:10.2106/JBJS.9616.ebo547
27. Coleman SH, Craig EV (2002) Hemiarthroplasty for complex fractures of the proximal humerus: surgical technique and results with the Atlas trimodular prosthesis. Am J Orthop (belle Mead Nj) 31(1 Suppl):11–17
28. Court-Brown CM, Caesar B (2006) Epidemiology of adult fractures: A review. Injury 37(8):691–697. doi:10.1016/j.injury.2006.04.130
29. Court-Brown CM, McQueen MM (2008) Nonunions of the proximal humerus: their prevalence and functional outcome. J Trauma 64(6):1517–1521. doi:10.1097/TA.0b013e3181469840
30. Coventry MB, Laurnen EL (1970) Ununited fractures of the middle and upper humerus. Special problems in treatment. Clin Orthop Relat Res 69:192–198
31. Cox G, Jones E, McGonagle D, Giannoudis PV (2011) Reamer-irrigator-aspirator indications and clinical results: a systematic review. Int Orthop 35(7):951–956. doi:10.1007/s00264–010–1189-z
32. Dahabreh Z, Dimitriou R, Giannoudis PV (2007) Health economics: a cost analysis of treatment of persistent fracture non-unions using bone morphogenetic protein-7. Injury 38(3):371–377. doi:10.1016/j.injury.2006.08.055
33. Wilde L De, Sys G, Julien Y, Ovost E Van, Poffyn B, Trouilloud P (2003) The reversed Delta shoulder prosthesis in reconstruction of the proximal humerus after tumour resection. Acta Orthop Belg 69(6):495–500
34. D'Elia G, Roselli G, Cavalli L, Innocenti P, Brandi ML (2010) Severe osteoporosis: diagnosis of non-hip non-vertebral (NHNV) fractures. Clin Cases Miner Bone Metab 7(2):85–90
35. Hartog D den, Haan J de, Schep NW, Tuinebreijer WE (2010) Primary shoulder arthroplasty versus conservative treatment for comminuted proximal humeral fractures: a systematic literature review. Open Orthop J 4:87–92. doi:10.2174/1874325001004020087
36. Dimitriou R, Dahabreh Z, Katsoulis E, Matthews SJ, Branfoot T, Giannoudis PV (2005) Application of recombinant BMP-7 on persistent upper and lower limb non-unions. Injury 36(Suppl 4):51–59. doi:10.1016/j.injury.2005.10.010
37. Dines DM, Warren RF, Altchek DW, Moeckel B (1993) Posttraumatic changes of the proximal humerus: Malunion, nonunion, and osteonecrosis. Treatment with modular hemiarthroplasty or total shoulder arthroplasty. J Shoulder Elbow Surg 2(1):11–21. doi:10.1016/s1058–2746(09)80132–8
38. Duquin TR, Jacobson JA, Sanchez-Sotelo J, Sperling JW, Cofield RH (2012) Unconstrained shoulder arthroplasty for treatment of proximal humeral nonunions. J Bone Joint Surg Am 94(17):1610–1617. doi:10.2106/jbjs.j.01975

39. Duralde XA, Flatow EL, Pollock RG, Nicholson GP, Self EB, Bigliani LU (1996) Operative treatment of nonunions of the surgical neck of the humerus. J Shoulder Elbow Surg 5(3):169–180
40. Ebraheim NA, Mekhail AO, Darwich M (1997) Open reduction and internal fixation with bone grafting of clavicular nonunion. J Trauma 42(4):701–704
41. Ekholm R, Tidermark J, Tornkvist H, Adami J, Ponzer S (2006) Outcome after closed functional treatment of humeral shaft fractures. J Orthop Trauma 20(9):591–596. doi:10.1097/01.bot.0000246466.01287.04
42. Frich LH, Sojbjerg JO, Sneppen O (1991) Shoulder arthroplasty in complex acute and chronic proximal humeral fractures. Orthopedics 14(9):949–954
43. Gadea F, Alami G, Pape G, Boileau P, Favard L (2012) Shoulder hemiarthroplasty: Outcomes and long-term survival analysis according to etiology. Orthop Traumatol Surg Res. doi:10.1016/j.otsr.2012.03.020
44. Galatz LM, Iannotti JP (2000) Management of surgical neck nonunions. Orthop Clin North Am 31(1):51–61
45. Galatz LM, Williams GR Jr, Fenlin JM Jr, Ramsey ML, Iannotti JP (2004) Outcome of open reduction and internal fixation of surgical neck nonunions of the humerus. J Orthop Trauma 18(2):63–67
46. Gallinet D, Adam A, Gasse N, Rochet S, Obert L (2012) Improvement in shoulder rotation in complex shoulder fractures treated by reverse shoulder arthroplasty. J Shoulder Elbow Surg. doi:10.1016/j.jse.2012.03.011
47. Gartsman GM, Taverna E (1996) Arthroscopic treatment of rotator cuff tear and greater tuberosity fracture nonunion. Arthroscopy 12(2):242–244
48. Glotzbecker MP, Shin EK, Chen NC, Labow BI, Waters PM (2009) Salvage reconstruction of congenital pseudarthrosis of the clavicle with vascularized fibular graft after failed operative treatment: a case report. J Pediatr Orthop 29(4):411–415. doi:10.1097/BPO.0b013e3181a5ebff
49. Groh GI, Groh GM (2014) Complications rates, reoperation rates, and the learning curve in reverse shoulder arthroplasty. J Shoulder Elbow Surg 23(3):388–394. doi:10.1016/j.jse.2013.06.002
50. Healy WL, Jupiter JB, Kristiansen TK, White RR (1990) Nonunion of the proximal humerus. A review of 25 cases. J Orthop Trauma 4(4):424–431
51. Healy WL, White GM, Mick CA, Brooker AF Jr, Weiland AJ (1987) Nonunion of the humeral shaft. Clin Orthop Relat Res 219:206–213
52. Heary RF, Schlenk RP, Sacchieri TA, Barone D, Brotea C (2002) Persistent iliac crest donor site pain: independent outcome assessment. Neurosurgery 50(3):510–516 (discussion 516–517)
53. Herscovici D Jr, Scaduto JM (2012) Use of the reamer-irrigator-aspirator technique to obtain autograft for ankle and hindfoot arthrodesis. J Bone Joint Surg Br 94(1):75–79. doi:10.1302/0301-620x.94b1.27690
54. Hierholzer C, Sama D, Toro JB, Peterson M, Helfet DL (2006) Plate fixation of ununited humeral shaft fractures: effect of type of bone graft on healing. J Bone Joint Surg Am 88(7):1442–1447. doi:10.2106/jbjs.e.00332
55. Jorgensen A, Troelsen A, Ban I (2014) Predictors associated with nonunion and symptomatic malunion following non-operative treatment of displaced midshaft clavicle fractures-a systematic review of the literature. Int Orthop 38(12):2543–2549. doi:10.1007/s00264-014-2450-7
56. Jost B, Spross C, Grehn H, Gerber C (2013) Locking plate fixation of fractures of the proximal humerus: analysis of complications, revision strategies and outcome. J Shoulder Elbow Surg 22(4):542–549. doi:10.1016/j.jse.2012.06.008
57. Jubel A, Andermahr J, Weisshaar G, Schiffer G, Prokop A, Rehm KE (2005) Intramedullary nailing (ESIN) in clavicular pseudoarthroses. Results of a prospective clinical trial. Unfallchirurg 108(7):544–550. doi:10.1007/s00113-005-0937-9
58. Jubel A, Schiffer G, Andermahr J, Ries C, Faymonville C (2014) Shortening deformities of the clavicle after diaphyseal clavicular fractures : Influence on patient-oriented assessment of shoulder function. Unfallchirurg. doi:10.1007/s00113-014-2648-6
59. Kannus P, Palvanen M, Niemi S, Parkkari J, Jarvinen M, Vuori I (1996) Increasing number and incidence of osteoporotic fractures of the proximal humerus in elderly people. BMJ 313(7064):1051–1052
60. Kannus P, Palvanen M, Niemi S, Sievanen H, Parkkari J (2009) Rate of proximal humeral fractures in older Finnish women between 1970 and 2007. Bone 44(4):656–659. doi:10.1016/j.bone.2008.12.007
61. Kasperczyk WJ, Mahlke L, Tscherne H (1996) Diaphyseal pseudarthroses. Epidemiology and outcome. Orthopade 25(5):416–428
62. Khalil A, Elsayed M, Seleem O (2010) Contoured plating for proximal ulna nonunion: an improved technique. Int Orthop 34(3):441–445. doi:10.1007/s00264-009–0809-y
63. Kim DH, Elattrache NS, Tibone JE, Jun BJ, DeLaMora SN, Kvitne RS, Lee TQ (2006) Biomechanical comparison of a single-row versus double-row suture anchor technique for rotator cuff repair. Am J Sports Med 34(3):407–414
64. Kim DH, Rhim R, Li L, Martha J, Swaim BH, Banco RJ, Jenis LG, Tromanhauser SG (2009) Prospective study of iliac crest bone graft harvest site pain and morbidity. Spine J 9(11):886–892. doi:10.1016/j.spinee.2009.05.006
65. Kirchhoff C, Banke IJ, Beirer M, Imhoff AB, Biberthaler P (2013) Operative management of clavicular non-union : Iliac crest bone graft and anatomic locking compression plate. Oper Orthop Traumatol 25(5):483–498. doi:10.1007/s00064-013-0257-0
66. Kloen P, Wiggers JK, Buijze GA (2010) Treatment of diaphyseal non-unions of the ulna and radius. Arch Orthop Trauma Surg 130(12):1439–1445. doi:10.1007/s00402–010–1071-x
67. Kloen P, Buijze GA, Ring D (2012) Management of forearm nonunions: current concepts. Strategies Trauma Limb Reconstr 7(1):1–11. doi:10.1007/s11751-011-0125-0
68. Kontakis G, Koutras C, Tosounidis T, Giannoudis P (2008) Early management of proximal humeral fractures with hemiarthroplasty: a systematic review. J Bone Joint Surg Br 90(11):1407–1413. doi:10.1302/0301–620x.90b11.21070
69. Lenarz C, Shishani Y, McCrum C, Nowinski RJ, Edwards TB, Gobezie R (2011) Is reverse shoulder arthroplasty appropriate for the treatment of fractures in the older patient? Early observations. Clin Orthop Relat Res 469(12):3324–3331. doi:10.1007/s11999–011–2055-z
70. Lill H, Hepp P, Korner J, Kassi JP, Verheyden AP, Josten C, Duda GN (2003) Proximal humeral fractures: how stiff should an implant be? A comparative mechanical study with new implants in human specimens. Arch Orthop Trauma Surg 123(2–3):74–81. doi:10.1007/s00402-002-0465-9
71. Lill H, Voigt C, Jensen G, Warnhoff M, Katthagen JC (2015) Corrective osteosynthesis of proximal humeral fractures. Technique and prospective results. Unfallchirurg 118(1):18–28. doi:10.1007/s00113-014-2682-4
72. Luo TD, Ashraf A, Larson AN, Stans AA, Shaughnessy WJ, McIntosh AL (2015) Complications in the treatment of adolescent clavicle fractures. Orthopedics 38(4):e287–e291. doi:10.3928/01477447–20150402–56
73. Mahabier KC, Vogels LM, Punt BJ, Roukema GR, Patka P, Lieshout EM Van (2013) Humeral shaft fractures: retrospective results of non-operative and operative treatment of 186 patients. Injury 44(4):427–430. doi:10.1016/j.injury.2012.08.003

74. Mansat P, Guity MR, Bellumore Y, Mansat M (2004) Shoulder arthroplasty for late sequelae of proximal humeral fractures. J Shoulder Elbow Surg 13(3):305–312. doi:10.1016/s1058274604000370
75. Martetschlager F, Gaskill TR, Millett PJ (2013) Management of clavicle nonunion and malunion. J Shoulder Elbow Surg 22(6):862–868. doi:10.1016/j.jse.2013.01.022
76. Marti RK, Verheyen CC, Besselaar PP (2002) Humeral shaft nonunion: evaluation of uniform surgical repair in fifty-one patients. J Orthop Trauma 16(2):108–115
77. Martinez AA, Bejarano C, Carbonel I, Iglesias D, Gil-Albarova J, Herrera A (2012) The treatment of proximal humerus nonunions in older patients with reverse shoulder arthroplasty. Injury 43(Suppl 2):S3–S6. doi:10.1016/s0020–1383 ((13)70172–4)
78. Mighell MA, Kolm GP, Collinge CA, Frankle MA (2003) Outcomes of hemiarthroplasty for fractures of the proximal humerus. J Shoulder Elbow Surg 12(6):569–577. doi:10.1016/s1058274603002131
79. Moineau G, McClelland WB Jr, Trojani C, Rumian A, Walch G, Boileau P (2012) Prognostic factors and limitations of anatomic shoulder arthroplasty for the treatment of posttraumatic cephalic collapse or necrosis (type-1 proximal humeral fracture sequelae). J Bone Joint Surg Am 94(23):2186–2194. doi:10.2106/jbjs.j.00412
80. Moseley HF (1968) The clavicle: its anatomy and function. Clin Orthop Relat Res 58:17–27
81. Murray IR, Foster CJ, Eros A, Robinson CM (2013) Risk factors for nonunion after nonoperative treatment of displaced midshaft fractures of the clavicle. J Bone Joint Surg Am 95(13):1153–1158. doi:10.2106/jbjs.k.01275
82. Nam D, Kepler CK, Neviaser AS, Jones KJ, Wright TM, Craig EV, Warren RF (2010) Reverse total shoulder arthroplasty: current concepts, results, and component wear analysis. J Bone Joint Surg Am 92(Suppl 2):23–35. doi:10.2106/jbjs.j.00769
83. Nayak NK, Schickendantz MS, Regan WD, Hawkins RJ (1995) Operative treatment of nonunion of surgical neck fractures of the humerus. Clin Orthop Relat Res (313):200–205
84. Neer CS 2nd (1970) Displaced proximal humeral fractures. II. Treatment of three-part and four-part displacement. J Bone Joint Surg Am 52(6):1090–1103
85. Oppenheim JS, Segal DH, Spitzer DE (2002) Persistent iliac crest donor site pain: independent outcome assessment. Neurosurgery 51(3):854–855 (author reply 855)
86. Palvanen M, Kannus P, Niemi S, Parkkari J (2006) Update in the epidemiology of proximal humeral fractures. Clin Orthop Relat Res 442:87–92
87. Papagelopoulos PJ, Morrey BF (1994) Treatment of nonunion of olecranon fractures. J Bone Joint Surg Br 76(4):627–635
88. Papasoulis E, Drosos GI, Ververidis AN, Verettas DA (2010) Functional bracing of humeral shaft fractures. A review of clinical studies. Injury 41(7):e21–27. doi:10.1016/j.injury.2009.05.004
89. Pedersen M, Poulsen KA, Thomsen F, Kristiansen B (1994) Operative treatment of clavicular nonunion. Acta Orthop Belg 60(3):303–306
90. Pijls BG, Werner PH, Eggen PJ (2011) Primary uncemented hemiarthroplasty for severe fractures of the proximal humerus. J Orthop Trauma 25(5):279–285. doi:10.1097/BOT.0b013e3181eaa648
91. Prasarn ML, Achor T, Paul O, Lorich DG, Helfet DL (2010) Management of nonunions of the proximal humeral diaphysis. Injury 41(12):1244–1248. doi:10.1016/j.injury.2010.04.002
92. Prommersberger KJ, Fernandez DL (2004) Nonunion of distal radius fractures. Clin Orthop Relat Res (419):51–56
93. Raiss P, Edwards TB, da Silva MR, Bruckner T, Loew M, Walch G (2014) Reverse shoulder arthroplasty for the treatment of nonunions of the surgical neck of the proximal part of the humerus (type-3 fracture sequelae). J Bone Joint Surg Am 96(24):2070–2076. doi:10.2106/jbjs.n.00405
94. Reuther F, Muhlhausler B, Wahl D, Nijs S (2010) Functional outcome of shoulder hemiarthroplasty for fractures: A multicentre analysis. Injury 41(6):606–612. doi:10.1016/j.injury.2009.11.019
95. Ring D, McKee MD, Perey BH, Jupiter JB (2001) The use of a blade plate and autogenous cancellous bone graft in the treatment of ununited fractures of the proximal humerus. J Shoulder Elbow Surg 10(6):501–507. doi:10.1067/mse.2001.118414
96. Ring D, Psychoyios VN, Chin KR, Jupiter JB (2002) Nonunion of nonoperatively treated fractures of the radial head. Clin Orthop Relat Res (398):235–238
97. Ring D, Tavakolian J, Kloen P, Helfet D, Jupiter JB (2004) Loss of alignment after surgical treatment of posterior Monteggia fractures: salvage with dorsal contoured plating. J Hand Surg Am 29(4):694–702. doi:10.1016/j.jhsa.2004.02.015
98. Ring D, Allende C, Jafarnia K, Allende BT, Jupiter JB (2004) Ununited diaphyseal forearm fractures with segmental defects: plate fixation and autogenous cancellous bone-grafting. J Bone Joint Surg Am 86-A(11):2440–2445
99. Ring D, Kloen P, Kadzielski J, Helfet D, Jupiter JB (2004) Locking compression plates for osteoporotic nonunions of the diaphyseal humerus. Clin Orthop Relat Res (425):50–54
100. Ring D, Chin K, Taghinia AH, Jupiter JB (2007) Nonunion after functional brace treatment of diaphyseal humerus fractures. J Trauma 62(5):1157–1158. doi:10.1097/01.ta.0000222719.52619.2c
101. Rittmeister M, Kerschbaumer F (2001) Grammont reverse total shoulder arthroplasty in patients with rheumatoid arthritis and nonreconstructible rotator cuff lesions. J Shoulder Elbow Surg 10(1):17–22. doi:10.1067/mse.2001.110515
102. Rotini R, Antonioli D, Marinelli A, Katusic D (2008) Surgical treatment of proximal ulna nonunion. Chir Organi Mov 91(2):65–70. doi:10.1007/s12306-007-0011-6
103. Rubel IF, Kloen P, Campbell D, Schwartz M, Liew A, Myers E, Helfet DL (2002) Open reduction and internal fixation of humeral nonunions : a biomechanical and clinical study. J Bone Joint Surg Am 84-A(8):1315–1322
104. Sarmiento A, Kinman PB, Galvin EG, Schmitt RH, Phillips JG (1977) Functional bracing of fractures of the shaft of the humerus. J Bone Joint Surg Am 59(5):596–601
105. Scheck M (1982) Surgical treatment of nonunions of the surgical neck of the humerus. Clin Orthop Relat Res (167):255–259
106. Scheibel M, Kraus N, Diederichs G, Haas N (2007) Arthroscopic reconstruction of chronic anteroinferior glenoid defect using an autologous tricortical iliac crest bone grafting technique. Arch Orthop Trauma Surg 128(11):1295–1300
107. Segalman KA, Clark GL (1998) Un-united fractures of the distal radius: a report of 12 cases. J Hand Surg Am 23(5):914–919. doi:10.1016/s0363–5023(98)80173–1
108. Siebenlist S, Sandmann G, Kirchhoff C, Biberthaler P, Neumaier M (2013) Anatomically precontoured LCP for delayed union of a medial third clavicle fracture. Case report with review of the literature. Acta Chir Orthop Traumatol Cech 80(6):407–410
109. Sirveaux F, Roche O, Mole D (2010) Shoulder arthroplasty for acute proximal humerus fracture. Orthop Traumatol Surg Res 96(6):683–694. doi:10.1016/j.otsr.2010.07.001
110. Smith CD, Guyver P, Bunker TD (2012) Indications for reverse shoulder replacement: a systematic review. J Bone Joint Surg Br 94(5):577–583. doi:10.1302/0301–620x.94b5.27596
111. Smith KL, Matsen FA 3rd (1998) Total shoulder arthroplasty versus hemiarthroplasty. Current trends. Orthop Clin North Am 29(3):491–506
112. Sperling JW, Cofield RH, Rowland CM (1998) Neer hemiarthroplasty and Neer total shoulder arthroplasty in patients fifty years old or less. Long-term results. J Bone Joint Surg Am 80(4):464–473

113. Spitzer AB, Davidovitch RI, Egol KA (2009) Use of a „hybrid" locking plate for complex metaphyseal fractures and nonunions about the humerus. Injury 40(3):240–244. doi:10.1016/j.injury.2008.07.019
114. Stechel A, Fuhrmann U, Irlenbusch L, Rott O, Irlenbusch U (2010) Reversed shoulder arthroplasty in cuff tear arthritis, fracture sequelae, and revision arthroplasty. Acta Orthop 81(3):367–372. doi:10.3109/17453674.2010.487242
115. Tani Y, Inoue K, Kaneko H, Nishioka J, Hukuda S (1998) Intramedullary fibular graft for supracondylar fracture of the femur following total knee arthroplasty. Arch Orthop Trauma Surg 117(1–2):103–104
116. Tauber M, Brugger A, Povacz P, Resch H (2011) Reconstructive surgical treatment without bone grafting in nonunions of humeral surgical neck fractures. J Orthop Trauma 25(7):392–398. doi:10.1097/BOT.0b013e3181ffde46
117. Volgas DA, Stannard JP, Alonso JE (2004) Nonunions of the humerus. Clin Orthop Relat Res (419):46–50
118. Wagner F, Pickel H, Bühren V (2006) Unterarmpseudarthrosen. Trauma Berufskrankh 8:6
119. Walch G, Badet R, Nove-Josserand L, Levigne C (1996) Nonunions of the surgical neck of the humerus: surgical treatment with an intramedullary bone peg, internal fixation, and cancellous bone grafting. J Shoulder Elbow Surg 5(3):161–168
120. Weber SC, Szabo RM (1986) Severely comminuted distal radial fracture as an unsolved problem: complications associated with external fixation and pins and plaster techniques. J Hand Surg Am 11(2):157–165
121. Weckbach A, Blattert TR (2002) Die Unterarmschaftfraktur des Erwachsenen. Unfallchirurg 73:672–641
122. Wilhelm K, Rueff FL (1971) Surgical treatment of forearm diaphyseal fractures. Arch Orthop Unfallchir 70(3):215–229
123. Willis MP, Brooks JP, Badman BL, Gaines RJ, Mighell MA, Sanders RW (2013) Treatment of atrophic diaphyseal humeral nonunions with compressive locked plating and augmented with an intramedullary strut allograft. J Orthop Trauma 27(2):77–81. doi:10.1097/BOT.0b013e31825360fa
124. Yamaguchi K, Sweet FA, Bindra R, Morrey BF, Gelberman RH (1997) The extraosseous and intraosseous arterial anatomy of the adult elbow. J Bone Joint Surg Am 79(11):1653–1662
125. Zafra M, Uceda P, Flores M, Carpintero P (2014) Reverse total shoulder replacement for nonunion of a fracture of the proximal humerus. Bone Jt J 96-B(9):1239–1243. doi:10.1302/0301-620x.96b9.33157
126. Zhang B, Zhu Y, Zhang F, Chen W, Tian Y, Zhang Y (2015) Meta-analysis of plate fixation versus intramedullary fixation for the treatment of mid-shaft clavicle fractures. Scand J Trauma Resusc Emerg Med 23(1):27. doi:10.1186/s13049-015-0108-0
127. Zumstein MA, Pinedo M, Old J, Boileau P (2011) Problems, complications, reoperations, and revisions in reverse total shoulder arthroplasty: a systematic review. J Shoulder Elbow Surg 20(1):146–157. doi:10.1016/j.jse.2010.08.001

Gelenknahe Defekte und semizirkuläre Defekte

Dr. med. Matthias Miska, Prof. Dr. med. Arash Moghaddam-Alvandi, Prof. Dr. med. Gerhard Schmidmaier

P. Biberthaler, M. van Griensven (Hrsg.), *Knochendefekte und Pseudarthrosen*, DOI 10.1007/978-3-642-44991-8_12

12.1 Problem

12.1.1 Grundlagen

Pseudarthrosen kommen in den gelenknahen Abschnitten des Knochens insgesamt seltener vor als im Schaftbereich. Dies kann auf die bessere Durchblutung des metaphysären Knochens im Vergleich zum diaphysären Knochen zurückgeführt werden [11, 68]. Kommt es zur Ausbildung einer metaphysären Pseudarthrose, ist dies meist mit einem größeren Knochendefekt vergesellschaftet. Abgesehen von Tumoren spielen hierbei Verletzungen mit ausgedehnten Trümmerzonen und Knochensubstanzverlust sowie insbesondere offene Frakturen eine tragende Rolle [11, 21].

Bei offenen Frakturen sollte immer die Gefahr der Kontamination und damit der Infektion bedacht werden.

Nicht selten werden Pseudarthrosen bei Patienten mit stattgehabtem Polytrauma beobachtet. Dies ist einerseits auf die Schwere der Verletzungen mit Weichteiltraumatisierung und Durchblutungsstörung im Zusammenhang mit einer Polytraumatisierung zurückzuführen, andererseits auf das insgesamt verminderte Regenerationspotenzial des schwerverletzten Patienten [6, 11, 42].

Des Weiteren können häufige frustrane Behandlungsversuche mit weiterer Traumatisierung der Weichteile und ggf. auch inadäquater primärer Behandlung und Stabilisierung sowie Reposition Ursache einer gestörten Knochenbruchheilung sein und die weitere Therapie deutlich erschweren [11, 23].

Im metaphysären Bereich treten immer wieder semizirkuläre Defekte auf. Diese entstehen einerseits bei unilateralen Trümmerzonen, wenn der Knochen im Bereich der weniger komplex frakturierten Seite konsolidiert. Andererseits finden sich solche semizirkulären Defekte auch iatrogen induziert, z. B. nach Open-wedge-Umstellungsosteotomien der proximalen Tibia (HTO). Die Rate der Pseudarthrosen wird bei Risikopatienten (Rauchern) in der Literatur mit bis zu 19 % beschrieben [69].

Auch gelenknahe Tumoren, v. a. Riesenzelltumoren, die intraläsional ausgeräumt werden, können zu solchen semizirkulären Defekten führen.

12.1.2 Diagnostik

Anamnese und Klinik

Es erfolgt zunächst eine gründliche Anamneseerhebung mit Erfassung des individuellen Risikoprofils unter Berücksichtigung aller Vorerkrankungen und Medikationen einschließlich aller bisher durchgeführten konservativen und operativen Vorbehandlungen. Hinweise auf ein möglicherweise stattgehabtes Infektgeschehen müssen dabei besonders berücksichtigt werden. Lokal erfolgen eine Analyse des klinischen und radiologischen Befundes sowie eine Beurteilung der Durchblutung und des Weichteilmantels [7, 8, 23, 24].

Bildgebende Diagnostik

- **Röntgen**

In der radiologischen Untersuchung steht eine Nativuntersuchung des betroffenen langen Röhrenknochens in 2 Ebenen mit den angrenzenden Gelenken an. Dies dient der Beurteilung der knöchernen Konsolidierung sowie möglicher Achsabweichungen sowie der Einschätzung der Stabilität des einliegenden Osteosynthesematerials. Häufig wird bei Pseudarthrosen der unteren Extremität eine Ganzbeinaufnahme zur Evaluation von Beinlängendifferenzen und der Beinachsen durchgeführt.

- **Computertomographie**

Eine computertomographische Untersuchung empfiehlt sich besonders zur Beurteilung des Pseudarthrosenareals im Hinblick auf die Größe des Defektes.

Tipp

Bei nativradiologisch unklaren Befunden kann eine CT zum Nachweis bzw. Ausschluss einer Pseudarthrose als Goldstandard der Bildgebung angesehen werden.

Auch Lockerungszeichen und Lysesäume um die Implantate spielen eine wesentliche Rolle bei der Beurteilung der mechanischen Stabilität. Diese können bei noch geringer Ausprägung im nativen Bild der Diagnostik entgehen und können in der CT zuverlässiger zur Darstellung kommen.

- **MRT**

Die Weiterentwicklung als kontrastverstärkte Magnetresonanztomographie (DCE-MRT) ermöglicht die Darstellung der ossären Vaskularisierung auch bei einliegenden Implantaten. Mittels Quantifizierung der Mikrozirkulation können so vitale von anergen Knochenarealen abgegrenzt werden, sodass prognostische Aussagen zur knöchernen Konsolidierung im Sinne des Diamant-Konzepts möglich werden [65].

Die MRT kann Hinweise auf ein vorliegendes oder stattgehabtes Infektgeschehen liefern [20, 65].

- **Sonographie**

Zur Beurteilung der lokalen Durchblutungsverhältnisse sollte stets eine Dopplersonographie, alternativ eine Angiographie oder MR-Angiographie durchgeführt werden. Neben rein mechanischen und morphologischen Ursachen sind insbesondere biologische Faktoren prognostisch entscheidend. Die kontrastverstärkte Sonographie (CEUS) des Pseudarthrosengewebes detektiert die lokale Mikroperfusion, die Ausdruck der Stoffwechselaktivität ist. Diese ist besonders bei infizierten Pseudarthrosen erhöht.

Daher stellt die kontrastverstärkte Sonographie (CEUS) eine nichtinvasive, funktionelle Echtzeitdiagnostik dar, um vor einer Revisionsoperation das Vorliegen einer Infektion zu prüfen [20].

Sonstige bildgebende Verfahren

Alternativ kann eine Skelettszintigraphie oder PET (Positronen-Emissionstomographie) Anwendung finden.

Weichteilsituation

Praxistipp

Bei kritischen lokalen Weichteilverhältnissen sind häufig ein interdisziplinäres Vorgehen, die frühzeitige Einbindung der plastischen Chirurgie und ggf. auch der Gefäßchirurgie erforderlich.

Hierbei haben sich interdisziplinäre Behandlungskonzepte mit gemeinsamer Demonstration und Besprechung der komplexen Fälle in interdisziplinären Konferenzen, analog den schon lange praktizierten Tumor-Boards, bewährt.

12.1.3 Analyse

Ursachen

In erster Linie muss eine verzögerte Knochenbruchheilung oder eine Pseudarthrose nach der Ursache, die zur Entstehung geführt hat, untersucht werden, bevor dem Patienten eine zielgerichtete Therapie angeboten werden kann. In einigen Fällen kann ein offensichtliches und relativ einfaches, meist biomechanisches Problem zugrunde liegen, welches in der Regel leicht gelöst werden kann. Häufig ist eine gestörte Knochenbruchheilung jedoch ein komplexeres multifaktorielles Geschehen [3, 7, 11, 24]. Sie besteht in einer Wechselwirkung von verschiedenen biologischen und biomechanischen Faktoren mit systemischen und lokalen Interaktionen. Störungen, die einen Faktor bzw. mehrere Faktoren betreffen, können die Frakturheilung als Ganzes beeinträchtigen.

Als wichtigster systemischer Risikofaktor gilt unter den in der Übersicht aufgeführten Faktoren der Tabakkonsum [35, 47, 66, 75].

Risikofaktoren

Systemische Risikofaktoren
- Fortgeschrittenes Alter des Patienten
- Diabetes mellitus
- Medikamenteneinnahme
  - Immunsuppressiva,
  - Kortikosteroide
  - nichtsteroidale Antiphlogistika
- Nikotinabusus

Lokale Verursacher
- Ungeeignete/fehlerhafte mechanische Stabilisierung
- Ausgeprägter Weichteilschaden
- Minderdurchblutung der Extremität
- Zerstörung des Periosts

Als lokale Verursacher gelten eine ungeeignete oder fehlerhafte mechanische Stabilisierung ggf. mit langer Minderbelastung, ein ausgeprägter Weichteilschaden, eine Minderdurchblutung der Extremität und die traumatische oder iatrogene Zerstörung des Periosts als permissiv für eine ausbleibende Frakturheilung [11, 16, 24, 28].

Einteilung

Die klassische Einteilung der Pseudarthrosen nach Weber und Czech (1973) [72] erfolgte nach rein morphologischen Gesichtspunkten. Historisch wurde von einer verzögerten Frakturheilung gesprochen, wenn in einem Zeitraum von 3–6 Monaten keine Konsolidierung der Fraktur erfolgte. Bei ausbleibender Heilung nach 6 bzw. 9 Monaten wurde die Diagnose einer Pseudarthrose gestellt.

Diese zeitliche Einteilung berücksichtigt jedoch nicht die Lokalisation der Fraktur oder den Weichteilschaden. Beispielsweise kann eine offene distale Femurfraktur mit noch nicht vollständiger Konsolidierung nach 4 Monaten dennoch noch „regelhaft“ ohne Intervention verheilen, während eine nicht konsolidierte Klavikulafraktur nach 10 Wochen bereits als verzögert betrachtet werden muss.

Heute spricht man von einer Pseudarthrose, wenn eine Fraktur ohne weitere Intervention nicht zur Ausheilung kommt – unabhängig von der bisherigen Behandlungsdauer.

Vereinfacht können Pseudarthrosen der Ursache nach folgendermaßen untergliedert werden (Tab. 12.1; [24, 33].

Neuere Klassifikationen (Nonunion Scoring System – NUSS) berücksichtigen neben den rein morphologischen Aspekten daher auch Parameter der primären Verletzung einschließlich der Knochenqualität, den stattgehabten Weichteilschaden und das individuelle Patientenrisiko

Tab. 12.1 Formen der Pseudarthrose (nach Ursache)

Ursache	Form der Pseudarthrose
Mechanische Ursache	Hypertrophe Pseudarthrose
Biologische Ursache	Atrophe Pseudarthrose
Ausgedehnter Defekt	Defektpseudarthrose
Infektion	Infektpseudarthrose

wie z. B. Rauchgewohnheiten. Aus dem NUSS-Score lassen sich patientenindividuell direkt Behandlungsempfehlungen ableiten [1, 53].

12.2 Lösung

12.2.1 Behandlungstechniken von gelenknahen Pseudarthrosen und Knochendefekten

Zur Behandlung von Pseudarthrosen und Knochendefekten stehen heutzutage viele Techniken zur Verfügung, die sich in erster Linie nach der Genese der Pseudarthrose sowie nach dem lokalen Befund und dem spezifischen Risikoprofil eines Patienten richten. Die Therapie hängt im Wesentlichen von der Lokalisation ab.

12

Da jede gelenknahe Knochenregion des menschlichen Körpers sich in Sachen Biomechanik, funktionellem Anspruch und Therapiemöglichkeiten unterscheidet, muss jede Lokalisation für sich gesondert betrachtet werden.

An dieser Stelle soll zum einen auf gängige Behandlungsmöglichkeiten gelenknaher Pseudarthrosen eingegangen werden, als auch im nachfolgenden Abschnitt „Umsetzung" auf die häufigsten und wichtigsten Lokalisationen von gelenknahen Pseudarthrosen und Knochendefekten im konkreten Beispiel.

12.2.2 Niedrigenergetischer Ultraschall

Als nichtinvasive Maßnahme im Rahmen einer konservativen Behandlung besteht die Möglichkeit der Pseudarthrosentherapie mit niedrigenergetischem Ultraschall. Hier wird über einen vordefinierten Zeitraum von 3–6 Monaten täglich niedrigenergetischer Ultraschall in das Pseudarthrosenareal appliziert.

Roussignol et al. [59] konnten in einer retrospektiven Studie über die Indikationsergebnisse bei niedrigenergetischer Ultraschalltherapie Folgendes ermitteln: Bei den ausgewählten 59 Patienten zeigte sich bei täglich 20-minütiger Anwendung für die Dauer von 6 Monaten über einen Gesamtbeobachtungszeitraum von 5 Jahren eine Heilungsrate von 80 %. Entscheidende Kriterien für die erfolgreiche Behandlung mit niedrigenergetischem Ultraschall waren

- eine ausreichende Stabilität der osteosynthetischen Versorgung sowie
- ein Defekt von unter 10 mm [59].

Weitere klinische Ergebnisse dieser Therapieform konnten Watanabe et al. 2013 [71] feststellen. Bei dieser Studie kam es bei 101 Patienten mit verzögerter Knochenbruchheilung in 74,3 % der Fälle zu einer knöchernen Konsolidierung bei ebenfalls interner Stabilisierung; der maximale Frakturdefekt betrug 8 mm und war der entscheidende prognostische Faktor für das Ansprechen auf die Behandlung mit niedrigenergetischem Ultraschall.

Zu anderen Ergebnissen kommt hingegen eine multizentrische, prospektiv randomisierte und Placebo-kontrollierte Doppelblindstudie [71]. Hierfür wurden 101 Patienten mit Frakturheilungsstörungen in der Tibia rekrutiert. Nach einer Randomisierung wurde den Patienten wahlweise ein Placebo oder ein Verum-Gerät zugeteilt. Die Behandlungsdauer betrug 120 Tage mit täglich 20 min Eigenbehandlung. Die Aufnahme- und Abschlussuntersuchungen wurden mittels CT sowie konventioneller Röntgenbilder objektiviert. Für die Beurteilung der CT-Aufnahmen wurde eine spezielle Software verwendet. Die primäre Zieluntersuchung erfasste die Zunahme der Knochendichte im Bereich der Pseudarthrose und die Reduktion der Defektgröße während der Studientherapie.

Bei einigen Patienten wurden Tendenzen zur Knochenheilung festgestellt. So ergab sich ein relativer Benefit für die mit Ultraschall behandelte Gruppe sowohl in Bezug auf die Knochendichtezunahme als auch im Hinblick auf die Reduktion des Frakturspaltes; dennoch waren diese Ergebnisse statistisch nicht signifikant. Ferner konnten keine Nebenwirkungen der Ultraschalltherapie festgestellt werden [71].

12.2.3 Dekortikation

Die hypertrophe Pseudarthrose ist gekennzeichnet durch eine kräftige (überschießende) Kallusbildung bei dennoch ausbleibender knöcherner Überbrückung der Fraktur. Die biologische Heilungspotenz ist nicht gestört, sodass ein Knochenaufbau oder stimulierende Maßnahmen nicht erforderlich sind.

> **Eine wesentliche Ursache ist die bestehende mechanische Instabilität im Frakturbereich, welche man häufig bei insuffizienter Ruhigstellung oder inadäquatem Osteosyntheseverfahren findet.**

Die Dekortikation setzt hier einen zusätzlichen Reiz zur Knochenneubildung, und zusammen mit einer stabilen Re-Osteosynthese kann rasch eine knöcherne Heilung erreicht werden.

Die Indikation besteht bei allen hypertrophen Pseudarthrosen, die aus Gründen der Lokalisation oder eines Infektverlaufs nicht mit einem aufgebohrten Marknagel stabilisiert werden können, und eignet sich daher gut für gelenknahe Defekte. Bei Infekt sollte stets das radikale knöchern-weichteilige Debridement des avitalen/infizierten Gewebes im Vordergrund stehen.

Ziel der Dekortikation ist die Freilegung der Pseudarthrose ohne wesentliche Kompromittierung der Durchblutung. Dies ist insbesondere bei diaphysären Pseudarthrosen von Bedeutung, jedoch spielt die Vaskularisation durch das Periost und die umgebenden Weichteile auch im metaphysären Knochen eine wichtige Rolle.

Mit einem Meißel wird das Periost einerseits mit anhängenden kleinen Knochenstückchen, andererseits mit anhängenden Weichteilen tangential von der Pseudarthrose abgehoben. Man arbeitet hier von den jeweiligen Knochenenden auf die Pseudarthrose zu. Es werden so mindestens 2/3 der Zirkumferenz der Pseudarthrose bearbeitet.

Praxistipp

Die abgeschlagenen Knochenlamellen müssen im Verbund mit dem Periost bleiben. Hierdurch entstehen zahlreiche gestielte Knochentransplantate, die vom Periost aus durchblutet werden.

Winkelstabile Platten haben sich zur anschließenden suffizienten Stabilisierung bewährt. Die Wahl des Implantates hängt natürlich von der jeweiligen Lokalisation ab.

12.2.4 Aufbohrung und Marknagelung

Eine Aufbohrung und Marknagelung hat bei gelenknahen Defekten aus biomechanischen Gründen naturgemäß einen geringeren Stellenwert als bei rein diaphysären Pseudarthrosen. Bei hypertrophen subtrochantären Pseudarthrosen besteht jedoch auch im metaphysären Bereich eine Möglichkeit zur intramedullären Aufbohrung des pseudarthrotischen Knochenabschnittes, wobei hier häufiger atrophe Pseudarthrosen beobachtet werden [23]. Prinzipiell kann auch bei Pseudarthrosen der distalen Tibia, die für eine retrograde Marknagelarthrodese in Frage kommen, eine Aufbohrung erfolgen. Jedoch bestehen hier häufig größere Defekte mit ggf. chronischen Infekten, sodass dieses Verfahren dann eher im Rahmen des Markraum-Debridements Anwendung findet und die Marknagelung dann ggf. sekundär nach Infektsanierung erfolgen kann.

Bei der Aufbohrung wird der Markraum über den üblichen Zugang für das gewählte (oder entfernte) Implantat eröffnet und über einen Führungsdraht so weit aufgebohrt, dass der Bohrkopf den Markraum vollständig ausfüllt. Anschließend kann ein Marknagel eingebracht werden, welcher im Durchmesser 1 mm weniger gewählt werden sollte als die maximale Aufbohrung [23, 29].

12.2.5 Spongiosaplastik

> **Die atrophe Pseudarthrose zeichnet sich durch eine insuffiziente oder stagnierte knöcherne Regeneration aus. Dabei fehlt der Kallus völlig, oder eine initiale Kallusbildung sistiert.**

Hier ist eine biologische Aktivierung der knöchernen Regeneration notwendig. Dazu gehören
- die sparsame Resektion von avitalem Gewebe aus dem Defektspalt,
- Anfrischung der Frakturenden und
- das Einbringen von autologer Spongiosa, klassisch vom Beckenkamm oder aus den langen Röhrenknochen durch das Reamer-Irrigator-Aspirator-System (RIA).

Bei knöchernen Defekten unter 2 cm kann die Defektauffüllung primär erfolgen. Bei größeren Defekten sollte ein zweizeitiges Verfahren mit Knochenaufbau mit der Masquelet-Technique, Segmenttransport oder, wenn vertretbar, eine Verkürzung des Röhrenknochens in Erwägung gezogen werden.

> **Die Potenz der autologen Stammzellen im spongiösen Knochen nimmt mit dem Alter ab, sodass hier die Morbidität des Eingriffs gegen die biologische Aktivität der entnommenen Spongiosa abgewogen werden muss [18].**

Auch hier muss immer eine Dekortikation (► Abschn. 12.2.3) durchgeführt werden, um ein möglichst großes und gut durchblutetes Bett für die Einheilung der Spongiosa zu schaffen.

Praxistipp

Die Spongiosaanlagerung erfolgt bei gleichzeitiger Plattenosteosynthese immer gegenüber der Platte, also an der Tibia lateral und am Femur medial. Dies gilt auch, wenn die Reosteosynthese mit Marknagel oder Fixateur externe erfolgt.

Reamer-Irrigator-Aspirator (RIA)

Beckenkammspongiosa dient als Hauptquelle zur Gewinnung von autologer Spongiosa. Dieses Verfahren ist weit verbreitet und gilt weiterhin als Goldstandard in der chirurgischen Versorgung von Pseudarthrosen. Sie hat eine optimale Konsistenz und kann als trikortikaler Span eine gute Primärstabilität gewährleisten.

Problematisch zeigen sich allerdings

- die begrenzte Verfügbarkeit,
- unterschiedliche Qualität und Quantität sowie
- die teils hohe Entnahmemorbidität [13, 17, 36, 65].

Eine Alternative zur autologen Spongiosagewinnung ist die Anwendung von Reamer-Irrigator-Aspirator (RIA; Synthes, West Chester, Pennsylvania, USA). Dabei wird nach perkutaner Eröffnung des Markraums durch eine kombinierte Bohrung, Spülung und Unterdruckabsaugung aus langen Röhrenknochen MSC-reiche (MSC = mesenchymale Stammzellen) autologe Spongiosa gewonnen. Dieses Verfahren wird vorwiegend am Femurschaft, aber auch am Tibiaschaft durchgeführt [13, 14, 19, 23, 36, 39, 65].

12

Praxistipp

Es lassen sich dabei im Vergleich zum Beckenkamm größere Mengen spongiösen Knochenmaterials gewinnen [52].

Bei einem Vergleich der Konzentration von Wachstumsfaktoren aus dem RIA-Gewebe mit Beckenkamm derselben Patienten im Rahmen einer Pseudarthrosentherapie zeigte sich, dass in dem gewonnenen RIA-Material eine teilweise signifikant größere Menge an Wachstumsfaktoren (z. B. BMP-2) gemessen werden konnte als in der autologen Beckenkammspongiosa. Das RIA-Material zeigte eine höhere ostegene Potenz im Vergleich zur autologen Spongiosa vom Beckenkamm [40, 60].

Die Evaluierung der Qualität der Stammzellen, die mit Hilfe des RIA-Verfahrens aus den langen Röhrenknochen gewonnen wurden, nahmen Sagi et al. [60] in einer prospektiven Studie vor. Dabei fand an 10 Patienten eine Untersuchung statt, bei der Stammzellen aus dem Beckenkamm mit Stammzellen aus dem Markraum der langen Röhrenknochen nach RIA-Anwendung verglichen wurden. Hier zeigten die Stammzellen, die aus den langen Röhrenknochen mittels RIA-System gewonnen worden waren, eine höhere Expression von mRNA bezüglich Gefäß-, Skelettal- und hämatopoetischen Gewebsfaktoren.

Die Autoren kamen unter osteogenen Gesichtspunkten zu dem Schluss, dass die Stammzellen aus RIA-Material den Zellen aus der Beckenkammspongiosa überlegen sind [4, 23, 24].

In einer anderen Studie von Kühlfluck et al. [40] wurden autologe Stammzellen aus dem Beckenkamm sowie aus RIA-Material bei ein und demselben Patienten isoliert. Diese Stammzellen wurden auf eine definierte TPC-Matrix aufgetragen und bei Scid-Mäusen ektop appliziert. Nach 6 Wochen wurden die Implantate histologisch und mittels µCT ausgewertet. Es zeigte sich bei den Konstruktionen, die mit Stammzellen aus RIA-Material geimpft worden waren, eine signifikant erhöhte Knochenneubildung. Diese In-vivo-Studien bestätigen die Ergebnisse vorangegangener In-vitro-Studien [40].

Bezüglich der Komplikationen bei der autologen Spongiosagewinnung vom Beckenkamm vs. RIA ist die Studie von Dimitriou et al. [16] zu nennen: In einer systematischen Review-Studie aus dem Jahr 2011 wurde von den Autoren die aktuelle Studienlage hinsichtlich Komplikationen RIA vs. autologe Spongiosaplastik aus dem Beckenkamm untersucht. Ausgewertet wurden insgesamt 93 Publikationen aus den Jahren 1990 bis 2010. Bei insgesamt 6082 Patienten betrug die Komplikationsrate nach RIA 6 % (14 Komplikationen bei 233 Patienten). Bei den Patienten mit einer Beckenkammspongiosa zeigten sich bei 19,37 % Komplikationen (1249 Komplikationen bezogen auf 6449 Patienten) [13, 16].

Komplikationen

Hauptkomplikation bei der autologen Beckenkammplastik waren Infektion, Hämatombildung, Frakturen, hypertrophe Narben und vor allem chronische Schmerzen an der Entnahmestelle.

Hauptkomplikation im Umfeld der RIA-Behandlung war die Femurschaftfraktur.

Kritisch zu diskutieren ist die Anwendung bei Patienten mit fortgeschrittene Osteoporose oder Osteopenie. In diesen Fällen sollte laut Meinung der Autoren ggf. eine prophylaktische Osteosynthese in Erwägung gezogen werden [12, 13, 16].

12.2.6 Wachstumsfaktoren

Wachstumsfaktoren spielen eine entscheidende Rolle bei der physiologischen Frakturheilung und Knochenregeneration. Aktuell sind zwei Wachstumsfaktoren zur Knochenregeneration in der Orthopädie und Unfallchirurgie zugelassen. Dies sind

- das „bone morphogenetic protein 2“ (BMP 2; InductOs, Medtronic Wyeth Pharmaceuticals, Maidenhead, Berkshire, England), zugelassen für offene Unterschenkelfrakturen;
- BMP 7, zugelassen zur Behandlung von Pseudarthrosen am Tibiaschaft.

BMP 7 gehört der TGF-β-Familie an. Die additive Applikation von BMP 7 wird bei atrophem Knochen im Bereich des Tibiaschaftes durchgeführt. Das BMP-7-Molekül wird rekombinant aus Ovarien chinesischer Hamster hergestellt. Seit Mai 2001 besteht in Deutschland die Möglichkeit, BMP-7 als zugelassenes Medikament (OP-1, Osigraft, Olympus Biotech, Lyon, France) an der Tibia zu implantieren. Beim Off-Label Use liegt es jedoch im Verantwortungsbereich des behandelnden Arztes, BMP-7 auch an anderen Lokalisationen anzuwenden. Eine Implantationseinheit BMP-7 besteht in ihrer Darreichungsform aus 3,3 mg Protein als Pulver, gebunden an 1 g Kollagen 1 [4, 24, 53, 58].

In der Zulassungsstudie zeigt sich die BMP-7-Anwendung der autologen Spongiosaplastik als gleichwertig. In der klinischen Praxis wird das BMP 7 bei Tibiaschaftpseudarthrosen, vor allem bei Rezidiv-Pseudarthrosen, eingesetzt. Die klinische Darreichungsform erfolgt im Rahmen des Diamant-Konzeptes in Kombination mit autologen Stammzellen aus Spongiosaknochen oder mit RIA [4, 24, 58].

In unserer eigenen Nachuntersuchung beobachteten wir innerhalb einer Serie von 101 Pseudarthrosen bei 98 Patienten in 93 Fällen (92 %) eine knöcherne Konsolidierung. Die Patienten waren zuvor im Durchschnitt 3,3-mal wegen der Pseudarthrose behandelt worden. Die durchschnittliche Heilungszeit betrug nach BMP-7-Applikation 4,18 Monate. Die Behandlungszeit der Patienten lag vor der Pseudarthrosentherapie nach dem Diamant-Konzept dagegen bei 18,4 Monaten [48].

Entscheidend bei der Anwendung sind
- **ein ausreichendes Debridement und**
- **das Vorhandensein von autologen Stammzellen.**

Das BMP 7 erscheint gerade bei therapierefraktären Pseudarthrosen im Rahmen des Diamant-Konzeptes als eine gute Therapieoption [10].

Dies bestätigt auch ein aktuelles systematisches Review von Pneumaticos et al. aus dem Jahr 2013 [53]. Dabei wurde ein systematisches Review zur Untersuchung der Effektivität von BMP 7 bei aseptischen Pseudarthrosen im Bereich der unteren Extremität durchgeführt. Insgesamt wurden 13 Originalarbeiten mit insgesamt 428 Patienten eingeschlossen, die Gesamtheilungsrate betrug 94 % [53].

Die Therapiegruppen wurden differenziert in die Anwendung von irregulärer autologer Spongiosaplastik vs. BMP 7 sowie die Kombinationsbehandlung von BMP 7 und autologer Spongiosaplastik. Dabei erhielten diejenigen Patienten, die zur 94 %-Heilungsrate zählten, die Kombinationsbehandlung aus BMP 7 mit Spongiosaplastik am Tibiaschaft. Dies hatte den besten Heilungserfolg speziell bei den Patienten, die zuvor aufgrund der Pseudarthrose bereits behandelt worden waren. Bei der alleinigen Anwendung von BMP 7 vs. autologe Spongiosa zeigte sich eine Heilungsrate von 95,3 % vs. 86,4 %, wobei einschränkend zu bemerken ist, dass die Gruppe mit der alleinigen BMP-7-Applikation im Durchschnitt 2,3-mal voroperiert war, während die Gruppe mit der Spongiosaplastik im Durchschnitt nur einmal voroperiert wurde. Insgesamt zeigen allerdings auch diese Ergebnisse, dass nicht die alleinige Anwendung von BMP 7, sondern die Kombination mit einer guten knöchernen Vitalität und das Vorhandensein von autologen Stammzellen für ein gutes Operationsergebnis essenziell ist.

BMP 2 (InductOs, Medtronic Wyeth Pharmaceuticals, Maidenhead, Berkshire, England) ist ebenfalls als Medikament für den klinischen Einsatz erhältlich. Auch hierbei handelt es sich bei Pseudarthrosen um einen Off-Label Use. Die osteoinduktive Potenz von BMP-2 konnte bereits in experimentiellen und klinischen Studien nachgewiesen werden [5, 54, 62, 64, 73]. BMP-2 wird analog zu BMP-7 appliziert, sodass sich auch hier die Kombinationsbehandlung mit autologer Spongiosa empfiehlt.

Aktuell ist der Vertrieb von BMP 7 leider eingestellt. BMP 2 (InductOs, Medtronic Wyeth Pharmaceuticals, Maidenhead, Berkshire, England) ist weiterhin für die klinische Applikation erhältlich.

12.2.7 Masquelet-Technik

Größere Knochendefekte, insbesondere bei akuter Osteitis/Osteomyelitis in Kombination mit einer Pseudarthrose, erfordern zunächst die lokale Infektsanierung nach den Grundprinzipien der septischen Knochenchirurgie. Dies ist in der Regel mit einem ausgedehnten knöchern-weichteiligen Debridement verbunden und beinhaltet meist mehrfache Revisionseingriffe, ggf. auch mit plastischer Weichteildeckung [43, 49].

Die Vaskularisation ist ein entscheidender Aspekt zur Knochenregeneration, die bei ausgedehnten

Defekten mit Weichteiltraumatisierung häufig kompromittiert ist.

Hierzu gehört u. a. die Überprüfung des Gefäßstatus, der je nach Befund ggf. gefäßchirurgisch optimiert werden kann. Unabhängig davon strebt das Diamant-Konzept (s. unten) auch eine lokale Optimierung der Vaskularisation an; so wird neben dem Debridement ab einer Größe von 5 cm^3 eine zusätzliche Verbesserung der Vaskularisation anvisiert. Als Möglichkeiten bestehen vaskularisierte Knochentransplantate wie z. B. freie Fibulatransplantate oder das Heranzüchten eines Granulationsgewebes im Sinne einer Masquelet-Technik [15, 16, 43].

Bei Verdacht auf eine stattgehabte Infektion in der Anamnese oder bei Defekten über 5 cm^3 wird daher ein zweizeitiges Verfahren nach der Masquelet-Technik empfohlen [15, 27, 43, 45, 46]. Hierzu wird nach Debridement und Entfernung von avitalen Gewebsanteilen der Defektbereich mit PMMA (Polymethylmethacrylat)-Zement aufgefüllt. An dieser Stelle kann additiv bei bekanntem Keimnachweis der PMMA-Zement mit entsprechendem Antibiotikum angereichert werden. Der PMMA-Zement sollte über die angrenzenden vitalen Knochen angelagert werden. Durch eine Fremdkörperreaktion erfolgt die Induktion einer dem natürlichen Periost ähnlichen hochvitalen Membran, welche v. a. für die Durchblutung des später transplantierten Graft-Materials verantwortlich ist.

12

Das einliegende Osteosynthesematerial sollte bei Verdacht auf eine stattgehabte Infektion immer vollständig entfernt werden und die Extremität bis zur 2. Operation z. B. durch einen Fixateur externe fixiert werden.

Adhärente Keime auf der Implantatoberfläche können durch eine Sonikation erfasst werden.

Das debridierte Knochengewebe wird einer mikrobiologischen und pathologischen Untersuchung zugeführt. Bei positivem Keimnachweis sind ggf. ein erneutes Debridement und die Anpassung der lokalen Antibiose erforderlich.

Nach Infektsanierung und einem Intervall von 6–8 Wochen erfolgt die Defektrekonstruktion mit Knochenaufbau und ggf. Re-Osteosynthese. Die gebildete Masquelet-Membran wird längs eröffnet, der einliegende PMMA-Zement vorsichtig entfernt und der Defekt mit einer Kombination aus MSC-reicher autologer Spongiosa (RIA), einem osteokunduktiven Träger wie TCP (Trikalziumphosphat) und einem osteoinduktiven Wachstumsfaktor (BMP 2 oder BMP 7) aufgefüllt [5, 7, 9, 23, 27, 54, 62, 64, 73].

12.2.8 Verbundosteosynthese

Größere Defekte mit bereits mehrfach frustranen Knochenaufbauversuchen stellen insbesondere bei jüngeren Patienten ein erhebliches Problem dar. Bei geringer Erfolgsaussicht eines regenerativen Eingriffes muss prinzipiell ein endoprothetischer Ersatz erwogen werden, jedoch sollte dieser angesichts der Standzeiten der Implantate möglichst lange hinausgezögert werden. Zudem sehen wir uns mit dem Problem konfrontiert, dass ein solches Implantat zur Überbrückung des Defektes größer dimensioniert werden muss und hierbei meist nur Megaprothesen in Betracht kommen. Ebenfalls muss die Tatsache berücksichtigt werden, dass der Gelenkersatz ein notwendiges „Übel" darstellt und die Patienten häufig intakte oder asymptomatische Gelenke besitzen.

Die Verbundosteosynthese bietet hier die Möglichkeit einer belastungsstabilen Versorgung, um die Zeit zu überbrücken.

Hierbei spielen winkelstabile Implantate eine entscheidende Rolle für die primäre Stabilität.

Nach ausgiebigem Debridement des Defektes wird eine Re-Osteosynthese in üblicher Art und Weise durchgeführt. Anschließend füllt man den Defekt komplett mit PMMA-Zement aus, welcher bei Bedarf mit Antibiotika geladen werden kann.

Praxistipp

Nun besteht noch die Möglichkeit, bei ausgedehnten Defekten ggf. weitere winkelstabile Schrauben in den aushärtenden, jedoch noch weichen Zement einzubringen. Der Vorteil ist eine gute sofortige Primärstabilität bei axialer Belastung durch den einliegenden Zementblock.
Die Rotationsstabilität wird durch die winkelstabile Platte geliefert. Die Gelenkfunktion bleibt hierbei vorerst prinzipiell intakt und unangetastet.

12.2.9 Endoprothetischer Gelenkersatz

Sollte angesichts mangelnder Knochensubstanz zur suffizienten Verankerung eine Verbundosteosynthese nicht möglich sein oder eine definitive Lösung angestrebt werden, insbesondere bei erfolgloser vorheriger Therapie, kommt ein endoprothetischer Ersatz in Betracht. Dies sollte v. a. bei älteren Patienten mit ausgedehnten Befunden und geringer biologischer Aussicht auf eine Knochenregeneration auch frühzeitig in Erwägung gezogen werden.

Gelenkschonende Verfahren, wie Diaphysenimplantate, scheiden aufgrund der kurzen Verankerungsstrecke am Gelenk aus. Aufgrund der gelenknahen Pathologie ist zudem ein reiner Oberflächenersatz meist nicht möglich, sodass hier in der Regel modulare Implantate wie Tumorprothesen mit entsprechendem Ersatz eines gelenknahen Knochenabschnittes zur Verwendung kommen.

Vorteile liegen sicherlich in

- der relativ schnellen Rückkehr zur Belastung,
- meist einem einzigen definitiven Eingriff und
- bewährter Funktion.

Nachteilig ist der damit erforderliche Knochensubstanzverlust.

Gerade bei avitalem Knochen bei Osteomyelitis muss häufig sehr weit nachreseziert werden, bis eine gute und sichere knöcherne Verankerungsmöglichkeit besteht. Dies schränkt die Möglichkeiten bei eventuellen Revisionseingriffen deutlich ein. Zudem muss angemerkt werden, dass die Komplikationsraten bei Megaprothesen nicht unerheblich sind und von Lockerungen, periprothetischen Frakturen und Implantatversagen bis zu den gefürchteten periprothetischen Infektionen reichen.

Gerade bei stattgehabtem Infekt/Osteomyelitis ist das Re-Infektrisiko grundsätzlich als höher zu betrachten als bei einer aseptischen Primärimplantation [41].

Als ein weiteres Problem erachten wir das häufig fortgeschrittene Patientenalter im Vergleich zu Implantationen bei Tumoren. In Verbindung mit kritischen und kontrakten Weichteilen, bei meist vielen vorherigen Operationen, bestehen nicht selten deutliche Limitierungen hinsichtlich der Funktion. Ein wesentlicher Vorteil ist jedoch die mittlerweile gute Erfahrung mit den Implantaten hinsichtlich Operationstechnik und Outcome.

12.2.10 Arthrodese

Wird durch den Knochendefekt das Gelenk mit einbezogen, z. B. bei Pilon-Tibiale-Frakturen, und besteht auch eine ausgeprägte klinische Symptomatik verursacht durch degenerative Veränderungen (posttraumatische Arthrose), so kann auch eine Arthrodese in Erwägung gezogen werden. Das gewählte Verfahren sollte sich analog der knöchernen Rekonstruktion nach der Größe des Defektes, des Lokalbefundes und der Anamnese (Infekt) richten. Unter Umständen empfiehlt sich hier auch ein zweizeitiger Knochenaufbau (Masquelet).

Die verbleibende Funktion richtet sich selbstverständlich nach dem zu versteifenden Gelenk. Insbesondere beim Sprunggelenk werden die Ergebnisse in der Literatur als durchweg gut beschrieben [31, 67, 74].

12.2.11 Amputation

Die Amputation steht meist als letzte Option bei nicht mehr heilbaren und stabilisierbaren Knochendefekten und v. a. persistierenden Osteomyelitiden. Häufig gehen einer Amputation viele nicht erfolgreiche Operationen an der Pseudarthrose voraus.

Praxistipp

Die Amputation wird vom Patienten meist als Endstrecke der Erkrankung gesehen, die es unbedingt zu vermeiden gilt. Hier gilt es zu bedenken, dass die Amputation bei bestimmten Patienten, die eine lange Krankheitsgeschichte hinter sich haben, durchaus frühzeitig als mögliche Alternative angesprochen werden sollte.

Der Prozess, der ohne akutes Krankheitsgeschehen zu einer Entscheidung pro Amputation führt, erfordert häufig einige Bedenkzeit und Auseinandersetzung mit der Erkrankung und den weiteren Perspektiven. Dies ist insofern wichtig, als moderne Exoprothesen mittlerweile eine hohe Funktionalität und Lebensqualität und zudem die Option einer definitiven Therapie bieten. Insbesondere nach Unterschenkelamputation sind die funktionellen Ergebnisse durchaus als exzellent zu werten [2].

12.3 Umsetzung

Bei der Behandlung von Pseudarthrosen werden hohe Anforderungen an eine eingehende Analyse der vorliegenden Problematik und die Erarbeitung eines individualisierten Therapiekonzeptes gestellt. Die Ursachen müssen klar analysiert und dazu eine adäquate Therapie gewählt werden.

Die beiden häufigsten Ursachen für die Entstehung einer Pseudarthrose sind lokale Durchblutungsstörungen und mangelnde Stabilität im Frakturbereich [32, 56, 61].

Daher können Störungen der Frakturheilung häufig durch etablierte Methoden erfolgreich behandelt werden. Dazu zählen z. B.

- die Dynamisierung eines statisch verriegelten Marknagels bei langen Röhrenknochen der unteren Extremität bei hypertrophen Pseudarthrosen,
- der Wechsel auf einen aufgebohrten intramedullären Nagel,
- eine lokale autologe Spongiosaplastik bei atrophen Pseudarthrosen oder
- die additive Stabilisierung der Fraktur mit einer Antirotationsplatte [17, 30, 53].

Aber auch nichtinvasive Methoden wie eine konsequente Belastung oder eine Ultraschalltherapie sind gerade in der Frühphase der Therapie (also in den ersten Monaten) bei einer verzögerten Heilung unter einer ausreichenden Stabilität der Fraktur u. U. aussichtsreich [59, 71].

Cave

Die Anzahl der Vorbehandlung ist ein entscheidender Faktor bei der individuellen Risikoanalyse. Die Erfolgsrate etablierter Methoden sinkt mit zunehmender Zahl an Voroperationen [24].

Insgesamt problematisch ist die Behandlung von Patienten mit einer therapierefraktären Pseudarthrose [24]. Dabei zeigen Patienten mit einer geringen biologischen Aktivität unabhängig vom Osteosyntheseverfahren Defizite in den Serumspiegeln von relevanten Knochenwachstumsfaktoren wie dem „transforming growth factor β“ (TGF β1) und dem „fibroblast growth factor“ (FGF). In diesen Fällen erscheint es z. T. notwendig und sinnvoll, die Frakturheilung durch Knochenwachstumsfaktoren zu unterstützen. Es ist daher nicht verwunderlich, dass hier rein biomechanische Therapieansätze häufig frustran verlaufen.

Zu den besonderen Herausforderungen gehören
- **atrophe Pseudarthrosen,**
- **langstreckige ossäre Defekte sowie**
- **Infektionen, u. U. in Kombination mit Weichteilschäden.**

Ebenfalls eine sehr große Herausforderung stellen Pseudarthrosen mit Infektanamnese und chronische Osteitis dar. Hier muss der betroffene Knochenabschnitt radikal reseziert werden, bis wieder ein vitaler Knochenrand erreicht wird.

Praxistipp

Auch nur bei dem Verdacht auf einen Infekt sollte immer ein zweizeitiges Vorgehen gewählt und zunächst mikrobiologische Proben zur Infektdiagnostik entnommen werden [46].

PMMA-Spacer, die mit Antibiotika geladen werden, haben sich als Platzhalter und Induktoren einer Masquelet-Membran bewährt [24, 27, 44]. Bei positivem Keimnachweis müssen die antibiotische Therapie angepasst und auch die Beimischung eines Antibiotikums in den Knochenzement bei der nächsten Revision entsprechend gewählt werden.

Grundsätze der Behandlung
- Es sollten so lange Revisionsoperationen mit Debridement durchgeführt werden, bis das Gewebe intraoperativ „sauber“ und vital zur Darstellung kommt und kein positiver Keimnachweis in den intraoperativ entnommenen Proben mehr gelingt.
- Die Proben sollten möglichst an mehreren Stellen und von mehreren Gewebearten (Pseudarthrose, Markraum, Weichteile) entnommen werden.
- Bei Knocheninfekten sollte die antibiotische Therapie sich über 6 Wochen erstrecken. Eine i. v. begonnene Therapie kann im Verlauf bei Rückgang der klinischen Symptomatik und laborchemischen Infektparametern oralisiert werden.
- Zur Maximierung der Sicherheit empfiehlt es sich bei komplexen Fällen, vor dem Knochenaufbau einen Spacer-Wechsel mit Probenentnahme im antibiotikafreien Intervall durchzuführen.
- Da es sich auch bei potenziell aseptischen Pseudarthrosen um Low-grade-Infekte handeln kann, ist nach Möglichkeit die Anwendung eines antibiotikabeschichteten Nagels in Erwägung zu ziehen [22, 70].

Diese Komplexität macht ein individuelles patientenspezifisches Vorgehen notwendig. In dieser Hinsicht hat sich in den letzten Jahren international das sog. Diamant-Konzept (Abb. 12.1) in der Pseudarthrosenbehandlung zunehmend etabliert [25, 26]. Die Therapie besteht aus einer optimierten Behandlungskombination von biologischen und biomechanischen Faktoren [7, 8, 9, 23, 24, 46, 55, 62, 63].

Dabei wird die Pseudarthrose zunächst nach den in der Übersicht zusammengefassten Kriterien analysiert.

Kriterien des Diamant-Konzeptes
- Biomechanische Stabilität
- Osteogene Zellen
- Osteokonduktive Strukturen
- Wachstumsfaktoren
- Vaskularisation

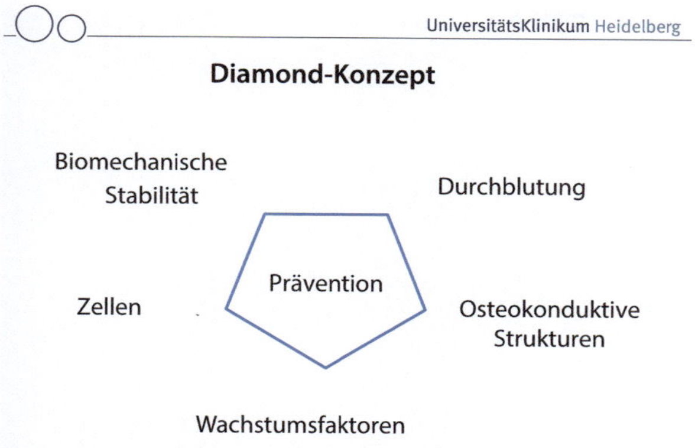

Abb. 12.1 Das Diamant-Konzept. (Nach [9, 25, 26])

Unter Einbezug von individuellen klinischen und radiologischen Parametern werden im Rahmen einer Kombinationsbehandlung diese fehlenden Faktoren zur Erstellung eines Therapiekonzeptes herangezogen; dadurch wird eine systematische Optimierung der biologischen und biomechanischen Behandlung der Pseudarthrose angestrebt [24, 28, 53].

Insgesamt hängt die gewählte Behandlung von vielen individuellen Faktoren ab. Es müssen sowohl die Ursachen für die Entstehung richtig erkannt als auch individuelle Risikofaktoren und das individuelle Regenerationspotenzial entsprechend berücksichtig werden. Zudem spielen sowohl die Lokalisation als auch der lokale Befund und nicht zuletzt der funktionelle Anspruch des Patienten in der Wahl der richtigen Therapie eine wesentliche Rolle. Bei häufig mehrfach erfolglos voroperierten Patienten ist auch die Aufklärung über mögliches Therapieversagen und Alternativen essenziell.

Nachbehandlung

Bezüglich der Nachbehandlung wird bei der unteren Extremität eine Teilbelastung mit 20 kg für 6 Wochen mit anschließender sukzessiver Belastungssteigerung empfohlen. Bei der oberen Extremität wird für den gleichen Zeitraum die Lastaufnahme vermieden.

Konsolidierung

Die Konsolidierung des Defektes ist Abhängig von der Defektgröße und der Vitalität des umliegenden Gewebes. Im Mittel ist eine Konsolidierung in ca. 6 Monaten zu erzielen [9].

Ausgewählte Lokalisationen sind im Folgenden beschrieben.

12.3.1 Proximaler Humerus

Pseudarthrosen im Bereich des proximalen Humerus sind in der Praxis seltener zu beobachten. Aufgrund der besseren Durchblutung heilt der metaphysäre Knochen in der Regel deutlich besser als im Schaftbereich, wo die Pseudarthrosenrate mit 3–5 % der operativ versorgten Frakturen angegeben wird [38, 45, 57].

Hin und wieder kommt es jedoch zu gelenknahen Pseudarthrosenbildung nach subkapitalen Humerusfrakturen (Abb. 12.2). Hierbei ist häufig primär eine mechanische Ursache durch insuffiziente Stabilisierung der Fraktur zu finden, die durch Wechsel auf ein winkelstabiles Implantat, Resektion der Pseudarthrose und Anfrischen der Knochenränder gut behandelbar ist. Gegebenenfalls muss je nach Defektgröße über eine zusätzliche Spongiosaplastik nachgedacht werden. Humeruskopfnekrosen nach proximalen Humerusfrakturen stellen hierbei eine gesonderte Entität dar und bedürfen in erster Linie einer endoprothetischen Revision.

12.3.2 Proximales Femur

Pseudarthrosen am proximalen Femur müssen bezüglich des therapeutischen Vorgehens unterteilt werden in Pseudarthrosen des Schenkelhalses und der Trochanterregion. Pseudarthrosen des Schenkelhalses sind relativ selten zu beobachten, häufiger in der Praxis ist die Komplikation der Hüftkopfnekrose nach stattgehabter Schenkelhalsfraktur.

Ein biologischer Knochenaufbau ist hier generell nicht empfehlenswert. Der operative Zugang ist eingeschränkt und die Gefahr der sekundären Femurkopfnekrose nach wie vor hoch. Zudem gestaltet sich eine Re-Osteosynthese in der Regel schwierig. Ein Versuch, die knöcherne Konsolidierung zu erreichen, sollte jüngeren Patienten vorbehalten werden (Abb. 12.3). Endoprothesen stellen ein bewährtes Mittel zur operativen Revision dar (Abb. 12.4).

Bei Pseudarthrosen der Trochanterregion sollte primär der Versuch erfolgen, das Hüftgelenk zu erhalten, v. a. da ein Gelenkersatz dann meinst mit einem Ersatz des proximalen Femurs einhergeht. Hier werden häufiger atrophe Pseudarthrosen beobachtet. Bei insuffizienter mechanischer Stabilisierung kann ggf. bei subtrochantären Pseudarthrosen eine Aufbohrung und Re-Osteosynthese mit einem langen Marknagel durchgeführt werden. Häufiger ist jedoch eine zusätzliche Spongiosaanlagerung notwendig.

Ein Vorteil der RIA-Technik ist, dass die Spongiosa direkt aus dem gleichen Femur gewonnen werden kann und man dem Patienten damit einen zusätzlichen OP-Zugang ersparen kann. Zur Stabilisierung können prinzipiell auch winkelstabile Platten herangezogen werden, intramedulläre Kraftträger sind jedoch ein bewährtes Verfahren und bieten eine gute mechanische Stabilität (Abb. 12.5). Implantate wie der proximale Femurnagelantirotation (PFNA) oder der Expert-Laterale-Femurnagel (LFN) mit Schenkelhalsverriegelung der Fa. Synthes (West Chester,

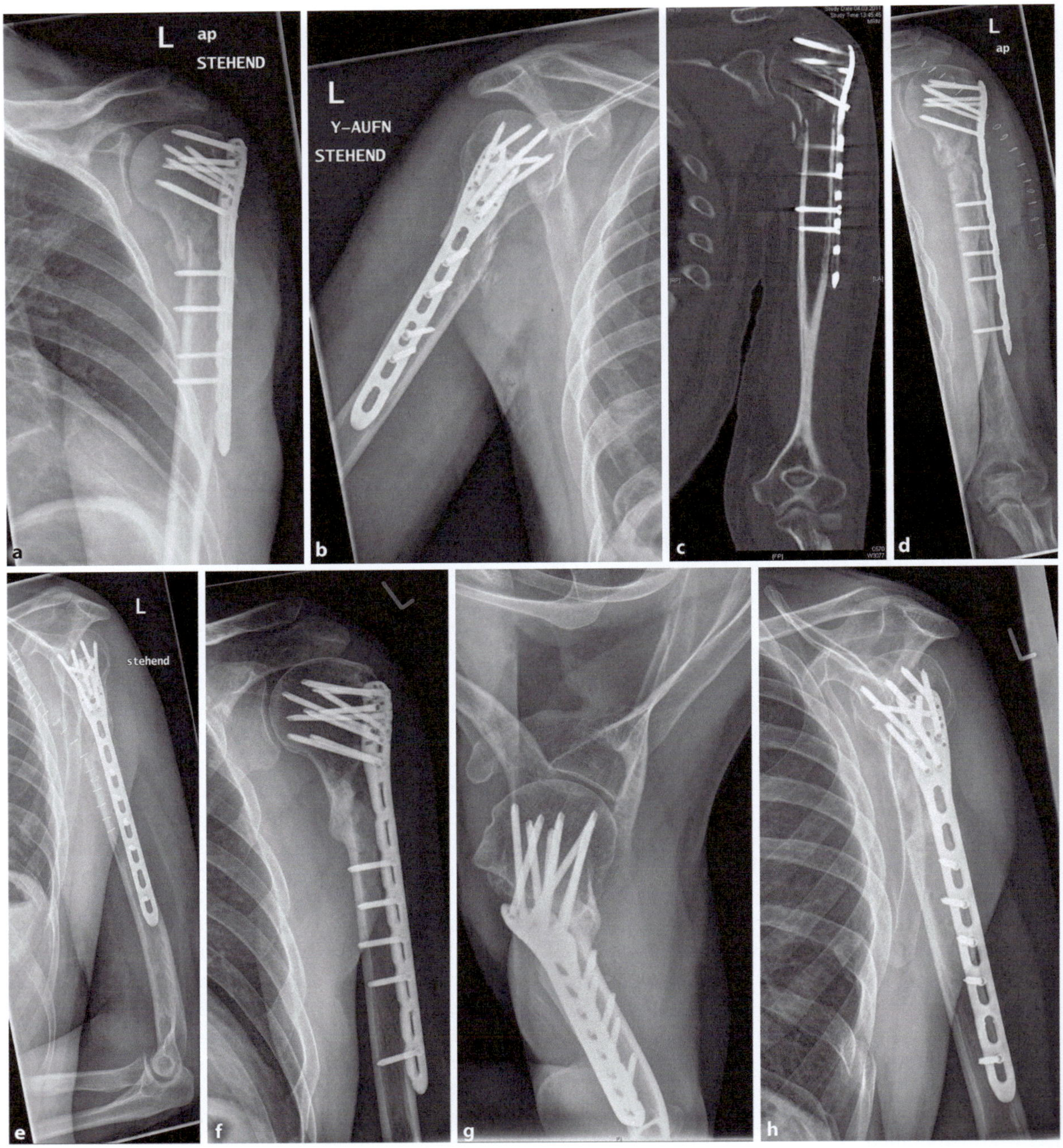

■ **Abb. 12.2** 37-jähriger Patient mit atropher Pseudarthrosenbildung 7 Monate nach Osteosynthese einer subkapitalen Humerusfraktur mittels Philosplatte und initialem Infektverlauf (**a–c**). Es erfolgte ein Debridement der Pseudarthrose mit Anlagerung einer Spongiosaplastik vom Beckenkamm und BMP-7 sowie einer Re-Osteosynthese mit langer Philos-Platte (Synthes, West Chester, Pennsylvania, USA) (**d, e**). 10 Monate später zeigt sich eine vollständige knöcherne Konsolidierung (**f–h**)

Pennsylvania, USA) kombinieren dabei eine stabile proximale Fixierung im Schenkelhals mit einer langen intramedullären Verankerungsstrecke.

Bei Infektverdacht sollte wie immer ein zweizeitiges Verfahren (Masquelet) gewählt werden.

12.3.3 Distales Femur

Das distale Femur stellt einen problematischen Bereich in der Behandlung von Pseudarthrosen dar. Die Durchblutung in diesem Bereich ist meist gut, sodass unkomplizierte Frakturen in der Regel sehr gut heilen. Pseudarthrosen in diesem Bereich sind daher häufig mit

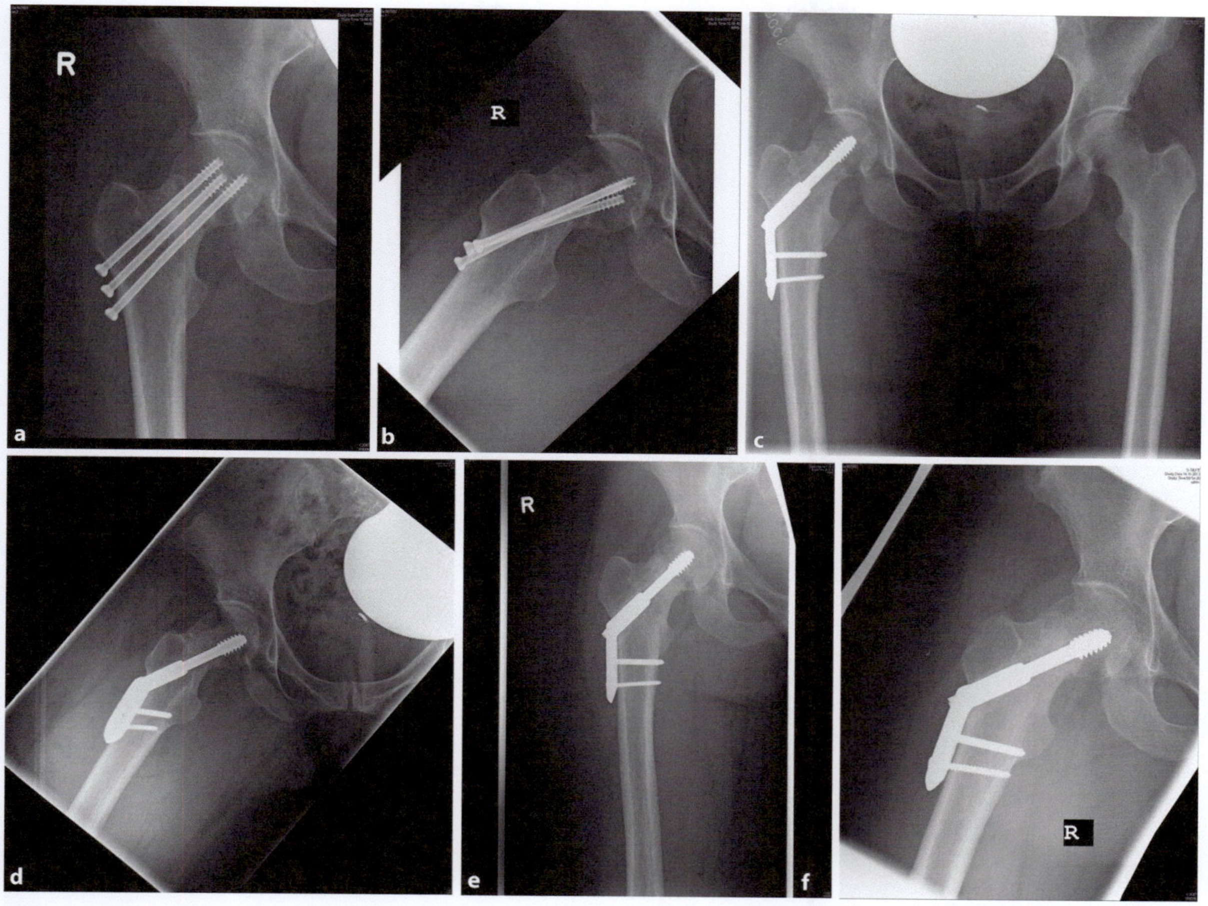

Abb. 12.3 47-jährige Patientin mit Pseudarthrose am medialen Schenkelhals rechts 8 Monate nach auswärtiger Versorgung mittels 3-Punkt-Verschraubung (**a, b**). **c, d** Postoperativer Zustand nach Schraubenentfernung, Debridement, Spongiosatransplantation (langer Beckenkammzylinder) und Re-Osteosynthese mit einer dynmischen Hüftschraube (DHS). 3 Monate postoperativ zeigte sich der Schenkelhals vollständig knöchern durchbaut, und die Patientin war beschwerdefrei (**e, f**)

ausgedehnten Defekten nach Trümmerfrakturen, begleitenden Weichteilschäden und/oder Infektverläufen vergesellschaftet.

Die große Herausforderung bei der Behandlung stellen die häufig großen Defekte dar sowie die biomechanisch ungünstige Situation.

Intramedulläre Kraftträger sind aufgrund der kurzen Verankerungsstrecke häufig nicht einsetzbar und meist nur jungen Patienten mit guter Knochenqualität vorbehalten. In dieser Situation kann auf retrograde Marknägel, wie den DFN („distal femoral nail"; Synthes, West Chester, Pennsylvania, USA), zurückgegriffen werden. Ein wesentliches Implantat zur Stabilisierung bei biologischer Rekonstruktion stellen somit winkelstabile Platten dar (Abb. 12.6).

Eine vielversprechende Alternative zur bewährten LISS-Platte („less invasive stabilization system"; Synthes, West Chester, Pennsylvania, USA) scheint die VA-LCP („variable angle") distale Femurplatte von Synthes (West Chester, Pennsylvania, USA) zu bieten. Gerade bei schlechter Knochenqualität lässt sich so v. a. distal eine gute Stabilität durch maximale Ausnutzung der Variation der Schraubenplatzierung erreichen. Zusätzlich besteht durch die Verwendung von Stahl als Werkstoff eine hohe Primärstabilität.

Praxistipp

In diesem Bereich empfiehlt sich generell ein zweizeitiges Vorgehen mit der Masquelet-Technik. Eine mögliche (Low-grade-)Infektion sollte dabei immer in Erwägung gezogen und ausgeschlossen werden.

Pseudarthrosen in normalerweise gut durchbluteten Bereichen bergen immer den Verdacht auf einen Low-grade-Infekt bei ansonsten unauffälliger Anamnese. Zur Auffüllung

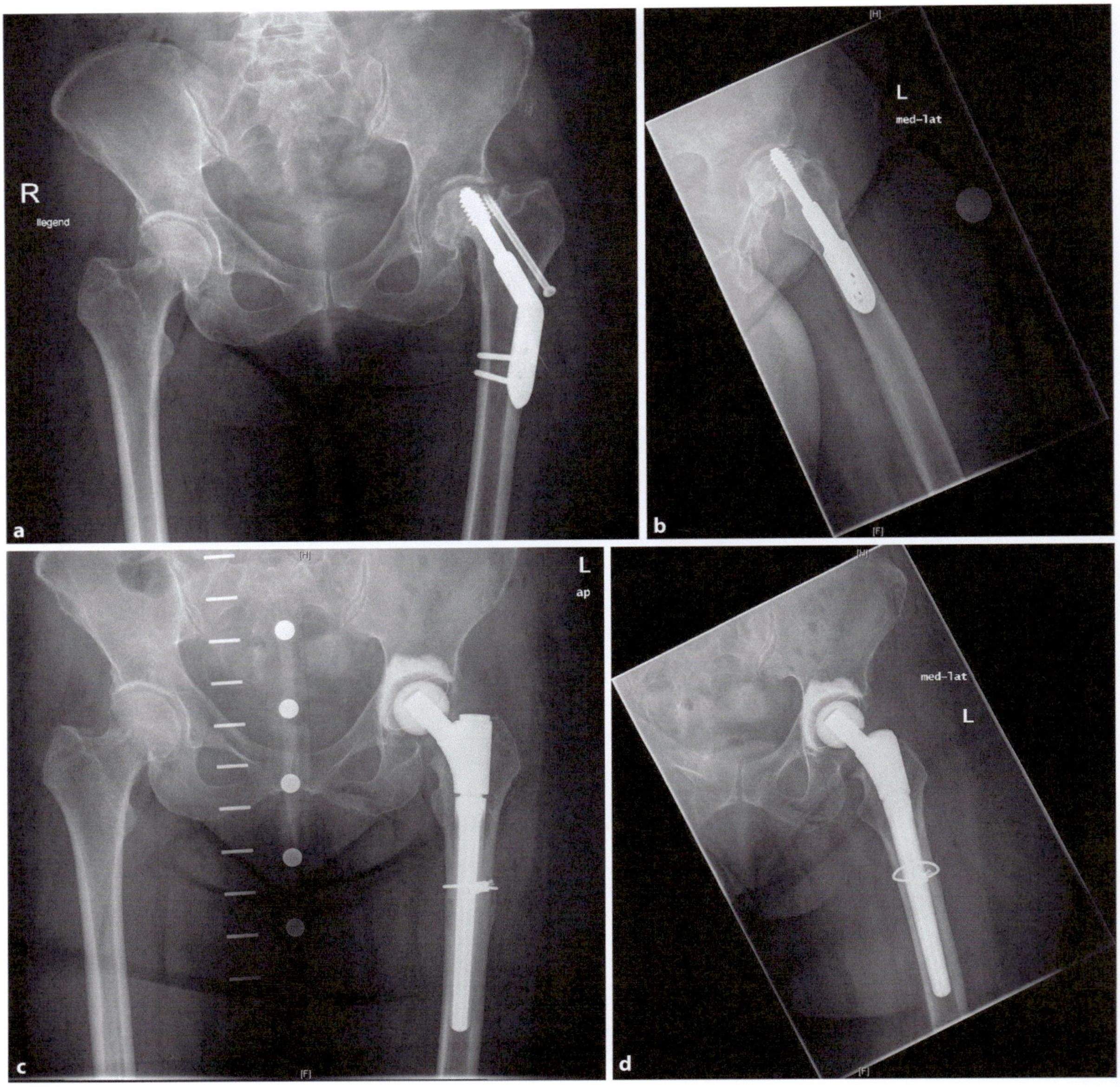

■ **Abb. 12.4** 61-jährige Patientin mit Pseudarthrose am medialen Schenkelhals links mit sekundärer Dislokation und posttraumatischer Koxarthrose 1,5 Jahre nach Trauma und Osteosynthese mit DHS und Antirotationsschraube (**a, b**). Die Revision wurde mit einer Hüft-TEP durchgeführt (**c, d**)

des Defektes werden meist größere Mengen spongiösen Knochens benötigt, welche mit RIA aus dem Femur gewonnen und mit Wachstumsfaktoren angereichert werden können. Ein wesentliches Problem ist dabei fehlende axiale Primärstabilität. Hier können Bohrzylinder vom Beckenkamm eventuell eine gute zusätzliche Stabilisierungs- und gleichzeitig Knochenaufbaumöglichkeit bieten. Gegebenenfalls muss auch über eine Verkürzung nachgedacht werden.

Sollte ein Knochenaufbau scheitern und die Aussicht auf Erfolg bezüglich einer erneuten biologischen Rekonstruktion gering sein, kann zur Überbrückung eines endoprothetischen Ersatzes (bei intaktem Gelenk) eine Verbundosteosynthese durchgeführt werden (■ Abb. 12.7). Hierbei liefert der einliegende Zementblock die primäre axiale Stabilität und wird gegen Rotations- und Biegekräfte zusätzlich durch eine winkelstabile Platte gesichert. Wesentliches Risiko ist hier das Implantatversagen durch Plattenbruch oder Lockerung.

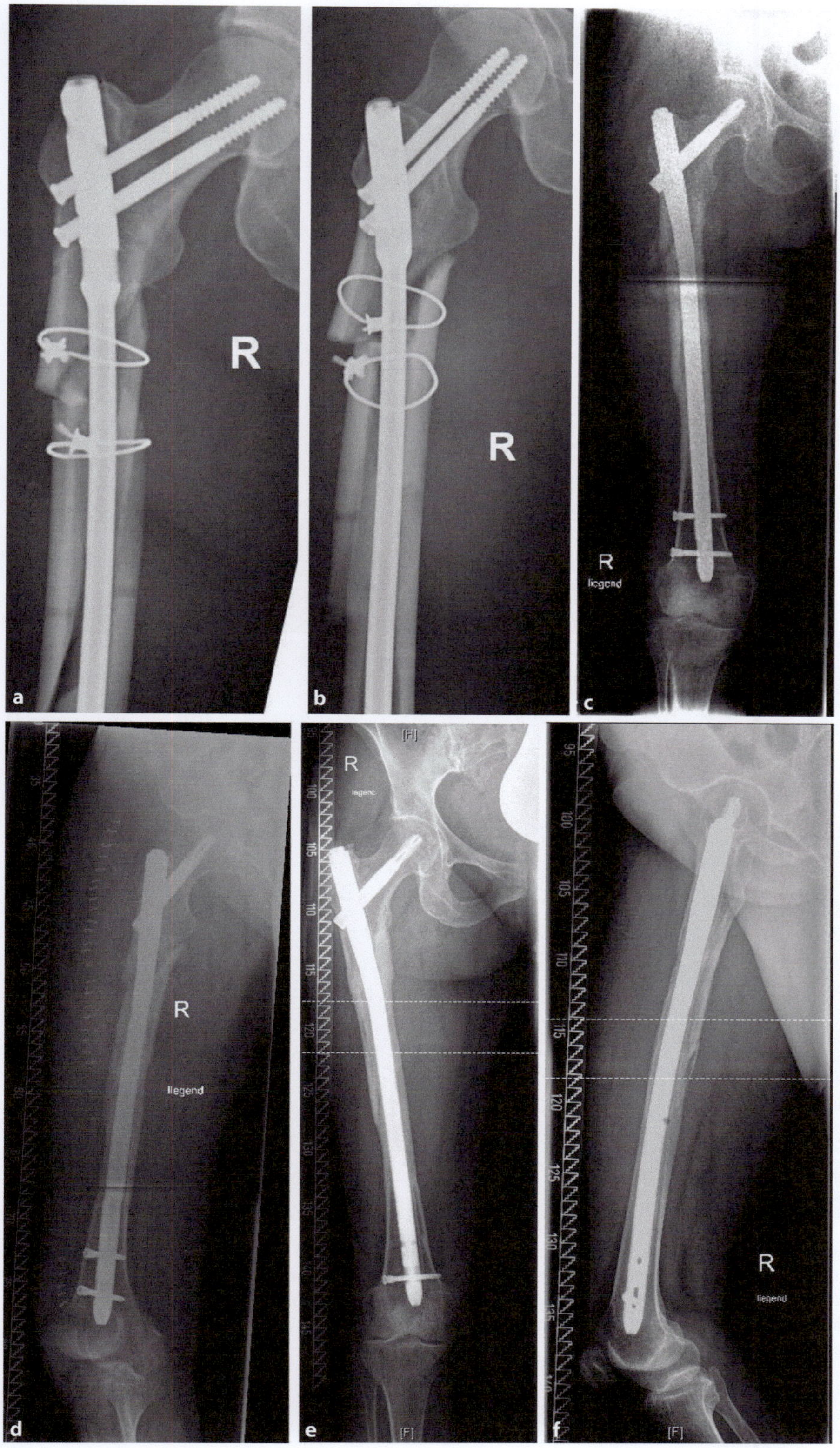

Abb. 12.5 Pseudarthrose bei einer 55-jährigen Patientin nach subtrochantärer Femurfraktur und weit nach distal auslaufendem Zwischenfragment nach initialer Marknagelung (**a, b**). In der Revisionsoperation wurde eine Pseudarthrosenresektion und Pseudarthrosendekortikation mit antegrader Markraumaufbohrung (RIA) durchgeführt (**c, d**). Das dabei gewonnene Material wurde mit BMP-7 angereichert, und ein Implantatwechsel erfolgte auf einen langen PFNA (**c, d**). Der Nagel wurde im Verlauf dynamisiert und es konnte eine vollständige knöcherne Heilung des Defektes erreicht werden (**e, f**)

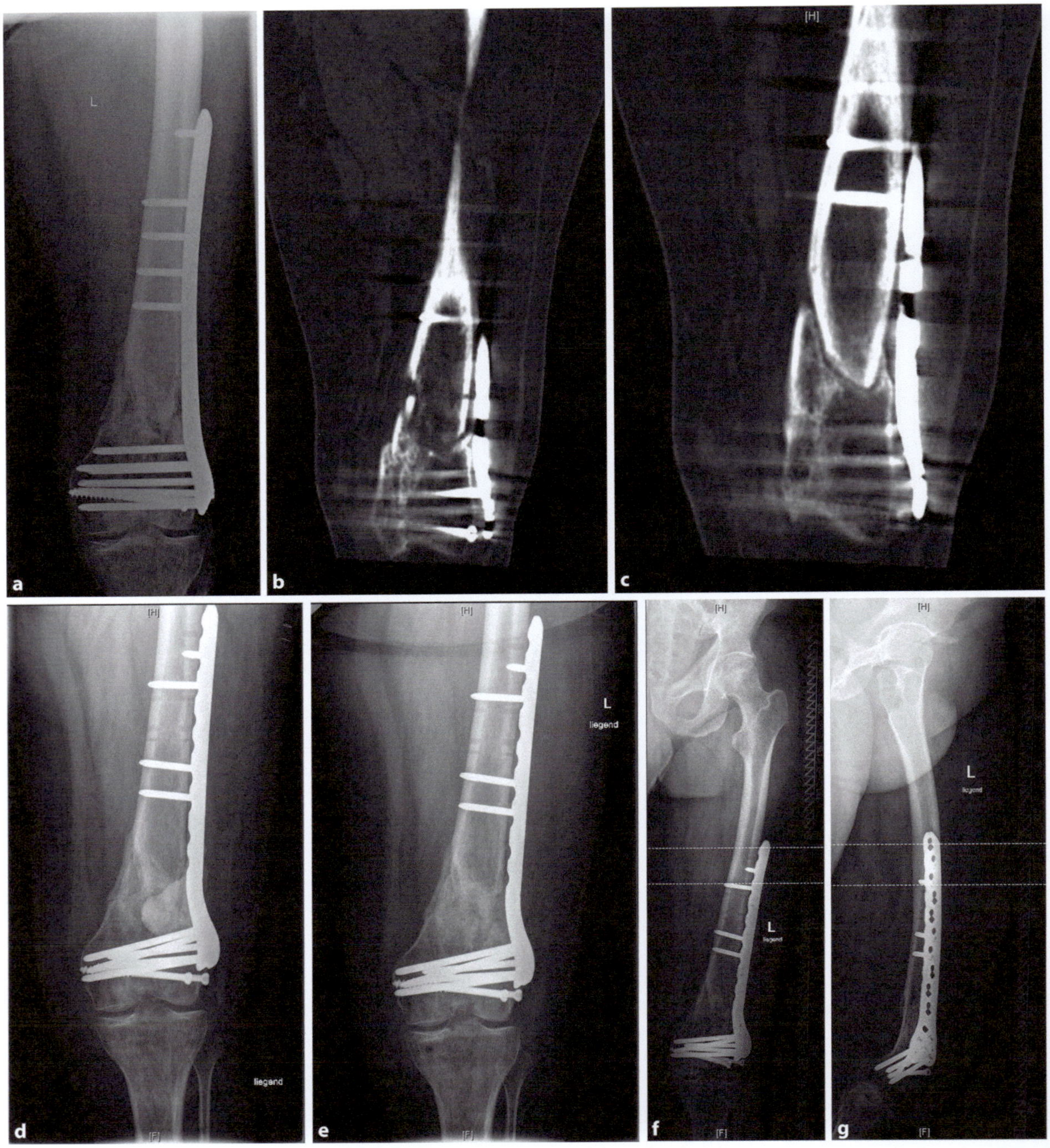

Abb. 12.6 8 Monate nach Osteosynthese mit LISS-Platte nach distaler Femurschaftmehrfragmentfraktur entwickelte dieser Patient eine atrophe Pseudarthrose (**a–c**). Wir führten eine Pseudarthrosenresektion mit PMMA-Zementspacer-Implantation zur Induktion einer Masquelet-Membran und Reosteosynthese durch winkelstabile distale Femur-VA-Kondylenplatte durch (**d**). Nach 7 Wochen wurde der Spacer entfernt (kein Infektnachweis) und Spongiosa vom Femur der Gegenseite angereichert mit BMP-2 angelagert (**e**). In der Nachsorge zeigte sich 4 Monate später eine deutlich fortgeschrittene knöcherne Durchbauung (**f, g**)

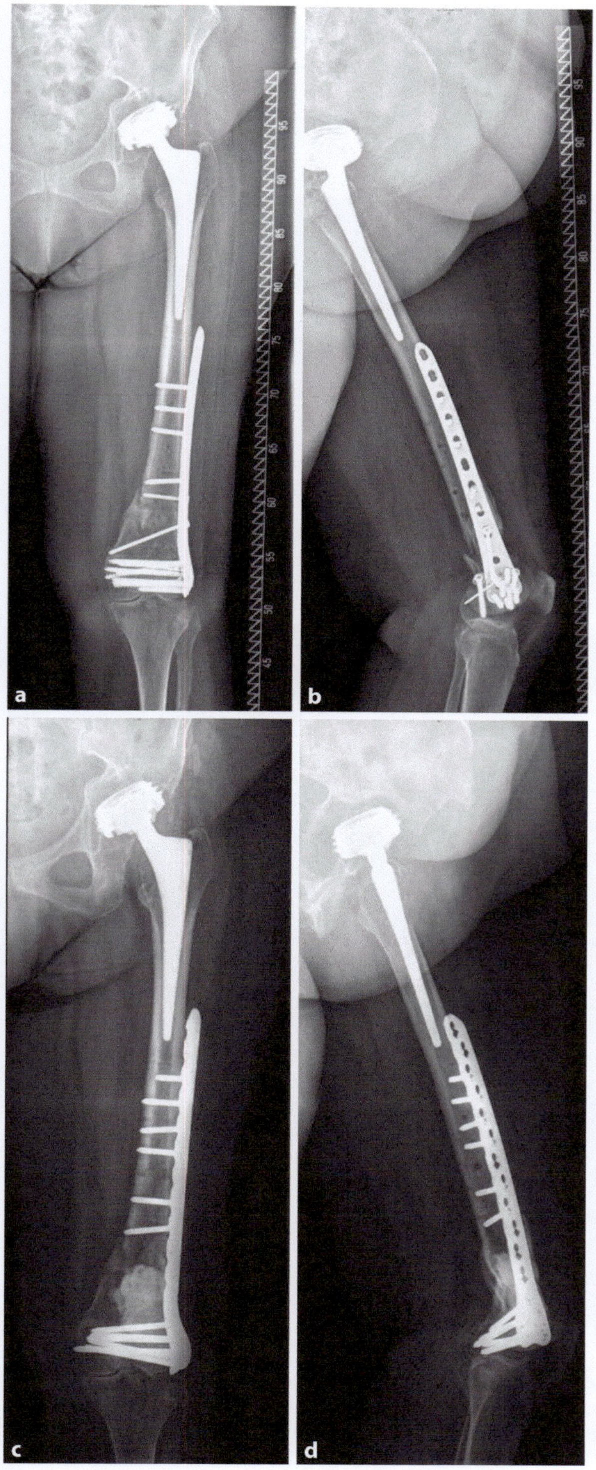

Suprakondyläre Umstellungsosteotomie

In diesem Bereich werden seltener auch Pseudarthrosen nach suprakondylären Umstellungsosteotomien beobachtet. Die Behandlung erfolgt analog dem oben dargestellten Procedere. Hier bieten sich ebenfalls winkelstabile Platten zur Stabilisierung an, um die Korrektur adäquat zu halten. Meist besteht jedoch eine breite Auflagefläche der Osteotomieränder, welche die biomechanische Stabilität begünstigt.

Endoprothetische Versorgung

Als letzte Aussicht vor einer möglichen Amputation kommt eine Endoprothese in Betracht. Zum Ersatz des distalen Femurs muss meist auf achsgeführte modulare Implantate, wie z. B. Tumorprothesen mit Ersatz des Kniegelenks, zurückgegriffen werden (◘ Abb. 12.8).

Hierbei gilt es zwei wesentliche Dinge zu beachten:

- **dass ein Infekt zwingend ausgeschlossen oder sicher saniert werden muss, und**
- **dass zur proximalen Verankerung des femoralen Stems der avitale Knochen soweit reseziert werden muss, dass die Prothese im gesunden Knochen fest verankert werden kann.**

12.3.4 Proximale Tibia

Im Bereich der proximalen Tibia sehen wir Pseudarthrosen seltener als am distalen Femur, allerdings ist die Problematik hier häufig die gleiche. Sie entstehen meist nach Trümmerfrakturen, daher ist auch hier die Herausforderung die Behandlung eines größeren Defektes in einem lasttragenden Bereich.

Praxistipp

Es empfiehlt sich auch hier, zweizeitig vorzugehen, um einen Infekt auszuschließen und eine vaskularisierte Membran zu indizieren. Eine Re-Osteosynthese mit einem winkelstabilen Implantat (z. B. LISS) sollte dabei immer durchgeführt werden.

◘ **Abb. 12.7** Bei dieser 68-jährigen Patientin kam es zu dieser atrophen Pseudarthrose 10 Monate nach Plattenosteosynthese (LISS) (**a, b**). Intraoperativ entschied man sich bei großem Defekt, der bis in die laterale Femurkondyle reichte, und sehr schlechter Knochenqualität gegen eine biologische Rekonstruktion. Es erfolgte die Einlage eines PMMA-Zementspacers und die Re-Osteosynthese mit einer distalen Femur-VA-Platte im Sinne einer Verbundosteosynthese (**c, d**). Ein Infekt konnte ausgeschlossen werden

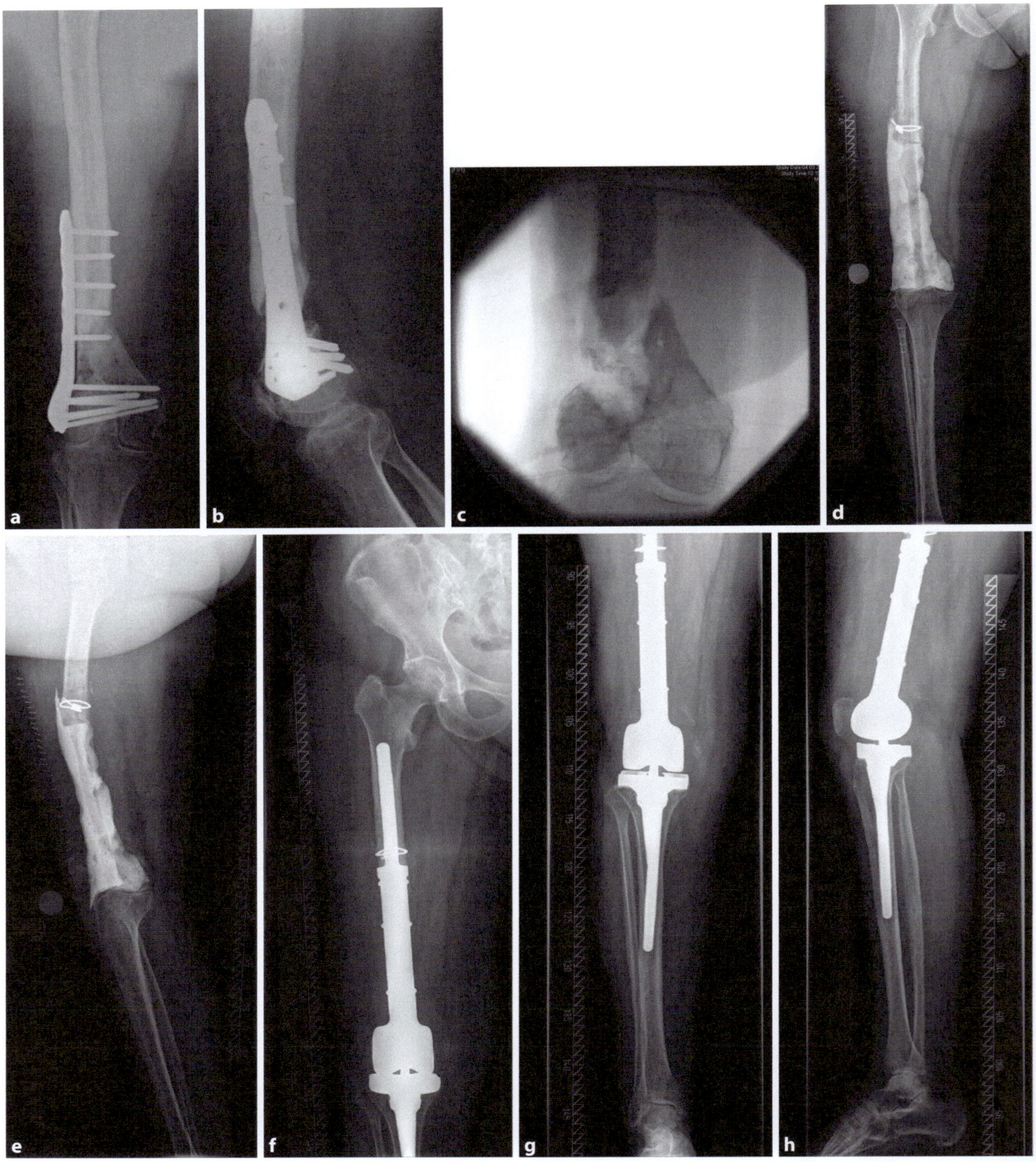

Abb. 12.8 Infektpseudarthrose des distalen Femur mit großem Knochendefekt (**a–c**). Nach mehreren gescheiterten Versuchen des Knochenaufbaus und Erhalt des distalen Femurs bei persistierender Osteomyelitis entschied man sich für einen endoprothetischen Gelenkersatz. Zunächst wurde der Infekt durch radikale Resektion der erkrankten Knochenabschnitte und Weichteile sowie lokale und systemische antibiotische Therapie saniert. Zur lokalen Therapie wurde die temporäre Kniegelenksarthrodese mit einem Karbonstab durchgeführt, welcher mit antibiotikageladenem Zement ummantelt und bis zum negativen Keimnachweis gewechselt wurde (**d, e**). Nach Infektsanierung wurde die Tumorprothese mit distalem Femurersatz implantiert (**f–h**). Zu beachten ist hier der notwendige weite Absetzungsrand des proximalen Stumpfes bei ausgedehnter Osteomyelitis

Zur Defektfüllung kann bei größeren Defekten einerseits auf RIA-Bohrmaterial zurückgegriffen werden, um eine ausreichende Menge zu gewinnen [52]. Andererseits kann auch hier die Interposition eines Bohrzylinders von der Crista iliaca oder auch eines Fibulainterponats erwogen werden, um eine höhere Primärstabilität zu erreichen.

Die additive Applikation von Wachstumsfaktoren kann in Abhängigkeit vom individuellen Risiko erwogen werden. Sie ist bei atrophen Pseudarthrosen mit ausgedehnten Defekten und Osteitis generell empfehlenswert, um die Erfolgsrate zu maximieren [48].

Praxistipp

Selbst bei ausgeprägten Defekten der Gelenkfläche empfiehlt es sich, knöcherne Defekte des Tibiakopfes/-plateaus durch operative Maßnahmen zur Ausheilung zu bringen. Zum einen erreicht man damit eine belastungsstabile Situation, um eine wahrscheinliche progrediente posttraumatische Gonarthrose möglichst lange konservativ zu behandeln. Zum anderen schafft man damit eine adäquate knöcherne Grundsubstanz für die Verankerung einer eventuell im weiteren Krankheitsverlauf notwendigen Kniegelenkendoprothese.

Nicht selten werden Pseudarthrosen im gelenknahen Bereich der proximalen Tibia nach Open-wedge-Umstellungsosteotomien gesehen [69]. Hier kommt es trotz primärer Auffüllung mit einer Spongiosaplastik in der Regel zur Ausbildung einer atrophen Pseudarthrose (Abb. 12.9). Ein zweizeitiges Vorgehen ist dann analog zu dem oben genannten Procedere empfehlenswert.

Praxistipp

Wir empfehlen zudem den Einsatz von Wachstumsfaktoren, um die osteogene Potenz der mesenchymalen Stammzellen (MSC) im transplantierten spongiösen Knochen zu erhöhen.

12.3.5 Distale Tibia

Bei gelenknahen Pseudarthrosen an der distalen Tibia sehen wir häufig eine Mitbeteiligung des oberen Sprunggelenks (OSG). Die Ursache sind häufig Pilon-Tibiale-Frakturen mit ausgedehnten Trümmerzonen und Einbeziehung der Gelenkfläche, welche derartige Verletzungen erfahrungsgemäß nicht gut verzeiht und im Verlauf mit einer posttraumatischen Arthrose reagiert [34, 37, 50, 67]

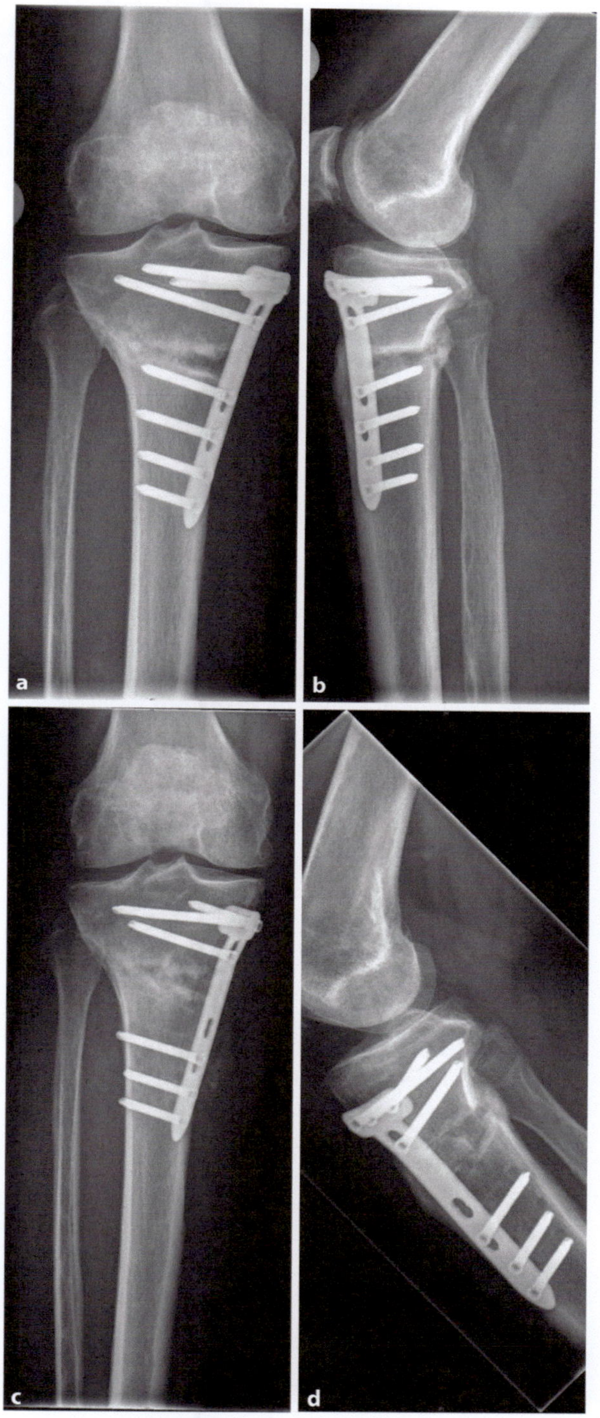

Abb. 12.9 Atrophe Pseudarthrose der proximalen Tibia nach Open-wedge-Umstellungsosteotomie (**a**, **b**). Zum Ausschluss eines Infektes wurde die Behandlung zweizeitig durchgeführt und der Defekt im zweiten Schritt nach temporärer Spacer-Implantation mit RIA-Material und BMP-2 aufgefüllt (**c**, **d**)

Kommt es darüber hinaus zu einer Pseudarthrosenbildung im gelenknahen Knochenabschnitt, sehen wir uns häufig mit einer komplexen Problematik konfrontiert, die ggf. durch eine zusätzliche Achsfehlstellung erschwert wird. Auch Anschlussarthrosen im unteren Sprunggelenk (USG) spielen bei komplexen Verletzungen mit Destruktion des OSG und langen Krankheitsverläufen eine wichtige Rolle [38, 74, 76].

Praxistipp

Sollte das Gelenk intakt sein und die Beschwerden zeigen sich auf das Defektareal begrenzt, ist primär eine Rekonstruktion des Knochens unter Schonung des Gelenks und der Korrektur von Achsabweichungen anzustreben.

In dieser Situation lässt sich gut auf winkelstabile Platten zurückgreifen. Die Therapie wird dem Diamond-Konzept entsprechend dem individuellen Fall angepasst.

Ist das Gelenk jedoch ebenfalls destruiert und ist die klinische Symptomatik auch diesbezüglich nachvollziehbar, raten wir in solchen Fällen zu einer Arthrodese [51, 74]. Diese kann bei Defekten überschaubarer Größe mit kanülierten Schrauben oder Arthrodese-Platten durchgeführt werden. Bei größeren Defekten, insbesondere auch bei Einbeziehung des USG, empfehlen wir die Rückfußarthrodese mittels Arthrodesenagels (■ Abb. 12.10).

Hier bietet sich sowohl die Möglichkeit, längere Defekte stabil zu überbrücken, als auch die Option der Dynamisierung (im Verlauf) zur Kompression und Stimulation der knöchernen Heilung. Gerade in diesem oft problematischen Bereich mit schlechter Vaskularisierung ist ein zweizeitiges Vorgehen (Masquelet-Technik) empfehlenswert.

Zur Stabilisierung der Arthrodese stehen zahlreiche intramedulläre Implantate zur Verfügung.

Bei komplexen infektassoziierten Fällen kann ggf. auch die retrograde Marknagelung mit dem antibiotikabeschichteten Expert Tibia Nail (ETN Protect, Synthes, West Chester, Pennsylvania, USA), im Sinne eines Off-Label Use, erwogen werden [22, 70]. Nach Ausheilung lässt sich hier eine gute belastungsfähige Situation mit ausreichender Alltagsfunktion erreichen (■ Abb. 12.11; [50, 74]).

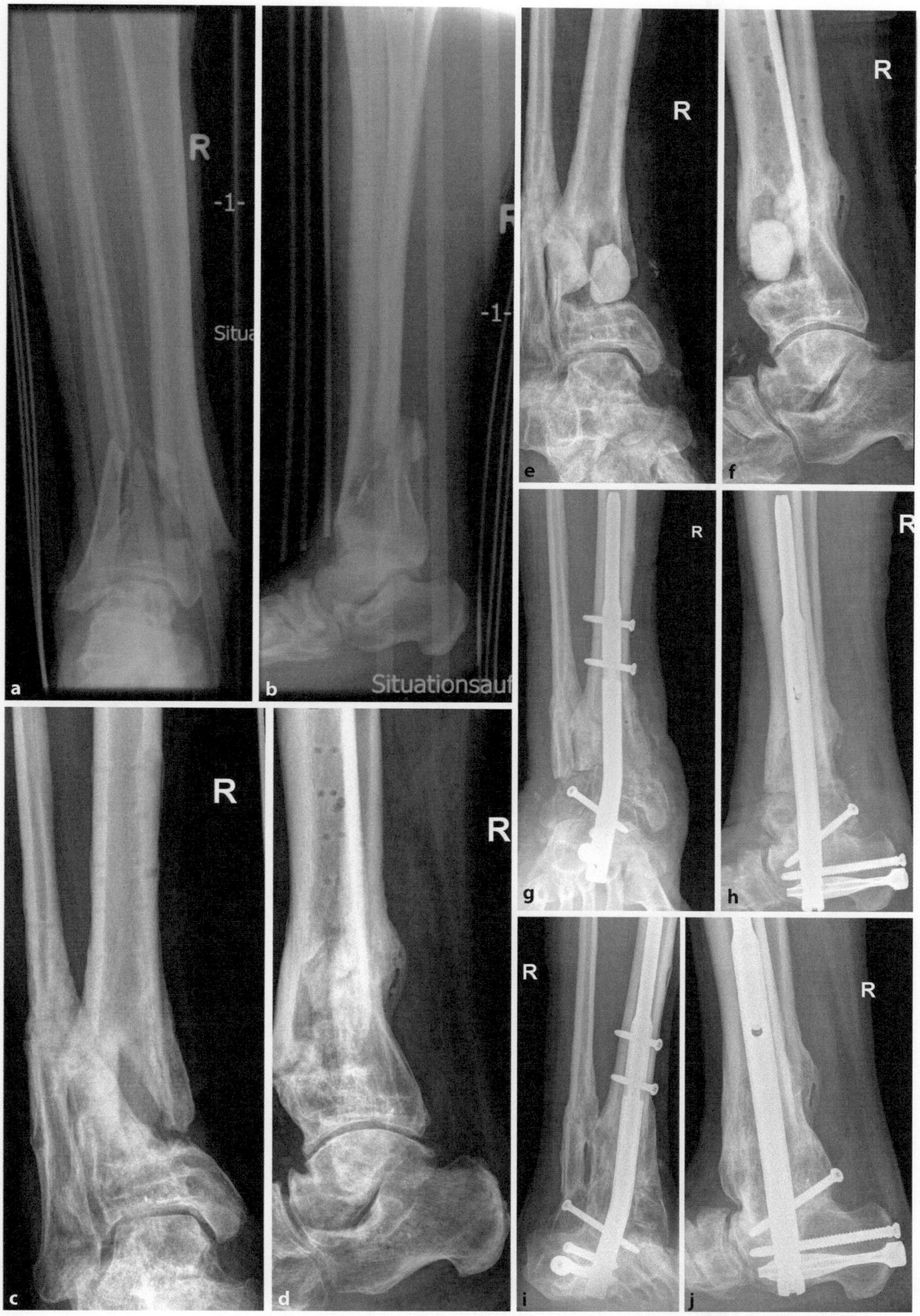

Abb. 12.10 Dieser 46-jährige Patient entwickelte nach initial offener distaler Unterschenkelfraktur (**a, b**) und Infektverlauf mit zahlreichen Debridements diese große Defektpseudarthrose mit posttraumatischer Arthrose im OSG und Varusfehlstellung (**c, d**). Zunächst wurde ausgiebig debridiert und ein Zementspacer eingelegt (**e, f**). Nach Ausschluss einer persistierenden Infektion erfolgte 6 Wochen später die mehrdimensionale Korrekturosteotomie und Rückfußarthrodese mittels Nagel (Expert Hindfoot Arthrodesis Nail, HAN; Synthes, West Chester, Pennsylvania, USA) sowie die Auffüllung des Defektes mit Spongiosa vom Femur (RIA) und BMP-7 (**g, h**). Im Verlauf kam es zu einer vollständigen Konsolidierung und einer guten alltagsfähigen Situation. **i** und **j** zeigen den Befund 18 Monate nach Revision

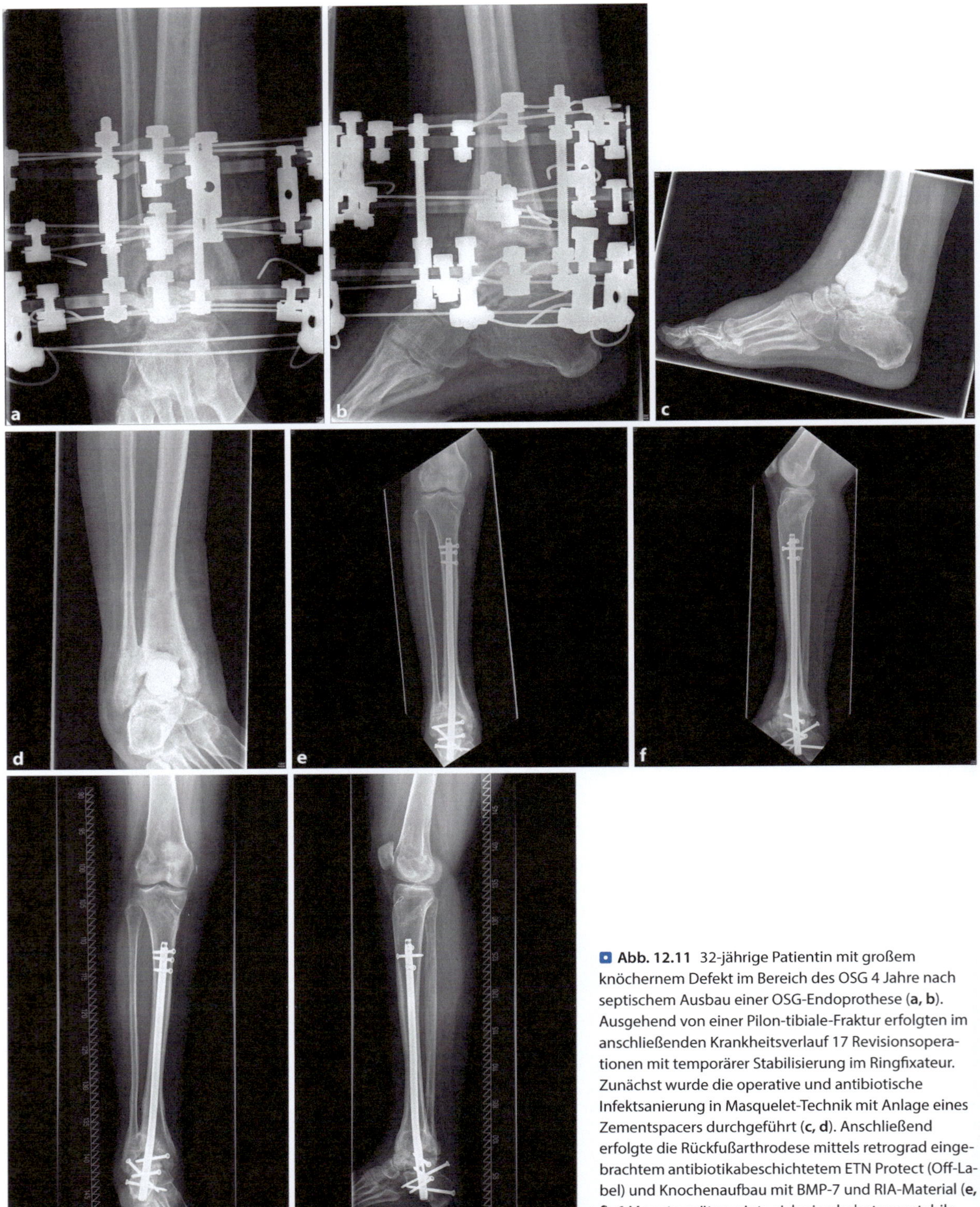

Abb. 12.11 32-jährige Patientin mit großem knöchernem Defekt im Bereich des OSG 4 Jahre nach septischem Ausbau einer OSG-Endoprothese (**a, b**). Ausgehend von einer Pilon-tibiale-Fraktur erfolgten im anschließenden Krankheitsverlauf 17 Revisionsoperationen mit temporärer Stabilisierung im Ringfixateur. Zunächst wurde die operative und antibiotische Infektsanierung in Masquelet-Technik mit Anlage eines Zementspacers durchgeführt (**c, d**). Anschließend erfolgte die Rückfußarthrodese mittels retrograd eingebrachtem antibiotikabeschichtetem ETN Protect (Off-Label) und Knochenaufbau mit BMP-7 und RIA-Material (**e, f**). 6 Monate später zeigte sich eine belastungsstabile knöcherne Ausheilung des Defektes (**g, h**)

Literatur

1. Abumunaser LA, Al-Sayyad MJ (2011) Evaluation of the calori et al. nonunion scoring system in a retrospective case series. Orthopedics 34:359
2. Baumgartner R, Botta P, Bellmann D (2007) Amputation und Prothesenversorgung. Georg Thieme, Stuttgart New York
3. Bhadra AK, Roberts CS, Giannoudis PV (2012) Nonunion of fibula: a systematic review. Int Orthop 36:1757–1765
4. Blokhuis TJ, Calori GM, Schmidmaier G (2013) Autograft versus BMPs for the treatment of non-unions: what is the evidence? Injury 44(Suppl 1):S40–S42
5. Bormann N, Pruss A, Schmidmaier G, Wildemann B (2010) In vitro testing of the osteoinductive potential of different bony allograft preparations. Arch Orthop Trauma Surg 130(1):143–139. doi:10.1007/s00402-009-0908-7
6. Calori GM, Albisetti W, Agus A, Iori S, Tagliabue L (2007) Risk factors contributing to fracture non-unions. Injury 38(Suppl 2):S11–S18
7. Calori GM, Colombo M, Mazza E, Ripamonti C, Mazzola S et al. (2013) Monotherapy vs. polytherapy in the treatment of forearm non-unions and bone defects. Injury 44(Suppl 1):S63–S69
8. Calori GM, Colombo M, Ripamonti C, Bucci M, Fadigati P et al. (2011a) Polytherapy in bone regeneration: clinical applications and preliminary considerations. Int J Immunopathol Pharmacol 24:85–90
9. Calori GM, Giannoudis PV (2011) Enhancement of fracture healing with the diamond concept: the role of the biological chamber. Injury 42:1191–1193
10. Calori GM, Mazza E, Colombo M, Ripamonti C (2011b) The use of bone-graft substitutes in large bone defects: any specific needs? Injury 42(Suppl 2):S56–S63
11. Copuroglu C, Calori GM, Giannoudis PV (2013) Fracture non-union: who is at risk? Injury 44:1379–1382
12. Cox G, Jones E, McGonagle D, Giannoudis PV (2011b) Reamer-irrigator-aspirator indications and clinical results: a systematic review. Int Orthop 35:951–956
13. Cox G, McGonagle D, Boxall SA, Buckley CT, Jones E, Giannoudis PV (2011a) The use of the reamer-irrigator-aspirator to harvest mesenchymal stem cells. J Bone Joint Surg Br 93:517–524
14. Cuthbert R, Boxall SA, Tan HB, Giannoudis PV, McGonagle D, Jones E (2012) Single-platform quality control assay to quantify multipotential stromal cells in bone marrow aspirates prior to bulk manufacture or direct therapeutic use. Cytotherapy 14:431–440
15. Cuthbert RJ, Churchman SM, Tan HB, McGonagle D, Jones E, Giannoudis PV (2013) Induced periosteum a complex cellular scaffold for the treatment of large bone defects. Bone 57:484–492
16. Dimitriou R, Mataliotakis GI, Angoules AG, Kanakaris NK, Giannoudis PV (2011) Complications following autologous bone graft harvesting from the iliac crest and using the RIA: a systematic review. Injury 42(Suppl 2):S3–S15
17. Dinopoulos H, Dimitriou R, Giannoudis PV (2012) Bone graft substitutes: What are the options? Surgeon 10:230–239
18. D'Ippolito G, Schiller PC, Ricordi C, Roos BA, Howard GA (1999) Age-related osteogenic potential of mesenchymal stromal stem cells from human vertebral bone marrow. J Bone Mineral Res 14(7):1115–1522
19. Fayaz HC, Giannoudis PV, Vrahas MS, Smith RM, Moran C et al. (2011) The role of stem cells in fracture healing and nonunion. Int Orthop 35:1587–1597
20. Fischer C, Preuß EM, Tanner M, Bruckner T, Krix M, Amarteifio E, Miska M, Moghaddam-Alvandi A, Schmidmaier G, Weber MA (2016) Dynamic contrast-enhanced sonography and dynamic contrast-enhanced magnetic resonance imaging for preoperative diagnosis of infected nonunions. J Ultrasound Med : (pii: 15.06107. [Epub ahead of print])
21. Fong K, Truong V, Foote CJ, Petrisor B, Williams D et al. (2013) Predictors of nonunion and reoperation in patients with fractures of the tibia: an observational study. Bmc Musculoskelet Disord 14:103
22. Fuchs T, Stange R, Schmidmaier G, Raschke MJ (2011) The use of gentamicin-coated nails in the tibia: preliminary results of a prospective study. Arch Orthop Trauma Surg 131:1419–1425
23. Giannoudis PV, Ahmad MA, Mineo GV, Tosounidis TI, Calori GM, Kanakaris NK (2013a) Subtrochanteric fracture non-unions with implant failure managed with the "diamond" concept. Injury 44(Suppl 1):S76–S81
24. Giannoudis PV, Calori GM, Begue T, Schmidmaier G (2013b) Bone regeneration strategies: current trends but what the future holds? Injury 44(Suppl 1):S1–S2
25. Giannoudis PV, Einhorn TA, Marsh D (2007) Fracture healing: the diamond concept. Injury 38(Suppl 4):S3–S6
26. Giannoudis PV, Einhorn TA, Schmidmaier G, Marsh D (2008) The diamond concept – open questions. Injury 39(Suppl 2):S5–S8
27. Giannoudis PV, Faour O, Goff T, Kanakaris N, Dimitriou R (2011b) Masquelet technique for the treatment of bone defects: tips-tricks and future directions. Injury 42:591–598
28. Giannoudis PV, Jones E, Einhorn TA (2011a) Fracture healing and bone repair. Injury 42:549–550
29. Giannoudis PV, Tzioupis C, Green J (2009) Surgical techniques: how I do it? The Reamer/Irrigator/Aspirator (RIA) system. Injury 40:1231–1236
30. Goff T, Kanakaris NK, Giannoudis PV (2013) Use of bone graft substitutes in the management of tibial plateau fractures. Injury 44(Suppl 1):S86–S94
31. Gunter U, Jentsch P, Heller G (2002) Anterograde intramedullary tibio-talo calcaneus arthrodesis (aIMTCA) with spongiosaplasty in pseudarthrosis. Unfallchirurg 105:474–477
32. Hayda RA, Brighton CT, Esterhai JL Jr (1998) Pathophysiology of delayed healing. Clin Orthop Relat Res :S31–S40
33. Janicki P, Schmidmaier G (2011) What should be the characteristics of the ideal bone graft substitute? Combining scaffolds with growth factors and/or stem cells. Injury 42(Suppl 2):S77–S81
34. Jerosch J, Vollmert O (2005) Arthrodeseverfahren am oberen Sprunggelenk. Trauma Berufskrankh 7:S78–S84
35. Kallala R, Barrow J, Graham SM, Kanakaris N, Giannoudis PV (2013) The in vitro and in vivo effects of nicotine on bone, bone cells and fracture repair. Expert Opin Drug Saf 12:209–233
36. Kanakaris NK, Morell D, Gudipati S, Britten S, Giannoudis PV (2011) Reaming Irrigator Aspirator system: early experience of its multipurpose use. Injury 42(Suppl 4):S28–S34
37. Kitaoka HB (1991) Salvage of nonunion following ankle arthrodesis for failed total ankle arthroplasty. Clin Orthop Relat Res 268:37–43
38. Kontakis GM, Papadokostakis GM, Alpantaki K, Chlouverakis G, Hadjipavlou AG, Giannoudis PV (2006) Intramedullary nailing for non-union of the humeral diaphysis: a review. Injury 37:953–960
39. Kouroupis D, Baboolal TG, Jones E, Giannoudis PV (2013) Native multipotential stromal cell colonization and graft expander potential of a bovine natural bone scaffold. J Orthop Res 31:1950–1958
40. Kühlfluck P, Jefferson-Keil T, Moghaddam A, Schmidmaier G (2014) RIA components contain mesenchymal stroma cells with high osteogenic potency. Tans ORS Poster 0677, presented at the ORS Annu Meet 2014
41. Lehner B, Witte D, Suda AJ, Weiss S (2009) Revision strategy for periprosthetic infection. Orthopade 38:681–688
42. Lippross S, Klueter T, Steubesand N, Oestern S, Mentlein R et al. (2012) Multiple trauma induces serum production of host defence peptides. Injury 43:137–142

43. Makridis KG, Tosounidis T, Giannoudis PV (2013) Management of infection after intramedullary nailing of long bone fractures: treatment protocols and outcomes. Open Orthop J 7:219–226
44. Masquelet AC, Begue T (2010) The concept of induced membrane for reconstruction of long bone defects. Orthop Clin North Am 41:27–37
45. Miska M, Findeisen S, Tanner M, Biglari B, Studier-Fischer S et al. (2016) Treatment of nonunions in fractures of the humeral shaft according to the Diamond Concept. Bone Jt J 98-B:81–87
46. Moghaddam A, Zietzschmann S, Bruckner T, Schmidmaier G (2015) Treatment of atrophic tibia non-unions according to 'diamond concept': Results of one- and two-step treatment. Injury 46(Suppl 4):S39–S50
47. Moghaddam A, Zimmermann G, Hammer K, Bruckner T, Grutzner PA, von Recum J (2011) Cigarette smoking influences the clinical and occupational outcome of patients with tibial shaft fractures. Injury 42:1435–1442
48. Moghaddam-Alvandi A, Zimmermann G, Buchler A, Elleser C, Biglari B et al. (2012) Results of nonunion treatment with bone morphogenetic protein 7 (BMP-7). Unfallchirurg 115:518–526
49. Mouzopoulos G, Kanakaris NK, Kontakis G, Obakponovwe O, Townsend R, Giannoudis PV (2011) Management of bone infections in adults: the surgeon's and microbiologist's perspectives. Injury 42(Suppl 5):S18–S23
50. Muller EJ, Wick M, Muhr G (1999) Surgical management of post-traumatic mal-alignments and arthroses in the ankle. Orthopade 28:529–537
51. Myerson MS, Quill G (1991) Ankle arthrodesis. A comparison of an arthroscopic and an open method of treatment. Clin Orthop Relat Res 268:84–95
52. Pfeifer R, Kobbe P, Knobe M, Pape HC (2011) The reamer-irrigator-aspirator (RIA) System. Oper Orthop Traumatol 23:446–452
53. Pneumaticos SG, Panteli M, Triantafyllopoulos GK, Papakostidis C, Giannoudis PV (2014) Management and outcome of diaphyseal aseptic non-unions of the lower limb: a systematic review. Surgeon 12:166–175
54. Poon B, Kha T, Tran S, Dass CR (2016) Bone morphogenetic protein-2 and bone therapy: successes and pitfalls. J Pharm Pharmacol 68(2):139–147. doi:10.1111/jphp.12506.
55. Pountos I, Georgouli T, Pneumaticos S, Giannoudis PV (2013) Fracture non-union: Can biomarkers predict outcome? Injury 44:1725–1732
56. Rankin EA, Metz CW Jr (1970) Management of delayed union in early weight-bearing treatment of the fractured tibia. J Trauma 10:751–759
57. Rommens PM, Kuechle R, Bord T, Lewens T, Engelmann R, Blum J (2008) Humeral nailing revisited. Injury 39:1319–1328
58. Ronga M, Fagetti A, Canton G, Paiusco E, Surace MF, Cherubino P (2013) Clinical applications of growth factors in bone injuries: experience with BMPs. Injury 44(Suppl 1):34–39
59. Roussignol X, Currey C, Duparc F, Dujardin F (2012) Indications and results for the Exogen ultrasound system in the management of non-union: a 59-case pilot study. Orthop Traumatol Surg Res 98:206–213
60. Sagi HC, Young ML, Gerstenfeld L, Einhorn TA, Tornetta P (2012) Qualitative and quantitative differences between bone graft obtained from the medullary canal (with a Reamer/Irrigator/Aspirator) and the iliac crest of the same patient. J Bone Joint Surg Am 94(23):2128–2135. doi:10.2106/JBJS.L.00159
61. Sarmiento A, Schaeffer JF, Beckerman L, Latta LL, Enis JE (1977) Fracture healing in rat femora as affected by functional weight-bearing. J Bone Joint Surg Am 59:369–375
62. Schmidmaier G, Moghaddam A (2015) Long bone nonunion. Z Orthop Unfallchir 153(6):659–674. doi:10.1055/s-0035-1558259.
63. Schmidmaier G, Capanna R, Wildemann B, Beque T, Lowenberg D (2009) Bone morphogenetic proteins in critical-size bone defects: what are the options? Injury 30(Suppl 3):S39–S43. doi:10.1016/S0020-1383(09)70010-5
64. Schmidmaier G, Miska M, Zietzschmann S et al. (2016) Selection of graft expanders for the second stage of the induced membrane technique. Tech Orthop 31(1):14–22
65. Schoierer O, Bloess K, Bender D, Burkholder I, Kauczor HU et al. (2014) Dynamic contrast-enhanced magnetic resonance imaging can assess vascularity within fracture non-unions and predicts good outcome. Eur Radiol 24:449–459
66. Simpson CM, Calori GM, Giannoudis PV (2012) Diabetes and fracture healing: the skeletal effects of diabetic drugs. Expert Opin Drug Saf 11:215–220
67. Thermann H, Hufner T, Schratt HE, Held C, Tscherne H (1999) Subtalar fusion after conservative or surgical treatment of calcaneus fracture. A comparison of long-term results. Unfallchirurg 102:13–22
68. Uhthoff HK, Rahn BA (1981) Healing patterns of metaphyseal fractures. Clin Orthop Relat Res 160:295–303
69. Houten AH van, Heesterbeek PJ, Heerwaarden RJ van, Tienen TG van, Wymenga AB (2014) Medial open wedge high tibial osteotomy: can delayed or nonunion be predicted? Clin Orthop Relat Res 472:1217–1223
70. Vester H, Wildemann B, Schmidmaier G, Stockle U, Lucke M (2010) Gentamycin delivered from a PDLLA coating of metallic implants: In vivo and in vitro characterisation for local prophylaxis of implant-related osteomyelitis. Injury 41:1053–1059
71. Watanabe Y, Arai Y, Takenaka N, Kobayashi M, Matsushita T (2013) Three key factors affecting treatment results of low-intensity pulsed ultrasound for delayed unions and nonunions: instability, gap size, and atrophic nonunion. J Orthop Sci 18:803–810
72. Weber BG, Czech O (1973) Pseudarthrosen. Huber, Bern Stuttgart Wien
73. Wildemann B, Lange K, Strobel C, Fassbender M, Willie B, Schmidmaier G (2011) Local BMP-2 application can rescue the delayed osteotomy healing in a rat model. Injury 42(8):746–752
74. Wulker N, Flamme CH, Muller A, Wirth CJ (1997) 10 years follow-up of athrodeses of the hindfoot joints and upper ankle joint. Z Orthop Grenzgebiete 135:509–515
75. Zimmermann G, Moghaddam A (2011) Allograft bone matrix versus synthetic bone graft substitutes. Injury 42(Suppl 2):S16–S21
76. Zwipp H, Grass R, Rammelt S, Dahlen C (1999) Arthrodesis – non-union of the ankle. Arthrodesis failed. Chirurg 70:1216–1224

Restfehlstellungen (Achskorrektur und Beinverlängerung)

PD Dr. med. Marc Hanschen

P. Biberthaler, M. van Griensven (Hrsg.), *Knochendefekte und Pseudarthrosen*, DOI 10.1007/978-3-642-44991-8_13

13.1 Problem und Lösung

13.1.1 Stellenwert der klinischen Untersuchung

Die ausführliche klinische Untersuchung der Extremitäten stellt die Grundlage der Analyse von Fehlstellungen dar.

Ziel der klinischen Untersuchung ist u. a. die Abgrenzung von Knochenfehlstellungen gegenüber Kontrakturen. Bei einer Knieflexionsfehlstellung, beispielsweise, entscheidet die Korrelation der klinischen Untersuchung zusammen mit der Auswertung der in der Sagittalebene gemessenen Winkel (aPDFA, aPPTA) (s. auch ▶ Kap. 2), ob eine knöcherne Umstellung oder ein Weichteil-Release/Distraktion durchgeführt werden muss.

Im Rahmen der klinischen Untersuchung gewonnene Hinweise determinieren die Anfertigung einer weiterführenden bildgebenden Diagnostik. Bei Hinweisen auf einen Torsionsfehler ist die Anfertigung einer Torsions-Computertomographie angezeigt. Bei Kindern empfiehlt sich zur Vermeidung der Strahlenbelastung die Anfertigung einer Torsions-Magnetresonanztomographie.

Schließlich gewinnt die klinische Untersuchung bei der Beurteilung der Weichteile der Extremität an Bedeutung. Posttraumatische Fehlstellungen gehen oft mit Weichteilschäden einher, zum Teil wurde bereits eine plastische Rekonstruktion durchgeführt. Hier treten Limitierungen der anwendbaren Techniken und operativen Zugangswege auf, um Restfehlstellungen zu korrigieren.

13.1.2 Radiologische Analyse der Fehlstellung

Deformitäten der oberen Extremität werden, obschon in der Literatur Normalwerte der Gelenkwinkel beschrieben sind, i. Allg. mittels seitenvergleichender Röntgendiagnostik untersucht. Die kontralateralen Röntgenaufnahmen werden gespiegelt und stellen in der Overlay-Technik eine Matrize zur genauen Planung der Deformitätenkorrektur dar.

Im Gegensatz dazu beruht die Analyse von Deformitäten der unteren Extremität auf bekannten Gelenkwinkel und -achsen. Im Folgenden wird auf die Analyse und die Operationsplanung von Deformitäten der unteren Extremität näher eingegangen.

Anforderungen an bildgebende Diagnostik

- **Präoperativ**

Als Voraussetzung einer erfolgreichen Umstellung knöcherner Fehlstellungen ist neben der Beachtung der unten genannten Regeln der Operationsplanung die Anfertigung korrekter Röntgenaufnahmen zu betrachten. Eine standardisierte Aufnahmetechnik unter Anwendung einer Referenz (z. B. Referenzkugel) sollte angewandt werden.

Entscheidende Kriterien einer verwendbaren Ganzbeinröntgenaufnahme beinhalten
- **eine zentrierte Patella und**
- **die Sichtbarkeit von 2/3 des Fibulaköpfchens bei durchgestrecktem Bein.**

Praxistipp

Die Aufnahme sollte unter Belastung durchgeführt werden. Bei eventuellen Beinlängenunterschieden sind Ausgleichplättchen zu verwenden.

Die Zentrierung der Patella ist insbesondere vor dem Hintergrund wichtig, dass eine Außenrotation des Beines eine Varusfehlstellung vortäuscht, eine Innenrotation respektive eine Valgusfehlstellung [6, 8].

- **Intraoperativ**

In Analogie zur präoperativen bildgebenden Diagnostik werden Qualitätskriterien an die intraoperative bildgebende Diagnostik gestellt. Voraussetzung für die exakte Umsetzung der präoperativen Planung des angestrebten Korrekturergebnisses ist die Anwendung einer intraoperativen bildgebenden Diagnostik mit dem Ziel, die geplante Achskorrektur um ± 2° zu erreichen.

Mit Hilfsmitteln wie dem Kauterkabel oder Ausrichtestab kann mittels Bildwandler die Mikulicz-Linie projiziert werden.

Praxistipp

Hilfreich ist die Anwendung einer Rasterplatte bei der Durchführung komplexer Achskorrekturen [1].

13.1.3 Arthroskopie

Im Fall der Korrektur von Fehlstellungen der unteren Extremität ist die präoperativ empfohlene Diagnostik in Abhängigkeit der Indikation zur Korrekturosteotomie um eine Arthroskopie des Kniegelenkes zu erweitern. Insbesondere bei Umstellungsosteotomien mit dem Ziel der

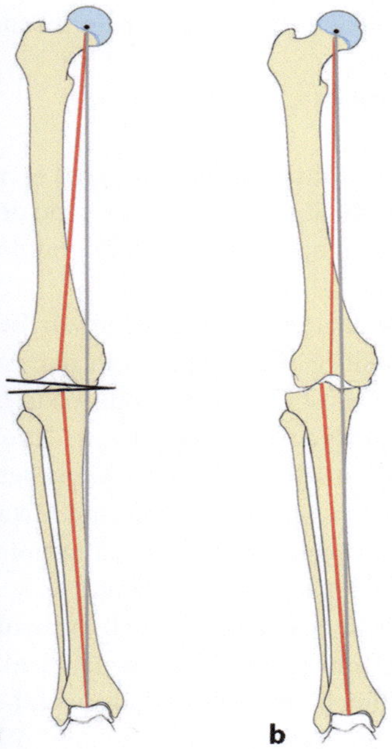

■ **Abb. 13.1 a,b** Im Rahmen des Malalignment Test (MAT) gilt ein besonderes Augenmerk dem Kniespaltwinkel. Knorpelschäden, Bandinsuffizienzen und auch kondyläre Deformitäten beeinflussen den Kniespaltwinkel

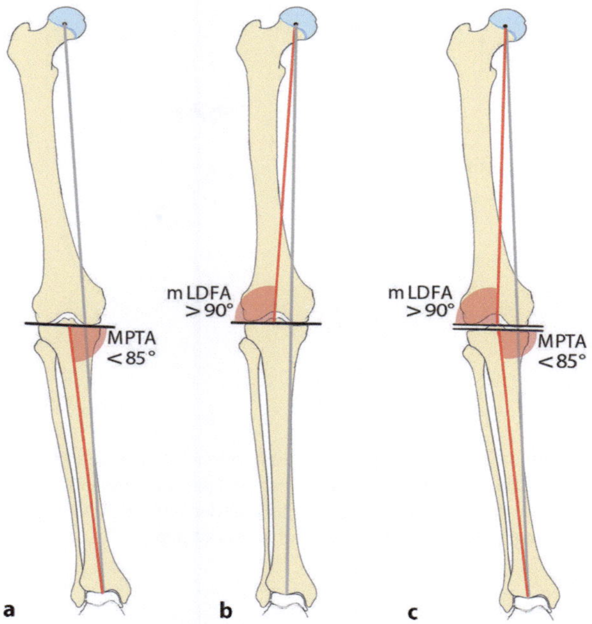

■ **Abb. 13.2 a–c** Anhand der Parameter mLDFA, MPTA, Kniespaltlinie und Kniegelenkslinie lässt sich im Rahmen des Malalignment Test (MAT) eine kniegelenksnahe Deformität schnell nachweisen

Beschwerdelinderung bei fortgeschrittener Arthrose, des medialen oder des lateralen Kniegelenkkompartimentes, empfiehlt es sich, mittels Arthroskopie eine Statuserhebung der Knorpelqualität durchzuführen.

Cave
Eine Korrekturosteotomie, welche die Achse der Belastung in Knorpeldefektbereiche verlagert, ist mit persistierenden Schmerzen und ggf. Schmerzzunahme verbunden [7].

13.1.4 Malalignment-Test (MAT)

Kniegelenksnahe Achsfehlstellungen der unteren Extremität in der Frontalebene können der Ursache nach 4 anatomischen Regionen zugeordnet werden (s. Übersicht).

Ursachen für kniegelenksnahe Achsfehlstellungen in der Frontalebene nach anatomischen Regionen
- Femorale Deformitäten
- Tibiale Deformitäten
- Laxität des Kniegelenkes (inkl. Subluxation/Dislokation)
- Femorale oder tibiale Kondylendeformität

Von Paley u. Tetsworth wurde 1992 der sog. Malalignment Test (MAT) beschrieben, um innerhalb weniger Minuten mit wenigen Hilfsmitteln ein Verständnis der Deformität der unteren Extremität zu erlangen [4]. Der MAT geht zurück auf die Beobachtung, dass die kniegelenksnahe Geometrie bekannt ist. In der Frontalebene beschreiben die mechanischen Achsen des Femur und der Tibia mit der Kniegelenklinie den mechanischen lateralen distalen Femurwinkel (mLDFA) bzw. den medialen proximalen Tibiawinkel (MPTA) [5] (s. auch ► Kap. 2). Die Kniegelenkslinien des distalen Femur und der proximalen Tibia bilden einen nach lateral geringgradig offenen Winkel (Kniespaltwinkel; ■ Abb. 13.1) (1–2°), da die laterale Knorpelschicht geringgradig dicker ist als medial [3].

Praxistipp

Ein vergrößerter Kniespaltwinkel ist entweder Zeichen eines medialen Knorpelschadens oder einer lateralen Bandinsuffizienz.

Bei unruhiger Kniegelenkslinie (Stufe oder Winkelbildung) liegt die Achsenabweichung aufgrund kondylärer Deformität vor.

Zusammengefasst: Der MAT erfasst eine kniegelenksnahe Deformität anhand der 4 Parameter
- **mLDFA,**
- **MPTA,**

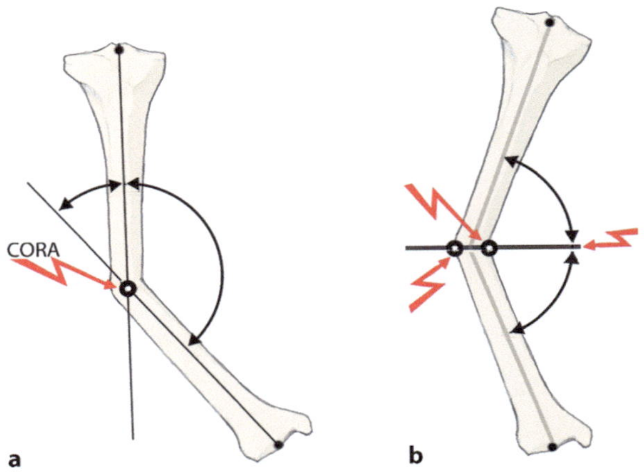

■ **Abb. 13.3 a,b** Anhand der Mittschaftlinien wird CORA definiert. Die Verlängerung der Mittschaftlinien ergibt den longitudinalen Winkel (α) (Angulation) sowie den transversalen Winkel (β). Alle CORA zur Deformitätenkorrektur liegen auf der Bisektorlinie

- **Kniespaltwinkel und**
- **Kniegelenkslinie (■ Abb. 13.2).**

Vorteil des MAT ist die schnelle Durchführung mit Goniometer und Bleistift auf ausgedruckten Filmaufnahmen. Nachteilig ist die Limitierung, dass hüftgelenksnahe oder sprunggelenksnahe Deformitäten nicht mit erfasst werden. Ferner ist der MAT limitiert auf kniegelenksnahe Achsendeformitäten in der Frontalebene. Deformitäten in der Sagittalebene und eventuelle Torsionsfehlstellungen müssen separat erfasst werden.

13

13.1.5 CORA-Methode und Osteotomieregeln von Paley

Eine strukturierte Analyse der Achsen erfolgt durch die sog. CORA-Methode. Hierbei steht CORA für „center of rotation of angulation". Diese Methode wurde erstmals 1994 durch Paley und Mitarbeiter beschrieben [5] und ist international als Goldstandard anerkannt. Die Nomenklatur der Gelenkwinkel wurde durch Einführung der CORA-Methode standardisiert und löste die zuvor verwendeten uneinheitlichen Begriffe ab.

Mit Hilfe der anatomischen (a) oder mechanischen (m) Achsen des Femur oder der Tibia wird das Zentrum der Deformität aufgesucht, hier findet meist die durchzuführende Korrekturosteotomie statt.

Angulationsdeformitäten sind durch 4 Parameter charakterisiert [3]. Hierzu zählen

- die Höhe des Scheitelpunktes (Apex) der Angulation (CORA),
- die Ebene der Angulation,
- die Richtung des Scheitelpunktes (Apex) in der Ebene der Angulation und
- die Größe der Angulation.

CORA kann mit Hilfe der Mittschaftlinie definiert werden. Bei diaphysärer Deformität stellt der Schnittpunkt der proximalen Mittschaftlinie (anatomische Achse) und der distalen Mittschaftlinie das CORA dar.

Die Verwendung der anatomischen Achsen zur Bestimmung des CORA stellt häufig ein Problem dar. Im Fall einer ausgeprägten Kallusbildung, eines unscharfen Markraums sowie bei mehr als einem Apex der Angulation zeigt die Verwendung der Mittschaftlinie Ungenauigkeiten. Ferner sind Deformitäten im Bereich der Epi- und Metaphyse aufgrund der ungenauen bis unmöglichen Definierung einer Mittschaftlinie nur schwer darstellbar.

Hier bietet es sich an, die mechanischen Achsen anzuwenden. Anhand der bekannten mechanischen Gelenkwinkel können die Achslinien definiert werden, auch bei äußerst gelenknahen Deformitäten kann somit ein CORA definiert werden.

Die Größe der zu korrigierenden Angulation wird durch den longitudinalen Winkel (α) beschrieben, welcher sich aus der Verlängerung der Mittschaftlinien ablesen lässt. Auf der Winkelhalbierenden des transversalen Winkels (β), der Bisektorlinie, liegt eine unendliche Anzahl von CORA-Punkten (■ Abb. 13.3).

In Abhängigkeit der Wahl der Lokalisation der Drehpunktes CORA kann es bei der Korrektur der Deformität zu einer Verlängerung oder Verkürzung der Extremität kommen.

Eine ausgeglichene Länge des korrigierten Knochens resultiert nur bei CORA in Neutralposition, bei CORA im Bereich der konvexen Kortikalis auf der Bisektorlinie resultiert eine offene Keilkorrektur mit einhergehender Verlängerung. Entsprechend führt eine geschlossene Keilkorrektur über das CORA im Bereich der konkaven Kortikalis zu einer Verkürzung.

Der Einfluss der Osteotomie auf die Korrektur von Deformitäten wurde in Osteotomieregeln von Paley zusammengefasst (s. Übersicht; ■ Abb. 13.4).

Osteotomieregeln von Paley

- Entspricht das Ausmaß der Korrektur dem Deformationswinkel und verläuft die Korrektur durch den Apex, so stellt dies die proximale und distale Achse des Knochens wieder her.
- Wird die Osteotomie in einer anderen Höhe als dem Apex durchgeführt, so führt die Angulation zu einer Translation der proximalen und distalen Achse.

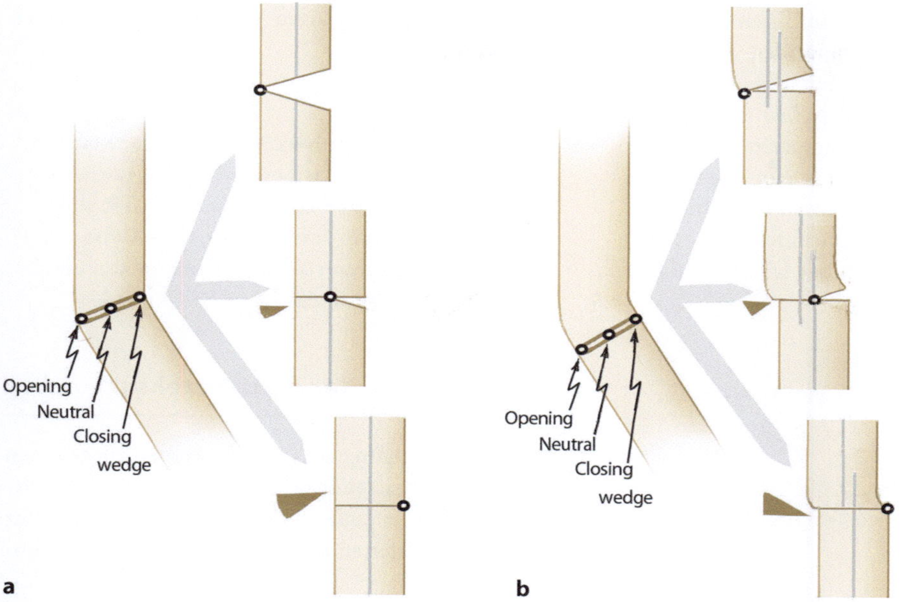

Abb. 13.4 a,b Die Wahl der Osteotomie nimmt Einfluss auf die Korrektur der Deformität. Eine Korrekturosteotomie außerhalb des Apex führt zu einer Translation

- Bestehen mehrere Deformitätenzentren, so ist für eine vollständige Begradigung eine Osteotomie in Höhe jedes CORA notwendig. Dabei sind die Höhe der CORA und die Größe der Korrektur abhängig von der mittleren Mittschaftlinie. Die Höhe und Größe der Angulationskorrektur legt die Höhe und Größe der zweiten Angulationskorrektur fest.

13.2 Umsetzung

13.2.1 Technik der Achskorrektur und Beinverlängerung – allgemeine präoperative Überlegungen

Neben der oben genannten strukturierten Analyse von Fehlstellungen, klinisch wie bildgebend, sind allgemeine Überlegungen vor operativer Korrektur der Länge und Achsen anzustellen. Hierzu zählen Überlegungen
- zur Compliance des Patienten,
- zur lokalen Infektsituation sowie
- zur lokalen Gefäß- und Weichteilsituation.

Präoperativ ist die Compliance des Patienten einzuschätzen. Obschon Korrekturen der Länge von Extremitäten oder die Wiederherstellung der Knochenkontinuität nach Knochendefektsituationen durch etablierte Techniken oft möglich erscheinen, gehen diese Techniken meist mit einem hohen Zeitaufwand einher. So ist neben der Teilbelastung eine häufige Wiedervorstellung in der Klinik notwendig, meist über mehrere Monate oder sogar 1–2 Jahre. Ferner ist der Patient bei einigen Techniken angehalten, täglich die Montage zu bedienen, z. B. den Fixateur externe zu verstellen (Kallusdistraktion mittels Fixateur externe, Achsenkorrektur mittels Hexapod-Fixateur), oder Bewegungsübungen auszuführen (z. B. Kallusdistraktion mittels mechanischem Teleskopnagel).

Infektion

Knochenverluste im Rahmen von Frakturen, Fehlstellungen posttraumatischer Genese oder posttraumatische Heilungsstörungen des Knochens (Pseudarthrosen) gehen z. T. mit Infekten einher, sodass hier ein besonderes Augenmerk notwendig ist. Wir unterscheiden zwischen
- Infekten des Knochens und
- Infekten der Weichteile.

> **Cave**
> **Vor Durchführung einer Korrektur von posttraumatischen Deformitäten ist sicherzustellen, dass ein Infekt, knöchern oder weichteilig, ausgeschlossen ist. Dies gilt insbesondere bei geplanter Implantation von intramedullären Kraftträgern oder bei der Implantation von Osteosynthesematerial wie Platten oder Schrauben.**

Neben der gründlichen klinischen Untersuchung mit Ausschluss von Infektionszeichen wie Rötung, Schwellung, Überwärmung, Schmerzen oder Wunden und Fisteln sind laborchemische Untersuchungen der Infektparameter und radiologische Untersuchungen, wie z. B. die Magnetresonanztomographie, präoperativ anzuwenden, um einen Infekt sicher auszuschließen. Mikrobiologische Untersuchungen nach chirurgischem Debridement oder nach Punktion sind mehrfach durchzuführen und sollten einer Langzeitbebrütung unterzogen werden.

Im Fall des Nachweises eines Infektes ist dieser so lange nach den Prinzipen der septischen Chirurgie zu behandeln, bis negative Abstrichuntersuchungen diesen sicher ausschließen. Wünschenswert ist eine negative Abtrichuntersuchung in einem antibiotikafreien Intervall. Die Grundpfeiler einer erfolgreichen Infektbehandlung, weichteilig oder knöchern, sind in der Übersicht dargestellt.

Grundpfeiler einer erfolgreichen Infektbehandlung (weichteilig oder knöchern)

- Mechanische Stabilität
- Radikales Debridement
- Vaskularität (Biologie)
- Testgerechte Antibiotikatherapie

Mechanische Stabilität

Die mechanische Stabilität ist weichteilschonend am ehesten über einen Fixateur externe zu bewerkstelligen. Hier ist vorausschauend zu handeln und ggf. frühzeitig ein Fixateur anzulegen, welcher bei erfolgtem Infektausschluss ohne oder mit nur minimalem Umbau die Korrektur der Deformität erlaubt.

Weichteil- und Gefäßsituation

Schließlich wird eine gründliche Evaluation der Weichteilsituation und des Gefäßstatus vor der operativen Korrektur einer Deformität empfohlen. Bei posttraumatischen Deformitäten ist ein gründliches Studium der Vorbefunde in Bezug auf vaskuläre Verletzungen und deren bisherige Adressierung angeraten. Bestehen vulnerable Gefäßinterponate oder -prothesen, sind nicht nur dem operativen Zugang Limitationen gesetzt, sondern auch Korrekturen der Deformität führen unter Umständen zu deletären Zug- oder Scherkräften auf die Gefäßstrukturen.

> **Ferner ist zu beachten, dass eine traumatisch bedingte eingeschränkte Blutversorgung der Extremität auch mit einer eingeschränkten Knochenheilung einhergeht.**

Osteotomien mit dem Ziel einer Kallusdistraktion oder komplexer Umstellungen können bei eingeschränkter Blutversorgung rasch zu Pseudarthrosen führen, darüber hinaus ist die Extremität anfälliger für postoperative Infekte.

Bei ausgedehnten Weichteilinfekten oder -defekten nach komplexen offenen Frakturen wird häufig eine Weichteilrekonstruktion mittels freier Lappenplastik durchgeführt. Auch hier bestehen in der Folge Limitationen in der weiteren operativen Versorgung von knöchernen Deformitäten.

> **Cave**
> **Die Planung des operativen Zugangs muss zwingend die Lokalisation der Anastomosen des angewendeten freien Lappens berücksichtigen. Eine Verlegung der Anastomose, z. B. durch Kinking oder Abriss, muss bei der geplanten Deformitätenkorrektur unter allen Umständen vermieden werden.**

13.2.2 Techniken der Achskorrektur

Unter Berücksichtigung der oben genannten allgemeinen präoperativen Überlegungen und der präoperativen Planung der Deformitätenkorrektur ist jede Achskorrektur einem individualisierten Behandlungsalgorithmus zu unterziehen.

Um das Behandlungsziel zu erreichen, stehen dem Operateur etablierte Techniken zur Verfügung. Eine Achskorrektur kann durch die in der Übersicht zusammengefassten Techniken erreicht werden.

Techniken zur Achskorrektur der unteren Extremität

- Osteotomie mit Anwendung eines internen Kraftträgers (Marknagel)
- Osteotomie mit Anwendung einer Schrauben-/Plattenosteosynthese
- Osteotomie mit Anwendung eines Fixateur externe

Interner Kraftträger (Marknagel)

Der Vorteil der Anwendung eines internen Kraftträgers bei der Korrektur von Deformitäten ist insbesondere die Schonung der umliegenden Weichteile. Im Fall des Vorliegens von Lappenplastiken besteht keine Notwendigkeit der Lappenhebung oder weiterführenden Revision voroperierter Weichteilareale. Bei Pseudarthrosen findet eine suffiziente Anfrischung der Pseudarthrose durch das Aufbohren statt, eine lokale Irritation mit Verletzung des Periostes wird vermieden.

Als Limitationen einer Korrektur von Achsdeformitäten durch Nägel ist die eingeschränkte Verwendbarkeit in Bezug auf die Lokalisation der Deformität zu betrachten. Epi-/Metaphysennahe Deformitäten lassen sich durch Marknägel nicht adressieren. Hingegen können diaphysäre Achskorrekturen durch den Marknagel bei korrekter Anwendung unter Beachtung des korrekten Eintrittspunktes und der korrekten intramedullären Lage durchgeführt werden. Während Deformitäten in der Frontalebene und der Sagittalebene durch Marknägel elegant behoben werden können, da eine Ausrichtung durch den Marknagel stattfindet, sind Torsionsfehlstellungen durch eine Marknagelung nur schwer zu beheben. Hier fehlt die lokale Referenzierung, es muss auf Hilfsmittel zurückgegriffen werden wie z. B. der temporären Einbringung von Kirschner-Drähten proximal und distal zur klinischen Abschätzung der Torsion.

Plattenosteosynthese

Gelenknahe Deformitäten werden in der Regel durch winkelstabile Plattenimplantate korrigiert. Winkelstabile Implantate zeichnen sich durch eine hohe Primärstabilität aus, die Gefahr sekundärer Dislokation ist gering. Durch anatomisch vorgeformte Implantate wird eine anatomische Korrektur erleichtert. Vorteil der neuen winkelstabilen Implantate ist neben der anatomischen Form meist ferner die Möglichkeit der minimalinvasiven Implantation.

Im Gegensatz zur Korrektur mittels Marknagel erfolgen die Osteotomie und die Korrektur unter Sicht. Mittels Arthrodesenspreizer kann z. B. die Achskorrektur auf den Millimeter genau unter Sicht eingestellt werden. Ferner kann an anatomischen Landmarken eine Referenzierung vorgenommen werden, sodass auch Torsionsfehlstellungen unter Sicht sicher eingestellt werden können. Als nachteilig zu bewerten ist die weichteilige Exposition mit entsprechendem Weichteilschaden.

> **Cave**
> **Durch den operativen Zugang ist, insbesondere bei voroperierten Extremitäten, die Gefahr einer Wundheilungsstörung und eines Wundinfektes zu berücksichtigen.**

Fixateur externe

Bei Zustand nach offenen Frakturen, ausgedehnten Weichteildefekten mit Rekonstruktion und auch bei Zustand nach lokaler Infektion bietet sich die Achsenkorrektur mittels Fixateur externe an. In Abhängigkeit der Montage können Deformitätenkorrekturen im Epi- und Metaphysenbereich sowie im diaphysären Bereich durchgeführt werden.

> **Praxistipp**
> Goldstandard des Fixateur externe zur Achsenkorrektur ist der Ringfixateur nach Ilizarov.

Als nachteilig zu betrachten sind die limitierte Flexibilität und die komplizierte Anlage eines Ringfixateurs nach Ilizarov, insbesondere bei mehrdimensionalen Achsfehlstellungen. Die Korrektur von Torsionsfehlstellungen resultiert unter Anwendung des Ilizarov-Fixateur leicht in einer Translationsfehlstellung. Bei komplexen Deformitäten ist u. U. ein Umbau des Ringfixateurs im Verlauf der Behandlung notwendig.

Anfang der 1990er- Jahre wurde das Prinzip der Gough-Stewart-Plattform für die medizinische Anwendung zur Deformitätenchirurgie übersetzt und die Hexapod-Fixateure eingeführt. Hexapod-Fixateure erlauben über 6 Teleskopstangen die Computer-assistierte Ausrichtung zweier Plattformen (Fixateur-Ringe) zueinander.

In klinischen Studien konnte die Überlegenheit der Hexapod-Fixateure in Bezug auf die Genauigkeit gegenüber konventionellen Ilixarov-Fixateuren gezeigt werden [2].

Obschon die Präzision erhöht ist, bleibt die Anwendung von Hexapod-Fixateuren nicht nur aufgrund der hohen Kosten speziellen Indikationen vorbehalten. Neben der genauen Analyse der notwendigen Achsenkorrektur muss die präoperative Planung die Rahmenhöhe und die maximale Korrektur des Fixateurs einbeziehen. Eine metaphysäre Deformität kann u. U. einem Hexapod-Fixateur nicht zugänglich sein, während ein konventioneller Ilizarov-Fixateur eine Korrektur vermag.

13.2.3 Techniken der Beinverlängerung

Fixateur externe

Die Möglichkeit der Beinverlängerung geht auf die Zufallsentdeckung der Distraktionsosteogenese durch den russischen Chirurgen Gavril A. Ilizarov zurück. Bei der Behandlung von Kriegsveteranen in den 1950er- Jahren wurden mittels einfacher Gewindestange die Frakturenden komprimiert. Bei Verwechslung der Gewinderichtung durch einen Patienten kam es zu einer Distraktion der Frakturenden. In der röntgenologischen Untersuchung stellte Ilizarov Knochenneubildung fest.

Noch heute kann nach dem gleichen Prinzip mittels Fixateur externe eine Beinverlängerung durchgeführt werden. Mittels Ringfixateur und der Verwendung langer Gewindestangen kann eine Kallusdistraktion (= Distraktionsosteogenese) durchgeführt werden.

> **Essenziell ist die intraoperative korrekte Ausrichtung der Gewindestangen, anhand derer die Distraktion durchgeführt wird.**

Die Technik setzt eine hohe Motivation und aktive Mitarbeit des Patienten voraus. Mehrfach täglich muss der Ring entlang des Gewindes vorgedreht werden. Regelmäßige röntgenologische Kontrollen sind erforderlich.

Während der Ilizarov-Fixateur mit starrer Gewindestange isoliert eine Beinverlängerung zu leisten vermag, kann ein Hexapod-Fixateur die Achsenkorrektur mit der Beinverlängerung kombinieren.

Praxistipp

Hexapod-Fixateure können entsprechend der präoperativen Planung so angelegt werden, dass innerhalb vorbestimmter Grenzen auch eine Beinverlängerung mittels Kallusdistraktion durchgeführt wird.

Vorteil der Verwendung von Hexapod-Fixateuren im Gegensatz zum traditionellen Ilzarov-Fixateur mit starren Gewindestangen ist somit die erhöhte Flexibilität.

Neben Ringfixateuren kann auch ein unilaterales Fixateur-System angewendet werden, um eine Kallusdistraktion durchzuführen.

Verlängerungsmarknagel

Für reine Verlängerungsoperationen kann ein Verlängerungsmarknagel implantiert werden. Prinzipiell werden Teleskopmarknägel und mechatronische Marknägel unterschieden. Beim Teleskopmarknagel werden bestimmte Bewegungen durch den Patienten durchgeführt, welche ein Auseinandergleiten der Teleskopstangen induziert. Beim mechatronischen Verlängerungsmarknagel wird über einen extrakorporalen Transmitter die Kallusdistraktion über den Marknagel induziert.

Literatur

1. Liodakis E, Kenawey M, Liodaki E, Mommsen P, Krettek C, Hankemeier S (2010) The axis-board: an alternative to the cable technique for intraoperative assessment of lower limb alignment. Technol Health Care 18(3):165–171
2. Manner HM, Huebl M, Radler C, Ganger R, Petje G, Grill F (2007) Accuracy of complex lower-limb deformity correction with external fixation: a comparison of the Taylor Spatial Frame with the Ilizarov ring fixator. J Child Orthop 1(1):55–61
3. Paley D, Pfeil J (2000) Principles of deformity correction around the knee. Orthopade 29(1):18–38
4. Paley D, Tetsworth K (1992) Mechanical axis deviation of the lower limbs. Preoperative planning of multiapical frontal plane angular and bowing deformities of the femur and tibia. Clin Orthop Relat Res 280:65–71
5. Paley D, Herzenberg JE, Tetsworth K, McKie J, Bhave A (1994) Deformity planning for frontal and sagittal plane corrective osteotomies. Orthop Clin North Aselm 25(3):425–465
6. Pietsch M, Hofmann S (2006) Value of radiographic examination of the knee joint for the orthopedic surgeon. Radiologe 46(1):55–64
7. Salisbury RB, Nottage WM, Gardner V (1985) The effect of alignment on results in arthroscopic debridement of the degenerative knee. Clin Orthop Relat Res 198:268–272
8. Strecker W (2006) Planning analysis of knee-adjacent deformities. I. Frontal plane deformities. Oper Orthop Traumatol 18(3):259–272

Serviceteil

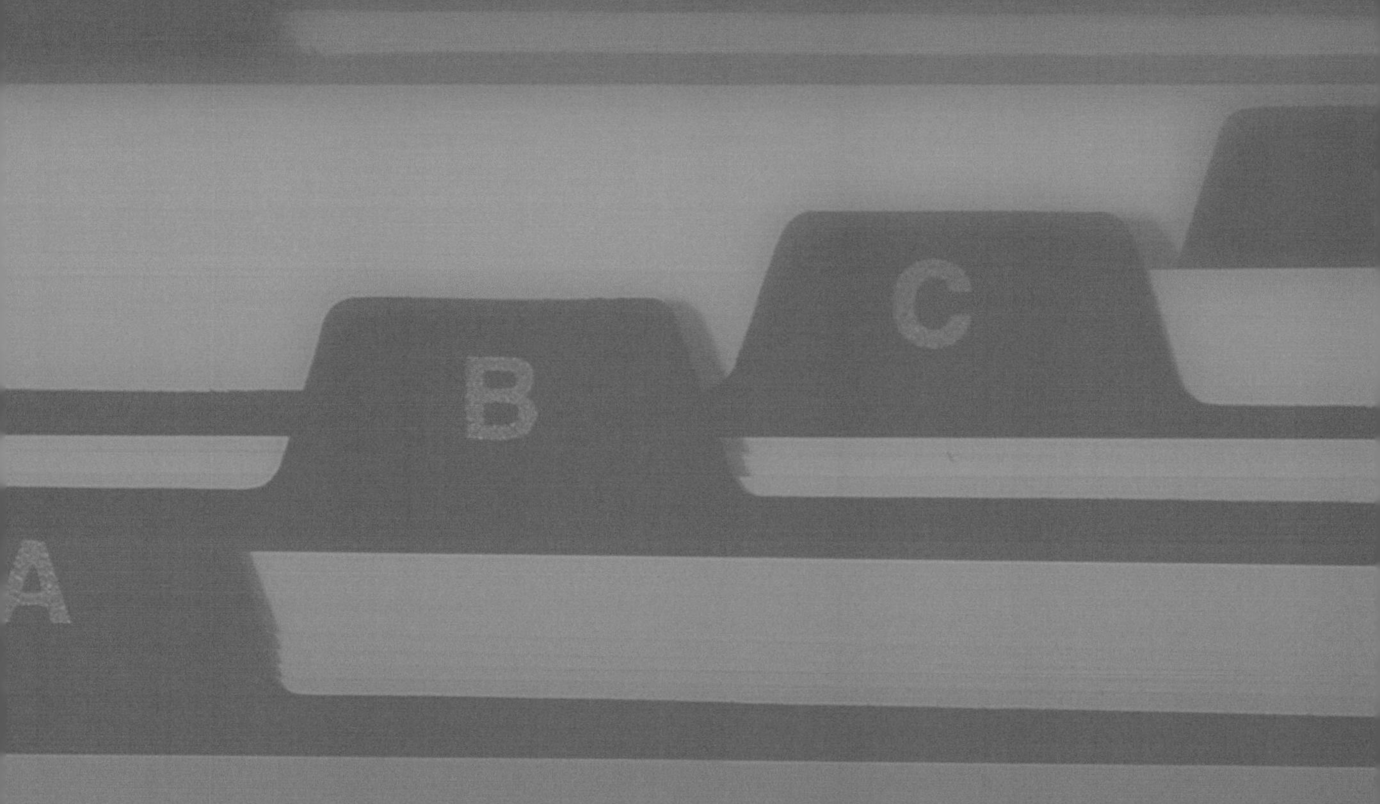

P. Biberthaler, M. van Griensven (Hrsg.), *Knochendefekte und Pseudarthrosen*, DOI 10.1007/978-3-642-44991-8

Stichwortverzeichnis

A

B

C

D

E

F

G

H

I

J

K

L

M

N

O

P

R

S

T

U

V

W

Z

MIX
Papier aus verantwortungsvollen Quellen
Paper from responsible sources
FSC® C105338

If you have any concerns about our products,
you can contact us on
ProductSafety@springernature.com

In case Publisher is established outside the EU,
the EU authorized representative is:
Springer Nature Customer Service Center GmbH
Europaplatz 3, 69115 Heidelberg, Germany

Printed by Libri Plureos GmbH
in Hamburg, Germany